国家卫生健康委员会"十三五"规划教材

教育部生物医学工程专业教学指导委员会"十三五"规划教材

全国高等学校教材

供生物医学工程等专业用

BME

生物医学信息学

主　　审　李兰娟

主　　编　李劲松

副 主 编　刘　奇　张　岩　蔡永铭

编　　委（以姓氏笔画为序）

王　飞　美国康奈尔大学　　　　　张　岩　哈尔滨工业大学

王　玲　电子科技大学　　　　　　周　丽　美国哈佛大学医学院

巩　洋　美国德克萨斯大学休斯　　周　毅　中山大学
　　　　敦生物医学信息学院　　　夏　琦　浙江大学医学院附属第
朱卫国　中国医学科学院北京协　　　　　　　一医院
　　　　和医院　　　　　　　　　徐　华　美国德克萨斯大学休斯
刘　奇　四川大学　　　　　　　　　　　　敦生物医学信息学院
刘丹红　空军军医大学　　　　　　翁春华　美国哥伦比亚大学
刘海一　清华大学附属北京清华　　黄伟红　中南大学湘雅医院
　　　　长庚医院　　　　　　　　蒋晓谦　美国加利福尼亚大学圣
汤步洲　哈尔滨工业大学（深圳）　　　　　地亚哥分校
苏建忠　温州医科大学　　　　　　蔡永铭　广东药科大学
李劲松　浙江大学

学术秘书　田　雨（浙江大学）

人民卫生出版社

图书在版编目（CIP）数据

生物医学信息学/李劲松主编. —北京：人民卫
生出版社,2018

全国高等学校生物医学工程专业首轮"十三五"规划
教材

ISBN 978 - 7 - 117 - 27362 - 6

Ⅰ.①生… Ⅱ.①李… Ⅲ.①生物医学工程-信息学
-高等学校-教材 Ⅳ.①R318.04

中国版本图书馆 CIP 数据核字(2018)第 225840 号

| 人卫智网 | www. ipmph. com | 医学教育、学术、考试、健康，
购书智慧智能综合服务平台 |
| 人卫官网 | www. pmph. com | 人卫官方资讯发布平台 |

生物医学信息学

主　　编：李劲松
出版发行：人民卫生出版社（中继线 010-59780011）
地　　址：北京市朝阳区潘家园南里 19 号
邮　　编：100021
E - mail：pmph @ pmph. com
购书热线：010-59787592　010-59787584　010-65264830
印　　刷：人卫印务（北京）有限公司
经　　销：新华书店
开　　本：850×1168　1/16　　印张：19　　插页：1
字　　数：562 千字
版　　次：2018 年 12 月第 1 版　2018 年 12 月第 1 版第 1 次印刷
标准书号：ISBN 978-7-117-27362-6
定　　价：56.00 元
打击盗版举报电话：010-59787491　E-mail：WQ @ pmph. com
　　　（凡属印装质量问题请与本社市场营销中心联系退换）

出版说明

生物医学工程(biomedical engineering,BME)是运用工程学的原理和方法解决生物医学问题,提高人类健康水平的综合性学科。它在生物学和医学领域融合数学、物理、化学、信息和计算机科学,运用工程学的原理和方法获取和产生新知识,促进生命科学和医疗卫生事业的发展,从分子、细胞、组织、器官、生命系统各层面丰富生命科学的知识宝库,推动生命科学的研究进程,深化人类对生命现象的认识,为疾病的预防、诊断、治疗和康复,创造新设备,研发新材料,提供新方法,实现提高人类健康水平、延长人类寿命的伟大使命。

1952 年,美国无线电工程学会(IRE)成立了由电子学工程师组成的医学电子学专业组(Professional Group on Medical Electronics,PGME)。这是 BME 领域标志性事件,这一年被认为是 BME 新纪元年。1963 年 IRE 和美国电气工程师学会(AIEE)合并组建了美国电气电子工程师学会(IEEE)。同时 PGME 和 AIEE 的生物学与医学电子技术委员会合并成立了 IEEE 医学和生物学工程学会(IEEE Engineering in Medicine and Biology Society,IEEE EMBS)。1968 年 2 月 1 日,包括 IEEE EMBS 在内的近 20 个学会成立了生物医学工程学会(Biomedical Engineering Society,BMES)。这标志着 BME 作为一个新型学科在发达国家建立起来。

1974 年南京军区总医院正式成立医学电子学研究室,后更名为医学工程科。这是我国第一个以 BME 为内涵的研究单位。1976 年,以美籍华人冯元桢教授在武汉、北京开设生物力学讲习班为标志,我国的 BME 学科建设开始起步。1977 年协和医科大学、浙江大学设置了我国第一批 BME 专业,1978 年 BME 专业学科组成立,西安交通大学、清华大学、上海交通大学相继设置 BME 专业,1980 年中国生物医学工程学会(CSBME)和中国电子学会生物医学电子学分会(CIEBMEB)成立。1998 年,全国设置 BME 专业的高校 17 所。2018 年,全国设置 BME 专业的高校约 160 所。

BME 类专业是工程领域涵盖面最宽的专业,涉及的领域十分广泛。多学科融合是

BME 类专业的特质。关键领域包括：生物医学电子学,生物医学仪器,医学成像,生物医学信息学,生物医学材料,生物力学,仿生学,细胞,组织和基因工程,临床工程,矫形工程,康复工程,神经工程,制药工程,系统生理学,生物医学纳米技术,监督和管理,培训和教育。

BME 在国家发展和经济建设中具有重要战略地位,是医疗卫生事业发展的重要基础和推动力量,其涉及的医学仪器、医学材料等是世界上发展迅速的支柱性产业。高端医学仪器和先进医学材料成为国家科技水平和核心竞争力的重要标志,是国家经济建设中优先发展的重要领域,需要大量专业人才。

我国 BME 类专业设置四十余年,涉及高校一百多所,却没有一部规划教材,大大落后于当前科学教育发展需要。为此教育部高等学校生物医学工程类教学指导委员会(下称"教指委")与人民卫生出版社(下称"人卫社")经过深入调研,精心设计,启动"十三五"BME 类规划教材建设项目。

规划教材调研于 2015 年 11 月启动,向全国一百余所高校发出调研函,历时一个月,结果显示开设 BME 类课程三十余门,其中(因被调研学校没有回函)缺材料类相关课程。若计及材料类课程,我国 BME 类专业开设的课程总数约 40 门。2015 年 12 月教指委和人卫社联合召开了首次"十三五"BME 类规划教材(下简称"规划教材")论证会。提出了生物医学与生物医学仪器、生物医学光子学、生物力学与康复工程、生物医学材料四个专业方向第一轮规划教材的拟定目录。确定了主编、副主编及编者的申报与遴选条件。2016 年 12 月教指委和人卫社联合召开了第二次规划教材会议。会上对规划教材的编著人员的审查和教材内容的审定进行了研究和落实。2017 年 7 月召开了第三次规划教材会议,成立了规划教材评审委员会(见后表),进一步确定编写的规划教材目录(见后表)和进度安排。与会代表一致认为启动和完成"十三五"规划教材是我国 BME 类专业建设意义重大的工作。教材评审委员会对教材编写提出明确要求：

(1)教材编写要符合教指委研制的本专业教学质量国家标准。

(2)教材要体现 BME 类专业多学科融合的特质。

(3)教材读者对象要明确,教材深浅适度。

(4)内容紧扣主题,阐明原理,列举典型应用实例。

本套教材包括三类共 18 种,分别是导论类 3 种,专业课程类 13 种,实验类 2 种。详见后附整套教材目录。

本套教材主要用于 BME 类本科,以及在本科阶段未受 BME 专业系统教育的研究生教学使用,也可作为相关专业人员培训教材使用。

全国高等学校生物医学工程专业首轮规划教材

目录

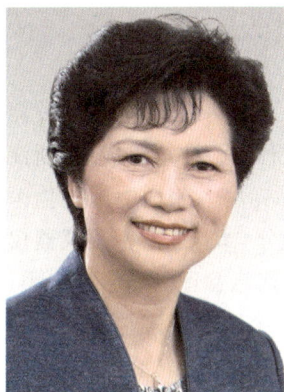

李兰娟

　　浙江大学教授、主任医师、博士生导师、中国工程院院士。传染病诊治国家重点实验室主任，感染性疾病诊治协同创新中心主任，树兰医疗发起人。现担任教育部生物与医学学部主任，中华预防医学会副会长，国家卫计委第一届人口健康信息化专家咨询委员会主任，中国卫生信息协会副会长，树兰医疗云服务研究院院长，浙江数字医疗卫生技术研究院常务副院长等。积极投身智慧医疗、人工智能领域，牵头承担国家科技支撑计划课题"国家数字卫生关键技术和区域示范应用研究"项目，为我国医疗卫生事业发展做出突出贡献，该项目获2015年浙江省科技进步一等奖。

　　承担国家"863"、"973"、"十五"攻关、国家自然科学基金重点项目等课题20余项，获发明专利28项，软件著作权3项。发表论文400余篇，在 *Nature*、*Lancet*、*NEJM* 等 SCI 收录杂志发表200余篇。获国家科技进步特等奖1项，国家科技进步创新团队奖1项，国家科技进步一等奖、二等奖各2项，浙江省科技进步一等奖6项。2010年获"全国优秀科技工作者"称号。2014年获"全国杰出专业技术人才"称号，何梁何利基金科学与技术进步奖和中央电视台年度科技创新人物，2016年获第十一届光华工程科技奖和第九届谈家桢科学奖临床医学奖等。

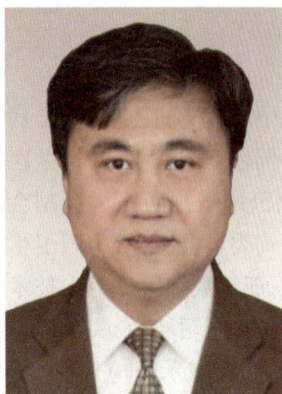

李劲松

浙江大学教授、博士生导师。现任浙江大学生物医学工程与仪器科学学院院长，国务院学位委员会生物医学工程学科评议组成员，浙江省千人计划入选者，享受国务院政府特殊津贴专家。兼任中国生物医学工程学会常务理事、数字医疗及医疗信息化分会副主委，中国仪器仪表学会医疗仪器分会副理事长，中国医院协会信息管理专委会副主委，中国研究型医院学会医疗信息化分会副会长，中国老年医学学会智慧医疗技术与管理分会副会长，中华医学会数字医学分会常委，中国卫生信息学会健康医疗大数据医疗质量管理与监督专委会常委，中国医学装备协会数字医疗技术分会常委，中国健康管理协会互联网健康管理分会常务理事，中国远程医药健康联盟专家指导委员会常委。

1984 年毕业于浙江大学生物医学工程专业，1997 年获日本京都大学医学博士学位（医学信息学），从事医工交叉领域研究 30 余年，主要研究方向：生物医学信息学、数字医学技术与系统、生物医学语义技术、医学人工智能、生物医学大数据分析等。承担过多项国家级科研项目，包括 863 计划、科技支撑计划、自然科学基金等，近年发表论文 100 余篇，主编或参编专著/教材 7 部，授权发明专利/软件著作权 30 余项，获得省部级科技进步一等奖 1 项，军队科技进步二等奖 1 项。研究论文先后两次被国际医学信息学会（IMIA）评为"年度最优秀论文"。

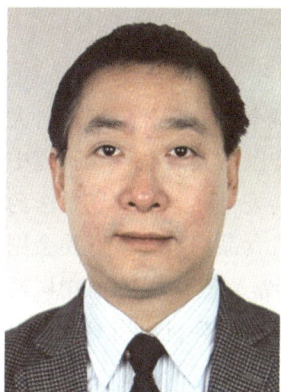

刘 奇

四川大学教授,研究生导师。2004年获四川大学生物医学工程博士学位,曾先后担任四川大学医学信息工程系副主任(2004—2011)、主任(2011—2017);在教学方面,为医学信息工程本科学生承担过的课程有《医学图像处理》《数字图像处理》,以及研究生课程《图像分析》《生物医学数学》《生物医学工程概论》;曾获得四川省第七届高等教育成果奖一等奖1项;在科研方面,一直从事生物医学工程、医学信息工程、信号与信息处理的研究,感兴趣的研究方向包括生物医学信息学、医学图像处理、分析以及机器学习。在社会服务方面,曾连续多年担任四川省自动化与仪器仪表学会的常务理事、副秘书长,现任中国生物医学工程学会数字医疗与医疗信息化分会秘书长,四川省口腔医学会口腔装备专委会秘书长。

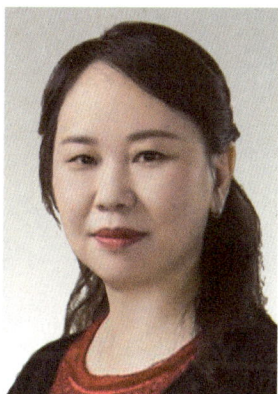

张 岩

哈尔滨工业大学教授,博士生导师。现为中国计算机学会生物信息专业组委员、中国细胞生物学会功能基因组与系统生物学分会转化医学与生物信息学专委会委员、中国细胞生物学会生物数据挖掘与计算专业组委员、黑龙江生物医学工程学会理事。《基因组学与应用生物学》编委。

2006年从日本留学归国以来一直从事生物信息学领域教学和科研工作。致力于表观遗传领域的高通量数据挖掘的算法和软件开发,可视化网络平台及数据库构建,涉及基因组、表观基因组、转录组和代谢组学的数据分析、功能挖掘及疾病生物标志物的识别。科研成果发表在国际著名期刊 *Nucleic Acids Research*、*Development*、*Database*、*Briefings in Bioinformatics*、*Science Reports* 等。分别获黑龙江省政府自然科学二等奖和三等奖。

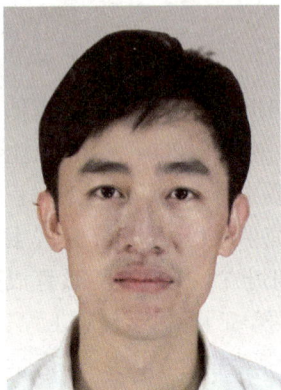

蔡永铭

广东药科大学教授,研究生导师,南粤优秀教师。现任广东药科大学医药信息工程学院院长,广东省中医药精准医学大数据工程研究中心主任,广东省软件工程专业教学指导委员会委员。兼任世界中医药学会信息专业委员会常务理事,广东省计算机食品网络安全专委会副主任,广东高等教育学会信息网络专业委员会常务理事,广东省中医药学会信息管理专业委员会常委,中国计算机学会计算机应用专业委员会常务委员等学术团体职务。

2012 年获中山大学生物医学工程专业博士学位(医学信息学),曾经在美国德州大学计算机系访学一年。主要研究领域包括复杂网络药理学模型、智能医学与健康大数据处理等。

前　言

21世纪以来,信息学飞速发展,在与其他学科的交叉中大放异彩,生物医学信息学正是生命科学、医学以及计算机科学等领域的交叉学科。生物医学信息学由应用领域驱动,以创新和发展新方法及新理论为主要目的,用信息学方法服务生物医学领域,在基础医学研究和临床应用之间架起了桥梁,具有广泛的应用潜力,也是新世纪备受瞩目的学科之一。

目前为止,国内生物医学信息学有关专业的学生在学习时,普遍使用的依旧是国外教材的中译本,因此本书将是国内第一本系统介绍生物医学信息学有关知识的教材,为生物医学信息学相关专业的学生提供参考。我们组织了国内外生物医学信息学领域的著名专家学者共同参与本书的讨论与编写工作,同时本书也作为全国高等学校生物医学工程专业国家卫生健康委员会"十三五"首轮规划教材。

全书除绪论外共15章,覆盖了包括生物医学数据、生物医学知识工程、生物医学信息软件工程等生物医学信息学相关的各个方面的发展与成果,各章节均由在相应领域具有教学及科研经验的专家学者独立完成。在近一年的时间中,经过多次线上、线下的会议讨论,各位专家学者在百忙之中,不仅对各自负责的章节的编写付出了巨大的心血,更是对其他的章节内容进行了认真、仔细的审核。编写团队有来自国内知名高校、医院等机构并在本领域具有丰富教学、科研经验的专家学者,还有多位在海外知名高校从事一线教学、科研工作的华人教授,虽有时间与空间的距离,但依然以极高的热忱与敬业精神,参与到教材相关章节的编写与校对工作中。我们真诚地感谢各位参编者对本书的编纂给予的最大关心和帮助,同时我们感谢各参编专家学者所在单位有关科研人员的大力支持与无私帮助。

由于本书编纂时间较短,在内容安排与描述上出现纰漏与瑕疵在所难免,敬请各位同行专家学者以及广大读者不吝赐教指正。

李劲松
2018年于杭州

目　录

绪　论

20世纪40年代,系统论(system theory)、信息论(informatics)、控制论(cybernetics)相继产生,对科学技术的发展进步产生了巨大的影响,同时也为生物医学信息学的出现提供了重要的理论基础。特别是其中的信息论,科学的提出了信息的概念。在此基础上,随着生物医学领域数字化、智能化的推进和大量研究数据的产生,以及计算机技术的快速发展,逐渐形成了生物医学信息学这一门处理和应用生物医学中大量信息的学科。

生物医学信息学与生物信息学、医学信息学的侧重方向是不同的。生物信息学主要是对生物学数据的存储、传递和处理,尤其是分子生物学产生的大量序列数据。医学信息学早期主要侧重于临床数据的整理分析和决策支持,医院系统的数字化,如电子病例和医院信息系统等,近期逐渐扩展到患者生成的数据,用于支持“量化的患者”。而生物医学信息学是要将基础研究的数据和临床积累的数据整合起来,使得基础的生命科学研究数据能够有效的指导临床医学实践,促进医疗的精准化、智能化。

本章将分为四部分来简要的介绍生物医学信息学的形成发展以及研究的主要内容。第一部分是信息论的基础概念,这是生物医学信息学的重要理论基础;第二和第三部分分别介绍了生物信息学和医学信息学的基本情况;最后第四部分引出生物医学信息学并简述了它的发展状况。

第一节　信息论基础

信息论是运用概率论和数理统计的方法研究信息、信息熵、通信系统、数据传输、密码学和数据压缩等问题的应用数学学科。

一、信息论的发展历史

早在1925年的时候,数学家R. A. Fisher从古典统计理论的角度定义了信息量,人们通常称之为Fisher信息量。1928年,哈特利在研究通信系统的信息传输能力时,给出了信息度量的方法。通常人们把1948年10月香农(C. E. Shannon)在研究通信系统时在《贝尔系统技术学报》上发表的题为 *A Mathematical Theory of Communication*(通信的数学理论)的论文作为现代信息学的开端,香农也因此被称为“信息论之父”。

二、信息论的定义

信息论是信息科学的基础,强调运用数学的语言来描述信息科学中的共性问题以及它们的解决方案。目前,主要有狭义信息论、一般信息论和广义信息论三种信息论概念。

狭义信息论主要是总结了香农的研究成果,也称为“香农信息论”。它主要研究在信息可以度量的基础上,如何实现有效、可靠的信息传输,其研究重点是利用各种编码,探讨收、发端联合优化的问题。

一般信息论研究的是从广义的通信引出的基础理论问题。除了香农信息论之外，它还包括其他人的研究成果，其中最主要的是维纳的微弱信号检测理论。除此之外，一般信息论还研究噪声理论、统计检测与估计理论、调制理论、信号滤波与预测等。

广义信息论是从人们对于信息特征的理解出发，从主观和客观两个方面全面研究信息的度量、获取、存储、传输、处理、利用等一系列问题，是一个最为全面的信息理论。但是，由于人类的主观因素特别复杂，目前知识水平有限，广义的信息论还不能得到非常合理的解释，还处在发展的阶段中。

对于信息的定义，香农的理论由事物的不确定性出发，从定性和定量两个方面对信息和信息量进行了说明，即"信息是指事物不确定性的消除程度"。在他的理论中，任何的事物都具有不确定性，这是因为人们不能得到全部或者确切的信息，如果得到了确切的信息，那么这种不确定性就不存在了。

三、信息的性质

（一）信息的特性

信息具有抽象性。信息、物质和能量是构成系统的三大要素。物质是基础，它是具体的客观的存在；能量可以看作是物质运动的形式；而信息既非物质，也非能量，但是又离不开物质和能量，它是人类在认识世界和改造世界过程中的一个新的层次。信息普遍存在，可以被少数人掌握，也可以由很多人共享，并且信息有时效性。关于信息的本质在当前的科学界和哲学界都是一个很热门的话题。

信息具有普遍性　信息无处不在，人的生理活动，喜怒哀乐都包含了丰富的信息。

信息具有寄载性　信息必须寄载在物质上，物质是信息存在的基础。

信息具有传递性　它可以通过一定的媒质从信息发送者传递到信息的接收者。

信息具有表征性　世界上任何事物的存在和运动都会产生信息，信息可以用来表征这些事物存在的方式和运行的状态。

信息具有可压缩性　为了实现大批量的数据的快速高效传递和节约存储空间，信息通常需要进行压缩处理；

信息还具有增值性　信息容易在传递的过程中丢失和减少，也可以通过共享来进行增值。

（二）信息、消息、信号的区别

信息指的是各个事物运动的状态以及状态变化的方式。人们在对周围世界进行观察的过程中得到数据，进而获得信息。信息是抽象的意识或者知识，它看不见，摸不着，却真实存在着。我们的大脑产生的一些想法，当它还储存在大脑里没有表现出来时，它就是一种信息。

消息指的是包含有信息的语言、文字和图像等。我们每天可以从新闻、报纸、电视节目和交流中获得各种消息。消息以单个符号或符号序列的形式在通信中负担着传送信息的任务。消息是具体的，它是信息的载体，但是它不具有物理性。

信号是消息的物理体现。为了使消息能够能够在信道中传输，必须对信息调制，加载到具有某种物理特性的信号上。信号是信息的载体，它是物理性的。

（三）信息与知识的关系

知识与信息。知识是基于某种目的地从客观世界中收集数据和资料，通过大脑对此进行整理、概括和提取，从而得到的有价值的信息。有学者认为，知识是一种信息，但是不能笼统地说信息就是知识。其实，知识可以看作是信息加工而成的产物，具有一定的概括和通用性质。

四、信息论的基本模型

信息论是在对通信系统的研究中逐渐形成的。我们现在提到的信息论，通常指的是香农提出的狭义信息论，是信息处理与通信的数学基础。通信系统的基本模型也就是信息论的基本模型（图 0-1）。

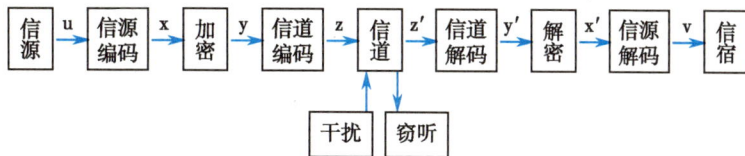

图 0-1　通信系统的基本模型

信源(source)是信息的发出者,是产生消息或消息序列的源。在信息论中,我们只研究信源的输出。信源的输出是以符号形式出现的具体消息,它承载了信息。信源的输出可以分为离散消息(文字、字母、数字等)和连续消息(声音,图像等)。

信宿(receiver)是消息的接收者,是消息要传递的对象。信宿接收到的消息可以与信源发出的信息相同,也可以是信源发出消息的一个映射。

信道是消息传输的通道,是物理信号传输所需的设施。信道可以是各种形式的传输信号的媒质,它的主要问题在于信道容量的大小。

编码是用符号来表征信息,分为信源编码(source encorder)和信道编码(channel encorder)。信源编码主要有两个作用,一是将信源发出的消息转化成二进制元代码组,作为基带信号;二是压缩信源的冗余度,提高通信效率。信道编码的作用是在信源编码的基础上,通过有目的地增加一些监督码元,使之具备一定的检错纠错能力。而译码是编码的反变换,从接收到的信号中解析出信息。

五、信息的度量方式

事件发生的随机性可以由概率来描述。基于这种观点,香农提出了把信源看作是随机事件的随机变量的集合,通信过程是在概率已知的情况下,对各种可能出现的状态进行选择,通过信源在每个状态下信宿不确定性的减少量来度量平均信息量,以此来定义信源的信息量。他也接受了熵(entropy)的概念,提出了离散型随机事件的信息量计算公式和信息熵的概念,如式(0-1)所示。

$$H(X) = -\sum_{i=1}^{n} p(x_i) \log p(x_i) \tag{0-1}$$

式中:H 是信源随机事件 X 的信息量;$x_1, x_2, \cdots, x_n$ 是随机事件信源 X 的 n 中可能的状态;$p_1, p_2, \cdots, p_n$ 是每种状态发生的概率。对数的底数为 2,e,10 时,对应信息量的单位分别是比特(bit)、奈特(nat)和迪特(dit)。在信息论中,通常采用的是 bit 为单位的信息量,计算过程中对数的底数 2 可以省略不写。

第二节　生物信息学

一、生物信息学的定义

直至目前,生物信息学还没有一个标准的定义,它是一门尚处于高速发展的学科,细微的变化每天都在发生。它也是一门多学科交叉的新兴学科,不同学科的科学家都有不同的侧重点,给出的定义也有一定的局限性。

笼统的说,生物信息学(bioinformatics)是存储、修复、分析和整合生物数据的一门学科。狭义的生物信息学是应用信息技术对分子生物学的数据进行管理、分析和利用;广义的生物信息学指的是应用信息技术研究生物体系和生物过程中的信息存储、传递和表达。生物信息学是现代生物学研究的核心。

二、生物信息学发展史

1866 年,Mendel 在试验的基础上提出假设:基因是以生物成分存在的。1871 年,Miescher 从死的白细胞中分离得到了脱氧核糖核酸(deoxyribonucleic acid,DNA)。直到 1944 年,Avery 和 McCarty 才证明了 DNA 是主要的遗传物质,在此之前,人们认为主要是染色体蛋白质携带基因,DNA 是次要角色。同年,著名的 Chargaff 规律被发现,即 DNA 中腺嘌呤和胸腺嘧啶的量总相等,鸟嘌呤的量和胞嘧啶的总量相等,Wilkins 和 Franklin 用 X 线的衍射技术测定 DNA 纤维的结构。1953 年,Watson 和 Crick 在前人的基础上,首先提出了 DNA 的双螺旋结构模型,这是一个 DNA 根据碱基对配对原则形成的自身互补的结构,保证了遗传信息可以进行精确的复制。这一系列的发现和理论的提出,奠定了分子生物学的理论基础。

1954 年,Crick 提出了关于遗传信息传递规律的中心法则(central dogma),即 DNA 是合成 RNA 的模板,RNA 是合成蛋白质的模板。这一法则对于分子生物学和生物信息学的发展起到了重要的指导作用。1958 年,Meselson 和 Stahl 用实验的方法证明了 DNA 的半保留复制。1963 年,在 Nirenberg 和 Matthai 的努力下成功破译了编码 20 种氨基酸的遗传密码。之后,重组 DNA 的克隆和限制性核酸内切酶的发现为基因工程提供了重要的技术基础。在分子生物学对生物学研究的快速推动下,生物信息学应运而生。

人类基因组计划(human genome project,HGP)是为了揭开人体 2.5 万个基因的 30 亿个碱基对的秘密,绘制出人类基因的图谱,破译出人类全部的遗传信息而设立。到 2005 年基因组的测序已经完成,基因的功能取代基因的结构成了基因组学研究的重心,DNA 数据库中积累了海量的数据需要分析和解释,给生物信息学研究提供了丰富的研究素材,同时也提出生物信息学发展的需求。生物信息学从分子的角度,探索生命遗传的奥秘,逐渐成为生命科学中的重要组成部分,是生命科学研究的前沿。

三、生物信息的编码

(一)生物信息

生物信息主要是指遗传信息。研究表明,父代与子代之间的相似性是父代通过将富含大量遗传信息的遗传物质传递给子代实现的,而 DNA 是主要的遗传物质。碱基对的不同排列顺序形成了 DNA 的一级结构,其中蕴含着 DNA 的物理、化学和生物学特性,是 DNA 二、三级结构的基础。二级结构是碱基对互补配对形成的平行双链的双螺旋(double helix)结构。三级结构是双螺旋结构进一步扭曲、折叠形成的超螺旋(supercoil)结构。DNA 分子的基因表达和调控主要是由它的二、三级结构决定的。目前生物信息学研究的一个基本任务是确定 DNA 中碱基的排列顺序。

根据蛋白质合成的中心法则,DNA 分子对蛋白质的合成有重要的控制作用。DNA 转录形成 RNA,由 RNA 来控制 20 余种不同的氨基酸组成蛋白质。那么 RNA 是怎么编码以确定氨基酸的排列顺序的呢?

(二)生物信息的编码及特点

RNA 中包含四种不同碱基{尿嘧啶,胞嘧啶,腺嘌呤,鸟嘌呤},用符号表示为{U,C,A,G},而控制蛋白质合成的有 20 种氨基酸,若需要将 20 中氨基酸区分开,那么至少需要三个碱基才能实现对氨基酸排列顺序的精确控制。早在 20 世纪 60 年代,科学家们就相继验证了控制氨基酸的三联体遗传信息编码表,也称作生物信息简并编码表。研究表明,除了线粒体和细胞质的基因外,几乎所有的生物信息都是按照三联体编码的形式进行编码的。

生物信息编码有三个显著的特点。一是简并性。同一个氨基酸可以有多个编码形式。二是线性不重叠性。三个碱基确定一个氨基酸,亦或是称为一个密码子,密码子与密码子之间不会互相重叠,形成一个线性编码序列结构。三是起止性。在生物信息的编码中,存在着起始密码子和终止密码子,它们确定了 DNA 编码序列的起始位置和终止位置。

四、生物信息学的研究方向

(一)生物信息数据库

生物信息数据库存储的是用于生物信息学研究的原始数据,是生物信息学赖以生存和发展的基础。生物信息数据库主要是对生物信息的收集、存储和管理的研究,包括国际基本生物信息库和生物信息传输国际物联网系统的建立,生物信息数据质量的评估与检测系统的建立,生物信息可视化和专家系统,生物信息工具开发等。

美国国家生物技术信息中心(National Center of Biotechnology Information,NCBI)1988 年成立,隶属于美国国立卫生研究院的美国国立医学图书馆。它的主要任务是推动基因组、计算生物学和数据分析等方面软件的开发,发布生物医学领域的信息。发展到现在,NCBI 已经成为全球范围内的生物信息资源中心,为生命科学和生物医学方面的科学研究提供了大量分析所需的数据和工具。

(二)序列比对

序列比对(sequence alignment)是生物信息学的基本操作,按照一定的标准将符号序列对齐,以分析多个序列之间的相似性。核酸序列和氨基酸序列是生物信息学最基本的操作对象。序列比对用于分析的理论基础是进化学说。如果两个序列之间的相似性足够高,那么就可以推测二者可能由共同的祖先,经过残基替换、缺失、添加或者序列重组等遗传变异过程演化而来。在生物信息学的实际应用中,通过对比未知序列和已知序列的相似性,来预测未知序列的功能。

(三)蛋白质结构预测

蛋白质结构预测是从蛋白质中的氨基酸序列预测其三维空间结构。蛋白质的生物活性很大程度上取决于它的空间结构,那么根据对于蛋白质空间结构的预测,可以进一步预测其生物学功能,并且可以更进一步进行功能性蛋白质的合成。目前蛋白质结构的预测主要依赖 X 线晶体衍射和磁共振,这两种方法只能测特定性质的蛋白质,而且测定的周期很长,远不及核酸的测定速度。所以,基于氨基酸序列进行蛋白质结构预测逐渐成为生物信息学研究的热点。

(四)生物芯片

生物芯片(biochip)是分子生物学、物理学和微电子学交叉形成的高新技术。狭义的基因芯片包括 cDNA 微列阵、蛋白质微列阵等,主要用于检测生物样本中生物大分子靶标的信息,这些固定的大分子也被称作探针。广义的生物芯片指的是能对生物分子进行快速处理分析的固体薄型器件,是通过微加工技术和微电子技术在固体芯片的表面形成一个微型生物化学分析系统,以实现对生物成分进行准确、快速、大批量的检测。

第三节　医学信息学

一、医学信息学的定义

顾名思义,医学信息学就是研究医学信息的学科。医学信息是指在医学研究、医学管理和临床实践等过程中产生的各种形式的信息。医学信息形式多样,可以是医学书刊、医学报告、临床文档(包括病历、处方、医嘱等)等文字信息,可以是临床实践的观察数据、实验数据和公共卫生的调查数据等数据信息,可以是检查单、化验单等表单信息,可以是超声图像、CT 图像、MRI 图像等医学影像信息,还可以是临床检查过程中的心音、肺音等声音信息。

关于医学信息学的直接定义,学术界有过很多的表述,以下是其中的一些具有代表性的定义。1977 年,美国的 Morris F. Collen 教授在第三届世界医药健康信息学大会(Medical and Health Informatics,MEDINFO)的通知中提到"医学信息学是计算机技术在医学各领域中的应用——医疗保健、医学教育和医学研究。"1980 年,在东京举办的第四届 MEDINFO 又将其定义为:"医学信息学是计算机、通信、信息系统和技术在医学临床、科研和教育等各领域中的应用。"美国医学信息学会(American Medical Informatics Association,AMIA)主席 Edward H. Shortliffe 对医学信息学的概念做出了这样的定义:医学信息学(Medical Informatics)是一门新兴快速发展的交叉学科,以生物医学中的信息、数据和知识为研究对象,收集、存储、展现并检索里面的规律,以用于我们在卫生管理、临床诊疗和知识分析中做出决策和解决问题的科学。

虽然医学信息学的定义表述不尽相同,各有侧重,但它们之间还存在着许多的共同之处,即医学信息学是在医学与信息科学、计算机科学、人工智能等学科经过不断的交叉、融合和应用后,逐渐形成的多边缘交叉学科。其主要任务是要研究医学领域中的各种医学信息的性质、获取、转换、编码、传递、控制和利用,努力使医学科学完全的科学化、现代化。

二、医学信息学的发展历史

20 世纪 50 年代,随着数字计算机的发明,医学信息学相关的研究开始出现。随后,欧美国家相继建立了健康信息学的研究和教育机构。

直到 20 世纪 70 年代到 80 年代,医学信息学才被正式提出,学科发展也日趋成熟。在这一阶段,医学信息学组织机构日趋完善,学术活动蓬勃发展。自美国医学信息学会(American Medical Informatics Association,AMIA)之后,世界各地的地区性组织和各国的医学信息学会相继成立,如欧洲医学信息学联盟,亚太医药信息学学会和中国医学信息学会等。在学术研究方面,IMIA 从 1974 年起,每三年举行一次 Medinfo 年会;从 1992 年起,每月出版一次 Healthcare Informatics,每年出版一本《医学信息学年鉴》,年鉴的主要内容是:报告 IMIA 的活动情况,组织撰写重点题目的文章,以及再版医学信息学领域的重要文章。

同时,医学信息学的教育快速发展,欧美等很多国家开始开设医学信息学专业,培养出了一大批由本科、硕士、博士以及留学生组成的医学信息学专业人才。大量的数字化医学信息系统诞生,如印第安纳大学开发的 Regenstrief 医疗记录系统(Regenstrief Medical-Record System,RMRS)、哈佛大学开发的计算机存储动态医疗记录系统(Computer Stored Ambulatory Record,COSTAR)等。医学信息学的标准化研究开始受到重视,医学数字图像传输标准(Digital Imaging and Communications in Medicine,DICOM)、临床术语标准(Systemized Nomenclature of Medicine,SNOMED)等被世界普遍认可和使用的医学信息标准开始形成。医学信息学这一学科得到快速的发展。

在 20 世纪 80 年代之后,医学信息学迅猛发展。一是医学信息学教育在各国逐渐展开,并迈向了更深层次和更高水平,如我国的很多医学院校开始开设医学信息学课程或设置医学信息学专业。二是很多高水平的大型综合医学信息系统得到开发,如美国国立医学图书馆开发了用于检索与合成电子化医学信息的一体化医学语言系统(Unified Medical Language System,ULMS)。三是医学信息学实施了一些重大的前沿课题,如美国国立图书馆牵头并实施的数字化虚拟人体项目。

三、医学信息学重要成果

医学信息学最重要的成果主要集中在以电子病历(electronic patient record,EPR)和医院信息系统(hospital information system,HIS)为核心的临床信息管理领域。

根据美国国立医学研究所的定义,电子病历是基于一个特定系统的电子化患者记录,该系统可向使用者提供完整且准确的数据,并具有警示、提示和临床决策的能力。电子病历围绕患者,重视病历信息的收集与整理,保留医生的诊断描述,强调患者信息的原始性和完整性。作为医学信息化建设的核心内容,电子病历朝着智能化、标准化、集成化、区域共享化的方向不断发展。

随着医院信息化发展,医学的研究方向也逐渐从过去的住院治疗向早期预测和家庭护理方面不断拓展。通过互联网和移动通信技术的创新和发展,医学将结合云储存、云计算、物联网等新一批的IT 技术,配合上功能日益强大的传感器,为患有慢性疾病的患者提供定期的血糖水平、血压、体重和体温等的检测,帮助医生更有效的监控患者的健康状况。

近年来,医疗信息网络逐渐突破医院,扩展至区域或者整个国家。澳大利亚于 2012 年 7 月建成并投入使用了全国联网的医疗信息网络。国外某些生物医学领域的科技公司推出了疑难病会诊信息平台,将专家、实验室和各地的医疗机构联系在一起,打破了医疗系统的传统边界,实现了资源的共享,极大地便利了患者。

笔记

四、医学大数据

随着医院信息系统的完善和电子病历的推广,医院积累了大量的临床检测和诊断治疗记录,给医学信息学的发展带来了前所未有的机遇,同时对这些形式各异,数量庞大的信息的存储、通讯、标准化处理也是医学信息学发展的一个挑战。

在对以美国国家医学图书馆所属的国家生物技术信息中心的 PubMed 系统为主要文献来源的分析中,发现基于医学大数据的医学信息学研究文献在近年明显增加,2010—2014 年的论文数量占到整个医学信息学论文数量的 30% 以上。医学大数据形式的多样性,对大数据的挖掘、分析、集成等先进信息技术应用于医学研究与实践提出了迫切的需求。医学大数据容量大、增速快的特点,又为医学信息学进行医学大数据的存储、管理、检索等方面提供了研究的数据基础。

医学信息与日俱增,其包含丰富信息的大数据为精准医学提供了前所未有的数据基础。但是,对于海量的形式各异的数据,建立能够无缝融合的医学大数据平台迫在眉睫。另外,对于医院中每天产生的大量结构化数据(各信息系统产生的业务数据)、非结构化数据(主诉、出入院小结和医学影像)和半结构化数据(电子病历中的按照主题的整合数据),如何实现医学大数据的高效挖掘、分析和利用也是一个挑战。

第四节　生物医学信息学

一、生物医学信息学的产生

生物医学信息学是一个比较宽泛的概念,主要是生物医学、患者护理学、公共健康和信息技术之间高度交叉的研究与应用。生物医学信息学包含了医学信息学和生物信息学,主要涉及信息技术在生物医学研究和临床医学各个方面的应用。生物医学信息学是信息技术向医疗事业的延伸,也是医学信息化、数字化、标准化的必然趋势。随着信息技术、分子生物学的不断发展,人类基因组研究的不断深入,生物医学信息学变得越来越重要,其结果不仅为患者和医生之间的沟通提供了很大的便利,也为医生从大量的实验数据和文献中寻找规律提供了功能强大的工具。

生物医学信息学将生物医学的研究成果与临床医学的应用联系起来。生物信息学通常在分子水平上采用计算机科学、统计学、人工智能、化学和生物化学等方法来解决生物学中所遇到的问题,主要研究序列比对、基因发现、蛋白质结构预测和基因预测表达等问题。而医学信息学则主要研究医学卫生领域的数据,用来优化健康和医学数据的采集、存储、检索和信息利用。随着人类基因组计划的推进,使用基因相关的研究成果来进行疾病的预防、诊断和治疗的研究快速发展,如精准医疗等。

作为一门独立的学科,一个基本标志是在知识结构上它具有不依附其他学科而存在的独立性。生物医学信息学发展到今天,已经逐渐形成了独特的学科方向,自己的学科语言和学科规范,以及解决问题的独特方法。生物医学信息学的标准化、生物医学信息软件工程、生物医学信息安全及隐私保护、生物医学自然语言处理、生物医学知识库和生物医学人工智能等构成了生物医学信息学的基础理论。

二、生物医学信息学的标准化

生物医学信息学的标准化是医学信息系统及其相关产品在设计、研发、生产、建设、使用和测评中解决一致性、可靠性、可控性、先进性的技术规范和技术依据。生物医学信息的标准化,能够有效促进医学系统之间的互联互通。

目前,在生物医学信息标准化上虽然已经付出了大量的努力,但一些问题仍然存在。主要困难在于缺乏标准化和互操作性。不同的医院对于疾病分类、医疗术语、药品名称、岗位名称、设备、化验等的代码都各不相同,同一症状不同的医院也会有不同的定义、描述和处理。缺乏统一、标准化的医学词典,在开发医学信息系统的过程中会浪费大量的人力,物力,财力和时间。另外,由于不同厂家的标准和格式不同,实验室信息系统,放射科信息系统,医学图像存档和通信系统等在很多大医院依然不能有效的互联互通。

值得欣慰的是,有不少标准已经被普遍承认和广泛的应用。医疗信息交换标准(Health Level Seven,HL7)是目前医疗机构电子数据交换标准中应用最为广泛的国际标准。其功能包括入院、出院、转移、查询、财务、浏览报告、医学记录管理、服务预约和患者护理等。医学数字成像与通讯标准(Digital Imaging and Communication in Medicine,DICOM)是一个专门用于数字化医学影像采集、传输、显示和存储的重要标准。

生物医学数据中包含大量的敏感信息,如何在有效利用医疗大数据的过程中,尽可能的保护患者的个人隐私是一个重要的问题。一方面,需要考虑生物医学信息学中的伦理问题,另一方面也要加快法律建设,在法律允许的范围内进行研究分析。

自然语言处理(nature language processing,NLP)的文本挖掘应用于生物医学文本处理,有效地帮助了人们对庞大的生物医学文献和知识的检索及信息提取。生物医学语义技术的发展,建立了许多生物医学领域的本体和元数据,为生物医学知识的表达提供了有利的条件。一大批医学知识库的建立,为信息获取、挖掘提供了巨大的帮助,促进了生物医学新知识的产生和发现。

三、生物医学信息学的应用

生物医学信息学的技术手段不断发展,在生物样本库、电子病历系统、生物医学影像系统、临床检验系统、医疗资源管理系统、远程医疗和生物医学决策支持系统等系统中都有了很好的应用。

(一)生物样本库

生物样本库主要是指标准化收集、处理、储存和应用健康和疾病生物体的生物大分子、细胞、组织和器官等样本(包括人体器官组织、全血、血浆、血清、生物体液)或经处理过的生物样本(DNA、RNA、蛋白等)以及与这些生物样本相关的临床、病理、治疗、随访、知情同意等资料及其质量控制、信息管理与应用的系统。

(二)PACS 系统

图像存储与通信系统(Picture Archiving and Communication Systems,PACS)系统是一个医学影像管理系统,主要管理 CT,MRI,彩色多普勒超声机等医院设备产生的图像,需要实现图像的存储、分发和诊断时的显示以及与外部系统的通讯。生物医学影像系统,为医学可视化的不断深入,生物医学影像信息的标准化提供了有利的条件。

(三)生物医学决策支持系统

生物医学决策支持系统利用统计学、数据仓库和人工智能等技术,将生物医学知识应用到治疗患者的特定问题上,提出相对最优的解决方案。通过分析患者的电子病历,结合医学知识库的分析,辅助医务人员制定最佳的治疗方案,包括用药指导,对医师指令的自动评价、自动报警、提示和警戒、诊断帮助等。

随着信息技术和深度学习等技术的进步,生物医学信息学的应用不断拓展。精准医学、转化医学、医学大数据、人工智能和 VR/AR 成为越来越热门的研究方向,推动着生物医学信息学的不断发展。

(四)精准医学

精准医学是一种与患者分子生物病理学特征相匹配的个体化诊断和治疗策略。这是一种以个体为中心的医疗策略,其本质是通过基因组、蛋白质组等生物医学前沿技术,通过对大样本人群与特定疾病类型进行生物标记物的分析与鉴定、验证与应用,从而精确地寻找致病的原因和治疗的靶点,并且能够对疾病的状态和过程进行精确的分类,最终实现个性化精准治疗的目的。

（五）医学大数据

纵观各个领域,人类已进入了大数据时代,大数据的研究将传统的先验知识驱动的研究方法逐渐转变为数据驱动的研究方法。在生物医学领域,在以下几个方向体现出了数据驱动研究的强大力量:

(1) 生物医学数据的分布式产生和高度集成化;

(2) 生物医学数据的实时分析和临床处理;

(3) 生物医学数据的个性化分析、预测和安全保存;

(4) 人体微生物群落的研究。

本 章 总 结

本章从信息论基础、生物信息学和医学信息学中引出生物医学信息学这一学科。信息论、系统论、控制论是生物医学信息学产生的重要理论基础。

信息是指事物不确定性的消除程度,通常我们使用信息熵来度量信息量的大小。

生物信息学是存储、修复、分析和整合生物数据的一门学科。随着分子生物学的不断发展,信息技术在生命科学中发挥着越来越重要的作用,从而催生了生物信息学这一学科。生物信息学的研究对象包括生物信息数据库、序列比对、蛋白质结构预测和生物芯片等。

医学信息复杂多样,有结构化数据、半结构化数据和非结构数据,对医学信息进行整合分析是一个巨大的挑战。目前,电子病历和医院信息系统是医学信息学发展的重大成果,为数字化医学,医学信息存储、传递和分析处理提供了巨大的便利。同时,大量数据的积累为医疗大数据的研究提供了重要的数据基础。

生物医学信息学是将生物信息学与医学信息学进行有效的整合,将基础研究的成果向临床应用转化的一门学科。通过将分子生物学数据与临床电子病历联合分析,对患者进行个性化的治疗,促进精准医疗、智能医疗的发展。为了保证数据的安全,隐私保护也是生物医学信息学需要研究的重要内容。

思考题

1. 生物医学信息学在什么样的背景下产生,是如何发展起来的?

2. 生物信息学、医学信息学和生物医学信息学有着怎样的联系,它们的研究重点分别是什么?

3. 在生物信息学,医学信息学和生物医学信息学领域都取得了哪些成果?

参考文献

1. 杨名经. 医学信息学概论[M]. 北京:科学出版社,2015:1-15,197-200.
2. 杨孝先. 信息论基础[M]. 合肥:中国科学技术大学出版社,2011.
3. 谢晟堃. 生物医学大数据的现状与展望[J]. 科技风,2017,20.
4. 董建成,胡新平. 医学信息标准化分析与研究[C]//中华医学会第十二次全国医学信息学术会议论文汇编. 2006.
5. 黄尤江,贺莲,苏焕群,等. 医疗大数据的应用及其隐私保护[J]. 中华医学图书情报杂志,2015,24(9):43-45.

(李劲松)

生物医学信息学研究的核心与基础是在疾病诊疗、公共卫生、健康管理、生物医学研究等过程中产生并积累的海量数据。生物医学数据相比于其他行业的数据具有一定的复杂性和特殊性,生物医学数据来源多样、种类复杂,针对其开展分析与利用面临标准化、安全性、交互性、隐私性、法律等方面的诸多挑战,因此在针对生物医学数据开展研究与应用过程中需要谨慎考虑数据的获取、存储、计算、分配、呈现、安全等因素。本章通过对生物医学数据来源、种类及特征进行系统化阐释,从宏观层面介绍生物医学信息学的覆盖范围,以数据为主线将生物医学信息学研究的重点领域与方向进行了系统的归纳。

第一节　生物医学数据的来源

医疗领域内的数据主要是在对各种各样的病症研究和治疗过程中产生的数据,它们有着多种多样的数据类型。其数据可以大致分为四个来源,即临床与卫生、研发与药企、医疗市场与患者行为。具体包括以患者为中心的电子病历、临床笔记和医学影像数据,以医学基础研究为中心的临床试验、生物组学、医学文献和药学数据,和以医疗保障为中心的医保索赔数据,等等。

电子病历数据、临床笔记数据、医学影像数据和临床试验数据是在医学临床中取得的,也是我们医疗领域内重要的四大数据来源。

1. **电子病历数据**　电子病历是一项基本的医疗保健技术,它是从各级医疗机构及其护理点、社区诊所和综合型医疗服务系统中获得的数据。电子病历数据包括:患者的基本情况、人口信息、入出转数据、诊断、治疗、处方、实验室检查、生理检测数据、临床笔记等。这种数据是医疗数据的核心,为了保护患者的隐私,一般情况下只提供给内部人员访问。

电子病历是基于标准术语和知识本体构建的,为了便于电子病历的共享和推广,确保就诊患者的信息能够及时传递和减少医疗失误,医疗卫生机构和信息技术组织不停地推动电子病历系统的统一标准形成。美国成立了很多的非盈利联盟组织,将数个医院的电子病历系统纳入统一管理,用以解决多源、异构系统之间彼此割裂带来的数据孤岛问题。同时,由于疾病和患者的多样性和复杂性,电子病历数据多以文本为主,在分析这种数据时,需要充分考虑半结构化或非结构化数据之间的复杂联系。

在现阶段,在临床分析中使用电子病历数据已经得到了很大的进步,常用的包括:识别高分险的患者群体、患者不良反应预测(如肾衰竭、感染、药物不良反应等)、重症监护室实时监测(用于降低患者死亡率),以及分诊干预等。

2. **临床笔记数据**　临床笔记,通常也称为病案报告,实际上也是属于电子病历的一部分,是由大量的非结构化自由文本数据组成的,其中包括:医生医嘱、入出转院小结和各种描述性质的分析报告等。这些数据最大的特点在于其非规范性,医生在书写的过程中往往会使用一些特殊符号、缩写,一些相同或者相近的概念会出现许多种不同的表达。此外，为了节省时间，医生在书写临床笔记的时候通常会采用"复制粘贴"，"复制粘贴"的比例也是评估临床笔记质量的一个重要的指标。

为了提高临床笔记数据的质量，将语音识别技术引入到医学信息领域，将医生的口头描述自动识别并翻译成文本，由医疗记录员人工修订后再送回给临床医生本人确认。目前，自然语言处理对这种叙述性文本产生了一定的作用，但是每次能够分析的数据量还不够大，需要人工干预的程度比较高。因此，为了处理这种叙述性文本数据，还需要开发新的算法以满足新的需求，如从转录错误中学习，减轻医疗记录校对的负担；根据医生书写习惯，自动生成个性化的病案模板，减少医生日常的文书工作时间。

3. **医学影像数据**　医学影像，是一种以非侵入方式取得人体及其内部组织影像，并实现逆问题推演的多技术与处理过程。多技术包含了影像诊断学、放射学、内镜、医疗用热影像技术、医学摄影、显微镜、脑波图与脑磁造影技术等，如 X 线检查、CT、B 超、胃镜肠镜、血管造影、脑磁图等。随着医学影像技术的快速发展，影像设备成了医学诊断必不可少的部分。目前，医学影像数据大约占所有医学数据的九成，很多医院的各种医学影像数据总量已激增到 PB 级。

医学影像具有高分辨率、高维度和高稀疏性的特点，体现在医学影像数据的海量性和图像特征表达的复杂性，具体表现在：一是灰度分辨率高，普通灰度图像中的颜色特征已不再适用；二是需要计算机重建图像，CT、MRI 等的成像原理是基于人体组织的密度差异，这些都需要经过计算机重建；三是人体解剖区域的客观表达是有其特定医学含义的。

目前，医学影像诊断仍主要依靠医生通过肉眼观察图像中的病变区域，依据临床经验实现临床诊断。这种方法存在一些不足：一是信息利用率不高，医学图像中或多或少存在人眼无法分辨的细节；二是存在很大程度的主观性，容易形成误判，同一张图像不同的医生可能得到不同的诊断结果，因此医学上非常需要高效、快速的影像处理分析算法来实现医学影像数据资源的有效利用。

4. **临床试验数据**　临床试验数据来源于医学、药学和护理学中的随机对照试验，用于检测某种疗法或药物的效果。每种处于研发阶段的新药基本上都需要设置一个单独的数据库。在全球新药研发最为活跃的美国，临床试验数据在医疗数据中占有重要的位置。美国国立卫生院从 1953 年起开始使用 BTRIS(biomedical translational research information system)系统记录新药研发的数据，其中每一种新药的研发都会相应地设置一个数据库，从而累积了大量的新药研发的临床试验数据。

目前，主要的临床试验数据库包括世界卫生组织的国际临床试验注册平台(International Clinical Trials Registry Platform,ICTRP)，美国国立卫生研究院的 ClinicalTrials. gov，以及欧洲药品管理局的欧洲临床试验数据库 Eudract。这些临床试验的数据一般仅仅提供查询结果和报告，试验数据是很难获得的。有研究表明，已登记的临床试验完成后，公布其试验数据的比例还不到一半。

除了临床医疗数据，医疗相关行业(政府、教育和商业等)以及相关学科也是生物医学数据的重要来源。生物组学数据、医学文献数据、药学数据、医保索赔数据等都是非临床医疗数据的来源。

5. **生物组学数据**　生物组学数据包括基因组学、转录组学、蛋白质组学、代谢组学等。自从 1977 年桑格等人发明 DNA 测序技术以后，生物组学数据爆炸式增长，逐渐渗透到医学科学基础和临床研究中，为描述疾病提供了新的思路。

基因组(genome)是指有机体的一组完整的基因，它由 DNA 的全序列决定。人类基因组计划顺利完成，获取了人类基因组序列的重要信息，提供了丰富的数据资源和使用工具。这个计划旨在阐明人类基因组 30 亿个碱基对的序列，发现所有的人类基因并识别出其染色体位置，破译人类全部遗传信息。

转录组(transcriptome)是在特定条件下表达的一组完整的基因，它是细胞内所有转录产物的集合。转录组学研究的是生物细胞和组织中转录组的动态过程和变化规律，从 RNA 水平研究基因表达丰度情况，推测特定细胞或组织的状态和具有的功能，用于揭示特定基因的作用机制和疾病的诊断。

蛋白质组(proteome)是指由全部基因组编码的一组蛋白质，或者在一个细胞、组织中产生的全部蛋白质的总和。蛋白质组学本质上指的是在大规模水平上研究蛋白质的特征，包括蛋白质的表达水平、翻译后修饰、蛋白与蛋白之间的相互作用等，由此获得蛋白质水平上的关于细胞代谢、疾病发生等过程的整体而全面的认识。蛋白质组是后基因时代研究的重要内容。

代谢组学（metabolomics）是系统生物学（system biology）研究的重要组成部分，它主要通过组群指标分析，定量研究生物体在内、外因素（如遗传变异、疾病侵袭、药物干预、环境变化等）作用下，所含内源性小分子代谢物（一般指 MW<1000）种类、数量变化的动态规律及与生理、病理变化的关联。

6. 医学文献数据　医学文献数据是科学数据的范畴，分为标准文献和医学典籍。标准文献，如学术期刊论文都有一定的格式，国内外都建立起了一些综合期刊数据库，如美国国家医学图书馆主导的综合性生物医学信息书目数据库 MEDLINE 和中国医学科学院医学信息研究所的中国生物医学文献数据库。医学典籍就是医书，中医古籍是中华民族几千年来在疾病的预防和治疗过程中积累下来的宝贵经验，也是全世界优秀的文化遗产。目前，中国国家图书馆根据习近平同志提出的"加强中医古籍、传统知识和诊疗技术的保护抢救和整理"的精神，加快中医古籍的归纳和整理工作，建立了中华医药典藏资源库。

7. 药物研究数据　药学数据产生于临床前研究、临床研究和临床应用三个阶段。临床研究对应的是临床试验数据，临床应用对应的是电子病历数据。临床前研究阶段的主要目标是化合物合成及其生物效应评估。这个阶段所产生的数据库包括：有机合成方法数据库、化学反应保护基因数据库、化学动力学数据库等。

此外，药物销售数据也包含了丰富的信息，通过大数据分析某一区域药物销售的数据，可以帮助卫生部门了解地区卫生状况，也可以为医疗销售企业的营销策略提供强大的指导作用。

8. 医疗保险数据　医保索赔数据描述了参保患者与医疗保健服务系统之间可计费的相互作用。这些数据主要存在于政府部门和保险公司。政府部门一般会公开去识别处理之后数据，而保险公司则将这部分数据作为公司的财产。医保索赔数据主要包括：医疗保险索赔文件、医疗服务提供商的索赔记录、医疗服务提供商和保险公司的支付往来数据等。

第二节　生物医学数据的种类

不同于其他行业，生物医学领域有其自身的独特性，这种特殊性在于以复杂的"人"为研究对象，所有生物医学数据均是以获取个人信息为出发点。为更好的了解人体自身，多种多样的检测、服务手段在对各种病症的研究和治疗过程中逐渐产生了种类繁多的生物医学数据。据统计，上海市区域医疗信息平台（上海市"医联工程"及区县卫生数据中心）已积累 1400TB 数据量的电子诊疗与健康档案等医疗卫生数据（涵盖全市 38 家三级医院 3900 万就诊人群的诊疗信息，包括患者基本信息、就诊信息、健康档案、检验及影像检查报告、医学影像图像文件、住院相关病历、医保结算等医疗卫生数据等）；除此之外，深圳市在信息化建设过程中为打破信息"孤岛"和信息"烟囱"的局面，设计了三大平台、九大系统，基本上实现了区域互联互通、信息共享，数据来源基本涵盖医疗领域的方方面面。除数据规模巨大之外，生物医疗行业的数据类型极其复杂，如电子病历、实验数据、组学数据等结构化数据以及 PACS 影像、B 超、病理分析等业务产生的非结构化数据，这些数据存储复杂，并且对传统的处理方法和技术带来巨大挑战。

生物医学数据是指在医学研究、临床实践和医学管理等过程中所产生的以及从各种载体中获取的各种形式的数据信息，这些数据种类大致包含项见表 1-1 所示。

文字类生物医学数据内容丰富，多数是大量的非结构化的自由文本数据，比如医生医嘱、处方、入出院小结和各种描述性的分析报告等，此类数据最遭人诟病的是其非规范性。医生手写的临床笔记报告中往往夹杂着多种语言的混合（如中文和英文）、特殊符号（有些甚至是个别临床医生自创）、缩略语等，除此之外，另外一些相同或相近含义的概念也会有多种表达，因此其可识别性和可读性较差。

表 1-1　生物医学数据种类分类

种类	主要内容
文字	医学书刊、医学报告、临床文档、病历、处方、医嘱等
数据	实验数据、临床过程的观察数据、公共卫生的调查数据等
表单	统计表格、临床检查单、化验单等
图像	心脑电图，X线图像、CT图像、磁共振图像，超声图像等
声音	心音、肺音等
组学数据	基因序列、蛋白质组学数据等

　　尽管目前自然语言处理等算法对这种文本数据应用有一定作用,但仍存在每次分析数据量不够大、人工干预程度高等缺点,亟待开发新的算法以满足新的需求。而医学书刊等医学文献典籍数据同样属于科学数据的范畴,可大致分为两种:①标准文献,学术期刊论文均有一定格式,如题目有字数限制、摘要规范标准等。目前公认全球最大、最权威的医学标准文献数据库是美国国家医学图书馆主导的 MEDLINE,而在我国较大的是中国医学科学院医学信息研究所的中国生物医学文献数据库(China Biology Medicine disc,CBMdisc)。如何设计新颖算法从庞大标准文献集中可视化研究线索对于医学探索、医疗研究和学术交流而言是可行的和有价值的。②医学典籍,即医书,特别是中国古籍(如《伤寒杂病论》《内经》等)。目前,中国国家图书馆已建立中华医药典藏资源库,并对其进行归纳总结。随时代进步,如何使用大数据技术,将此类已电子化的典籍开放利用起来,如进行对比、查找、分析和挖掘,已成为亟待解决的问题。

　　数据和表单类生物医学信息,往往是密不可分的,且多为结构化数据,对于医学探索、医疗研究等具有重要意义。此类数据多来自于各级医疗服务系统以及政府公共卫生部门的人口信息统计等,典型的便是从电子病历中抽取的个人信息、实验室检查、生理监测、统计表格等结构化数据。现阶段,对此类结构化数据进行的临床分析已取得较大进步,常见的案例包括:识别高成本(或高风险)患者群体、患者不良事件预测(如肾衰竭、感染、药物不良反应、多器官疾病等)、重症监护室实时监测(用于降低患者死亡率)以及分诊干预等。但同时也有研究表明,已登记的临床试验完成后,公布其试验数据的比例不足一半,因此患者数据的隐私性、安全性等问题值得进一步商榷。

　　图像类数据主要是心电图、磁共振等医学影像,属于逆问题推演,即从结果(观测影像信号)推出成因(活体组织特性),主要包括:影像技术的 X 线片(radiography)、血管造影(angiography)计算机化断层显像(computerized tomography,CT)、正电子发射断层扫描(positron emission tomography,PET)、磁共振成像(magnetic resonance imaging,MRI)、心电图(electrocardiogram,ECG)和脑电图(electroencephalogram,EEG)等。自 20 世纪 70 年代以来,临床信息系统的普及与推广使医学领域累积了大量的医学影像数据资源,具有高分辨率、高维度和高稀疏性,也表现出数据的海量性、图像特征表达的复杂性等特点。尽管目前医学图像诊断主要还是依靠医生个人临床经验进行判断,但随着深度学习和人工神经网络等技术的发展,已能在大规模医学图像数据集中提取图像中各实体之间的关系或隐含模式,通过分析、比对等进一步发现有价值的隐含知识,实现图像自动识别,已有的应用如:皮肤癌筛查、眼部疾病和心血管疾病诊断等,且均具有较高准确率。

　　声音类数据涵盖范围相对较窄,主要有心音和肺音等。心音指由心肌收缩、心脏瓣膜关闭和血液撞击心室壁、大动脉壁等引起的振动所产生的声音,它可在胸壁一定部位用听诊器听取,也可用换能器等仪器记录心音的机械振动,称为心音图。而听诊呼吸音时,当空气通过含有分泌物的气管,或通过因痉挛或肿胀而狭窄的支气管时,在呼吸音的基础上,又听到一种附加的呼吸杂音即肺音。现已有相关研究设计出心音、肺音和胎心音的采集及管理系统,完成一系列对声音信号的采集与处理转化成电信号,进而传输到手机终端或云端,完善人体健康管理报告,方便实时查询。

自从 1977 年剑桥大学的弗雷德里克·桑格等人发明 DNA 测序技术以来,生物组学数据呈爆炸式增长,并以前所未有的速度渗透入医学科学基础和临床研究各个方面,为描述疾病提供新思路。"组学"的词根"-ome"表述的是集合的概念,如基因组学,指的是基因序列的集合。而随着研究的进展,科学家发现单纯从 DNA 角度或基因角度并不能解释大多数的医学问题,进而基于生物学信息流动的"中心法则"延伸出转录组学数据、蛋白质组学数据、表观基因组学数据、代谢组学数据以及微生物组学数据。目前,由于 DNA 测序技术发展最为成熟,在医学生物学中以基因组学和转录组学研究最多,此外还有脂类组学、免疫组学、糖组学等研究分支。应当看到,人类基因组由 30 亿个碱基对组成,其中蕴藏着生命的奥秘,因此凭借大数据技术分析组学数据,是未来医学个性化医疗模式和"治未病"的起点,同时对于人类从分子水平上全面地认识自我具有重要意义。

第三节 生物医学数据的特征

随着医疗卫生信息化进程的不断加快、移动互联网技术在医疗健康领域的广泛应用,生物医学数据的规模和种类正以前所未有的速度爆发式增长,以至于传统的软件工具已无法对现有的生物医学数据进行快速准确的获取、整合、管理和分析。大量的临床数据、疾病诊断数据、生物组学数据和居民健康数据共同形成了生物医学数据,已经呈现出大数据的主要特征,可概括为 5 个"V",即:

1. **数据容量大(volume)** 数据容量大是大数据最显著的一个特征,生物医学数据显然已经呈现出这一特征。医疗信息技术的飞速发展,电子病历等医疗信息系统的迅速普及,导致产生了极大容量的生物医学数据。截至 2014 年,全国医疗机构总数为 96.2 万家(其中医院为 2.4 万家),仅 2016 年一年,全国医疗卫生机构总诊疗人次就达到 79.3 亿人次。同时,每个个体产生的数据也有较大容量,例如一个 CT 图像含有大约 150MB 的数据,而一个基因组序列文件可达 750MB,一个标准的病理图甚至接近 5GB,而且一个患者会不断地产生数据。因此,仅这一年就产生了大量临床数据。医疗卫生信息化在我国已经历了数十年的发展,在这个过程中积累的数据容量是非常巨大的。除此之外,移动互联网技术、穿戴式设备在近年来的流行与普及也产生了大量生物医学数据。

2. **数据结构多样(variety)** 生物医学数据的数据结构多样,包括结构化数据、非结构化数据、半结构化数据、医疗影像等多种形式。结构化数据也称作行数据,是由二维表结构来逻辑表达和实现的数据,严格地遵循数据格式与长度规范,主要通过关系型数据库进行存储和管理。电子病历等医疗信息系统将医生录入的信息存入关系型数据库,就形成了结构化数据,这种数据应用处理起来较为方便和规范。与结构化数据相对的是不适于由数据库二维表来表现的非结构化数据和半结构化数据,包括所有格式的办公文档、XML(extensible markup language,可扩展标记语言)、HTML(HyperText Markup Language,超文本标记语言)、各类报表等。医生的医嘱就难以结构化,经常以自然语言或自由文本的形式录入,这便是一种非结构化数据。除此之外,使用 CT、超声、磁共振等成像设备进行疾病的检查诊断,会产生大量的医疗影像数据。

3. **增长速度快(velocity)** 医疗服务中会产生大量实时数据,因此临床数据的增长速度极快。例如,大多住院患者尤其是术后患者都需要使用监护仪进行生命体征的实时监测,包括心率、脉搏、收缩压、舒张压、血氧饱和度、体温、呼吸等,这个产生数据的过程非常快。穿戴式健康监测设备的广泛使用和互联网医疗的普及也使得许多人不在医院诊疗就会产生大量的个人健康数据,这加快了生物医学数据的产生。另外,随着基因测序技术的飞速发展,其成本越来越低,因此基因序列等组学数据的增长也越来越快。

4. **数据价值大(value)** 数据是待采的石油,是待开发的资源,是待利用的资产。生物医学数据包含所有与医疗和生命健康相关的数据,贯穿生命的全周期,与每个人的生命健康和个人生活息息相关。对生物医学数据的分析挖掘和有效利用有助于提高医疗水平和降低医疗成本。

5. **真实性(veracity)** 生物医学数据来源于医院等医疗卫生机构的专业医疗仪器设备或专业

医护人员的记录,具有一定的可信性和真实性。生物医学数据反映了真实世界中人的身体健康状态。但是,不同方式和渠道收集到的数据在质量上有时会有较大差异,数据分析和输出结果的错误程度和可信度在很大程度上取决于收集到的数据质量的高低。

除了大数据所具有的5个"V"特征,生物医学数据还具有隐私性、异构性、不完整性、冗余性、数据表征不显著等独有的性质:

1. **隐私性**　临床医学数据不可避免地涉及患者的一些隐私信息,当这些隐私信息使患者在日常生活中遭遇到不可预料的侵扰时,就产生了隐私性问题。隐私性不同于安全性(security)和机密性(confidentiality),当未被授权的个人或机构设法取得这些隐私信息时,就产生了安全性问题;当拥有隐私信息的研究人员与未经授权的个人或机构共享这些患者信息时,就暴露出了机密性问题。医学数据挖掘者有义务和职责在保护患者隐私的基础上进行科学研究,并且确保这些医学数据的安全性和机密性。

2. **异构性**　异构性是指临床医学数据的多样化,含结构性、半结构性与非结构性(影像、照片等)数据,后者为主,其类型包括了数值型数据、类别型数据、图像、文字、信号、语音、视频等,所以结构类型众多,并且加大了知识发现的难度,使开发基于医疗数据库的通用软件系统较为复杂。由于临床医学数据是从医学影像、实验数据以及医生与患者的交流中获得的,所以原始的临床医学数据具有多种形式。医学数据包括影像(如SPECT)、信号(如ECG)、纯数据(如体征参数、化验结果)、文字(如患者的身份记录、症状描述、检测和诊断结果的文字表述)等。临床医学数据的多样性是它区别于其他领域数据的最显著特征。

3. **不完整性**　临床医学数据的搜集和处理过程经常相互脱节,搜集是以治愈患者为直接目的,而处理是以寻找某种疾病的一般规律为目的,因此搜集的信息可能无法涵盖研究需要的所有信息。此外,人为因素也可能导致据记录的偏差和残缺,许多医学数据的表达、记录本身也具有不确定和模糊性。病例和病案的有限性使医学数据库不可能对任何一种疾病信息都能全面地反映。

4. **冗余性**　临床医学数据库是一个庞大的数据资源,每天都会有大量的记录存储到数据库中,其中可能会包含重复的、无关紧要的、甚至是相互矛盾的记录。例如,对同一疾病,患者所表现的症状、化验结果和治疗措施都可能相同。此外,医学数据还具有时间性特征,医学检测的信号如ECG、影像SPECT都是时间函数,具有较强的时效性。

5. **长期性**　医疗健康大数据覆盖人的整个生命周期,时间上先后产生的信息具有关联性。医生对患者进行诊疗时,过去的病历和病史记录会增加诊断和治疗的准确性。因此每一次就诊所产生的医疗数据和平时生活所产生的健康数据都需要长期保存。按照医疗行业的相关规定,门急诊患者的数据保存不得少于15年,住院数据保存30年,影像数据无限期保留。

第四节　生物医学数据的安全

在医疗大数据时代,数据挖掘以及云计算等技术能够帮助研究人员从大量繁冗的信息中挖掘并揭示隐藏在其中的规律。但与此同时,医疗信息安全问题也接踵而来,由于一旦发生患者信息泄露,可能会对医疗大数据行业的发展带来毁灭性的打击,人们对于医学大数据监管领域也越来越重视。如果患者的临床信息(如患者基本信息、病情信息、用药信息等)以及组学信息(基因组方面的信息)能够得到合理合法的应用,将会对医疗决策支持以及精准医疗有重要的贡献。反之如果出现患者隐私信息的泄露,则会恶化医患关系,带来严重的社会后果。而且由于医疗行业自身的特点,医疗机构档案的保留时间一般较长,这就对医疗信息系统的稳定性和安全性有着更高的要求,医疗信息平台应该能够有效的保障用户的医疗和健康数据安全,保护患者隐私。本节将从医疗大数据隐私保护的法律与大数据隐私保护技术两个方面进行阐述。

1. **医疗大数据隐私保护法律**　针对医疗大数据立法以保证个人信息安全是大势所趋,世界上现在有很多国家已经有通过法律详细规定了医疗个人信息和医疗个人隐私保护方面的法律,其中公众认知度比较高的是美国的 HIPAA 法案。

1996 年美国发布健康保险携带和责任法案(Health Insurance Portability and Accountability Act, HIPAA),该法案为"适用主体"所持有的受保护医疗信息(Protected Health Information,PHI)提供联邦法律保护。该法案针对医疗信息化中的交易规则、医疗服务机构的识别、从业人员的识别、医疗信息安全、医疗隐私、健康计划识别、第一伤病报告、患者识别等问题,制定了详细的法律规定,以保护医疗数据的安全和患者的隐私权。2000 年,美国卫生和福利部(HHS)依据该法授权制定《个人可识别健康信息的隐私标准》,标志着美国已为保护患者医疗隐私构建起一个完整且具有可操作性的法律体系。

我国 2000 年左右开始推广使用电子病历,直至 2010 年《电子病历基本规范(试行)》《电子病历基本架构与数据标准(试行)》《卫生系统电子认证服务管理办法(试行)》《病历书写基本规范》重要的政策规范陆续出台。其中一些关于医疗信息安全的法律法规也开始不断健全。如国家卫计委公布的《远程医疗信息系统建设技术指南(2014 年版)》提出了一些具体的安全措施,比如数据采集应采用统一的数据采集通道确保医疗信息资源数据的采集安全;数据存储环节应采用碎片化分布式离散存储技术保存医疗信息资源;在数据传输环节,应通过采用 VPN 和数据传输加密等技术,实现数据传输通道的安全;数据删除应保证磁盘存储空间被释放或再分配给其他用户前得到完全清除;完全数据备份至少每天一次,备份介质场外存放等。

2. 医疗大数据网络安全技术　网络安全技术是保障信息安全的重要手段。采用更有效的安全系统、更高效的加密系统、更优越的算法都能有效防止患者信息的泄露,从而保护患者隐私。现有的隐私保护的处理技术,主要有基于数据加密、基于扰乱技术、基于匿名化等三种。

基于数据加密的技术数据分析,是对原始数据加密以保护隐私,在分布式应用环境中有着广泛的应用。在网络环境和分布式环境背景下的医疗健康数据共享在很多时候可以归纳为安全多方计算问题(Secure Multi-Party Computation,SMC)。SMC 技术是解决两个或多个互不信任的参与方之间保护隐私的协同计算问题,SMC 要确保输入的独立性、计算的正确性,同时又要保护各输入信息不泄露给参与计算的其他成员。由于数据加密及传输上的开销不可避免,因此 SMC 是以牺牲性能为前提提高隐私保护度的。安全多方计算的主要思想是:在一个分布式网络里,两方或多方根据它们的秘密输入而执行一个算法,使各方得到正确输出的同时,又保护自己输入信息的秘密性。

基于随机扰乱技术,通过在私有数据中添加随机因子的方式隐藏数据持有者和用户隐私。扰动技术隐藏了真实数据,挖掘者只能在被扰动的数据上挖掘知识。扰动后的数据依旧保持某些属性不变,因此在扰动后的数据上挖掘得到的知识是正确有效的。失真后的数据仍然保持某些性质不变,即利用失真数据得出的某些信息等同于从原始数据上得出的信息。随机扰乱技术可以一定程度上保护用户的隐私信息,但这种方法也存在许多缺点,如仅通过简单的随机数保护,安全性较低;无法返回精确的查询分析结果。

基于匿名化的隐私保护技术主要采用泛化和抑制两种操作实现。泛化是对原始真实数据的一种概括,如用范围代替具体值,这样避免数据挖掘者通过个体标志属性挖掘出隐私。抑制就是属性被隐藏,数据挖掘者不能看到被抑制的属性。匿名技术不同于添加噪声的方法,它并不修改原始数据,也不保护挖掘结果,而是有选择地发布敏感信息,以保证在公布的数据中无法挖掘出数据提供者的身份。基于匿名化的隐私保护技术计算开销适中、数据真实不失真、算法通用性高,但由于方法自身的限制,数据存在一定的丢失。

第五节　生物医学数据的存储与共享

1. 生物医学数据的共享　随着人类基因组技术的进步与大数据时代的到来,个性化医疗也即将拉开新的篇章。毫无疑问,大数据技术的发展将会助推个性化医疗,从而引发医疗领域的一次重大革命。基因大数据与临床数据之间的共享具有重大的意义。通过将基础医学数据和临床医学数据共享进行分析,从基因的层面上对疾病的病因进行发掘,从而针对不同患者的不同特点提出更具有针对性的、更加精准的治疗方案。

（1）生物医学数据标准化

随着医疗领域信息化程度的日益提高,医疗信息系统被用于采集大量的生物医学数据,以便于用于辅助临床决策支持,提高临床决策的效率和质量。通过临床信息交换和共享融合,能够提高医疗资源利用的效率。但与此同时,为了实现生物医学数据共享,临床信息的标准化日益已经成为卫生领域信息标准研究的重要课题。

鉴于生物医学数据的特殊性以及复杂性,生物医学数据的标准化的实现较为困难。由于各医疗信息系统标准不一,互不兼容,资源利用率低,容易出现大量"信息孤岛"。经过长期努力和协作,在标准医学术语和代码系统的研制和维护方面已经取得了显著成效。

有不少标准已经被普遍承认和广泛地应用。医疗信息交换标准 HL7 是目前医疗机构电子数据交换标准中应用最为广泛地国际标准。其功能包括入院、出院、转移、查询、财务、浏览报告、医学记录管理、服务预约和患者护理等。医学数字成像与通讯标准 DICOM 是一个专门用于数字化医学影像采集、传输、显示和存储地重要标准。

（2）生物医学数据共享发展历程

在生物医学数据共享发展的历程中,许多医院、研究院等科研机构都进行了积极的尝试和推进,其中以临床数据共享-HL7 标准,IHE（Integrating the Healthcare Enterprise,医疗信息系统集成）标准等为代表的数据共享与应用框架,已经在全球范围内取得了一定的成果。下面对 HL7 标准及其最新进展进行详细介绍。

HL7 卫生信息交换标准是一种标准化的卫生信息传输协议,是医疗领域不同应用之间电子传输的协议。HL7 汇集了不同厂商用来设计应用软件之间接口的标准格式,它将允许各个医疗机构在异构系统之间,进行数据交互。HL7 的主要应用领域是 HIS/RIS,主要是规范 HIS/RIS 系统及其设备之间的通信,它涉及病房和患者信息管理、化验系统、药房系统、放射系统、收费系统等各个方面。HL7 的宗旨是开发和研制医院数据信息传输协议和标准,规范临床医学和管理信息格式,降低医院信息系统互连的成本,提高医院信息系统之间数据信息共享的程度。

医疗信息可交换是一个十分复杂的问题,HL7 的 v2、v3、RIM、CDA 等现有标准都是为了解决这一问题,但是都过于复杂的问题而导致研发成本过高且实施困难。为了解决这一问题,快捷式医疗服务互操作资源（Fast Healthcare Interoperability Resources,FHIR）被设计出来,与现有标准相比是一个很大的突破。FHIR 技术规范定义的是一套用于表达细粒度临床概念的"资源（resources）"。对于这些资源,既可单独加以管理,亦可将其聚合成为复杂的文档（医疗文书）。从技术上来说,FHIR 是为万维网而设计的;这些资源建立在简单的 XML 或 JSON（JavaScript Object Notation,JS 对象简谱）结构的基础之上,并备有基于 http（Hyper Text Transfer Protocol,超文本传输协议）的 RESTful 协议,且其中的每个资源分别都拥有可预测的 URL（Uniform Resource Locator,统一资源定位符）。在数据表达方面,FHIR 将尽可能采用开放型的国际互联网标准。FHIR 可以独立使用,也可以与现有的标准共同使用。最重要的是,即使不熟悉之前的 HL7 标准,也可以基于本标准进行软件开发。FHIR 的设计理念是构建一个资源的基本集合,满足大多数现实使用需求。

（3）生物医学数据共享与利用策略

近几十年来,随着数据采集和存储技术的进步,庞大的数据库日益增多。人们面临的已经不是信息缺失,而是从数据量巨大的资料中选择性地收集认为有用的信息。生物医学数据挖掘跨越数据库、人工智能、机器学习、统计分析等多个学科,通过对数据归纳、分析和推理,从中发掘出潜在的模式,获取未知的、可信的并具有价值的知识。生物医学数据共享是建立在海量的基因数据以及临床数据的分析之上,患者的信息采集工作尤为重要。在这种情况下,数据常常分布在不同的地点,从属于不同的组织、企业和其他一些机构在进行协同工作完成全局性的数据共享与利用,也即需要多中心协同进行分析。

然而,在医院和其他一些机构在进行协同工作完成全局性的数据挖掘时,往往希望在不共享自己存储的隐私数据的前提下,获取共同挖掘的规则结果。在数据的采集过程中,样本信息涉及患者的遗传、生活习惯、病史等个人隐私,如何说服患者、让他们放心的提供信息也是一大挑战。十年前,美国就通过搜集多种癌症患者的样本进行测序治疗,并有严格的质量检控。为征得患者的同意,在搜集数据前,医院通常会与患者签署保密协议。协议中明确规定不得泄露患者的可识别信息,确保信息的安全性。此外,分布式隐私保护技术也应运而生,以实现隐私数据的保护和基于统计的模式抽取两者兼得为其最终目标。

2. 生物医学数据的存储 在大数据时代,生物医学数据种类增多,数据量增大,应用的多样性增强,数据吞吐量不断增长。这些变化对生物医学数据的存储提出了新的需求,由此也催生出一系列新技术的出现。目前生物医学数据的存储方式主要分为四种,分别为关系型数据库、非关系型数据库、实时数据库以及列式数据库。

(1)关系型数据库

关系数据库,是建立在关系模型基础上的数据库,借助于集合代数等数学概念和方法来处理数据库中的数据。现实世界中的各种实体以及实体之间的各种联系均用关系模型来表示。传统的关系型数据库其实就是行式数据库,就是以一行一行的方式来存储信息的。标准数据查询语言 SQL 就是一种基于关系数据库的语言,这种语言执行对关系数据库中数据的检索和操作。

关系型数据库是传统信息化系统的数据基础,医疗大数据平台需要传统的信息化系统的建设,医疗大数据平台的建设也因此依赖于关系型数据库。目前,关系型数据库一直是市场的主流,也是数据库市场规模最大的领域,典型关系型数据库产品有 Oracle、MySQL、SQL Server、PostgressSQL、DB2 等。

(2)非关系型(NoSQL)数据库

NoSQL(Not Only SQL,非关系型数据库)是对不同于传统的关系数据库的数据库管理系统的统称。两者存在许多显著的不同点,其中最重要的是 NoSQL 不使用 SQL 作为查询语言。其数据存储可以不需要固定的表格模式,也经常会避免使用 SQL 的 JOIN 操作,一般有水平可扩展性的特征。

在医疗大数据中,一些数据并不适合传统的关系型数据库。传统的数据库系统并不能满足数据量平行扩展的需求,因此如果使用传统关系数据库管理这些医疗信息数据会导致效率低下。而非关系型数据库的数据之间没有耦合性,所以非常容易水平扩展,能够很好地弥补传统关系型数据库的不足。

Caché 数据库是后关系型数据库(Post Relational DataBase)中的典型代表。Caché 数据库在美国和欧洲的 HIS 系统(医疗卫生管理信息系统)中所占的比例是最大的,被医疗界公认为首选数据库。Caché 数据库主要有速度快、使用简单、接口容易、真正的 3 层结构(实现真正的分布式服务)、升级扩容方便、对象型编辑、支持远程映射和镜像、支持 WEB 开发等优势。

(3)实时数据库

实时数据库(Real Time DataBase,RTDB)是数据库系统发展的一个分支,是数据库技术结合实时处理技术产生的,可直接实时采集、获取医疗系统运行过程中的各种数据,并将其转化为对各类业务有效的公共信息。实时数据库的一个重要特性就是实时性,包括数据实时性和事务实时性,满足医疗系统管理、过程监控之间对实时信息完整性、一致性、安全共享的需求。

一般传统的关系型数据库只适用于处理永久、稳定的数据,很难处理有关数据及其处理的定时限制,因此医疗大数据实时应用的需要。而实时数据库能够处理实时变化的数据,对于医疗大数据存储于处理过程中维护数据的实时性、真实性,满足数据管理、实时应用的需要具有重要的作用。

(4)列式数据库

列式数据库是以列相关存储架构进行数据存储的数据库,主要适合于批量数据处理和即时查询。

列式数据库从一开始就是面向大数据环境下数据仓库的数据分析而产生,其特点包括:极高的装载速度;适合大量的数据而不是小数据;更适用于联机分析处理;高效的压缩率,节省储存空间,也节省计算内存和 CPU,非常适合做聚合操作。典型列式数据库系统如 Cassandra、HBase、Sybase IQ、HP Vertica、EMC Greenplum 等。

本 章 总 结

　　生物医学大数据是大数据的重要组成部分。本章从生物医学大数据的来源、种类、特征,以及大数据安全、存储和共享等方面对医疗大数据进行了详细阐述。生物医学大数据的来源与途径日益拓宽,数据种类不断增加。生物医学数据的开发过程也面临着诸如标准化、高效存储、可交互性、隐私保护、法律约束等多方面的挑战。

　　大数据时代充满了机遇与挑战。生物医学大数据每天都在源源不断地产生,在人工智能技术与大数据分析处理技术不断发展的今天,思考如何利用这些数据建立各类分析系统来帮助医学的发展,从而更好地服务于医学诊断和治疗等领域,成为我们面临的重要课题。我们应加强对生物医学数据的开发管理,将其应用在健康医疗领域中,从而使人们对疾病的理解更加深刻,对疾病的诊断更加精准,对疾病的治疗更加个性化,让健康医疗大数据更好地造福于人类。

思考题

　　1. 思考在基因测序技术应用的过程中,需要注意哪些问题,将面临哪些挑战?

　　2. 查阅相关资料,总结现有的典型的医学影像数据处理技术有哪些?

　　3. 总结现有的医疗大数据的隐私保护的处理技术各有哪些优缺点?

　　4. 除了 HL7,还有哪些生物医学数据的标准化工具?请查阅相关资料,举例说明。

参考文献

1. 于广军,杨佳泓. 医疗大数据[M]. 上海:上海科学技术出版社,2015.

2. 朱扬勇. 大数据资源[M]. 上海:上海科学技术出版社,2015.

3. BATES D,SARIA S,OHNO-MACHADO L,et al. Big data in healthcare:using analytics to identify and manage high-risk and high-cost patients[J]. Health Affairs,2014,33(7):1123-1131.

4. STEVA A,KUPREL B,NOVOA R A,et al. Dermatologist-level classification of skin cancer with deep neural networks [J]. Nature,2017,542(7639):115-118.

5. LONG E,LIN H,LIU Z,et al. An artificial intelligence platform for the multihospital collaborative management of congenital cataracts[J]. Nature biomedical engineering,2017,1:0-24.

6. GULSHAN V,PENG L,CORAM M,et al. Development and validation of a deep learning algorithm for detection of diabetic retinopathy in retinal fundus photographs[J]. Jama,2016,316(22):2402-2410.

7. Arterys Receives FDA Clearance For The First Zero-Footprint Medical Imaging Analytics Cloud Software With Deep Learning For Cardiac MRI [R/OL]. Cision:2017. http://www. prnewswire. com/news-releases/arterys-receives-fda-clearance-for-the-first-zero-footprint-medical-imaging-analytics-cloud-software-with-deep-learning-for-cardiac-mri-300387880. html.

8. 刘丹红,张林,杨喆,等. 医学语言与临床数据标准化概述[J]. 中国卫生信息管理杂志,2014(1):14-17.

（李劲松　周丽　张岩）

标准是对重复性事物和概念所作的统一规定。在生物医学信息学领域,标准指关于生物医学信息采集、传输、交换和利用时所采用的统一的规则、概念、名词、术语、代码、技术等。制定和采纳标准是生物医学专业人员在信息时代利用海量数据开展科学探索和医学实践的重要保证。本章将简要介绍标准的基本概念、标准的种类、标准的研制及管理等内容,从临床数据模型、医学术语、分类代码及信息交换标准等方面,分别阐述几个典型的生物医学信息标准的内容及其主要应用。

第一节　标准及标准的必要性

标准的形式多种多样,但本质上都包含一组规则和定义,用来规范如何执行一个操作或生产一个产品。标准的发展和使用简化了人们对未知事物的认识过程,使得人类的生产生活变得容易且高效。在生物医学信息学领域,发展和使用标准是信息收集、传输和分析、处理的必由之路,是人们利用信息学手段探索生物医学奥秘,进而认识疾病的本质并更加有效地应对疾病、促进健康的有力武器。

一、标准的概念

人类在探索和认识世界的过程中,往往会重复面临同样的客观问题。标准就提供这样一种解决问题的途径,当人们遇到类似问题时,可以参照该方法或途径,不必自己从头开始摸索。标准之所以有用,是因为它可以使两个或多个互不关联的个体以某种相互协同的方式工作。例如,交响乐队的演奏。人类最早的计算机是没有标准的,但是很快,软件和硬件标准就出现了。虽然计算机的运算只涉及 0 和 1,但是,人类需要更可读的计算机语言,所以一些标准的字符集,例如 ASCⅡ等应运而生。第一个标准计算机语言 COBOL,最初只用于简化软件开发,但很快就成为了一种方法和途径,促成了代码共享和开发可集成的计算机软件组件。COBOL 因此成为了美国国家标准局的官方标准。同样,就像 Whitney 发明可以互换的枪管一样,计算机硬件的制造也依赖于标准。

国际标准化组织(International Organzation for Standardization,ISO)将标准定义为:由有关各方根据科学技术成就与先进经验共同起草、公认的或基本上达成共识的技术规范或其他公开文件,由标准化机构批准,目的是促进最佳公共利益。国家标准《GB3935.1:标准化基本术语》中指出:标准是对重复性事物和概念所做的统一规定。它以科学、技术和实践经验的综合成果为基础,经有关方面协商一致,由主管机构批准,以特定形式发布,作为共同遵守的准则和依据。

任何有意义的语言沟通都依赖于一组已有的、公认的语义和语法规则。在生物医学信息学领域,标准是关于生物医学信息采集、传输、交换和利用时所采用的统一的规则、概念、名词、术语、代码和技术,包括信息表达的标准和信息技术标准。生物医学信息学的核心任务是收集、处理和传输信息,标准当然不可或缺。尤其是当人类进入大数据和人工智能时代的今天,信息正在以从前无法想象的体量和复杂度急剧累积。要应对收集、传输和利用海量信息时面临的各种挑战,标准是我们手中必备的有力武器。

二、标准的构成

生物医学信息标准化的对象和应用领域非常广泛,信息标准的组成也很复杂。为了促进各类标准的协调、统一和衔接,并帮助用户正确地选择采用适宜的信息标准,需要对庞杂的生物医学信息标准进行系统的分类。

基于不同的分类概念和应用目的,可提出不同的标准分类方案。从生物医学信息标准的定义可见,标准大致涉及以下三类。一是信息表达标准,是信息标准化的基础,包括命名、分类编码等,如 SNOMED、ICD(International Classificaton of Diseases);二是信息交换标准,解决信息传输与共享的问题,注重信息的格式,其语义和内容依赖于表达标准,如 HL7、XML、DICOM 等;三是信息处理与流程标准,用来规范信息处理流程,与具体的领域业务规范相关联,对信息系统的开发与推广具有十分重要的意义。

综合国内外生物医学领域对标准的分类方法和应用目的,可将标准归纳为以下八类。

(一)生物医学术语

生物医学术语标准指生物医学概念的命名和标识,例如 SNOMED CT、LOINC、UMLS(Unified Medical Language System)、UCUM(Unified Code for Units of Measure)及各种词汇、值集等。术语是最为详细的概念表达。

(二)分类代码标准

分类代码标准可理解为较粗颗粒度的生物医学术语,例如 ICD、CPT(Current Procedural Terminology)、DRGs(Dignosis Related Groups)等。此类标准往往以统计分类及汇总分析为应用目的。

(三)标识标准

标识标准指与医疗活动有关的各类客观对象的标识,一般表现为在一定范围内具有唯一性的标识符,例如机构、个人、设备、器械、药品等标识。对象标识是信息跨系统共享和集成的关键。

(四)文档和消息规范

文档和消息规范是以临床文档或消息为单元的信息交换规范,例如 CDA、CCD(Continuity of Care Document)等。此类标准不仅涉及具体的数据条目,还规定了数据的组装形式。与上述三类基础标准联合应用,支持系统之间信息传输时的语义自动识别。

(五)信息集成规范

信息集成规范是基于具体业务应用场景的、相关标准的联合应用。通过信息技术的恰当配合,支持业务工作中各环节或各参与方的协同。例如 IHE 的各类集成框架。

(六)业务应用规范

业务应用规范指针对特定系统的功能要求,与业务需求密切相关。例如 HL7 EHR(Electronic Health Record)系统功能模型,电子病历基本功能规范,电子处方等等。

(七)安全与隐私保护标准

安全与隐私保护标准指信息的访问控制,包括电子签名、身份认证、权限设置、去标识管理、痕迹追踪,以及信息泄露、非法使用等的监测和处置等。例如美国的 HIPAA。此类标准与通用信息技术标准存在部分重叠。

(八)通用信息技术标准

此类标准指医疗信息交换共享所需的通用技术规范,例如 HTTP、XML 以及 OASIS(the Organization for the Advancement of Structured Information Standards)的标准等,不具备生物医学专业特殊性,是社会各行业普遍适用的标准。

生物医学信息学领域面临的互操作问题异常复杂。随着医疗卫生信息标准化工作的逐步深入,信息标准的广度、深度和颗粒度也在不断拓展和细化。标准的内涵不断丰富,标准家族愈来愈庞大。

每类标准都针对特定某种问题,所有标准协同作用,才能提供完整的互操作解决方案。

三、标准的必要性

在生物医学信息学领域,标准的产生和发展显著提高了数据的可得性(availability)和信息系统的互操作性(interoperability),有力推动了人类对生物医学信息的掌握和利用进程,同时也促进了信息技术与医学科学的深度融合,成就了医疗行业运行模式的重大变革和创新。

(一)医疗服务提供方式的优化和转变需要协调、完整、统一的患者信息

传统的医疗服务由一组松散关联的、组织上相互独立的单元组成。患者在不同时期分别接受多个互不相关的医疗机构或医务人员的服务,门诊和住院之间也很少有协作和数据共享。在住院部内,临床环境被划分为若干专科,对患者实施治疗时往往不考虑其他专科做了什么。从最初主要用于费用结算的医院管理信息系统,到以满足专业需求为目的的检验系统、影像系统、药房系统等,都只关注本部门的业务流程和操作。临床专科系统无法让医师用统一的视角完整地认识患者的病情。上述现象严重阻碍了医疗服务系统质量和效率的提升。为此,社会呼吁各种旨在更新医疗服务模式的改革措施。

医疗服务改革措施的落实离不开信息标准的支持。例如,持续质量改进(Continuous Quality Improvement,CQI)、支付制度改革等需要提取及时更新的、准确的患者数据;临床科学研究需要完整的患者人群信息;一些先进的工作模式和技术,如临床工作站、临床路径及决策支持系统需要将患者数据转换为一般的通用格式,既适用于汇总报告这样的简单任务,又能满足人工智能、自动诊断这样的复杂要求。信息标准化是实现这些目标的必经之路。

1. 准确、唯一地标识相关个体和机构　标识符的标准化可保证人工录入系统时的准确性,还有向人和机构发布标准标识符、维护标识符数据库以及授权用户访问该数据的机制。分配和使用该标识符可能侵犯个人隐私,需要制定配套的国家法律法规和行业规则。

2. 保证患者数据的一次采集和多次使用　患者的临床数据往往产生于一个系统,但要被其他系统使用。因此,患者数据的统一编码就显得非常重要。编码要考虑到公认的定义、限定词的使用、数据颗粒度的变化、同义词等。医学知识非常复杂,要将其以计算机可使用的形式进行编码并避免歧义非常具有挑战性。

3. 多个系统之间的协调和信息传递　传统上这种传递通过客户定制的点对点的接口来实现。但是,随着系统及相互之间关联数量的增长,这种方法几乎不可能实施了。开发消息标准是解决多接口之间传输问题的方法之一,同时也依赖于患者标识及临床数据的编码。

以上所描述的正确识别患者、将患者数据编码化并使其能够在系统之间准确地传递和共享的方法,还不是标准化的全部。开发实际应用系统还必须关注安全问题。在系统可能泄露患者信息之前,必须保证信息的申请者取得了获取该信息的许可。

(二)医学科学及医疗实践的全面发展呼唤互联互通的卫生信息系统

医疗卫生服务需要临床人员在任何时间、任何地点都能及时获取必要的信息,以支持高质量的医疗服务,需要公共卫生工作者能全面掌握人群健康信息,做好疾病预防、控制和健康促进工作。居民也希望能掌握和获取自己完整的健康资料,参与健康管理,享受持续、跨地区、跨机构的医疗卫生服务。卫生管理者要能动态掌握卫生服务资源和利用信息,实现科学管理和决策。医学研究人员需要更加丰富、完整的现实世界数据,提高科学研究结果的可靠性。为了实现上述目标,需要建设以居民电子健康记录(EHR)为核心的区域信息共享平台,解决长期困扰卫生信息化领域的"信息孤岛"问题。为此,必须建立健全卫生信息标准体系,发挥标准和规范的指导作用。

第二节　标准的组织管理

标准的研发必须遵守一定的程序,以保证有关利益相关者经过充分协商,最终达成一致。同时,

标准面向现实需求,以科学技术成果和经验为依据,因此,标准颁布以后必须进行动态管理,跟踪和论证其适用性,及时评估、审核和更新。所以,标准的管理贯穿标准的全生命周期,需要可持续的管理机制。另外,还要采取必要的措施推动标准的应用落地,包括宣传、培训、提供支持工具、开展标准符合性测试和评估等。

一、标准的研发与应用

开发一个标准一般要经过若干个阶段。首先是发现或认识(identification)阶段,即意识到我们需要某个标准;其次是概念阶段,即定义标准的特征;第三个阶段是讨论,即标准开发工作的参与者一起讨论标准的具体内容;第四是标准的起草阶段,往往要经过反复的评审和修改;最后经过投票表决,标准得以问世。一个标准一般要经过几个版本逐渐走向成熟。通过版本升级,标准在内容上得到进化。

生物医学信息标准的研发通常经历从标准议案提出到标准废止等多个阶段。具体到每个国家及国际组织,标准的研发过程略有不同。

(一)国际标准化组织的标准研发流程

国际标准化组织(International Standard Organization,ISO)是专门从事标准研发的非营利性国际组织。ISO 目前有 163 个成员,其中正式成员(full members / member bodies)119 个。正式成员可申请成为参与成员(participating member),参与具体的标准研发过程。ISO 通过会员汇集全世界相关专家,分享知识并义务研发基于共识的、市场需求相关的国际标准。

ISO 标准的生命周期经历 9 个阶段,分别形成相应的标准文本。初始阶段(preliminary stage)提议新项目。建议阶段(proposal stage)确认本领域需要某项国际标准。本阶段需要提交工作建议案,由相关技术委员会(TC/SC)成员投票。如果大多数参与成员赞成且至少有 5 个参与成员愿意参加,则建议案通过,同时要指定项目负责人。在准备阶段(preparatory stage),成立工作组,确定成员和负责人(召集人),准备并完善工作草案,提交所属 TC。审议阶段(committee stage)形成委员会草案,在 ISO 中心秘书处注册,分发给 TC/SC 中的参与成员征求意见,根据反馈意见反复修改,直至就技术内容达成一致,形成国际标准草案(Draft International Standard,DIS)。随后进入质询阶段(enquiry stage),秘书处将 DIS 分发给所有 ISO 成员,用 5 个月时间征求意见、投票。如果 TC/SC 中三分之二的参与成员赞成,且反对票总数不超过四分之一,则提交国际标准草案最终稿(Final Draft International Standard,FDIS),进入批准阶段(approval stage)。由秘书处将 FDIS 发送所有 ISO 成员,进行为期 2 月的最终投票。如果 TC/SC 中三分之二的参与成员赞成,且反对票不超过总数四分之一,则该文本成为国际标准(international standard),进入公布阶段(publication stage),由秘书处发布为 ISO 标准。标准的制订周期一般为 36(24~48)个月。

如果标准文本一开始就具有相当的成熟度,例如由其他标准研发组织制订的标准,上述过程即可简化,直接进入第四阶段或第五阶段。

所有 ISO 标准至少每 5 年由所有成员评审(review)一次。由 TC/SC 的大多数成员决定如何处理该标准,例如确认、更新或废止。

(二)美国及英国国家标准的研发和管理

1. 美国的标准研发原则和过程　美国卫生信息标准化工作依据 1995 年颁布的 NTTAA 法案(National Technology Transfer and Advancement Act)和 2004 年颁布的标准开发组织提升法案(The Standards Development Organization Advancement Act)。卫生信息标准化采取自愿、共识的标准制定及符合性评价理念。美国国家标准局(American National Standards Institute,ANSI)是美国标准研发管理的协调机构,其中的卫生信息标准理事会(Health Informatics Standard Board)负责关注卫生信息领域的标准。ANSI 牵头制定了美国国家标准发展战略,与商务部及其附属的国家标准与技术局(NIST)、国务院、WTO、ISO、IEC 等机构或组织合作,培育和支持标准论坛或标准专门小组,促进标准的研发和应用。ANSI 遵照一定原则对标准研发组织(Standard Development Organizations,SDOs)进行认证。ANSI

认证的 SDOs 必须以开放、公正、一致的程序研发标准,要采用 ANSI 的审查程序接受监督,成为中立第三方。目前大约 200 多个 ANSI 认证的 SDOs,参与全美的标准制订和维护。

美国国家标准研发过程具有以下特点:包括重要利益相关方在内的一个集团或"共识机构"对提议的标准达成共识;对标准草案进行广泛的公众审查和评议;考虑和回应有表决权的成员和公共审查评论员提交的评论;将批准的变更纳入标准草案;按照 ANSI 认证的标准制定程序,任何参与者如果认为正规程序和原则在标准制定过程中没有得到充分尊重,都有权上诉。

2. 英国卫生信息标准的研发 英国卫生信息标准理事会(the Information Standards Board for Health and Social Care,ISB)是负责为国家卫生服务体系(NHS)和成人社会保健提供信息标准的组织,成员包括政府、民间机构等各个阶层的专家,管理范围涉及本领域所有的信息标准。

ISB 标准研发的步骤包括:需要(发现现有标准的漏洞或空缺,拟通过标准研发予以解决)、需求(确认信息标准需求并进行详细、具体的阐述)、草案(初步证明即将制定的标准能满足需求阶段的提出的问题)、完备(证明通过持续的维护和更新过程,所制定的标准是适用的、互操作的和安全的)、应用(标准正在健康领域得到实施)、维护(信息标准已经得到实际应用和更新)、退役(标准不再被认可,即废止)。ISB 一项卫生信息标准的制订需要 9~12 个月。

ISB 以业务用例分析为基础,确认标准的业务需求,且与标准相关者达成一致意见。同时,提出详细的需求定义,避免歧义和混淆,包括信息管理、标准如何应用、应用的成本及临床安全性。另外,ISB 还负责测试、持续维护和推广应用信息标准,保证标准实现其预期效果。当不再需要某项标准时,ISB 负责将该标准废止。

(三)我国卫生信息标准的制订和管理

国家卫生健康委员会在国务院标准化行政主管部门指导下,负责卫生领域标准管理工作。国家卫生健康委员会设立全国行业标准委员会,由卫生标准管理委员会和若干专业委员会组成。政策法规司负责组织卫生标准的制修订及管理,各相关业务司局会同各专业委员会负责相关专业领域标准的制修订。卫生信息标准专业委员会是卫生标准专业委员会之一,负责开展卫生信息标准的制修订和管理。

我国卫生信息标准的研制和管理采取多方参与,互相制约,互相促进,互相监督的工作机制。标准研制也经历多个阶段。首先由公民、法人或其他组织提出标准立项建议,经标准委员会审查通过后,由卫生计生委下达年度卫生标准制(修)订项目计划,选择并确定标准起草单位和第一起草人。项目承担单位和第一起草人按照有关要求填写《卫生标准制修订项目委托协议书》,并提交至相应的专业委员会,卫生计生委拨付补助经费后项目正式启动。在标准起草阶段,第一起草人通过广泛公开征集标准制(修)订建议,召开有关单位、专家参加的座谈会、论证会,听取意见,研究论证,形成标准草案和标准送审稿后,由专业委员会秘书处对标准组织初审、预审、会审、函审。最后,形成根据审查意见修改的标准报批稿,由国家卫生健康委员会批准发布。

国家鼓励学会、协会、商会、联合会、产业技术联盟等社会团体协调相关市场主体共同制定满足市场和创新需要的团体标准,由本团体成员约定采用或者按照本团体的规定供社会自愿采用。国务院标准化行政主管部门会同国务院有关行政主管部门对团体标准的制定进行规范、引导和监督。《中华人民共和国标准化法》规定,制定团体标准,应当遵循开放、透明、公平的原则,保证各参与主体获取相关信息,反映各参与主体的共同需求,并应当组织对标准相关事项进行调查分析、实验、论证。制定团体标准的一般程序包括:提案、立项、起草、征求意见、技术审查、批准、编号、发布、复审。

(四)标准的应用测试

卫生信息标准的测试、评估及认证是保证标准得到恰当应用的重要措施。测评和认证的主要目的是保证产品的性能符合其描述,从而帮助消费者选择符合标准和规范的卫生信息技术(health information technology,HIT)产品,实现 HIT 应用的目的。测试(testing)指确定 HIT 产品满足预先设置的、可测量的要求的程度,评估(evaluation)即对照测试结果与预先定义的测量指标值。测试和评估需要一个过程,可给出定性的结论。认证(certifying)指通过分析测试产生的量化结果及其他定性因素,确定某个 HIT 产品符合适用标准或具备某功能。认证要综合分析和评价测试结果进行,还要考虑测试结果的意义以及测试的必备条件是否达到,等等,最终给出明确的结论。

卫生信息标准的测试、评估及认证一般以 HIT 产品为对象。鉴于不同国家标准管理应用机制的特殊性,有时也针对 HIT 产品的用户进行标准符合性测试。除了测评标准和规范的应用情况,卫生信息技术领域还有针对信息系统功能的评价,例如,电子病历系统的评价。

二、国际标准组织

鉴于生物医学信息标准的重要性,国际社会及各个国家涌现出了很多专门从事标准研制、管理和推广应用的团体或机构(SDOs)。这些组织具备丰富的知识和资源、卓越的协调组织能力和开放协作的标准化理念,在卫生信息标准领域具有强大的影响力。本小节仅介绍其中的一部分。

(一)国际标准化组织卫生信息技术委员会

1998 年 1 月,国际标准化组织(ISO)在美国奥兰多成立了一个新的技术委员会——TC215(Technical Committee 215),负责卫生信息领域的标准化工作。该技术委员会专门致力于医疗卫生领域内不同卫生信息系统之间通信的标准化,以实现各个独立系统之间数据的兼容性和交互性,促进健康相关数据、信息和知识协调、一致的交换和使用,减少重复开发和冗余,为信息系统的建设和发展提供技术支持。TC215 目前有 31 个正式参与国(包括中国)、28 个观察国,秘书处设在 ANSI。

按照所关注的标准的类型,ISO/TC215 内部划分为若干工作组(working group,WG):

(1) ISO/TC 215/WG 1:架构、框架和模型;

(2) ISO/TC 215/JWG 1:ISO/TC 215-ISO/TC 249 联合工作组:传统中医药信息;

(3) ISO/TC 215/WG 2:系统和设备交互;

(4) ISO/TC 215/CAG 02:咨询组;

(5) ISO/TC 215/WG 3:语义内容;

(6) ISO/TC 215/WG 4:安全、保险和隐私;

(7) ISO/TC 215/WG 6:药品与用药;

(8) ISO/TC 215/JWG 7:ISO/TC 215-IEC/SC 62A 联合工作组:医疗设备与信息技术的风险管理应用;

(9) ISO/TC 12/JWG 20:ISO/TC 12-ISO/TC215-IEC/TC 25WG 联合工作组:电子健康领域的数量和单位;

(10) ISO/TC 249/JWG 1:ISO/TC 249-ISO/TC 215 WG:联合工作组:信息学。

(二)欧洲标准化委员会卫生信息技术委员会

欧洲标准化委员会(European Committee for Standardization,CEN)成立于 1975 年,是以西欧国家为主体、由国家标准化机构组成的非营利性标准化机构,是欧洲标准和技术规范的主要提供者。其宗旨是促进成员国之间的标准化协作,制定本地区需要的标准。其中的卫生信息技术委员会(TC 251)是欧洲标准化委员会的组成部分,主要致力于卫生信息和通信技术领域的标准化工作,其目标是实现独立的系统之间的兼容性和互操作性。TC 251 提出了卫生信息架构和技术方法的需求,以支持临床和管理程序和支持互操作的系统。此外,他们还建立了关于安全和质量的需求。CEN/TC 251 包含信息模型、术语和知识表达、安全、隐私和质量及互操作技术等四个工作组。

(三)医疗信息传输与交换标准组织 HL7

医疗信息传输与交换标准组织(Health Level Seven,HL7)于 1987 年在美国成立,是美国 ANSI 认可的标准组织之一。HL7 致力于为电子健康信息的交换、整合和共享提供完整的标准体系,以支持临床实践和管理,并提供和评估卫生服务。HL7 的会员遍布全世界 50 多个国家,代表卫生服务机构、政府、医疗费用支付方、药品厂商、咨询公司及 HIT 供应商。参与 HL7 技术合作与推广的国家和地区除美国外,还有澳大利亚、加拿大、中国、芬兰、德国、日本、荷兰、新西兰、英国、印度、阿根廷、南非、瑞典、韩国等。

　　HL7 标准基于 ISO 开放式系统互联 OSI 的最高层——应用层制定,可应用于多种操作系统和硬件环境,也可以进行多应用系统间的文件和数据交换。HL7 的主要任务是开发卫生信息传输标准及技术规范,提高信息系统之间的互操作性和信息共享性,降低信息系统互连成本。按照主要用途,HL7 将其标准分为 7 大类:主要(primary)标准、基础(foundational)标准、临床和管理领域(clinical and administrative domains)、电子健康记录框架(EHR profiles)、应用指导(implementation guides)、规则和参照(rules and references)以及教育和提示(education & awareness)。主要标准是实现系统集成和互操作性最为常用的标准,详见表 2-1。HL7 还提供一系列工具和资源,帮助用户开发和应用 HL7 标准。

表 2-1　HL7 主要标准

标准名称	描述	相关文档举例
HL7 Version 2 Product Suite	HL7 V2 是卫生领域数据电子化交换的主要标准,允许临床数据在系统间进行具备互操作性的交换,支持分散的业务系统数据环境。	HL7 Messaging Standard Version 2.2 HL7 Version 2.7 Messaging Schemas
HL7 Version 3 Product Suite	HL7 V3 是一套建立在 HL7 RIM 基础上的规范和标准开发方法学,包括 RIM,数据类型、词汇等,部分已成为 ANSI 和 ISO 标准。	HL7 Version 3 DAM: Biomedical Research Integrated Domain Group (BRIDG) HL7 Version 3 Domain Analysis Model: Allergy and Intolerance,Release 1
CDA Release 2	HL7 V3 临床文档架构为文档标记标准,指定临床文档的结构和语义。	Quick Start Guide for CDA R2
Context Management Specifications (CCOW) V 1.6	有关内部应用程序和运行环境基础设施的标准,通过同步和协调应用程序,自动跟踪患者和用户内容,确保访问患者信息时的安全性和一致性。	CCOW Best Practices CCOW Test Cases Context Management Specifications (CCOW) V 1.5
HL7/ASTM Implementation Guide for CDA R2 -Continuity of Care Document (CCD) Release 1	HL7 CDA 和 ASTM CCR 的结合,建立了 CDA 模板集,包括生命体征、家族史、医疗计划等,也可用于其他 CDA 文档类型,促进临床数据交互。	HL7/ASTM Implementation Guide for CDA R2 -Continuity of Care Document (CCD) Release 1 HL7 CCD to ASCII Blue Button Transform,Release 1

(四)开放电子健康记录联盟 openEHR

　　openEHR 是一个虚拟社团,致力于提供一个用于开发灵活的电子健康系统的、开放的、领域驱动的平台,主要关注点是电子健康记录(electronic health record,EHR)及其相关系统。

　　openEHR 继承了欧洲和澳大利亚在 EHR 方面十几年的研究经验与范例,描述在电子健康记录中管理和存储、提取和交换卫生数据的规范。openEHR 规范的核心内容是 openEHR 架构。该架构描述了 openEHR 参考模型、原型模型和服务模型。openEHR 的信息、服务和领域建模方法学基于三个基本的原则:本体上的分割(信息本体和现实本体)、责任上的分割(各类标准各司其职,openEHR 将其整合起来)和视角上的分割(业务、信息、计算、工程和技术等视角,基于责任人分割)。在 openEHR 的二层建模(two-level modeling)方法中,第一层为静止的参考信息模型,第二层为以原型和模板形式表示的临床内容定义。参考模型是对领域内通用概念的统一描述和展示,高度抽象并具有稳定的结构。只有参考模型在软件中实施,显著减少了系统和数据对临床内容变化的依赖。参考模型的具体应用场合千差万别,因此,在应用中必须对其中各个部分,如内容、概念、取值、代码集等施加具体的限制和约束。

笔记

（五）世界卫生组织国际分类家族协作中心

世界卫生组织（World Health Organization，WHO）负责提出国际卫生分类体系，为此建立了一个协商的、可用的、有意义的框架，作为政府、医疗机构和消费者均可使用的通用语言。国际认可的分类为数据存储，检索，分析和解释提供了便利，允许人群内不同时间的纵向比较和人群间的横向比较，也为国家和国际范围内基于一致性数据的统计汇总奠定了基础。世界卫生组织国际分类家族（Word Health Organization Family of International Classification，WHO-FIC）为世界范围内各种卫生机构提供了一个恰当的分类集合。

1. **参考分类** 参考分类是主要分类，覆盖卫生领域最基本和必需的分类问题。这些分类由 WHO 拟定，由管理机构批准在国际范围内使用。主要包括：

（1）国际疾病分类（ICD）

（2）有关功能，残疾和健康的国际分类（ICF）

（3）世界卫生组织国际分类家族（Word Health Organization Family of International Classification，WHO-FIC）

2. **派生分类** 派生分类基于参考分类的结构和种类，提供参考分类未能提供的其他详细描述，或者通过重构或融合一个或多个参考分类的条目而成。包括：

（1）肿瘤学国际疾病分类，第三版（ICD-O-3）

（2）ICD-10 的有关精神和行为疾病的临床描述和诊断指导

（3）ICD-10 的精神和行为疾病的诊断研究标准

（4）神经病学国际疾病分类的应用（ICD-10-NA）

（5）牙科学和口腔学的国际疾病分类应用，第三版（ICD-DA）

另外，WHO 国际分类家族还包括初级保健国际分类（ICPC）等相关分类。

1970 年成立的 WHO-FIC 协作中心网络包括所有指定的 WHO 合作中心和支持 WHO 研发、应用和维护 WHO-FIC 的合作中心，主要任务是推进参考分类的应用、维护和更新。WHO 成员通过指派代表参加 WHO-FIC 网络的工作。

在 WHO 倡导制定的标准当中，ICD 在全球范围内最具影响力，为所有成员统计居民的发病和死亡等问题提供了全球统一的标准。

（六）国际健康术语标准研发组织

国际健康术语标准研发组织（International Health Terminology Standards Development Organization，IHTSDO）是为了管理和维护医学术语标准 SNOMED CT 而成立的国际标准组织。SNOMED（系统医学命名法）最初由美国病理学家学会提出。1999 年，CAP 和英国 NHS 联合，将 SNOMED 和临床术语 Clinical Terms（Read Codes）V3 结合，形成了 SNOMED CT。为将 SNOMED CT 发展为世界性的医学术语标准，2005 年 11 月 SNOMED 国际和英国 NHS 宣布将成立一个中立的国际标准开发组织，并将 SNOMED CT 的所有权从 CAP 转移到这个新的组织，以便其他国家有机会参与到拥有、开发、维护和促进 SNOMED CT 当中。2007 年，IHTSDO 作为非营利性组织在丹麦注册。IHTSDO 成员共同拥有并管理、维护和向成员提供 SNOMED CT 及相关产品，包括 SNOMED CT 的技术设计、核心内容和相关技术文档。2007 年 7 月 31 日，IHTSDO 首次发布了 SNOMED CT 2007 年 7 月版。

SNOMED CT 是迄今为止世界公认的最为全面系统的标准医学术语系统，本章第三节将介绍 SNOMED CT 的主要内容及应用。

（七）Regenstrief 研究院

Regenstrief 研究院（Regenstrief Institute，Inc.）是国际著名的医疗与信息学研究机构，是医学观察指标逻辑命名与编码系统 LOINC 的开发和管理者，负责维护 LOINC 数据库和相关支持文件，处理和编辑用户提交的项目，提出和维护相关内容，开发映射程序 RELMA（Regenstrief LOINC Mapping Assistant），并与 LOINC 配套发行。研究院的 LOINC 委员会为研发过程确定所有的命名规则和政策，与 Regenstrief 和其他利益相关者协同制定内容更新的优先策略。

LOINC 是关于医学观察项目的医学术语系统，为实验室和临床检查提供了一套统一的名称和标识码，从语义和逻辑上支持医学检验、检查结果的交换数据集成共享。LOINC 的主要内容将在本章第三节介绍。

第三节　临床信息模型

模型是一组具有完整语义的信息，是对现实世界的简化表达，也是对认知主体的抽象。信息模型（information model）是对特定范围内对象及其特征的结构化描述，它将一个复杂信息分解为几个可以控制的部分，将关键的信息片断按照一定顺序和模式排列和整合，使其结构化。同时，信息模型可用来约束信息的提供方和接受方，通过信息模型对双方起到语义的连接和协调作用，确保无论双方计算机系统的内在结构如何，传输的内容均能够无歧义地进行语义互操作。

临床信息模型（clinical information model）以标准化的、可重复使用的方式表达临床概念。构建临床信息模型的目的是通过建立一系列精简的信息模型，使医学数据能够以一致的方式在整个医院或地区得到应用。同时，临床信息模型提供一个解决医学信息结构化问题的新方法。结合专家知识、数据规范和术语，临床信息模型可用来组织卫生信息，描述在电子病历记录中存储和管理的、在决策支持规则中参考的临床数据的结构。

一、临床数据及其结构化表达需求

临床数据有很多类型。为了方便计算机准确识别数据的语义，进而参与临床数据的分析处理，必须采用适当的方法，例如结构化表示，将数据的含义附加于数据的形式之上，以适应计算机处理信息的特点。

（一）临床数据的类型

医疗过程中收集的大多数信息为叙述性数据。比如，患者对自己健康问题的描述、患者的个人史、家族史，物理检查结果报告等。这些数据通常通过口头采集，以本文的形式记录。早期，这种叙述性数据都是医生自己书写、并置于患者的病历记录里。后来，越来越多地采用文字处理程序（word）将这些数据录入计算机，产生一个可以打印的文字概要。有些叙述性数据采用医生自己能理解的习惯性简略记法，类似一种随意的编码。这种简略的记录方法已经慢慢变成了医生之间交流的一种非正式的标准。

医学领域的数据还有很多是离散的数值，比如实验室检查的参数、生命体征（如体温和脉搏）以及在体格检查中获得的测量值。连续性信号产生的同源数据也很重要，如心电图，是患者心脏电活动的跟踪描绘。视觉图像是另一类重要的医学数据，如放射学影像。以上数据如何在计算机系统里得到很好地管理，也是具有挑战性的问题。

（二）结构化需求

任何医疗救治过程都需要医学人员之间、医患之间有效的沟通。虽然在多数情况下，医务人员之间能够在缺乏标准的情况下通过语言和文字进行交流，很少因为沟通障碍而影响患者诊治，但是，如果计算机在医学领域的应用日益普及，就需要标准的医学语言。

人类语言在计算机记录中表现为数据，而医疗活动需要的信息不同于数据，信息是数据与其含义的结合体。数据是信息的语法（syntactic）部分，数据的含义是信息的语义（semantic）部分，前者关乎形式，后者关乎内容。计算机程序按照系统设定的规则，仅仅依靠形式，而不是内容，对信息进行处理。标准医学语言系统设计并采用普遍认同的规则，对数据进行标识，赋予数据含义，从而为计算机对信息进行规范化表示、解释和处理创造条件。

虽然获取和分析叙述性数据最能满足临床医生的需求，但因为自然语言的多样性或变异性，计算机很难对文本信息进行可靠地访问、获取和后续处理。当前,计算机在医学上最重要的作用是处理以规定形式表示的结构化数据和信息。这种信息通常是数字的或者由分散的数据元素(如疾病或基因的名称)构成。

二、临床信息的结构化形式

对包含复杂含义的临床信息片段按照一定规则进行分解或重构,有利于计算机在识别既定规则的条件下理解信息所包含的含义。临床信息的结构化可以有多种形式,以下仅从概念上简单介绍。

(一)表格和模板

表格和模板是最早和最常见的临床信息结构化表示形式。

1. **表格** 表格是信息获取和表达的重要手段之一。电子表格以结构化的形式获取数据,能够规范数据类型,指定数据格式,从而对数据进行分析。例如,患者的姓名"张三",表格会提醒使用者先输入姓——张,然后输入名——三。输入完成并保存数据后,计算机就能准确识别"张"是姓,"三"是名。此类数据还可以进一步采用代码,例如用代码 X 标识人的姓氏,只要每个信息系统都使用统一定义,即使出现"姓"或者"family name"的称谓,也不会在数据交换中产生误解。

2. **模板** 模板是创建文档的模式,反映一组个体元素的固定搭配形式。在数字化病历中,计算机屏幕上显示的表格是创建表格或文档的模板的实例,一个模板可生成多种表格和文档。创建模板的目的是将其作为软件工具,以同一种形式定义元素组成,并规范元素的描述。模板必须包含足够的信息,规范元素的类型和操作规则。此外,模板也应有相应的说明,描述元素如何展现,例如字体、颜色、用户界面窗口等。

构成表格或文档的元素是医学概念,但是单个概念在软件系统中还不足以成为创建文件的元素。比如,血压是一个独立的概念,系统如果要记录血压,需要获取收缩压和舒张压的值及测量单位、测量的身体部位、测量方法、测量时患者的体位、测量时间、测量仪器等信息,每项数据都有对应的数据类型。收缩压的测量值为数值,患者的体位是提前定义好的字符,包含站立位、坐位、卧位等。可见,血压是相关数据片段的累加。基本概念和所有相关的数据组合起来,每个数据片段被赋予相应的数据类型,形成一个文档元素。元素可以相互包含,形成嵌套的形式。例如,人口统计学信息包含健康史,健康史包含疾病诊断。本质上,表格和文档是互相嵌套的一组元素的集合。

文档元素来自标准的术语系统。术语系统对其中的概念或对象及其相互关系做了明确的定义,并通过编码赋予了唯一的标识。

(二)临床数据模型

将构成表格或文档模板的一组元素以固定的形式组装起来,则形成了临床数据模型(detailed clinical model,DCM)。

1. **临床概念的结构化表示"名称-值组合(name-value pairs)"** 是最常用的信息结构化路径,如"姓名-张三"。临床概念的表达往往更为复杂。以临床描述"左侧膝关节深肌腱反射++"为例,用"名称-值组合"可表示为:

左侧膝关节深肌腱反射强度:2+

还可分解表示为:

膝关节深肌腱反射强度:2+

偏侧性:左侧

或者:

深肌腱反射强度:2+

身体部位:膝关节

偏侧性:左侧

以上三种形式表达了相同的含义。

临床观察"卧位收缩压 120 毫米汞柱",如果采用 XML 语言,可表示为:

```
<observation>
<cd>Supine Systolic Blood Pressure</cd>
<value>120mmHg</value>
</observation>
```

也可分解表示为:

```
<observation>
    <cd>Systolic Blood Pressure</cd>
        <qualifier>
            <cd>Patient Position</cd>
            <value>Supine</value>
        <qualifier>
    <value>120mmHg</value>
</observation>
```

以上两种方法表达的语义相同。

2. **临床概念或元素的组合方式** 在上述血压的两种表示形式中,前一种直接将其中包含的收缩压、卧位、120mmHg 等元素打包整合在一起,称为前组式(pre-coordinated),而后一种将其中的概念进行了分解和组合,称为后组式(post-coordinated)。

再以"布洛芬,200mg,口服"为例,也有以下两种表达方法:

```
方法一
用药:[RX563605,RxNorm,Ibuprofen 200MG Oral Tablet]
方法二
用药:[RX503378,RxNorm,Ibuprofen]
剂量:
    值:200
    单位:[258684004,SNOMED CT,mg]
    剂型:[385055001,SNOMED CT,Tablet]
```

方法二中的单位和剂型分别使用了 SNOMED CT 中相应的编码。

以上两种方法传达的含义是一致的。方法一中,药物、计量和剂型通过一个概念编码(RX563605)表达。而方法二中,几个概念(RX503378,258684004,385055001)联合起来表达。前组式更接近完整的句子,可简化数据录入窗口,使用时只需要选择合适的前组式术语即可。此外,前组式能避免出现无意义的组合概念或由于不恰当的术语结合而出现的逻辑谬误。当概念相对较小且具备可管理性时,使用非常方便。后组式方法不是一组预先订制的句子,而是可以组合成无限个句子的单词字典,可避免组合爆炸,灵活性很强,同时能够保持临床信息表达的可管理性。但是,后组式可能出现无意义表述。例如,药物和用药途径分开表达,将用药途径规定为"局部"是合理的,但也许这种药物只能静脉给药。前组式和后组式方式之间的选择必须考虑概念的特征和使用方法。

3. **临床数据模型** 上述后组式中体现的概念组合可表达为临床数据模型。临床数据模型是相对小的、规范的数据模型,以标准化的、可重复使用的方式表达临床概念,提供临床数据的标准结构,并能绑定标准医学术语,满足临床信息表达和存储方式一致性的需求。血压的临床数据模型如图2-1所示。模型可看作确定了语义关联的一系列字段,术语则是这些字段的取值。医学术语系统是以科学的方式精确描述医学科学概念的语言,本节后续将详细介绍。

尽管不同的结构化方法都能够表达相同的临床概念,但是计算机却很难自动确认二者语义相同。为了各类信息系统能够正确理解和使用临床信息,我们需要对系统使用的不同信息模型进行一致性协同。不同机构的不同信息系统不可能使用完全相同的临床信息

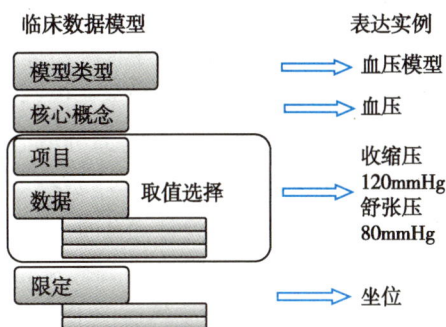

图2-1　临床信息模型及实例

模型,当系统之间进行数据共享时,就需要在不同模型之间建立映射关系。但是,当信息共享涉及大量信息系统时,这种一对一的映射成本太高,基本不具备可行性。所以,有必要建立一个通用的临床信息模型,使系统之间的映射由多对多简化为多对一。

三、医学词汇、术语和命名

医学数据的标准化涉及词汇、术语、命名法、分类、编码等概念,这些概念之间既有区别又有关联。

(一)词汇与术语

词汇(vocabulary)是所有词的总称,当词汇被限定在特定专业或研究领域时,就形成了某专业特有的术语(terminology)。术语是表达特定领域的概念体系的一组词,是用来正确标记各个专业领域中的事物、概念、特性、关系和过程的专门用语,可以是词或词组。医学术语系统是医学领域术语的结构化列表,是根据特定命名规则对医学术语进行系统化组织排列而形成的。受控词汇(controlled vocabulary),也称为受控词表,是一组标准化的术语。医学术语及其定义可用来明确描述诊治过程,包括疾病、诊断、临床表现、手术、用药及患者人口学信息等,支持在不同详略程度上记录和报告临床信息。命名法(nomenclature)是用来分类医学术语的手段。通过对术语进行命名,获得术语系统的分类,从而形成有一定排列规则和结构的术语体系,即医学术语系统。

(二)编码与编码系统

为了方便计算机阅读,术语系统中的术语需要通过编码进行标识。按照术语系统的分类结构,对其中的词汇进行编码则形成编码系统(coding system)。在同一个编码系统内,一个特定的概念只能与一个特定的词或编码相对应,避免因一词多义或一义多词而造成的语义不清。

分类和编码系统(classification and coding system)是形成医学标准化语言,即计算机通用语言的重要推动力。如果要以可理解和可使用的方式发送和接收数据,那么,发送者和接收者都必须采用通用的临床术语对医学名词和概念进行描述、分类和编码。

临床数据的电子化收集、展示和利用需要系统的医学概念命名方法和标准化的医学术语、词汇和分类编码系统。医学术语及其编码是许多临床信息系统的基本需求,主要目的有两个:第一,可以使系统开发者免于凡事从头开始。例如,应用软件需要医护人员编辑患者的健康问题列表,如果已有一个标准术语系统,就不必自行开发编码系统了。第二,通用的、公认的标准便于系统之间的数据交换。例如,一个中心数据库要从许多地方接收临床数据,如果每个数据来源均使用同样的编码方案,就会大大地减少工作量。实际上,任何领域的事件都可以编码,但是编码标准的选择必须与编码的目的相匹配。同时,还要考虑标准自身的内容,包括对标准化目标领域中术语的覆盖程度,术语的组合方式(前组式或后组式),术语系统的整体架构等等。另外,术语系统的质量问题也不容忽视,包括同义词的可用性(同样的信息可用不同的编码方法)。最后,还需关注术语的维护方法和机制。每个标准术语系统都必须有一个持续的维护过程,以及时反映不断变化的需求,而且要与旧版本兼容。

（三）词典

词典（dictionary）是将词按字母顺序排列而形成的参考书，每个词给出的信息通常包括其含义、发音和词源。数据元是数据词典的主要内容，是装载数据的容器（container）。数据元可理解为数据库里的字段，而数据是字段下面的一系列值（值集，value set）。医学数据词典收集医学领域相关数据元，将其按照某种规则排列，并提供每个数据元的解释或说明（元数据，metadata）以及数据的内容、结构和数据之间关系的描述。设计优良的、智能的、带有术语服务的医学数据词典有助于医疗保健组织或EHR系统遵循词汇标准交换临床数据，接收和正确理解来源于多个异构系统或信息源的数据。

医学数据词典可发挥受控医学术语服务器的作用，映射和管理医学术语，整合和标准化医学数据，允许用户通过系统和应用程序传递和接收不同来源的患者数据。例如，为了对一定范围内所有急性心肌梗塞患者进行分析或统计，研究人员需要快速访问数据库中的所有病例。但是，因为数据来源不同，疾病的诊断可能是"急性心肌梗塞"、"急性心梗"、"MI"（英文缩写）、410（ICD-9编码）等等。数据词典可以将这些表达方式关联起来，提取相关数据并以适宜的格式呈现给用户。

四、常用的医学术语系统

生物医学领域有很多术语系统，每个术语系统都有其特定的历史起源，各自发挥不同的作用，满足不同用户的不同需求。本节只简要介绍部分著名的医学术语系统。

（一）系统医学命名法——临床术语

系统医学命名法——临床术语，即SNOMED CT（systematized nomenclature of medicine-clinical terms），是一个完整的医学术语系统，可精确表达医学概念，可用来编码、提取和分析临床数据，支持医学数据的一致性索引、存储、调用和跨专业、跨机构集成。

1. **SNOMED CT的基本内容** SNOMED CT包括概念、描述和关系三个基本内容。

（1）概念：SNOMED CT包含的概念超过了35万个，其中用于紊乱（疾病）、操作（手术）和临床发现的概念最多，合计约占50%。每个概念都有一个完整、清晰的描述（用于人读）和唯一的标识符（用于机读）。概念标识符（Concept IDs）为数字形式的字符串，6~18位，一般为8~9位。

SNOMED CT顶层概念可分为19类，如表2-2所示。同一类SNOMED CT概念根据其颗粒度的大小，形成相互隶属的多级层次关系，较小概念隶属于上一级较大概念。

表2-2 SNOMED CT的顶层概念

名称	说明
临床发现	临床检查的结果，医学判断和评估
外力	可导致损伤的外部力量
操作	医疗过程中实施的活动
事件	医疗操作和干预意外的健康相关事件
观察实体	可产生结果或答案的检查或操作
环境或地理位置	包括环境的类型及命名的地理位置
身体结构	身体的解剖结构（正常及异常）
社会背景	具有医疗保健意义的社会状况或条件
生物体	有医学意义的有机体
临床语境	在健康记录中表示尚未发生的、以前发生的或发生于其他患者身上的状况或操作
物质	药物、食物和化学过敏原、毒物等的化学成分
分期和分级	健康或疾病状况的评估等级，如肿瘤分期

续表

名称	说明
药物/生物制品	与物质分开设立,用于区分药品与其化学成分
物体	医学操作所使用的设备,如人工器官、植入物等
标本	从人体获取的、用于检查和分析的物质
限定值	SNOMED CT 中未包含的属性值
特殊概念	术语系统中不再使用的概念
记录	为其他人提供相关事件信息的实体
关联概念	目的是将两个或多个概念关联起来表达复合含义,包含所有用来表达关系类型的概念码

（2）描述：描述是赋予 SNOMED CT 概念的名称或术语。SNOMED CT 包含将近 100 万个描述,内容包括:规范化全称(fully specified name)、首选术语(preferred term)、同义词(往往不止一个)。每一个描述都有自己唯一的描述标识符,且都与对应的概念标识符相关联。

（3）关系：关系定义概念之间的关联。关系类型包括定义、限定、历史的和附加的,以前二者为主。SNOMED CT 用 50 多个属性(定义类关系)描述概念之间的关联。其中临床发现的属性包括发现的部位、相关的形态学、关系(如原因)、严重度、临床进程等;手术/操作的属性包括手术部位、手术目标部位、手术方法、手术路径、手术用药、优先度等。每一个概念都通过规定与其他概念的关系而获得逻辑上的含义。如距骨骨折:是脚部的骨折;部位是距骨;形态上表现为骨折。SNOMED CT 有 140 多万个概念之间的关联或语义关系。

2. SNOMED CT 的应用　SNOMED CT 的逻辑设计决定了其在生物医学领域,尤其是以信息技术为手段的医疗活动中具有非常广泛的应用。其中的概念支持有含义的查询;描述支持概念搜索,可提高自然语言处理中的字符匹配,且有多语种支持;关系支持基于已有定义的查询、汇总,并且通过使用抽象的概念,可以查询 EHR 系统中存储的详细内容。同时,SNOMED CT 标准术语文本以 RF2 格式发布,可被导入数据库,支持版本编辑和扩展。

在具体的应用环节上,SNOMED CT 可作为信息传输交换、数据集成的参考术语,还可作为数据提取和调用的索引系统、临床数据存贮的编码系统,或者直接作为数据录入的界面(interface)术语。同时,还可用于简单的汇总分析或者通过使用描述逻辑(description logic)用于复杂分析。在临床智能方面,可用于知识链接(knowledge linkage)。对于其他更为高级或复杂的需求,SNOMED CT 可作为表达临床数据时用来扩展的基础。

（二）逻辑观察标识符命名与编码

逻辑观察标识符命名与编码(logical observation identifiers names and codes,LOINC)为实验室和临床检查提供了一套统一的名称和标识码,从语义和逻辑上支持医学检验、检查结果的交换。LOINC 分为四个部分,以实验室(laboratory LOINC)为主。其中临床(clinical LOINC)负责非实验室诊断检查、重症医学、医疗护理指标、病史及体格检查方面的内容。另外,还设有调查问卷和信息附件两个大类。LOINC 数据库内容覆盖面广,尤其是实验室部分,专业领域齐全,包括临床实验室所报告的几乎所有观测指标,专业领域包括化学、血液学、血清学、血库、微生物学、细胞学、手术病理学及生殖医学。LOINC 有十几种语言版本,大约 30 个国家将 LOINC 作为国家标准推广应用。

1. LOINC 的内容　LOINC 概念的核心部分包括一条代码、六个概念定义轴和简称。其中,每个基本概念又具有相应的概念层次结构及相应的首选术语、同义词和相关名称。LOINC 的六个概念定义轴如下。

（1）成分(component;分析物):如钾、血红蛋白、丙型肝炎抗原等。

（2）受检属性(property):如质量浓度、酶的催化活性。

（3）时间特征（timing）：某个时刻的观测结果，或某时间段内的观测结果，如24小时尿标本。

（4）样本类型（sample）：如尿、静脉血。

（5）标尺类型（scale）：结果属于定量型、等级型、名义型（如金黄色葡萄球菌），还是叙述型（如显微镜检查的诊断意见）。

（6）方法（method）：在获得试验结果或其他观测结果时所采用的方法。

LOINC命名采用多轴或多面分类方法，即上述六个定义轴，其命名原则详细而明确，包括对基本概念和组合概念的命名。基本概念的命名遵循国际公认的专业命名方法和原则。

LOINC具有明确无歧义的编码方案。代码采用没有任何含义的数字型顺序码，并备有一位校验码（如10008-8），易于输入和校验。每个LOINC概念都分别具有唯一的代码，且恒久不变，有助不同术语系统之间的对照与协同。

2. LOINC的应用　注册用户可从LOINC官方网站免费获取LOINC数据库。要在交换数据时使用LOINC代码和名称，首先必须将本地代码和名称与相应的LOINC概念加以对照，而LOINC数据库所收录的术语数量已经超出了手工查找方法的能力范围。因此，LOINC还开发了软件工具RELMA（Regenstrief LOINC Mapping Assistant），用于LOINC数据库的浏览、查询、对照，本地术语的整理、编辑和预处理，以及新LOINC术语的创建、编辑与提交。LOINC备有与许多专业术语之间的对照（映射）关系，如SNOMED CT、IUPAC、CPT等等。

（三）国际疾病分类

国际疾病分类（International Classification of Diseases，ICD）是WHO在早期死因分类标准基础上拓展、细化和补充修订而形成的疾病分类体系，目前已经发展到涉及所有疾病和死亡原因，包括损伤和中毒及其外部原因的统计分类，其主要目的是用同一分类标准对不同国家、地区在不同时间收集的死亡和疾病数据进行系统地记录、分析、解释和比较，并把疾病诊断和其他健康问题转换成编码，便于分类检索和统计分析。目前公布的最新版本是2002年的第十次修订版ICD-10：疾病和有关健康问题的国际统计分类，范围除了死因、疾病、损伤等统计外，还涉及流行病学调查及健康预测、卫生经济、医疗保险，等等。为了更加准确地表达疾病相关信息，同时支持疾病统计领域的计算机应用，ICD-11已在研制当中。目前ICD有43种语言版本，全球有117个国家使用ICD。

ICD-10共包括22章，每章内再分节和小节。ICD-10采用字母数字混合编码规则，形式如A00.0-Z99.9。其中三位数编码（一位字母、二位数字）表示核心分类。疾病编码范围是A-R以及U，其中明确的疾病位于A00-Q99，不明确的症状居于R00-R99，特殊目的的编码为U00-U99。损伤中毒的编码范围是S-T和V-Y，其中临床表现的范围是S00-T98，外部原因的区间是V01-Y98。非疾病编码范围是Z00-Z99。目前为止，并非所有代码都已被使用，因此允许将来有一定的扩展空间。ICD用"残余条目"或者"收容项"安排同类情况中的其他，以保证编码系统的完整性和封闭性。

ICD-10分类系统的三、四、五位数编码分别代表类目、亚目和细目。例如，S02代表颅骨和面骨骨折（类目）；S02.0代表颅骨和穿窿骨折（亚目）；S02.01指颅骨穿窿开放性骨折（细目）。为了满足各自不同的分类编码需求，有些国家和地区在ICD-10的基础上，形成了六位数的疾病分类编码系统。

第四节　数据交换标准

数据交换是生物医学信息在系统和机构之间得以流动、共享和利用的基本要求。信息交换标准定义信息电子化传输的结构和语法，作为发送和接收信息的标准方式。有两种信息交换标准，一种基于消息，即信息被作为消息发送；另一种基于文档，即信息以结构化文档（形式）发送。

一、概念和需求

从语义互操作的角度理解，卫生信息传输标准主要指健康记录内容的结构化、格式化表示。信息交换标准的研发和应用伴随着生物医学领域的信息化进程。早期为了满足功能互操作需求,用于订单、发票等商业文件电子化交换的电子数据交换(Electronic Data Interchange,EDI)也被用于医疗领域的统计报告。基于 EDI,美国 ANSI 制定了用于医疗保险数据申报和公共卫生领域数据报告的标准 ASCX12。

无论基于何种通讯协议或交换技术,信息内容的标准化表达是信息共享的核心问题。只有按照标准化的形式定义信息内容,才能真正语义层面的互操作,即做到机器可读(machine-readable)。特定的文档(document)或消息(message)以一组特定的数据为内容,并通过预设的、公认的形式或格式组装成一个整体,实现在不同系统之间有意义的传输或交换。消息是信息传输时的存在形式,标准化文档通常也是为信息传输而创建的。在标准化数据的基础上,重用已有的文档模板资源,即可构建满足不同需求的各种标准化医疗文档,实现信息交换控件的传输和共享。

二、常用数据交换标准

以数据交换为目的的信息标准有很多,分别产生于不同时期,基于不同的信息技术应用背景、信息交换需求和实现理念。以下仅简要介绍其中较有影响力的几个标准。

(一)临床文档及其构件

1. **HL7 临床文档架构及其模板**　HL7 临床文档架构(HL7 Clinical Document Architecture,HL7 CDA)是 HL7 制定的以交换为目的的、指定结构和语义的文档标记标准。CDA 文档是一个完整的信息对象,可以包括文本、图像、声音和其他多媒体内容。

CDA 文档包含文档头(标题)和文档体。文档头描述文档本身,文档体包含结构化或非结构化的临床报告。结构化文档体由元素<StructuredBody>封装,可逐步分解为嵌套的文档段(section)。文档段由元素<Section>封装,每个段可包含单个叙述性单元(block)和若干个 CDA 条目(entries)。CDA 结构化文档从 HL7 参考信息模型(HL7 Reference Information Model,HL7 RIM)和 V3 数据类型获得语义。

CDA 文档结构通过使用模板来实现。CDA 内容表达空间非常大,通过模板,将 CDA 约束到某个具体的文档。CDA 模板具有由上、下继承关系构成的层次结构,依次是文档模板、章节模板、条目模板等。HL7 模板有很多种类,其中基于文档类型限定文档段(段水平的模板)和文档段内部限定条目的模板(条目水平的模板)与信息内容的语义密切相关。相关国际组织已经制定了大量 CDA 模板,包括 HL7 文档模板库、IHE 的 CDA 章节和条目模板(module)库、HITSP 的临床文档架构内容模板组件(CDA content modules component)等。

2. **持续医疗文档**　持续医疗记录(Continuity of Care Record,CCR)是由美国 ASTM 及其合作者联合研发的标准,是关于患者基本信息和临床特征的核心数据集,提供了一个医疗机构将患者相关信息汇总起来并传递给另一个医疗机构的方法。

CCR 可通过对 CDA 的约束,形成一个临床摘要文档。ASTM 和 HL7 合作,将二者结合起来,产生了一个卫生信息技术规范——持续医疗文档(Continuity of Care Document,CCD),即根据 CCR 对 CDA 内容做进一步约束,制定包含临床语义的模板。CCD 共制定了 17 个段内容模板,通过不同模板组合来表达具体临床活动内容,促进临床信息的共享与交换。

3. **HL7 FHIR**　医疗卫生信息标准的主要挑战是如何应对各种医疗过程导致的变异。随着时间的推移,已有规范被不断扩展,应用系统的成本和复杂性也随之上升。客户化也产生了诸多实施问题。HL7 快捷卫生信息互操作资源(HL7 Fast Health Interoperable Resources,HL7 FHIR)是由 HL7 创建的新一代标准框架,整合了 HL7 V2、V3 和 CDA 的优点,同时利用了最新的 Web 标准,重点关注标准的可实现性。FHIR 解决方案基于一些称之为"资源"的模块化组件,这些资源易于组装进生产系统,以较小成本解决临床和管理中的实际问题。

FHIR 定义的资源具备模块化、独立、简单等特征,可用于 RESTful 交换语境,具备灵活性、可扩展性,支持 web,且可免费使用。FHIR 已有的资源包括用于管理的概念,例如患者、医疗服务提供者、组织机构和设备,以及各种各样的临床概念,涉及健康问题、用药、免疫、诊断、诊疗计划、费用等。所有资源都可用以下元素和属性进行定义:标识、元数据、基本语言和固有规则参照。目前,HL7 FHIR 还在不断完善当中。

4. openEHR 结构化文档　openEHR 通过其参考模型与原型模型构建卫生信息平台。为了解决不稳定性问题,openEHR 将参考模型与原型模型分开,前者针对的是稳定的通用信息,后者针对灵活的领域信息,约束具体的临床知识。通过参考模型与原型模型的结合,保证 openEHR 的稳定性及灵活性。在实际应用中,openEHR 通过组装原型模型搭建模板,实现对临床信息的约束。openEHR 和 CDA 在设计思路上是相互渗透的。在结构上,openEHR 参考模型(RM)中的 FOLDER,SECTION,ENTRY 等概念,与 HL7 CDA 中的 DOCUMENT,SECTION,ENTRY 层级结构基本相似;两者在顶层都有信息模型支持,底层都对应了标准术语系统,实际应用都靠模板实现。

(二)消息标准

消息(message)是电子数据交换(EDI)经常采用的信息载体。联合国开发的电子数据交换国际标准 UN/EDIFACT、美国 ASC 开发的电子数据交换标准 X12 及 HL7 开发的用于医疗信息交换的消息标准都在一定程度上定义了消息的内容。

1. 电子数据交换标准　电子数据交换标准 EDIFACT 提供结构化数据的一组语法规则、交互协议和标准化消息,用于在独立的信息系统之间交换结构化数据。该标准具有层级化结构,最高层针对交换,最底层包含多个由段(segment)组成的消息,而段又由若干成分(composite)组成,最终可重复的是源于联合国贸易数据元素目录的元素(element)。与 EDIFACT 标准类似,美国标准化委员会(ASC)制定了一系列用于各行各业电子数据交换的标准,其中的 ASC X12N 是专门用于保险业的标准,包括用于医疗保险的 EDI 标准。ASC X12 EDI 标准包含逐级嵌套的交易集(TS)、段和元素,按照预定义的顺序排列。数据元素通常由助记符和值组成,复杂的数据元素则是由更多的数据元素通过次级元素分隔符组成的。

2. HL7 消息　在 HL7 v2.x 版本中,数据以消息为基本构成单位。一个消息由多个段组成,一个段由多个字段组成,字段则是由一个或多个数据元组成的字符串。v2.x 消息采用自下而上的设计方式,其中的触发事件和数据字段都采用自然语言描述。v2.x 消息标准具有不确定性,无法充分保证其最终应用的一致性。

HL7 v3.0 的主体设计采用了从上而下、面向对象的构架,针对不同范畴定义了参考信息模型(RIM)、领域消息信息模型(Domain Message Information Model,D-MIM)和精细化消息模型(Refined Message Information Model,R-MIM)。这些模型互相关联并保持一致。对于 HL7 中所有消息的数据内容来说,RIM 是具有一致性的共享信息模型资源,能够在包括消息和临床文档在内的多重信息结构中提供数据和概念重用。HL7 v3.0 利用 XML 语言表达数据结构,其面向数据交换的特性推动了半结构化数据管理应用模式的发展。通过各个系统生成包含 HL7 消息内容的 XML 文档或从 XML 文档中解析 HL7 消息,不同系统就能够交换和处理消息。

(三)医学数字成像与通讯标准

医学数字成像与通讯标准(Digital Imaging and Communication in Medicine,DICOM)是一个国际信息技术标准,用来生成、存储、展示、提取、查询和打印医学影像及派生的结构化文档,同时管理相关工作流程。

DICOM 文件指按照 DICOM 标准存储的医学图像文件,一般由 DICOM 文件头和 DICOM 数据集组成。DICOM 文件头包含了标识数据集的相关信息。数据集是 DICOM 文件的主要组成部分,不仅包括医学图像,还包括许多和医学图像有关的信息,如患者姓名、图像大小等。组成 DICOM 文件头和 DICOM 数据集的最基本结构单元是数据元素。数据元素由标签、数据描述、数据长度和数据域 4 个部分组成,按照逻辑关系分成不同的组并按照一定的顺序排列起来。对于 DICOM 文件,一般采用显式传输,数据元素按标签从小到大顺序排列。

DICOM 当前版本的标准文件有 20 个部分。其中第一部分为引言与概述,第五部分为数据结构及编码,第六部分为数据字典,第七部分定义了进行消息通讯的医学图像所用到的服务和协议,第十六部分规定了作为 DICOM 信息对象的结构文档的模板、一组编码术语以及 DICOM 维护的词汇,第二十部分规定了使用 HL7 CDA 为图像报告编码的模板。

DICOM 的主要用户包括影像设备和信息系统的供应商和影像的外围设备(阅片机、打印机、计算机监视器和工作台,图像归档等),目的是满足上述各种设备的影像数据传输。

(四)医疗健康信息集成规范

医疗健康信息集成规范(Integrating the Healthcare Enterprise,IHE)是美国北美放射学会和美国卫生信息和管理系统协会早年启动的一个项目,目的是提出一个互操作框架,将卫生领域内的信息化技术集成起来,通过采用医疗卫生信息标准,促进卫生信息在系统间、机构间实现无缝传递。IHE 因为其成功的协作性工作过程及其互操作解决方案,在制定、测试和实施基于标准的互操作性 EHR 系统方面具有不可替代的位置。

IHE 不制定新的标准,而是针对医疗领域的特定需求,通过制定 IHE 技术框架或规范(technical framework,TF),推动标准的联合协同应用。IHE TF 是详细的、严格组织起来的规范性文档,描绘了基于标准的各个系统之间的信息交流,为形成特定的系统集成能力提供全面指导。每一个 TF 都包含一组集成规范(integration profile),规定了如何采用标准满足特定需求,消除含糊和歧义,减少系统建设成本,实现高水平的互操作性能。IHE 集成规范由一组发生在行为者或角色(actors)之间的事务或交易(transaction)构成。每个事务都有一个唯一的名称和编码,在行为者之间传递指定的信息。依据不同的专业领域,IHE 成立了若干技术委员会,制定相应的 TF。

本 章 总 结

标准包含一组规则和定义,用来规范如何执行一个操作或如何生产一个产品。在生物医学信息学领域,发展和使用标准是信息收集、传输和分析、处理的必要手段。生物医学信息标准涉及数据、信息内容、信息交换、标识、隐私与安全、功能等多个方面。标准的产生、发展和应用提高了数据的可得性和信息系统的互操作性,推动了人类对生物医学信息的掌握和利用进程。

标准的研发必须遵守一定的程序,经过提案、讨论、起草、征求意见、表决、发布等若干个阶段,以保证有关利益相关者经过充分协商,最终达成一致。同时,标准颁布以后必须进行动态管理,及时评估、审核和更新。

针对复杂多样的临床数据,建模是对信息进行抽象和结构化表达的基本手段。临床信息模型以标准化的、可重复使用的形式表达临床概念,提供临床数据的标准结构,并能通过绑定标准医学术语,满足临床信息表达一致性需求。现有的医学术语系统很多,例如 SNOMED CT、LOINC、ICD 等。

信息交换标准定义信息电子化传输的结构和语法,作为发送和接收信息的标准方式。消息和文档是最为常见的信息交换载体,例如 HL7 CDA 及其模板、HL7 消息、FHIR 等标准。另外,还有针对影像数据传输的 DICOM 标准,以及促进卫生信息在系统/机构间实现无缝传递的 IHE 集成框架。

思考题

1. 什么是标准?生物医学信息学领域的标准具有什么作用?
2. 标准的研制一般遵守哪些原则和程序?
3. 医学信息结构化表达的作用和形式有哪些?
4. 什么是医学术语系统?其作用有哪些?试举例说明。

参考文献

1. E. H. Shortliffe, J. J. Cimino. Biomedical Informatics：Computer Applications in Health Care and Biomedicine[M]. Third Edition. New York：Springer Science+Business Media，2006.

2. W. Goossen, A. Goossen-Baremans, M. Zel. Detailed Clinical Models：A Review [J]. Healthcare Informatics Research，2010，16(4)：201-214.

3. 罗爱静. 卫生信息管理学，4版，[M]. 北京：人民卫生出版社，2016.

4. 张浩. 基于模型的电子病历结构化模板构建方法[D]. 西安：第四军医大学，2013.

5. J. F. Coyle, A. R. Mori, S. M. Huff. Standards for detailed clinical models as the basis for medical data exchange and decision support [J]. International Journal of Medical Informatics，2003，69：157-174.

6. 杨喆. 临床信息的标准化方法及其在心绞痛病例中的应用[D]. 西安：第四军医大学，2013.

7. 崔雷. 临床信息管理[M]. 北京：人民卫生出版社，2014.

8. 李小华. 医疗卫生信息标准化技术与应用[M]. 北京：人民卫生出版社，2017.

9. 世界卫生组织. 疾病和有关健康问题的国际统计分类 ICD-10，2版，[M]. 北京：人民卫生出版社，2008.

10. 刘丹红，张林，杨喆，徐勇勇. 医学语言与临床数据标准化概述[J]. 中国卫生信息管理杂志，2014，11(1)：14-17.

11. HL7. HL7 Standards. http://www. hl7. org/implement/standards/product_section. cfm? section＝1&ref＝nav[2018-02-28]

12. HITSDO. Release Documents. https://confluence. ihtsdotools. org/display/DOC[2018-02-28]

（刘丹红）

第三章　生物医学信息软件工程

信息技术（information technology, IT）是管理和处理信息所采用的各种技术的总称，它的主要内容是应用计算机科学和通信技术来设计、开发、安装和实施信息系统（包括应用软件）。经过半个多世纪的发展，信息技术的应用领域从最初的军事科研应用扩展到社会的各个领域，已形成了规模巨大的IT产业，带动了全球范围的技术进步，由此引发了深刻的社会变革。

医学信息学是信息技术与生物医学相结合的产物，被认为是通过计算机及相关信息技术来处理诸如生物医学数据、信息和知识的存储、组织、检索和优化利用等一系列医学信息管理任务，并以此来辅助生物及医学领域的科研与实践，提高解决问题和制定决策的准确性、及时性和可靠性的一门学科。

第一节　计算机及软件在生物医学中的应用

信息技术的发展极大促进了各行各业的发展，计算机及软件在生物医学领域中的作用也越来越大。作为信息时代的主要载体和工具，简单来讲，软件就是为了方便使用计算机和提高计算机使用效率而组织的程序，以及用于开发、使用和维护这些程序的有关文档。基于计算机及软件的高效率，我们可以研究、开发或者应用计算机及软件工具和方法来帮助获取、存储、组织、管理、计算、分析和可视化生物医学信息数据，扩展人们对生物学、医学、行为科学和卫生数据的认识，为临床和公共卫生提供决策支持，更好地为人们的美好生活服务。

一、信息的获取与存储

随着人们生活水平的提高，大健康、智慧医疗成为主流，海量生物医学信息源源不断地产生，这些生物医学数据都需要依靠高效率的计算机及软件获取与存储。以下是几个典型的例子：

医院里，各种医学影像技术如计算机断层扫描（computed tomography, CT），正电子发射计算机断层显像（positron emission computed tomography, PET）、超声成像（ultrasound, US）、磁共振成像（magnetic resonance image, MRI）等广泛应用于临床诊断中，相应的数据采集软件不仅使医学数据的采集和存储更简易，而且可视化的图像更是代替以前的胶片，使得医学图像的细节与整体的关系、病灶的筛查等更客观、更准确；同时电子病历（electronic medical records, EMR）的大量应用及医疗设备和仪器的数字化，导致医院数据库的信息容量不断膨胀，相应地对信息的获取和存储的要求越来越高。

随着分子生物学技术的发展，生物大分子数据信息量呈现指数增长，基因组数据库、核酸序列数据库、蛋白质序列数据库、生物大分子三维空间结构数据库等大型（初级）数据库的容量越来越大；人类与模式生物基因组的测序工作自1990年启动人类基因组计划以来得到了迅速的发展，一系列组学如功能基因组学、蛋白质组学、转录组学、代谢组学、信号转导网络等也应运而生，因此产生了海量的数据，形成了序列数据库、结构数据库、分子疾病数据库等（初级）生物数据库。

数字人技术将人体结构数字化和可视化,为生命科学研究提供了新的信息获取手段,使人们在电脑屏幕上就能看见并能够调控虚拟人体形态,进一步还可将人体功能性信息附加到这个人体形态框架上。这需要海量数据的三维建模与可视化才能建立人体二维和三维数据集。

这些海量生物医学数据的获取与存储都离不开信息技术及软件的发展与应用。

二、信息的组织与管理

海量数据信息被采集并存储之后,必须得到有效的组织和管理,才能发挥数据本身的价值,变成可用的信息。在这方面,计算机与软件的效率相比较于手工操作要高很多倍。

信息科学和计算机技术在医院中最典型的应用是医院信息系统(Hospital Information System,HIS)。HIS 是应用计算机技术处理医院管理信息和临床医疗信息的技术系统。国内外大型医院都纷纷开发 HIS,如实验室系统、重症监护系统、医学影像系统、分散式医院通讯系统等,旨在实现财务、事务和医疗的信息管理功能,提高临床医疗质量。当前我国 HIS 已基本能够覆盖医院人、财、物等管理的各个环节。

三、信息的计算与分析

简单的信息存储与管理只是数据库的低端操作,对数据的集成和分析以及医学决策和知识的自动获取才是医学信息学研究的重点,也是计算机与软件大显身手的应用场所。各种信号处理与分析的集成软件(如 Matlab)、专业生化工具(如 DNA 序列的测序)、统计分析软件(如 SPSS)、图像处理算法(如 ITTI 算法)等已经在生物医学领域的信息计算与分析中得到广泛应用。

前面提到的电子病历、HIS、数字人技术、生物信息数据库等都可以进行进一步的信息计算与分析,得到更为有用的信息。比如,从电子病历系统的大量数据中抽取公共特征值构成人工智能化的专家系统,为临床医生的诊断提供科学的参考。再如,在初级数据库的基础上,进一步分析、整理、归纳、功能标注,可以推断未知序列的性质和特征,这也就形成了具有特殊生物学意义和专门用途的数据库——二级数据库或派生库。数字人研究中海量数据的处理、分布式计算及各层次数据信息(生理学数据、解剖学数据等)的整合,实现了从数字物理人到数字生理人乃至数字智能人的跨越。基因组计划中海量生物分子信息的数据挖掘、DNA 序列的相似搜索与比对、基因组特征及基因序列的分析等,可以用来分析疾病不同阶段的致病因素,可视化各项生物指标,整合与挖掘生物文献和基因、蛋白之间的关系等。在这些信息的计算与分析过程中,计算机及软件工具必不可少、作用巨大。

四、数据挖掘与决策支持

医学决策支持是通过计算机及软件为临床治疗方案、医学处置和公共卫生政策等提供生成警报、提醒和其他形式的决策支持的过程。在这里,基于计算机及软件的数据挖掘技术正在被深入使用。

根据患者数据和医学知识,结合计算机及软件对信息的分析,使用规则知识库和一些推理方法,系统可以生成针对具体病例建议的知识系统来辅助临床的决策,以便临床医生做出更科学的诊断和选择更合适的治疗方法。国外、国内在此方面都做了诸多的尝试,例如 20 世纪 80 年代以来国内涌现了一批专科临床决策支持系统,如肝炎的辨证论治诊疗系统、肝病营养疗法专家系统、急性肾衰诊断系统、昏迷诊断计算机专家系统及疾病诊疗用药系统等。通过对卫生管理活动过程中产生的数据进行深度挖掘,决策支持系统可以提供更加科学、定量的政策分析模式,有效解决制定战略决策及发展规划中的复杂问题,实现对既定政策的量化指标评估及效果预测,提高决策的科学化水平。

五、服务教育、科研与人民健康

生物医学领域中各种信息的获取、存储、组织、管理、分析、数据挖掘等操作,目的都是为了服务教育、科研与人民健康,其最终目的是帮助人们更好地生活。

随着互联网信息技术的发展,生物医学信息的共享有效地促进了全世界教育、科研、医疗、健康等各行各业人群的信息交流与沟通,极大地提高了人们对生物医学知识的理解和利用率。例如全球范围免费检索的 PubMed 系统,通过网络途径免费提供了自 1950 年以来、全世界 70 多个国家 4300 多种主要生物医学文献的书目索引和摘要,并提供部分免费和付费全文链接服务。我国也推出了类似的共享平台,如 SinoMed 平台,在原有 CBM 的基础上增加了外文生物医学期刊数据以及北京协和医学院博硕士学位论文数据库等内容,在功能上做到了集成化和个性化。再比如,面对每时每刻产生或公布的大量生物医学资源,生物医学信息检索的范围得到了极大的拓展,医学数字图书馆应运而生。它的建设可以解决海量、分布和动态的数字化资源的有效管理和利用,有利于生物医学知识的共享与传播。

我国的电子病历和电子健康档案也伴随着卫生信息系统与社区卫生信息化的发展而展开。区域卫生信息系统可以在一定区域范围内,为居民、卫生机构、卫生管理机构及医药产品供应商等机构提供各项数字化形式的搜索、传递、存储、处理等服务,以支持公共卫生服务、医疗卫生服务及卫生行政管理的相关工作,最终实现卫生信息资源的共享。基于网络和高效率计算机软件的远程医疗也正在被越来越多的人所接受,并使越来越多的患者受益。这些基于计算机及软件的系统都是以提高卫生工作质量和效率、节省有限卫生资源、更好地服务民众为目的。

第二节　软件工程与软件开发

一、软件工程概述

(一)软件工程的重要性

软件是信息化的核心。随着计算机的日益普及和广泛应用,软件系统的规模和复杂度与日俱增,以"开发进度无法保证、拖延工期、开发成本难以控制、软件质量无法保证、用户对产品不满意、软件运行和维护困难"等为主要表现的"软件危机"大大阻碍了软件的开发。我国在加入世界贸易组织(World Trade Organization,WTO)之后,各行各业都加速了信息化建设的步伐,促进了以软件工程为代表的软件开发技术的飞速发展。

软件工程本就是为了应对软件危机而产生的一门学科。大型复杂软件的开发,特别是与人类生命安全息息相关的生物医学信息软件的开发,是一项更具特殊性、复杂性的工程。只有学习、掌握和应用软件工程的基本理论和技术,利用软件工程的思想指导软件的开发与管理,才能减少或者避免以上各种软件危机的发生,提高软件的质量和管理水平,使开发出的软件能高质量地发挥符合需求的、高效的作用。

(二)软件工程的范畴

软件工程(software engineering,SE)是一门研究用工程化方法构建和维护高质量软件的学科,它将成熟的工程的概念、原理、技术和方法贯穿于软件开发和维护的全过程,使软件的开发和维护更加系统化、标准化和规范化。软件工程包括软件开发技术和软件管理两方面,涉及计算机、数学、经济学、工程学、管理学等多个领域,是根据人们开发软件产品的经验总结出来的软件开发宝典。

软件工程涉及的学科多,研究的范围广,归结起来其研究的主要内容有以下 4 个方面:方法与技术、工具及环境、管理技术、标准与规范。

1. 软件开发方法与技术　主要讨论软件开发的各种方法及其工作模型,如软件系统的需求分析、总体设计、如何构建良好的软件结构、数据结构及算法设计等,同时讨论具体实现及测试有无错误的技术等。

2. 软件工具及环境　软件工具和环境为软件工程相关的方法提供了支持,如计算机辅助软件工程 CASE,以标准化、规范化的统一平台为软件开发与设计提高了进行效率。

3. 软件工程管理　指对软件工程全过程的控制和管理,包括计划安排、成本估算、项目管理、软件质量管理等。

4. 软件工程的标准化与规范化 软件工程标准可分为几个层次:国际标准、行业标准、企业规范和项目规范。它使得各项工作有章可循,以保证软件生产率的提高,进而保证软件的高质量。

(三)软件工程的目标

使用软件工程是为了在给定成本、进度的前提下,开发出具有高效性、高适用性、高可靠性、高可理解性、高可维护性及可重用性、可追踪性、可修改性、可移植性、可互操作性的满足用户需求的软件产品。追求这些目标有助于提高软件产品的质量和开发效率,减少维护的困难。简而言之,软件工程研究的目标是"以较少的投资获取高质量的软件",即软件的开发要在保证质量和效率的同时,尽量缩短开发期,降低软件成本。软件工程所实现的多个目标中,有的是互补的,例如缩短开发期可以降低成本;易于维护也可降低总成本;而有的目标却是互斥的,例如:要获得高的可靠性,通常要采取一些冗余的措施,这往往导致成本的增加。为了实现软件工程的多个目标,开发人员要对软件的各项质量指标进行综合考虑,以实现软件开发的"多、快、好、省"的总目标。

二、软件工程过程

(一)软件工程过程

软件工程过程是指在软件工具的支持下所进行的一系列软件工程活动。通常包括以下四类基本过程:

(1) 软件规格说明(plan):规定软件的功能及运行环境。

(2) 软件开发(do):产生满足规格说明的软件。

(3) 软件确认(check):确认软件能够完成客户提出的要求。

(4) 软件演进(action):软件在运行过程中不断演进以满足客户新的需求。

软件工程过程具有可理解性、可靠性、可维护性、可见性(过程的进展和结果可见)、可支持性(易于使用 CASE 工具支持)、可接受性(为软件工程师接受)、健壮性(抵御外部意外错误的能力)等特性。

(二)软件生命周期

在软件工程过程中需要进行一系列的活动,这些活动按时间顺序构成了一个软件生命周期。软件生命周期又称为软件生存周期(software life cycle,SLC)或系统开发生命周期(systems development life cycle,SDLC),是指从用户需求开始,经过软件开发、交付使用,并在使用中不断增补修订,直至软件报废的全过程。一般而言,软件生命周期分为七个阶段,且在每个阶段都需要输出标准化的软件文档,从而保证整个软件开发过程的持续性。

1. 问题定义 问题定义阶段必须要回答本项目"要解决的问题是什么",确定问题的性质、工程目标及规模等。

2. 可行性研究 可行性研究阶段将从各个方面(经济、技术、法律……)论述上述定义问题的开发可行性。

3. 需求分析 需求分析阶段的任务不是具体地解决问题,而是准确地确定"软件系统必须做什么",确定软件系统必须具备哪些功能和性能需求。

4. 软件设计 软件设计是软件开发过程的重要阶段,对保证软件系统的质量起着关键作用。它的任务是将需求阶段获得的需求说明(模型)转换为计算机中可实现的系统。

5. 编码 编码阶段就是把每个模块的控制结构转换成计算机可接受的程序代码,即写成以某特定程序设计语言表示的"源程序清单"。

6. 测试 测试是保证软件质量的重要手段,其主要方式是在设计测试用例的基础上检验软件的各个组成部分,尽早地发现和改正错误。

7. 维护 软件维护是指软件系统交付使用以后,为了改正错误或满足新的需求而修改软件的过程。

笔记

三、软件开发方法与开发模型

软件开发方法是一种使用已定义好的技术集及符号表示习惯来组织软件生产过程的方法,一般表述成一系列的步骤,每个步骤都与相应的技术和符号相关。成功的软件开发方法对于实现在规定的投资和时间内,开发出满足用户需求的高质量软件有很大的帮助。成熟的软件开发方法可分为两大类:面向过程的开发方法和面向对象的开发方法。本节将对结构化开发方法、原型化开发方法和面向对象的开发方法这几种常用的开发方法进行介绍。

软件开发模型是描述软件开发过程中各种活动如何执行的模型,是对软件开发实际过程的抽象和简化,因此又称为软件过程模型或软件生存期模型。它确立了软件开发和演绎过程中各阶段的次序限制以及各阶段活动的准则,并描述开发过程所遵守的规定和限制,便于各种活动的协调以及各个人员的有效通信,有利于活动的重用和活动的管理。目前典型的软件开发模型有:瀑布模型、增量模型、循环模型、螺旋模型、喷泉模型、变换模型和智能模型等。不同的开发方法通常采用不同的软件开发模型。

(一)面向过程的软件开发方法

传统的软件开发方法多采用这类开发方法,它们都典型地包含了分析、设计、实现、确认(测试)、演化(维护)等活动。经典的传统软件开发方法有:Jackson 方法、结构化开发方法、原型化方法、HIPO法、IDEF 法等。

1. 结构化开发方法　结构化开发方法是一种面向数据流的开发方法,基本原则是功能的分解与抽象。结构化开发方法提出了一组提高软件结构合理性的准则,如分解和抽象、模块的独立性、信息隐蔽等。它是现有的软件开发方法中最成熟,应用最广泛的方法。该方法的主要特点是快速、自然和方便,总的指导思想是自顶向下、逐步求精。

(1)开发模型:结构化开发方法通常采用瀑布模型作为开发模型。瀑布模型(图 3-1)是 1970 年W. Royce 提出的,也是最早出现的软件开发模型。它将软件开发过程中的各项活动规定为依线性顺序联接的若干阶段的工作,形如瀑布流水,最终得到软件系统或软件产品。换句话说,它将软件开发过程划分成了若干个互相区别而又彼此联系的阶段,每个阶段中的工作都以上一阶段工作的结果为依据,同时作为下一阶段的工作基础。软件开发过程按图中的各个阶段进行,每个阶段的任务完成之后,还需要产生相应的文档,为下一阶段的工作做准备。因此,瀑布模型是以文档为驱动,适合于需求很明确的软件项目开发的模型。瀑布模型在早期得到了广泛的应用,它在消除非结构化软件、降低软件的复杂性、促进软件开发工程化方面起了很大的作用。但在大量软件开发实践中也逐渐暴露出它的缺点:瀑布模型是一种理想的线性开发模式,缺乏灵活性,也无法解决在软件需求不准确或者不明确情况下开发软件的问题。这些缺点对软件开发带来了严重影响,需求不明确或需求的变更会导致开发的软件不符合用户的需求而夭折。

瀑布模型将充满回溯、相互重叠的软件开发过程硬性地割裂为几个阶段,随着开发的软件规模的扩大,造成的危害更加严重,因此学者们提出了循环模型(图 3-2)。循环模型是为了描述软件开发过程中可能的回溯而对瀑布模型进行改进后的模型。在该模型中,软件开发的各阶段都可能循环重复。

(2)结构化开发方法:由结构化分析方法(structured analysis,SA)、结构化设计方法(structured design,SD)、结构化程序设计方法(structured program,SP)三部分构成。SA、SD、SP 法相互衔接,形成了一整套开发方法。

1)SA 法:SA 法给出了一组帮助系统分析人员产生软件需求的功能规约的原理和技术。SA 是一种自顶向下的开发,基本思想是自顶向下、逐层分解,即对一个复杂系统进行分解,由高度抽象到逐步具体,这样有助于对问题的逐步深入理解,最后形成一个树形结构——分层数据流程图(data flow diagram,DFD)(图 3-3)。这种结构的优点是关系清晰、简单,各层次中组块之间的联系较少,各组块相对独立,易于理解,便于修改。通过这种方式,无论多复杂的系统,都可以有计划、有步骤地逐渐细化,以

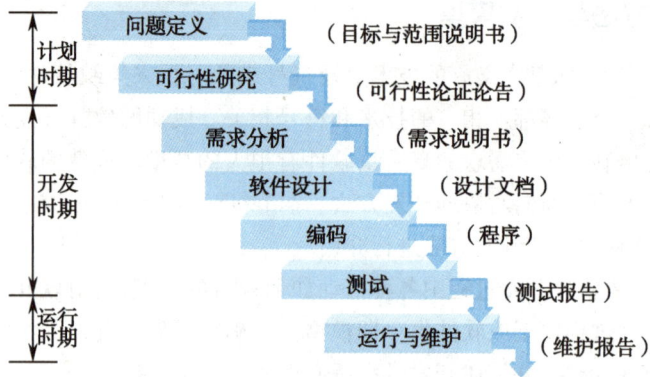

图 3-1 瀑布模型

便进行分析工作。需求分析的结果主要以图形方式表示,以 DFD 图为基础,伴以数据词典,并配上结构化语言、判定表和判定树等加工说明,从而达到解决问题而建立模型的目的。数据流图利用数据流、数据存储(文件)、加工、数据源与终点四个成分来描述数据在系统中的变换和传递过程。数据词典是对数据流图中除加工以外成分的定义与解释。结构化语言、判定表、判定树等是对数据流图中各个加工过程的逻辑描述,通常是完成这个加工的算法描述。加工说明也可以用 IPO(输入/处理/输出)图的方式表达。

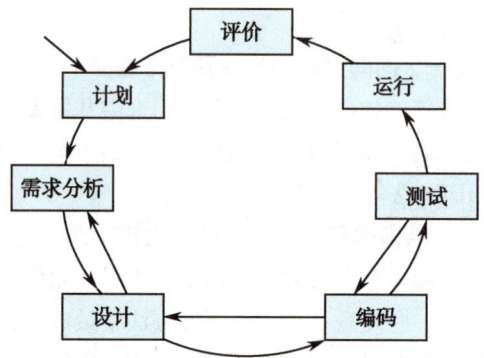

图 3-2 循环模型

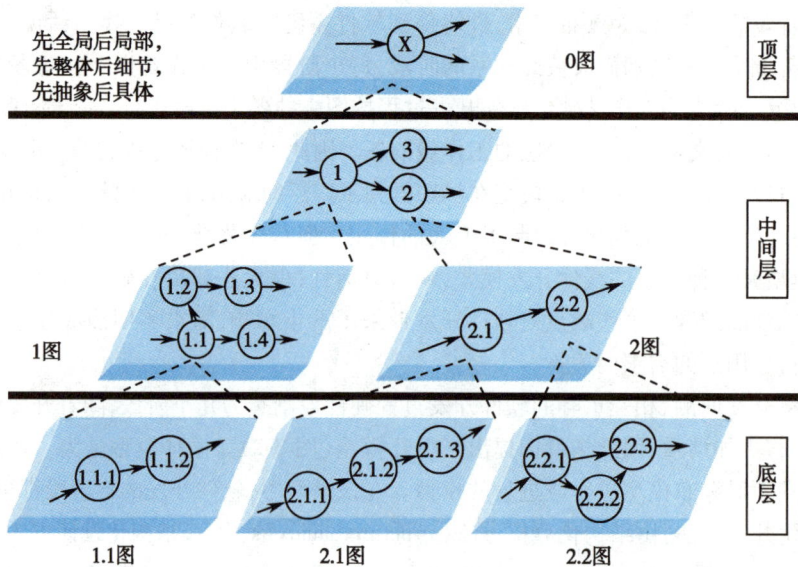

图 3-3 分层数据流图

2) SD 法:SD 法给出了一组帮助设计人员在模块层次上分析软件设计质量的原理与技术。SD 法采用"分解"的手段来控制系统的复杂性,即把一个大型的系统分解成若干个相对独立、功能单一的模块。它通常与 SA 衔接起来使用,以 DFD 图为基础得到软件的模块结构图(图 3-4),然后进一步地深化,得到详细的程序流程图、模块说明书等,用于指导下一阶段的编程实现。结构化设计方法适用于变换型结构和事务型结构的目标系统,关键是找出中心加工,图 3-4 描述了用中心变换法从变换型结构的 DFD 图中导出模块结构图的过程。SD 法还提出了评价模块结构图质量的具体标准,即耦合度(描述模块之间联系的紧密程度)和内聚度(描述模块内部各成分之间功能上联系的紧密程度)。SD 法追求的目标是尽可能低的耦合度和尽可能高的内聚度。最强内聚是功能内聚,即其模块内所包含的成分仅为该模块的功能完成而设,缺一不可,模块内不存在与该功能的完全无关的其他冗余成分。最弱耦合是数据耦合,即两个模块之间只通过数据参数进行信息的传递,没有其他通道或其他方式的关联。耦合和内聚是一个问题的两个方面,一般内聚度高的模块耦合程度弱。注意,内聚比耦合更重要。

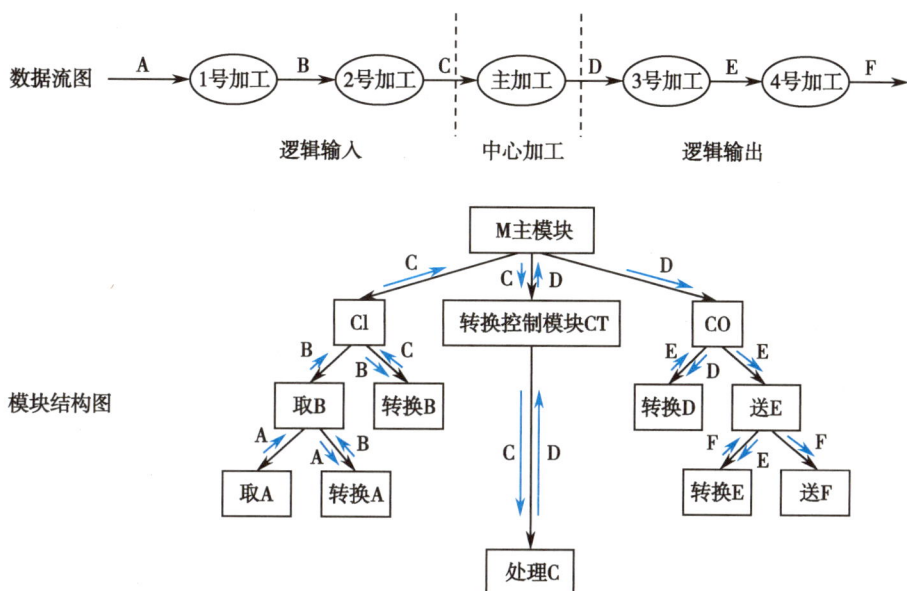

图 3-4 模块结构图导出示意图

3)SP 法:SP 法主要是在详细设计阶段和编码阶段使用的原理与技术。结构化的程序要求程序只能有循环、选择、顺序三种控制结构,没有 goto 语句,一般有唯一的入口和出口。目前绝大多数算法的设计与实现都遵循结构化的原则。

2. 原型化开发方法 原型是软件开发过程中软件的一个早期可运行的版本,它反映了最终系统的部分重要特性。原型化方法又称速成原型法(rapid prototyping,RP),强调的是软件开发人员与用户的不断交互,通过原型的演进不断适应用户改变的需求,将维护和修改阶段的工作尽早进行,使用户验收提前,从而使软件产品更具有适用性。原型化方法的基本思想是花费少量代价建立一个可运行的系统,使用户更早获得学习的机会。在软件开发的整个过程中,通过修改原型,就能及时反映用户的要求,不断缩小用户与开发人员之间的差距,降低需求变更对系统的影响,以提高最终产品的质量。

(1)开发模型:原型法将软件开发过程分为 5 个步骤(图 3-5),这是一个迭代的过程。它以初始模型为输入,随着不断试验、纠错、使用、评价和修改,不断获得新的原型。每次迭代过程都有用户的参与,他们提出切合实际的要求,使新一代的原型能完成更多的任务,功能更强大、更完善。如此反复,直到最终完成用户满意的产品。原型化开发方法可以使系统开发更迅速,用户也更有兴趣参与其中,这对获得高质量、用户满意的最终产品有很大的好处,适合于开发"探索型"、"实验型"与"进化型"一类的软件系统。生物医学软件涉及人的生命安全,而且需求也不是非常明确,因此特别需要用户的参与,所以使用原型化开发模型比瀑布模型更加合适。在大型软件开发过程中需要多个原型描述系统的生存期时,可以将瀑布模型与原型化模型结合起来,并加入风险分析,就构成了螺旋开发模型。

(2)常用的开发方法

1)快速建立需求规格原型(rapid specification prototyping,RSP)法:所建立的原型反映了系统的某些特征,可以让用户先学习,有利于获得更加准确的需求说明书,需求说明书确定后,原型就被废弃,

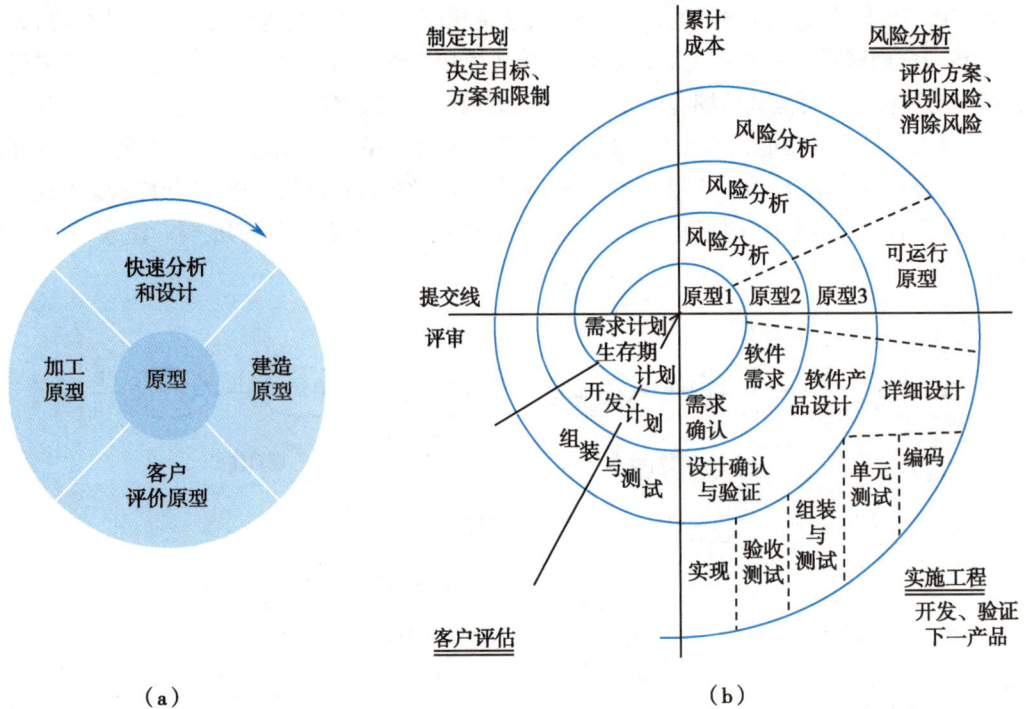

图 3-5　快速原型法模型
（a）快速原型法模型；（b）螺旋开发模型

后阶段的工作仍按照瀑布模型开发，所以也称为废弃（throw away）型；

2）快速建立渐进原型（rapid cyclic prototyping，RCP）法：采用循环渐进的开发方式，对系统模型作连续精化，将系统需要具备的功能及特性逐步添加上去，直至所有功能及特性全部满足，此时的原型模型也就是最终的产品，所以也称为追加（add on）型。

3. **Jackson 方法**　结构化开发方法是一种面向数据流、具有数据封闭性的开发方法，而 Jackson 开发方法则是由 M. J. Jackson 于 1972 年提出的一种面向数据结构的开发方法。其基本思想是先建立输入输出的数据结构，再将其转换为软件结构。Jackson 方法分析的重点在于构造与系统相关的现实世界，并建立现实世界的信息域的模型。Jackson 方法强调程序结构与问题结构相对应，最终目标是生成软件的过程性描述。

（1）开发模型：Jackson 方法采用实体结构分析，用 Jackson 图来描述每个实体执行的动作及其时序，产生一组描述实体进程的结构图。Jackson 方法的数据结构通常表示为树型结构，有顺序、选择和重复（循环）三种基本结构（图 3-6），然后以此为基础，建立相应的程序结构图，也称为 Jackson 图。一般情况下，数据结构与模块结构是相对应的，而且输入、输出数据结构在内容、数量、次序上也是对应的。因此，当没有结构冲突时，由数据结构导出程序结构图的转换过程很容易；而如果出现"结构冲突"（structure clash），则这个转换过程就变得困难，一般的解决办法是在输入、输出之间构造一个或者多个中间结构，以规避结构冲突。

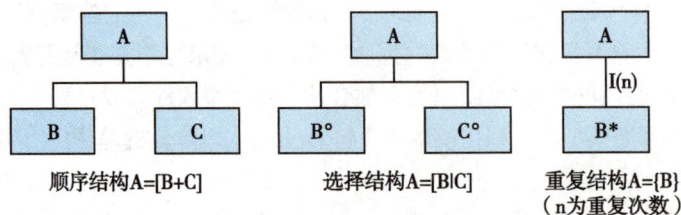

图 3-6　Jackson 方法的三种基本数据结构

（2）开发方法：由 Jackson 结构化编程方法（Jackson structured programming，JSP）和 Jackson 系统开发方法（Jackson system development，JSD）构成。

1）JSP 法：主要体现程序结构的设计，不严格区分软件概要设计和详细设计。根据输入/输出的数据结构进行软件设计，用数据结构映射软件结构，可以根据 JSP 的规则直接导出程序结构。一般用于规模不大的数据处理系统，而且 I/O 数据结构容易描述的情况。

2）JSD 法：以事件（活动）为中心，由一连串依照顺序组合的活动构成进程。JSD 法把系统模型抽象为一组以通信方式互相联系的进程（进程模式）。其主要特点是：用"分而治之"的策略控制系统的复杂性，解决 I/O 结构的冲突问题。因此，JSD 法是针对 JSP 法的缺陷而提出的解决方案，是对 JSP 法的扩充。

Jackson 方法结构清晰、易理解、易修改，不过多依赖于设计者的经验，特别适合于数据处理类的问题，如企业管理一类的软件系统。当然，当系统规模及复杂度大时，确定数据结构是很困难的。

（二）面向对象的开发方法

面向对象的开发方法是以对象为基本元素构建新系统的方法。从 90 年代开始，面向对象的开发方法逐渐成为了软件开发方法的主流，被誉为 90 年代软件的核心技术之一。其基本思想是：对问题领域进行自然的分割，以更接近人类通常思维的方式建立问题领域的模型，对客观的信息实体进行结构和行为的模拟，从而使设计的软件能更直接地表现问题的求解过程。面向对象的开发方法以对象作为最基本的元素，对象是分析和解决问题的核心。

1. **基本概念**　Coad 和 Yourdon 给出了一个面向对象的定义：面向对象 = 对象 + 类 + 继承 + 消息。如果一个软件系统是按照这样四个概念设计和实现的，则可以认为这个软件系统是面向对象的。几个基本概念：

（1）对象（object）：客观世界的实体及实体之间的联系。例如医生、监护仪、日志等都是一个对象。每个对象都有自己的属性和方法，并通过消息与其他对象进行互动。

（2）类（class）：具有相似性质的一组对象。一个具体对象（张医生）称为类（医生）的特例；

（3）方法（method）：允许作用于某个对象上的各种操作，如打印病历是"护士"对象的一个操作；

（4）消息（message）：用来请求对象执行某一处理或回答某些信息的要求；

（5）继承（inheritance）：在已有定义的基础上产生新的定义。原有的定义为父类（如医院的员工），新定义为子类（如医生、护士等），父类和子类之间是继承关系。

（6）封装（encapsulation）：是一种信息隐蔽技术，将对象的属性和方法封装在对象内部。对象的使用者只能看到和使用封装界面上的接口，不必知道对象内部如何实现。

2. **开发模型**　面向对象开发方法通常按照喷泉模型（图 3-7）进行开发，用户的需求是喷泉模型的源泉（图 3-7）。该模型是由 B. H. Sollers 和 J. M. Edwards 于 1990 年提出的，它克服了瀑布模型不支持软件重用和多项开发活动集成的局限性。喷泉模型使开发过程具有迭代性（软件的某个部分常常被重复使用多次，相关对象在每次迭代中随之加入渐进的软件成分）和无间隙性（分析和设计活动等各项活动之间没有明显的边界）。

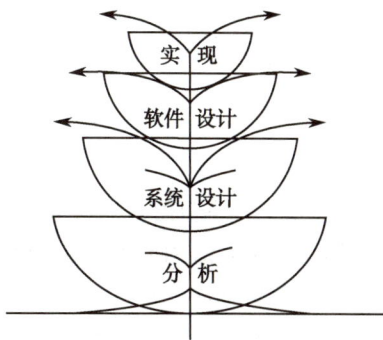

图 3-7　喷泉模型

3. **开发方法**　具有代表性的面向对象开发方法有：Coda 方法、Booch 方法、OMT 方法以及 UML 统一建模语言。面向对象的开发方法一般都由面向对象的分析方法（object-oriented analysis，OOA）、面向对象的设计方法（object-oriented design，OOD）和面向对象的程序设计方法（object-oriented program，OOP）三部分组成。

（1）OOA 法：要解决"做什么"的问题，了解问题域内所涉及的对象、对象之间的关系和作用（操作),并构造出对象模型,使其能反映要解决问题的实质。OOA 强调的是对一个系统中的对象特征和行为的定义。它的基本任务就是要建立以下三种模型:

1)对象模型(信息模型):定义构成系统的类和对象以及它们的属性与操作。

2)状态模型(动态模型):描述任何时刻对象的联系及其联系的改变。常用时序图、状态图、事件追踪图描述。

3)处理模型(函数模型):描述系统内部数据的传递及处理。

显然,在三大模型中,最重要的是对象模型。

(2)OOD 法:在需求分析的基础上,与 OOA 密切配合,实现对现实世界的进一步建模,解决"如何做"的问题。主要任务是设计各个对象、对象之间的关系(如层次关系、继承关系等)、对象之间的通信方式(消息)等。OOD 法在概要设计阶段主要进行:细化对象行为,添加新对象、认定类、组类库、确定外部接口及主要数据结构;然后在详细设计阶段细化对象描述,这两个阶段的界限越来越模糊。

(3)OOP 法:使用面向对象的程序设计语言进行程序设计和编码,实现各个对象应完成的任务,包括实现每个对象的内部功能、系统的界面设计、输出方式等。该类程序设计语言(如 C++)都支持对象,支持多态性、继承性等特性,比较容易学习和掌握。

用面向对象方法开发的软件,其结构主要基于客观世界界定的对象结构,因此与传统的软件相比较,软件本身的内容、结构发生了质的变化,易复用性和易扩充性都得到了提高,而且能支持需求的变化。

四、软件工程的基本原则

过去,软件工程的基本原则是抽象、模块化、清晰的结构和精确的设计规格说明。鉴于软件的不断发展,又提出了适应性的新软件工程四条基本原则:

(1)软件需求的变动性,这将保证开发人员能够采取适当措施来确保最终产品能忠实地满足用户要求。在软件设计中,通常要考虑模块化、抽象与信息隐蔽、局部化、一致性等原则。

(2)稳妥的设计方法,会大大方便软件的开发,以达到软件工程的目标。软件工具与环境对软件设计的支持颇为重要。

(3)软件工程项目的质量与经济开销,直接取决于对它所提供的支撑的质量与效用。

(4)软件开发过程管理也很重要,因为有效的软件工程只有在对软件过程进行有效管理的情况下才能实现。

五、常用的软件工程工具

计算机辅助软件工程(computer aided software engineering,CASE)通过集成化的软件工具,辅助软件开发者在软件产品的整个生存周期中各个阶段的活动能较为自动化地进行,从而提高软件开发和维护的效率。较为常用的一些软件工程工具有:

1. **软件绘图工具 Microsoft Visio**　提供了软件开发过程中绝大多数框图的绘图功能,如流程图、实体关系图、数据流图等,属于 Microsoft Office 中的一部分,易用性强,简单方便;

2. **数据建模工具 Power Designer**　主要针对含数据库的管理系统,在概念模型和物理模型的基础上,对目标数据库管理系统的各种活动进行组织,功能较为强大;

3. **面向对象建模工具 Rational Rose**　可以完成面向对象 UML 的 9 种标准建模,有强大的正向和逆向工程能力,甚至可以直接产生插件和代码;

4. **功能测试工具 Win Runner**　是一种企业级测试工具,可以实现自动录制用户的操作,进行自动测试;

5. **负载测试巩固 Load Runner**　可以模拟大量用户进行系统运行的过程,通过实时性能检测来查找、发现问题;

6. **软件配置工具 Microsoft Visual Sourcesafe** 包含基本的认证安全和版本控制,特别适合个人程序开发的版本管理;

7. **软件项目管理工具 Microsoft Project** 可针对项目人员、费用、进度、质量等方面进行管理,如项目进度计划等。

第三节 医学信息软件的开发

对于任何一种医学信息系统,都可以按照软件工程的思想进行系统软件的开发。本节以医院病房监护系统为例,介绍如何使用软件工程的思想进行医学信息系统开发的一般步骤和各个步骤中的注意事项。

一、问题定义

首先要弄清楚用户要求计算机解决什么问题,并把该问题具体描述出来,编制系统目标与规范说明书。对于医院病房监护系统,用户的目的就是想利用计算机软件在信息获取、管理和查询上的强大功能,把监护病房的患者情况管理起来,以方便医生、护士及时获知患者情况(病症监视器是在每个患者病床边配备的),有效提高工作效率,制订有效治疗方案。

根据用户的要求,得到该系统的基本描述为:将监护病房中每个患者病症监视器监护的数据实时传送到中央监护系统进行分析处理,该监护系统可以实时地将患者的病症信号与标准的病症信号进行比较分析,并将患者数据存入日志,以便医生和护士随时查看;中央监护系统可以定时从日志中提取信息以更新病历;一旦病症信号出现异常,中央监护系统要立即自动报警,并立即打印患者病历以供医生及时诊断;医生也可以随时要求打印患者的病历,以跟踪患者的病程。

二、可行性分析

可行性分析的目的是研究上一阶段的问题是否可行,主要从三方面出发:

(1)技术上的可行性:现有技术、资源及限制能否支持和实现系统的功能,保障其性能,主要是技术风险问题;

(2)经济上的可行性:进行成本估算及效益评估,确定该项目是否值得开发;

(3)社会上的可行性:主要指系统开发后能否正常运行,是否存在合同、责任、侵权、用户组织管理等方面的问题。

对于病房监护系统,主要考虑的是:在现有仪器设备(患者病床边的病症监护器、值班室的中央服务器、数据库服务器)的基础上,使用成熟的软件开发方法与技术(包括通用的编程语言)进行系统的开发,技术、资源上均是可行的;监护器的精度及网络的带宽关系到值班护士是否能获得及时、准确的患者数据,在保证性能的前提下,本方案可行;本系统的开发成本主要在软件开发团队人员的劳务费上,而且系统成功运行后可以减少病房监护的护士巡视次数,提高工作效率,一段时间后可以抵消开发成本,经济上可行;患者的隐私是本系统的一大社会因素,需要特别注意,可以在特别注明要求的基础上达到可行。

可行性分析中可以提出实现系统的各种方案,并对各方案进行评价,推荐可行的方案,最后形成可行性论证报告。一旦论证完成,该项目开发就被认为可行,就可以组成软件项目小组,开始正式进入该系统的开发了。

三、需求分析

软件需求无疑是当前软件工程中的关键问题,没有需求就没有软件。需求分析对整个开发阶段都具有重大的影响,它是软件开发的基础。一般而言,需求分析的错误发现越晚,代价就越高。

1. 需求分析的任务 需求分析阶段必须明确地确定"软件系统必须做什么",确定软件系统必须具备哪些功能和性能需求(非功能需求),有时也包括领域需求。在这一阶段,用户和分析人员双方需要共同来理解系统的需求,在此基础上定义软件的范围及必须满足的约束;确定软件的功能和性能及与其他系统成分的接口;建立数据模型、功能模型和行为模型;最终提供需求规格说明(即软件需求说明书,将用于作为评估软件质量的依据)。

2. 需求分析的活动 需求分析阶段的活动包括:

(1)获取需求:深入实际,在充分理解用户需求的基础上,获取系统需求;

(2)需求分析与建模:进行需求建模、对模型或原型进行分析;

(3)需求规格说明:生成规范的需求文档;

(4)确认需求:确保需求说明准确、完整地表达系统的主要特性;

(5)进化需求:需求要能进化,因为客户的需要总是不断(连续)增长的。

在这个阶段,有很多软件工程的方法可以应用,比如用面谈法、观察流程法、问卷调查法、专题研讨会法等来获取用户的需求,然后在分析抽象的基础上,用结构化分析方法(SA)中的 DFD 图描述建模。

3. 病房监护系统的系统需求

病房监护系统的系统需求分为功能需求与非功能需求(性能需求),其中功能需求包括:

(1)监视患者的病症信号(血压、体温、脉搏等);

(2)定时更新病历;

(3)病症出现异常情况时报警;

(4)按要求产生某一患者的病历。

非功能需求包括:

(1)监视器与网络的可靠性要求(因为涉及人的生命安全);

(2)对时间、空间的需求(所采集的病症信号数据量大);

(3)互操作需求(根据病情危险程度可调整监视器的采样频率,可调整自动更新日志及病历的时间等);

(4)对患者病历的隐私的要求:患者病历仅供医生诊断使用,不得外传;

(5)对系统反应速度的要求:采样要实时,报警要及时,要求系统响应时间不超过5秒。

经过进一步的需求分析,使用 SA 法的 DFD 图描述该系统的需求模型如图 3-8 所示:

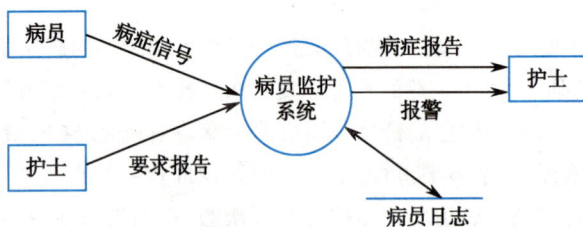

图 3-8 病房监护系统的顶层 DFD 图

根据 SA 法,对该顶层 DFD 图可以进一步分解为图 3-9,其中中央监视部分还可以继续分解,直至把问题描述清楚为止。此处描述得越清楚,转换到下一个阶段就越轻松。但也不是分解得越细越好,太细会导致大量模块的出现,而模块之间的耦合是非常容易导致错误的发生和影响系统的效率。

DFD 图只把系统中数据的流动与处理过程表达出来,开发人员还需要数据词典、判定表、判定树等加工说明对 DFD 图中的各个成分进行定义与解释,例如对数据存储"患者日志"的数据词典如表 3-1 所示,对"报警"加工的判定表如表 3-2 所示。

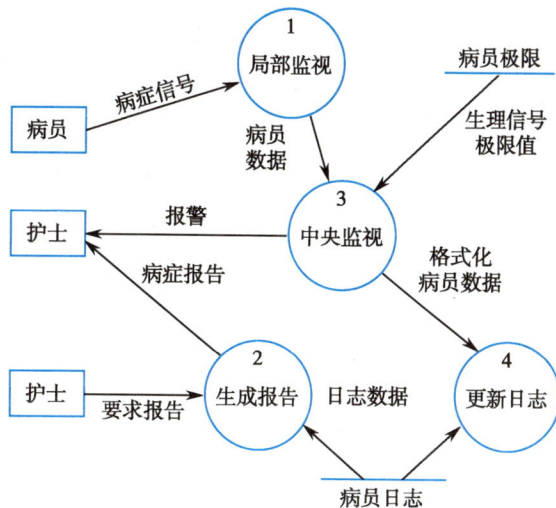

图3-9 病房管理系统的一层DFD图

表3-1 "患者日志"的数据词典

类型	数据存储
名称	患者日志
构成	日期+更新时间+患者ID+低血压+高血压+体温+心率+是否异常+医生备注
频率	每2小时更新一次

表3-2 "报警"加工的判定表说明

		1	2	3	4	5	6	7
条件	低血压∈[80,100]	T	T	F				
	高血压∈[100,130]	T	F	T				
	体温∈[36,37]				T	F		
	心率∈[60,100]						T	F
动作	报警及要求病历	√	√		√		√	

备注:此表中血压、体温、心率等数值非医学依据,仅为举例目的而设(不同年龄使用的极限值不同)

如果我们不采用结构化的开发方法,而是采用面向对象的开发方法,那么在这一步,就需要根据用户需求分析角色(可以通过问一些问题来确定,如谁使用系统的主要功能?谁需要系统的支持以完成日常工作任务?系统需要和哪些外部系统交互?谁/什么对系统运行产生的结果/值感兴趣?……)和用例(也可以通过问一些问题来确定,如与系统实现有关的主要问题是什么?系统需要哪些输入/输出?这些输入/输出从何而来?到哪里去?执行者需要系统提供哪些功能?……),做出基本用例图(图3-10)。根据对系统的进一步理解,可以将其进一步细化成图3-11。

四、软件设计

软件设计是软件开发过程中的重要阶段,对保证软件系统的质量起着关键作用。它的任务是将需求阶段获得的需求说明(模型)转换为计算机中可实现的系统。软件设计包括概要设计和详细设计两个阶段。

概要设计是软件设计的第一步,在该阶段设计软件的结构,确定该结构由哪些模块组成(模块分解),这些模块的层次结构怎样?这些模块的调用关系怎样?每个模块的功能是什么?同时还要设计

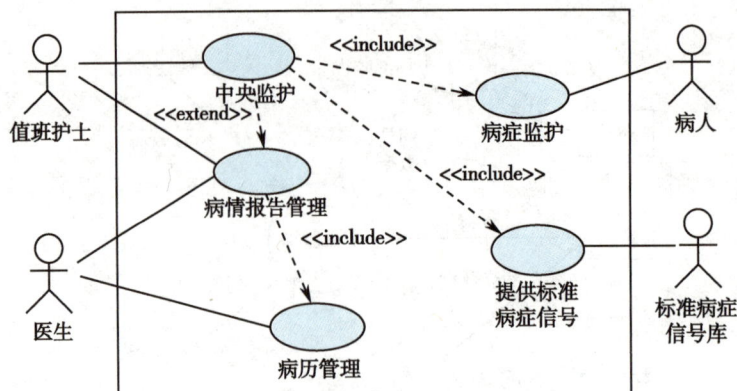

图 3-10　病房监护系统高层用例图

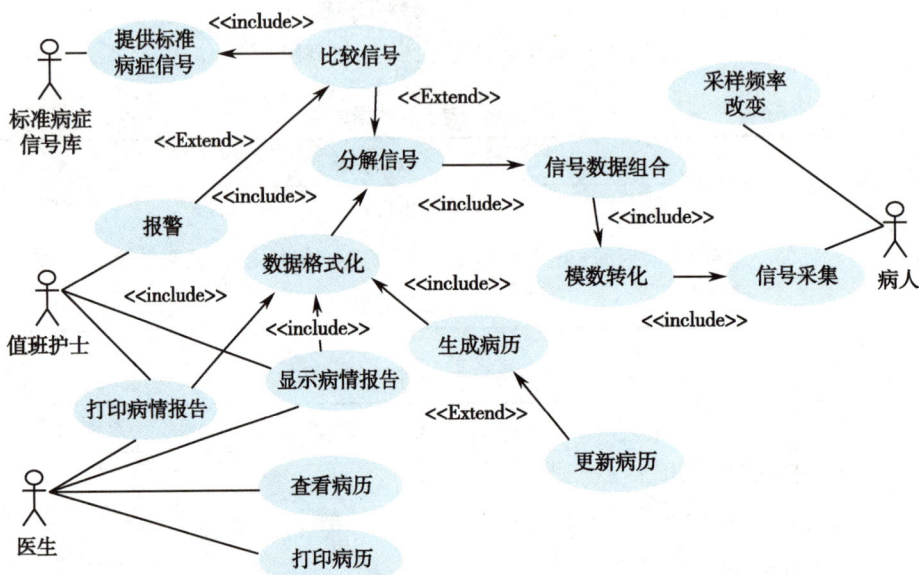

图 3-11　病房监护系统细化用例图

该项目的应用系统的总体数据结构和数据库结构,即应用系统要存储什么数据,这些数据是什么样的结构,它们之间有什么关系等。概要设计的总体设计总则是:提高模块内联系,降低模块间联系,达到高内聚、低耦合的目标。

　　详细设计阶段的任务是开发一个可以直接转换为程序的软件表示,即对概要设计中每个模块的内部过程进行设计和描述,要把每个模块的功能描述变为精确的、结构化的过程描述(包括根据各个模块的功能和过程进行数据设计),以便在编码阶段直接把它用合适的程序设计语言实现。面向过程的开发方法常用伪代码、流程图、N-S 图、问题分析图(PAD 图)等方式描述模块的详细设计。通常界面设计也属于详细设计阶段。

　　面向对象开发方法没有严格区分概要设计与详细设计,在软件设计阶段是对图 3-11 用例图进行逐步细化,从各种不同的角度来更加细化地描述系统,如从用例图中提出类,并做出类图(图 3-12)及类之间的关系图(图 3-13)等。

五、编码

　　编码阶段就是通常所说的编程,主要由开发小组里的程序员根据软件设计的结果进行转化及编程实现。在此阶段,不管采用哪种编程语言,所开发的程序都应该层次结构清晰、易读、易理解还易验

值班护士	医生	报警信号	病症监视
用户名 密码	用户名 密码	声音 灯光 文字	采集频率 病症信号
查看病情报告（　） 打印病情报告（　）	查看病情报告（　） 要求打印病情报告（　） 查看病历（　） 要求打印病历（　）	报警（　） 数模转化（　）	格式化信号数据（　） 采集信号（　） 信号组合（　）

图 3-12　病房监护系统的类图（部分）

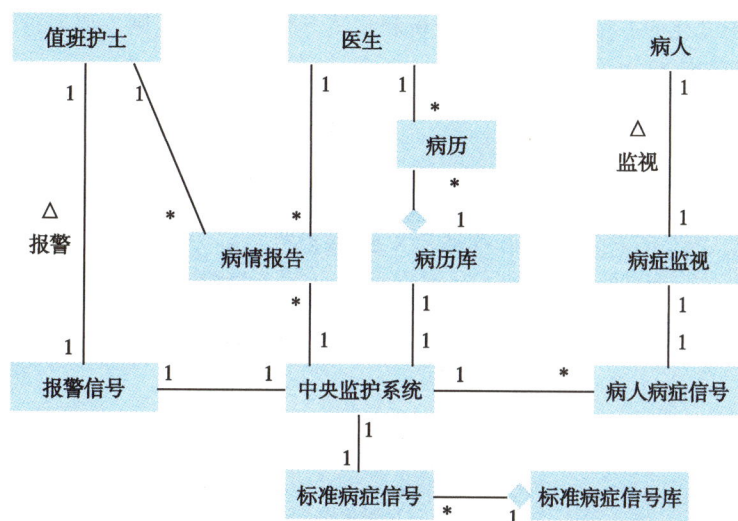

图 3-13　病房监护系统类之间关系图

证,且尽量仅由顺序、选择、循环三种基本控制结构组成,这样编出的程序质量高。程序的优化是每个优秀的程序员应该具备的思想和能力,包括结构的优化、功能的优化、算法的优化、时间及效率的优化等。

对时间起决定性作用的软件优化方法有:

（1）不考虑时间因素的前提下开发并精简软件结构;

（2）寻找软件设计结构中的"关键路径"和"关键事件",仔细设计这些关键部分的实现算法;

（3）选择合适的高级编程语言,提高程序的编译效率;

（4）在效率和实现功能之间寻求平衡点;

（5）充分利用已有的软件工具帮助编码,以提高编码效率和减少程序中低级错误出现的可能性。

为了提高软件的质量和可维护性,可以在程序设计语言的特性及选择、程序设计风格、算法与程序效率、软件代码审查、良好的文档资料、规范的数据格式说明、简单清晰的语句结构等方面多做工作。比如 Java 语言本身是一种简单的面向对象的分布式语言,功能强大、高效安全,与结构无关,易于移植,是多线程的动态语言;增加了 Objective C 的扩充,提供更多的动态解决办法;具有网络支持、简单、安全等特点,是一种广泛使用的高级编程语言。但是在不需要多线程也不要求网络功能很强的病房监护系统上就不如面向对象的可视化语言(如 VB、Delphi 等)简单、方便。

六、测试

（一）测试的必要性和重要性

开发工作的前期不可避免地会引入错误,测试的目的是为了发现和暴露错误,这对于生物医学相关的涉及人生命安全的项目或者重要的军事、经济目标的项目显得尤其重要。软件测试方案是测试阶段的关键技术问题,基本目标是选择最少量的高效测试用例,尽可能多地发现软件中的问题。测试与调试不同,测试是要找到错误,调试是推断错误的原因,从而进一步改正错误。

要注意的是,测试不是为了证明程序是正确的,而是在设想程序有错的前提下,设法暴露程序中的错误和缺陷。一个好的测试在于能发现至今未发现的错误,一个成功的测试是发现了至今未被发现的错误。因此,测试过程应当避免由程序员自己来测试自己的程序。另外,完全测试是不可能的,即有限次的测试是不可能发现程序的所有错误。因此,应当在程序的重要性和测试所花的代价两者之间进行权衡。

(二)测试方法

软件测试方法有很多,一般分为静态分析方法和动态分析方法(图 3-14),其中静态分析方法主要是以人工的、非形式化的方法对程序进行分析和测试,动态分析方法则主要通过选择(设计)适当的测试用例来执行程序,发现错误。

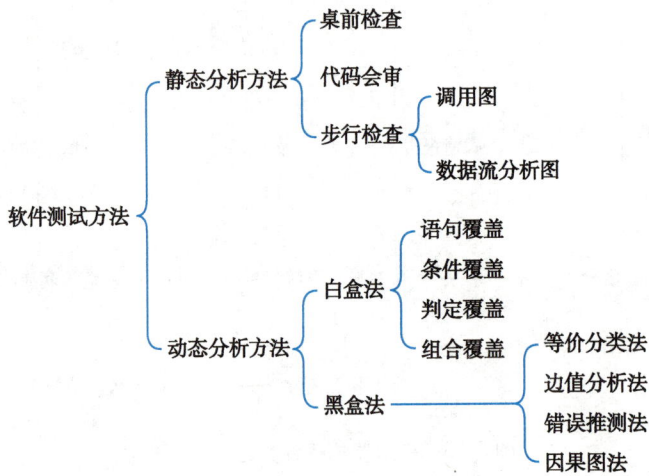

图 3-14 常见的软件测试方法

(三)测试策略

一般都采取先进行静态测试,再进行动态测试的综合测试策略。

面向过程的软件测试通常从单元测试(最小的模块测试)开始,一个功能模块一个功能模块地测试;然后将测试通过的小功能模块组装起来形成大的功能模块(组装测试),逐渐完成整个系统所有模块的测试;接着根据软件需求说明书(需求分析阶段完成的文档)进行确认测试;最后与计算机硬件、外部设备、支持软件等一起,在实际运行环境下进行系统测试;并和最终用户一起完成系统的验收测试。这些测试都完成了,软件才可以被交付使用。

对于面向对象的开发方法来说,正如喷泉模型所展示,软件测试可以跟随软件开发进程而同步进行,不必等到编程实现后才开始。由于以对象为基本元素,因此对对象的测试是面向对象测试中的重中之重,包括对对象的属性、对象的操作、对象之间的关系等的测试。总的来说,面向对象的测试与传统面向过程的测试仅是测试的内容和对象不同,所使用的测试方法是相同的。

(四)病房监护系统的测试

对于像病房监护系统这样关系到人生命安全的系统,测试尤为重要。建议采用静态测试结合动态测试的综合测试策略,采用多种测试方法,设计足够高效的测试用例,尽可能多地发现程序的错误。

软件测试应该按 5 个层次展开:

(1)没有语法错误;

(2)运行有结果;

（3）对典型数据能得到正确结果；

（4）对典型有效数据能得到正确的结果，对无效数据有防范措施；

（5）对一切可能出现的数据不出错。

显而易见，一个层次比一个层次细致，工作量也越来越大。但是对于病房监护系统这种特殊的软件系统，还是要尽可能达到第 5 层次，以确保系统的安全可靠。

七、维护

（一）软件维护的工作

软件维护阶段是软件生存期中时间最长的阶段。从已交付的软件投入正式使用开始，便进入软件维护阶段，可能持续几年甚至几十年。维护不仅仅是根据用户发现的问题修正软件。按照不同的目的，软件维护包括以下四类工作：

（1）完善性维护：扩充原有系统的功能，提高原有系统的性能，满足用户的实际需要；

（2）纠错性维护：对在测试阶段未能发现而在软件投入使用后才逐渐暴露出来的错误，进行测试、诊断、定位、纠错以及验证、修改的回归测试过程；

（3）适应性维护：使运行的软件能适应运行环境的变动而对软件进行修改的过程；

（4）预防性维护：为了进一步改善软件的可靠性和易维护性，或者为将来的维护奠定更好的基础而对软件进行修改。

（二）HIS 维护

对于生物医学信息类软件来说，运行维护相对普通软件有更高的要求。相对于病房监护系统这种小范围软件系统而言，HIS 这种大范围的管理系统对软件维护的要求更高，也更有代表性。HIS 系统因其可以节约大量人力物力而被广大医院广泛采用，但是由于信息技术的飞速发展和管理模式的不断更新，系统功能越来越复杂，越来越庞大。此时如何确保系统的正常运行（故障随时可能出现），并在此基础上充分挖掘 HIS 中的宝贵资源，提高对各种信息数据的再利用效率，使之发挥出最大的功效，都需要在后期运行维护中继续进化而得以实现。

系统维护是 HIS 可靠运行的重要技术保障，可以从几个方面展开：

（1）领导重视：HIS 需要医院各个部门的通力合作与参与，涉及方方面面的部门和工作人员。如果没有领导的支持，HIS 很难推行，一旦系统出问题就更不容易推行下去，产生的功效也必定大打折扣。医院必须为 HIS 投入足够的资金，配备高素质的系统维护人员，同时加强维护管理，才能保证 HIS 的正常运转和医院业务工作的正常开展。这些都需要得到领导的重视和支持。

（2）运维人员保障：一方面，系统的运行维护对运维人员本身的素质与能力要求很高，不仅要求他们对系统本身的使用熟悉，而且能较深入了解系统的开发过程，甚至本身就是该系统的开发者。像 HIS 这样复杂的系统不出问题是不可能的。根据 HIS 系统维护工作分布情况的统计结果，一般纠错性维护占 21%，适应性维护占 25%，完善性维护达到 50%，而预防性维护及其他类型的维护仅占 4%。可见，完善性和纠错性维护占了一大半，因此需要非常专业的技术人员（最好是开发者）时时工作，确保整个系统的正常运行。从 HIS 中挖掘有用的信息资源，提高信息再利用效率的进化维护对技术人员的要求就更高了。因此，必须时刻准备一支专业的技术队伍；另一方面，从 HIS 交付使用到被淘汰的时间都属于运行维护期间，有可能持续几十年，这期间需要有一支稳定的运维队伍，能不间断地解决问题。对于软件本身的问题，如完善性、纠错性、适应性维护，主要依靠专业的技术人员队伍执行，其他方面（如硬件方面的维护、系统运行稳定等方面的维护）都需要专门的运维人员巡视并及时解决，必须得到保障。

（3）软件维护的质量和效率：HIS 维护具有很高的代价，其有形的代价直接来自维护工作本身。HIS 软件维护工作可分为非生产性活动和生产活动两部分：非生产性活动主要是理解源程序代码的功能，解释数据结构、接口特点和性能限度等。这部分工作量和费用与 HIS 模块的复杂程度、维护人员的经验水平及对系统的熟悉程度密切相关;生产性活动主要是分析评价、修改设计和编写程序代码等工作,其工作量与系统开发的方式、方法、采用的开发环境等有直接的关系。一支拥有部分软件开发者的专业技术队伍对保证系统维护质量是必要的。软件生命期各阶段均与可维护性有关。如果在软件开发的各个阶段都使用成熟的开发方法,具有良好的设计、完善的文档资料及一系列严格的复审和测试,就会使错误一旦出现就较为容易诊断和纠正,即使当用户需求有所变更或外部环境有所变化时,软件也能较容易地适应,有利于提高系统维护的质量和效率。

(4)软硬件条件保障:系统使用的软硬件设备要保证稳定可靠,包括:关键数据要多做备份,防止因某一台设备故障导致整个系统无法运行的情况;相关软件要及时更新,做好防范病毒的措施;对系统出现的问题要做好记录,以便再次出现问题时能够快速解决。

以上即为一个医学信息系统软件开发的基本步骤。根据不同的系统需求,实际开发中可能会在各个阶段使用不同的方案进行,但无论如何,软件开发都应该把"以最少的代价完成高质量的软件"作为目标进行,最后得到一个具有高准确性、高效率、高可理解性、高可维护性的高质量医学信息系统软件。

第四节 软件项目管理

软件管理是软件开发成功的关键环节,任何工程的成败,都与管理的好坏密切相关。由于软件产品的特殊性,软件工程的管理对于保证软件产品的质量具有极为重要的作用。

随着软件的规模和复杂度的不断增大、开发人员的增加以及开发时间的增长,都增加了软件工程管理的难度,同时也突出了软件工程管理的必要性和重要性。印度软件产业在近年来迅速发展的成功经验就是严格按照国际规范进行科学管理。事实证明由管理失败造成的后果要比开发技术错误造成的后果更为严重。例如:微软公司 Windows 2000 的开发,仅仅核心部门的成员就有 2500 人,测试用的代码有 1000 万行,测试中所用到的脚本程序有 6500 种,规模如此之大的软件系统,如果没有科学的、规范的、有效的管理,是不可能成功的。

软件工程管理的主要任务有:

1. **软件可行性分析** 从技术上、经济上和社会上等方面对软件开发项目的可行性进行分析,避免盲目投资,减少损失;

2. **软件项目的成本估算** 在开发前,从理论到具体的模型估算软件项目的成本,减少盲目工作;

3. **软件生产率的管理** 分析影响软件生产率的五种因素(人、问题、过程、产品和资源),帮助在软件开发时更好地进行软件资源配置;

4. **软件项目质量管理** 对于影响软件质量的因素和质量的度量都是质量管理的基本内容。

5. **软件计划** 开发软件项目的计划属于全局性问题,涉及实施项目的各个环节,计划的合理性和准确性往往关系着项目的成败;

6. **软件开发人员管理** 软件开发的主体是软件开发人员,对软件开发人员的管理十分重要,它直接关系到如何发挥人员的最大工作效率和软件项目是否能开发成功等问题。

因此,软件项目管理是对整个软件生存期的所有活动进行管理,在各个阶段过程中软件项目管理的活动包括:

(1)项目启动:确定系统范围、组建项目团队、建立项目环境;

(2)项目规划:确定项目活动、估算项目成本、制定进度计划;

(3)项目实施:监控项目执行、管理项目风险、控制项目变更;

(4)项目收尾:项目验收、软件安装培训、项目总结。

软件项目管理的具体内容可参考国际规范的软件成熟度度量(capability maturity model for software,CMM)。CMM 是一种用于评价软件承包能力并帮助其改善软件质量的方法,侧重于软件开发过程的管理及工程能力的提高与评估。

本章总结

　　医学信息学是信息技术与生物医学的结合产物,信息技术的发展极大地促进了医学信息学的发展。软件在生物医学中的作用越来越突显,本章介绍了软件在生物医学中的多个应用方向,重点介绍了软件工程思想,并用一个医学信息学软件的例子说明了利用软件工程思想进行医学信息学软件开发的一般步骤。本章的软件工程思想可以应用于任何有计划有目标进行的项目,其思想可以在后续章节中得到更进一步的加深。

思考题

1. 软件在生物医学中的作用有哪些?
2. 为什么要用软件工程的思想设计软件?
3. 数据流图与程序流程图的区别是什么?
4. 软件工程的目的是以较少的投资开发高质量的软件,那么什么样的软件是高质量的软件?
5. 由于生物医学信息学的特殊性,其相关软件系统与普通计算机软件系统相比,在软件生命期的各个阶段更应该多考虑些什么?

参考文献

1. 许家珆,白忠建,吴磊. 软件工程—理论与实践(含光盘)[M],2版. 北京:高等教育出版社,2009.
2. 徐士良,葛兵. 计算机软件技术基础[M],2版,北京:清华大学出版社,2007.
3. Roger S 软件工程:实践者的研究方法[M]. 郑人杰,马素霞,译. 北京:机械工业出版社,2011.
4. 代涛. 医学信息学的发展与思考[J]. 医学信息学杂志,2011,32(6):2-16.
5. 周毅,刘燕. 医学信息学的研究领域及人才培养[J]. 医学信息学,2005,18(8):856-858.
6. 吴劲芸. 医学信息工程专业软件工程课程教学方法研究[J]. 计算机(光盘软件与应用),2013,21:249-251.
7. 牧童,张会娜,潘晓平. 医学信息系统软件维护问题及其对策[J]. 医学信息学杂志,2009,30(6):22-23.
8. 陈敏. 医院信息系统软件的维护方法[J]. 医学信息,2004,17(11):697-699.

（王玲）

生物医学信息安全及隐私保护　　第四章

近年来,信息新技术的快速发展及在生物医学领域的应用,使得基因信息、医学图像、健康医疗记录和多中心临床药物试验等方面的数据爆炸性增长,生物医学信息进入大数据时代。如何有效地存储、分类、处理和挖掘这些复杂而丰富的信息,发现大数据中的有用知识,具有重要的科学价值和现实意义。随着信息技术的不断发展,信息安全问题也日显突出,生物医学信息不可避免地也涉及安全、隐私保护和伦理学等方面的问题,处理好该方面的问题,可以更好地推动生物医学信息的应用和发展。

第一节　生物医学信息安全

一、信息安全现状与存在问题

在生物医学领域信息化进程中存在诸多安全隐患。例如,医院、卫生站等公共医疗卫生机构没有全面实施信息安全等级保护制度,大多数医疗机构缺乏信息安全意识和防范能力,在远程医疗运行的数据接口方面存在漏洞,存在被黑客入侵、网络攻击等安全隐患,严重影响医院的正常运行和患者的正常就医。在服务外包方面,医疗机构委托专业服务机构进行内部信息系统开发,开发过程中,往往忽视对信息安全的管控,没有对开发人员和访问范围进行有效约束,为不法分子通过系统本身的原始漏洞窃取数据埋下了隐患。

信息数据是医疗卫生机构的核心机密,在经济利益驱使下,一些不法分子为了获取重要信息进行有目标的窃取,信息数据安全性必须被予以足够的重视。目前,医院大多采用智能网络来共享重要的医疗信息。对于医院而言,网络化协同可以使不同的医疗机构共享重要的医疗信息资源,减少重复投入;对于医护人员而言,网络化协同意味着他们能够以方便、有效的方式,存取患者的电子信息。但是,在网络化协同带来医疗便利的同时,一些医药机构缺少有效的安全保护措施和审计机制,并存在账号滥用与业务数据被非法读取的风险,导致核心信息数据外泄事件频频发生。

在信息安全方面,对人和其行为的管理才是最为重要的。人为灾害包括大规模的 DOS 攻击、黑客入侵、计算机病毒、垃圾邮件等,而自然灾害包括设备老化、短路造成的漏电、火灾。这些灾害很大程度上起因于人为的技术不足或操作不符合标准规范等,不仅会造成重要数据的丢失,严重影响到生物医学信息系统的正常运作,带来经济上的损失,还会对使用者造成隐私泄露等问题,甚至也会因为生物医疗设备的产品质量缺失而威胁到用户的生命安全。

宏观上,信息安全问题也属于计算机网络和软硬件信息安全,当前的生物医学信息安全也很大程度上附着于网络。作为信息安全的一部分,网络安全是信息能否顺利、有序地进行交换的先决条件。

我国信息安全面临三个大方面的挑战:数据收集更加广泛,信息安全战略威胁日益突出;各类网络安全威胁不断增加,网络安全防范难度加大;信息安全建设缺乏规范,安全防护能力亟待提高。

二、信息相关规范

(一)信息安全基本概念

信息安全就是要防止非法的攻击和病毒的传播,以保证计算机系统和通信系统的正常运行。信息安全包括以下四个内容,即信息的保密性、完整性、可用性和可控性。综合起来,就是要保障电子信息的有效性,其根本目的是使一个国家的信息技术体系不受外来的威胁和侵害。

(二)信息安全的要素

1. **数据的保密性** 确保信息不暴露给未授权的实体或者进程;
2. **数据的完整性** 只有得到允许的人才能修改数据,并且能够判别出数据是否已被篡改;
3. **数据的可用性** 得到授权的实体才可在需要时访问数据;
4. **数据的可控性** 可以控制授权范围内的信息流向及行为方式(图 4-1)。

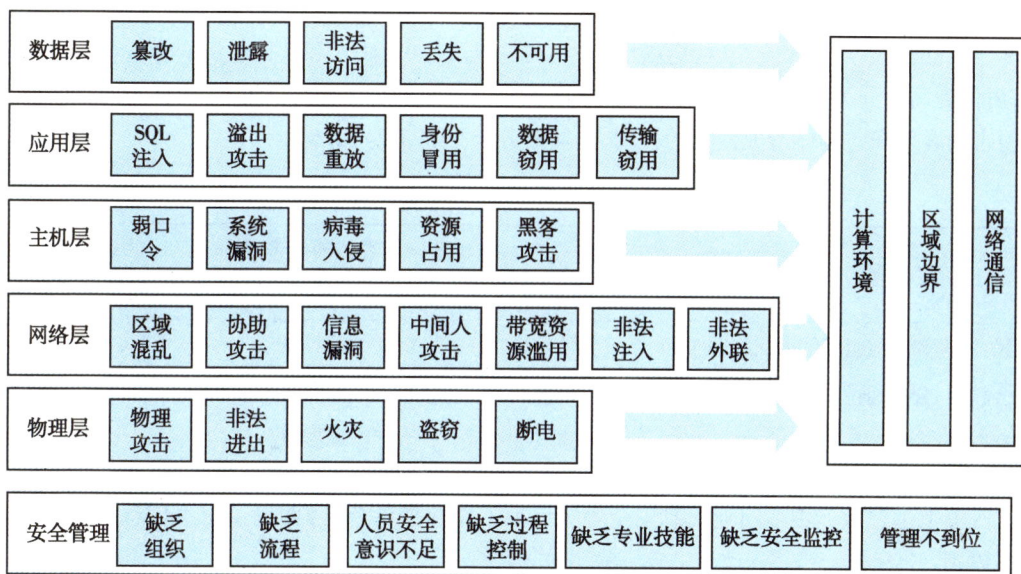

图 4-1 信息安全面临的问题

(三)信息安全常见问题

信息系统安全包括:物理安全、网络安全、主机安全、数据安全和应用安全。其中,物理安全主要涉及的问题有物理攻击、非法进出、火灾、盗窃、断电等;网络安全主要涉及的问题有无线网络的可用性、非授权设备随意通过无线信号接入到网络、非法的访问接入点(access point,AP)等;主机安全主要涉及的问题是网络设备,包括移动设备和操作系统;数据安全方面主要涉及的问题,一是移动设备丢失会造成数据外泄,二是移动网络的传输过程中的泄露;应用安全方面主要包括身份认证和安全传输等问题。

随着卫生信息化建设的高速发展,信息化过程中的安全与隐私已经成为一个不容忽视的问题。在此方面,世界多数大国都制定了相应的法律法规。

美国的法律在世界各国中最具有代表性,其中最典型的法律是美国政府于 1996 年颁布的健康保险携带和责任法案(Health Insurance Portability and Accountability Act,HIPAA);此外,英国、德国、加拿大、澳大利亚、日本、韩国等都在 20 世纪末开始针对隐私保护制定了相关的法律法规。

在中国,涉及隐私保护的法案最早在《宪法》有提及,其次在 1988 年《关于贯彻执行(中华人民共和国民法通则)若干问题的意见》中有具体解释,而在医疗信息隐私保护法规上则以《电子病历基本规范(试行)》、《电子病历基本架构与数据标准(试行)》、《卫生系统电子认证服务管理办法(试行)》为代表。2011 年国家卫生部发布《关于全面开展卫生行业信息安全等级保护工作的通知》和《卫生行业信息安全等级保护工作的指导意见》,2016 年,国家出台的《信息安全技术个人信息安全规范(征求意见稿)》《网络安全法》成为目前主要参考的规范之一。信息安全等级保护法规一定程度上对生物医学行业保护信息安全和患者的个人隐私起到了重要的作用。

网络信息安全等级保护需要考虑以下两个维度:

1. **应用领域** 安全通用要求是所有系统都需要满足的。在此基础上,基于系统性质的不同,需要满足云计算安全扩展要求、移动互联安全扩展要求、物联网安全扩展要求、工业控制安全扩展要求、大数据安全扩展要求中相应的部分。

2. **安全定级** 信息安全等级保护是国家信息安全保障工作的基本制度、基本策略和基本方法。确定了具体应用领域之后,对于具体的系统,需要考虑对应的安全级别,从而决定需要满足的安全要求。

安全等级保护对象是指等级保护工作中的保护对象,主要包括网络基础设施、信息系统、大数据、云计算平台、物联网、工控系统等;安全等级保护对象根据其在国家安全、经济建设、社会生活中的重要程度,遭到破坏后对国家安全、社会秩序、公共利益以及公民、法人和其他组织的合法权益的危害程度等,由低到高划分为五级。信息系统的安全保护等级由两个定级要素决定:等级保护对象受到破坏时所侵害的客体和对客体造成侵害的程度,具体的分级见表 4-1。

表 4-1 信息安全保护等级矩阵表

受侵害的客体	对客体的侵害程度		
	一般损害	严重损害	特别严重损害
公民、法人和其他组织的合法权益	第一级	第二级	第三级
社会秩序、公共利益	第二级	第三级	第四级
国家安全	第三级	第四级	第五级

在医疗卫生领域,《卫生行业信息安全等级保护工作的指导意见》明确了卫生信息系统安全定级的基本原则。

以下重要卫生信息系统安全保护等级原则上不低于第三级:①卫生统计网络直报系统、传染性疾病报告系统、卫生监督信息报告系统、突发公共卫生事件应急指挥信息系统等跨省全国联网运行的信息系统;②国家、省、地市三级卫生信息平台,新农合、卫生监督、妇幼保健等国家级数据中心;③三级甲等医院的核心业务信息系统;④卫生计生委网站系统;⑤其他经过信息安全技术专家委员会评定为三级以上(含第三级)的信息系统。

另外,《卫生行业信息安全等级保护工作的指导意见》规定,三级及以上的卫生信息系统需要进行等级测评。等级测评的机构从全国信息安全等级保护测评机构推荐目录中选择。测评合格后,需要报属地公安机关及卫生行政部门备案,并每年进行等级测评。

等级测评实施的基本方法是针对特定的测评对象,采用相关的测评手段,遵从一定的测评规程,获取需要的证据数据,给出是否达到特定级别安全保护能力的评判。安全等级保护测评分为单项测评和整体测评。单项测评是针对各安全要求项的测评,支持测评结果的可重复性和可再现性。单项测评由测评指标、测评对象、测评实施和单元判定结果构成。整体测评是在单项测评基础上,对等级保护对象整体安全保护能力的判断。整体安全保护能力从纵深防护和措施互补两个角度评判。等级测评实施的详细流程和方法参见 GB/T 28449《网络安全等级保护测评过程指南》和 GB/T 28448《网络安全等级保护测评要求》。

三、信息安全保护策略

信息安全保护可以从三个方面进行,分别是:安全风险识别与预警、安全防护、安全响应与恢复。

（一）安全风险识别

为了能让机器设备（这里通常指计算机，包括移动终端、可穿戴设备等用于健康医疗流程的设备）在信息系统中安全地运行，必须了解信息系统中影响机器设备安全的各项因素及安全威胁，从而对机器设备信息系统进行风险分析。在医疗健康领域也不例外，健康企业、医院或服务商应明确健康领域信息安全问题的风险状况，了解风险的类型和危险程度，并对这些风险采取相应的措施或方案进行预防和预警。这里的安全威胁是指信息系统各组成部分在履行其应用功能过程中，机密性、完整性和可用性等方面存在的弱点，以及信息系统内部或外部的人们利用这些弱点可能产生的违背信息系统所属组织安全意识的后果。

信息系统的安全威胁种类十分繁多，大致可以分为三类：固有安全风险、意外安全风险和人为恶意安全风险。

固有安全风险是信息系统本身或组件在设计、制造和组装过程中，因人为或自然因素产生的各种隐患，包括硬件因素、软件因素和网络因素。其中，计算机硬件是计算机信息的物质载体，其质量保证与运行的可靠程度直接影响计算机信息的安全性。信息系统硬件组件的安全隐患多数源于设计，主要表现于物理安全方面，一般强化人工管理措施来降低这方面给信息系统带来的安全隐患。软件因素对计算机信息安全的影响有来自系统本身的，有来自用户的，也有来自软件本身的缺陷或漏洞的，还有因软件在抗误操作方面的能力较差而操作又不符合规范造成的。至于网络因素，安全问题最多的还是基于 TCP/IP 协议栈的因特网及其通信协议。因为因特网本身是一个没有明确物理界限的网际，其中的国与国之间、组织与组织之间、个人与个人之间的网络界限是依靠协议、约定和管理关系进行逻辑划分的，因而是一种虚拟的网络现实；而支持因特网运行的 TCP/IP 协议栈在设计的初衷只考虑了互联互通和资源共享的问题，并未考虑也无法兼容解决来自网际的大量安全问题。

意外安全风险是指自然灾难（包括水灾、火灾、雷电、电力故障以及其他导致信息系统瘫痪的非人为灾难）和人为引起的灾难（包括人类社会的暴力、战争、盗窃、迫害、交通事故等）。它们都属不可抗力，可能危及计算机工作环境、设备、通信线路的安全与完整以及计算机程序和数据文件。

人为恶意安全风险在目前是十分普遍的一种信息系统风险，一般来说是一些别有用心的人利用因数据在介质上存储和传播时所存在的可人为操控的机会，对其进行干扰、窃取和破坏。

（二）安全防护

采用技术防控手段是保障网络信息安全的最有效措施。目前比较成熟并广泛应用的网络信息安全技术防控手段包括：防火墙技术、防病毒技术、数据加密技术、入侵检测技术、网络监察技术等。

其次，在人员管理方面，通过对工作人员的道德规范约束和工作行为管理，来提高信息的安全防护。主要包括以下方面：

（1）遵守网络道德与规范：网络的基本道德准则和现实生活的基本道德准则是一致的。网民应该遵守的基本规范有：不使用计算机伤害他人；不干扰他人的计算机工作；不窥探他人的计算机；不使用计算机进行盗窃；不使用计算机作伪证；未经许可不使用他人的计算机资源；以深思熟虑和慎重的方式使用计算机、避免伤害他人；尊重他人的知识产权；尊重他人的隐私和保守秘密；严格遵守国家关于信息网络安全的法律法规。

（2）严格遵守工作过程中的规范准则：通常大企业都会有自己的企业文化，而企业文化有很大部分是源于工作中规章制度对员工的约束和管理，除了通过抽象的规章制度对员工管理以外，也可人为地安排相应的纪律监督员确保员工的行为操作符合企业的需要。

（三）安全响应与恢复

安全响应机制是一系列用于企业在遭遇了突发安全违规事件之后迅速对安全问题进行响应处理的指导方案。

由于生物医学领域的网络系统属于大规模网络系统，所使用的计算机网络系统应急响应体系应具备四个性质。

（1）信息安全应急响应体系本身与保护对象业务系统以及和大规模网络系统外部资源的环境有物质的交换、能量的交换和信息的交换。

（2）保障处于大规模网络系统所包含的体系子系统和关联系统很多，需要管理的既有复杂的网络业务系统，又有多种功能的安全设备，还有因素的和过程的管理方式。

（3）开放的大规模网络系统有许多层次。

（4）信息安全所涉及的要素种类繁多，数量巨大，结构复杂，是功能综合的大型系统。同时，在这个系统中，有意识地活动的人既是系统的构成客体，又是系统的操作主体，这种双重性使得它的复杂性大大增强。

在安全响应系统中不得不提安全管理平台（security operations center，SOC）体系结构，它是集事件采集、关联分析、响应控制于一体的闭环结构。首先集中采集安全设备产生的安全警告、日志、系统状态等安全事件，然后利用安全事件之间、安全事件与运行环境上下文之间的相关性，对这些原本相对孤立的数据进行分析，最后对关联分析产生的具有真正威胁的攻击事件及时主动地进行联动响应。系统由安全事件采集 Agent、SOC 事件服务器、SOC 管理终端、事件和知识数据库及联动控制子系统等构成。

安全恢复也称为容灾恢复，是在发生了安全事件造成损失之后采取的恢复措施，使信息系统重新正常运作，并通过数据丢失恢复等操作，将已发生的损失减到最小。安全恢复作为安全体系结构中最后一道防线，需要给予与其他安全层面一致的重视程度。

在生物医学中，数据是其体系结构中最为重要的内容之一，不仅包含了医疗健康体系的信息，也包含了使用者的个人健康档案、电子病历和其他个人隐私等。这些数据通常经过长时间和巨大人力物力才能够采集得到，所以尽管不可避免地会发生安全事故，也应有有力和完善的数据恢复体系来对所有数据进行恢复。在容灾恢复体系中，衡量确定灾难恢复目标，有两个主要指标：恢复目标点（recovery point object，RPO）和目标恢复时间（recovery time object，RTO）。其中，RPO 代表了当灾难发生时允许丢失的数据量；而 RTO 则代表了系统恢复的时间，应合理选取这两个指标值来决定总的投入。

第二节　生物医学隐私保护与伦理

一、生物医学隐私现状及相关保护方案

（一）个人隐私

个人隐私是指公民个人生活中不愿为他人公开或知悉的秘密。隐私权是自然人享有的对其个人的、与公共利益无关的个人信息、私人活动和私有领域进行支配的一种人格权。在医疗健康领域，患者通常受到的隐私危害有患者个人真实形象受到侵害、患者精神层面受到伤害和患者财产损失或不获益三种。在患者财产损失或不获益中又有如垃圾短信造成额外支出、诱导不必要消费和患者个人信息（身份证号码、银行账号、支付信息等）透露，商业保险费用上涨，造成财产损失等情况。

隐私涉及个人价值和社会价值，实际上存在于所有信息应用领域，而在生物信息领域更加突出。由于开源与数据共享已经成为生物学研究重要的驱动力量，整合性生物信息数据，特别是纵向、随时间推移的数据，对于研究疾病和健康、理解社会和文化行为、预测未来资源需求、预防犯罪和其他事务等具有重要价值。但与此同时，由于在线数据的不断增长，整合和分析数据能力的不断提升，以及缺乏适当的保护机制将原始数据及其衍生信息进行合理的隔离，隐私保护目前正经受严峻挑战。

目前，实际情况是研究人员只能保证不主动泄露生物隐私信息，而被动的或不自知的泄露是

非常普遍的。对个人生物信息的不适当公开，将可能导致对个体或者群体的难以修复的伤害。有研究表明，在一些高维度的遗传信息与数据被公布与共享后，能通过一些方法推理出参与某项基因组研究的个人身份，这使得信息公开与共享所带来的隐私暴露风险有可能大于其所带来的利益。

（二）患者数据带来的问题

患者数据是临床医学数据中最具有价值的部分，是患者健康和医疗相关的电子资料，也是有助于公共卫生管理，个性化治疗和医学研究的关键部分。患者数据泄露后有可能对本人造成无法预估的后果，包括伤害、歧视等。国内外已有很多现实案例，大数据技术使个人的医疗数据面临更大的风险，已成为多数人的共识。

第一，数据本身的风险。数据不仅能够不受空间限制复制成无数备份，而且能够不受时间限制永久地存储。当数据规模较小、接触面较窄、存储时间较短时，该特性并不十分突出。但在大数据的时代下，该特性就表现为高风险和长期风险。

第二，大数据技术的风险。首先，大数据的数据整合能力，使既往个人保护的技术运行模式失灵。其次，小样本走向全数据，大数据具有成为监控手段的条件。最后，数据储存网络化，导致个人信息泄露可能性的长期存在。

第三，患者数据内容泄露的风险。患者数据含有更多敏感内容、隐私性强，因而泄露之后会造成比一般个人信息更严重的伤害，特别是患者的声誉、经济和职业损失。

第四，商业、学术和社会价值高。患者数据的价值高，必然成为各种机构竞逐的目标。这种潜在的市场需求增大了保护患者数据的压力。

（三）个人身份再识别风险问题

个人身份再识别的风险问题一度成为讨论的焦点。传统上采取数据去识别化的技术手段，即将数据中与个人身份有明确关联的数据删除掉，使医疗数据与患者居民的身份脱钩。美国《食品和药品管理修正案》授权创建"健康数据网络"这一网络包括亿人的记录，健康系统建立了一个公司来对数据进行去识别化并为研究者服务。

但在大数据技术条件下，即使大型数据库使用了匿名的个人加密数据，仍存在用户身份可被重新识别的残余风险，个人身份可通过数据链接技术操作而被重新确定。

哈佛大学隐私专家 Sweeney 教授指出《居民电子健康记录》的去识别化处理并不能保证患者的隐私权"数据去识别化"，可以通过公共可获取到的资源进行再识别。不过也有人认为在当前美国的健康保险携带和责任法案标准下，一些被认为去识别化了的数据实际上仍然是可识别的，但去识别化确实可以大大降低隐私风险。

有学者提出即便经过患者知情同意，将临床试验中的敏感信息放入，仍可能存在隐私与保密等问题。在美国，可能的解决方案是相关研究者从联邦机构获取保密认证书，但对于不断增多的保密性要求其功能也是有限的，如无法保护数据库中的无意暴露或恶意使用，无法在临床试验中信息应用于不同记录时进行区别对待等。

个人知情同意难题：原则上，各类机构利用患者数据时，不论是基于尊重患者的人格，还是基于保护患者的利益，都应取得患者的知情同意。但大数据项目在实施传统的知情同意程序时面临成本压力，临床医学领域动辄数十万条数据记录的挖掘处理，对每个患者都实施传统的知情同意程序，需要支出的经费和人力是科研项目本身难以负担的时间压力，所以实际实施的时候学校和研究机构的内部审核委员会通常会衡量项目风险并豁免相关大数据分析项目的个人知情同意。

（四）隐私保护方案

从技术层面入手，关于大数据项目的患者知情同意程序问题，学者们提出了至少三类解决思路：第一类是"空白支票"方案，即让数据对象事前签署空白的，或总的知情同意书给予充分授权。第二类是在知情同意书中设立排除性条款，给个人排除其数据参与某些活动的自主权。第三类是分类处理,承认在有些情况下无法实施知情同意程序,如很多年前的临床试验数据。

关于患者个人信息控制问题,学者们也有一些建议。有人提出可以鼓励有能力避免不利后果的个人或者志愿者在去掉个人身份标识后,自愿公开他自己的数据,包括基因数据。还有人从管理角度提出要强化大数据操作者的职业精神,并对数据滥用施以惩罚,来保护数据对象的安全。

对于基本隐私泄露及保护的问题,个人隐私保护除了在主动意识上,也要注意被动意识上的隐私泄露情况。常见的个人隐私泄露一般包括个人基本信息和支付信息等的泄露,常见的途径如下:

法定的隐私权是指自然人享有的私人生活安宁与私人信息秘密依法受到保护,不被他人非法侵扰、知悉、收集、利用和公开的一种人格权,而且权利主体对他人在何种程度上可以介入自己的私生活,对自己是否向他人公开隐私以及公开的范围和程度等具有决定权。在远程医疗网络化推进中,构建有关隐私权保护机制,主要包括以下三个重点信息部位:

1. 保护就医用户登录的身份　健康状况信息网络就医用户在申请上网开户,个人主页免费邮箱以及申请医疗服务时,医疗信息化管理者往往要求用户登录姓名、年龄、住址、居民身份证编号、工作单位等身份和健康状况,服务商有义务和责任保守个人秘密,未经授权不得泄露。

2. 保护就医用户的信用和财产状况信息　包括信用卡、电子消费卡、上网卡、账号和密码等,患者个人在上网、网上消费、交易时,登录和使用的各种信用卡、账号和信箱均属个人隐私,不得泄露。

3. 严禁介入就医用户纯个人隐私的网络活动踪迹　法定隐私权作为一种基本人格权利,也是每个就医患者依法享有的私人生活安宁与私人信息依法受到保护,不被他人非法侵扰、知悉、搜集、利用和公开的一种人格权。因此,任何医方都无权借远程医疗网络化管理之便,私自介入包括浏览就医患者踪迹、活动内容的纯属个人隐私禁区。

各级医疗机构在远程信息化医疗过程中,应注重和强化保护就医者信息力度,特别是对患者隐私权的保护意识,采取相应措施及问责追纠机制,重点对患者在医院就医登记过的电话、家庭住址,还有医疗费用清单等信息资源加密给予保护,严禁将患者的远程医疗网络的有关信息商品化而被违法者所利用。

信息保密监控:临床信息系统核心的电子病历因其存储量大、节省资源、查询方便、共享性好而得到了广泛应用。为保障电子病历相关信息不泄露、不篡改而有悖于医学伦理或被非法商品化,应建立相应有效监控机制。

二、生物医学伦理

医学伦理学是运用一般伦理学原则解决医疗卫生实践和医学发展过程中的医学道德问题和医学道德现象的学科,它是医学的一个重要组成部分,又是伦理学的一个分支。医学伦理学是运用伦理学的理论、方法研究医学领域中人与人、人与社会、人与自然关系的道德问题的一门学问。

(一)生物医学伦理

依照有关法律与医学伦理、医德相应规则,针对我国医疗信息化进程中所发生的实情,有悖于医学伦理的主要现象可归纳为:

(1)未经患者许可,在网络上公开其姓名、肖像、住址、身份证号码和电话号码等个人信息资料;

(2)利用患者身份,扩大治愈效果而制作虚假电子网络广告;

(3)将电子病历、医学影像商品化,从中非法牟利,或私自篡改电子病历、医学影像而推脱医疗事故责任;

(4)通过患者地址,越位浏览、收集患者的网络踪迹的活动内容,或违规泄露患者纯个人的隐私;

(5)在实施远程医疗诊断中,有意刺探患者情感生活,或将患者有关性疾病的电子病历、影像图片等信息公布于众,严重干扰和破坏他人夫妻正常生活;

(6)以网络医务者自居,非法刺探患者信用、财产状况,或与网站管理员串通合伙骗取患者钱财,

或未经患者本人允许公布其财产状况;

（7）行临床网络医生之便,收集、刺探患者的社会关系并从中谋取私利;

（8）在医疗信息化管理过程中,因医方原因使患者的个人资料丢失、被盗用或遭篡改;

（9）违背了守法、诚实信用、社会公共利益的原则及医学伦理、医德,发布虚假、带有欺诈性的医疗电子网络信息、医学图像的广告。

（二）解决方案

为了防止违背医学伦理的现象发生,必须从法律制度和监督手段上入手。法律制度层面:

1. **加快医疗信息化管理的法律与伦理制度建设**　医疗信息化管理的法律与伦理制度建设,主要包括建立和完善医院伦理委员会(章程、组织、经费、运作与监控体系等);建立并启动患者及社会评价、监督医疗信息化运作、伦理医德医风的制度体系;建立并启动医疗信息化管理中医疗纠纷处理的法律与伦理制度体系;建立临床信息化对患者隐私权的基本保障制度;建立对医务人员不断进行医学伦理道德与法律教育等相关制度并认真实施。

2. **推行电子病历信息分级管理和加密查阅限权制度**　电子病历信息分级管理及加密限权制,即依据临床医院、医疗保险、远程医疗、教学科研的需要而分类级管理电子病历信息,同时针对涉及患者个人的基本情况、疾病发展、诊疗状况等患者隐私方面的医疗信息实施加密级别,并在医院内外网上设立下载、查阅权限,最大限度减少医疗信息和数据的商品化或患者隐私泄露。

3. **实行对违背医学伦理和医德行为的一票否决制**　各级医院都可依据本单位的实际情况,在制定和实施临床信息系统电子病历应用监控的同时,加大对违规行为的惩罚力度,对违背医学伦理和医德规范,并构成对就医用户隐私权的侵犯,或人为造成电子病历等信息数据泄密事件的,在医疗专业考核评优与晋升职称中实行一票否决制。

在完善法律制度的基础上,必须采用监督手段,对违背诚实信用原则及医学伦理、医德的行为加以遏制。

1. **以网络就医患者为中心**　针对远程医疗设置医学伦理和医德监督及评价系统。设置就医患者可自助触摸屏与远程医疗会诊网络平台窗口,依据自身就医经历有针对性进行监督与评价,也可投诉或举报有关违背医学伦理及医德的行为和事件,也可提出相应的意见和建议等,从而促进医疗信息化与医学伦理和医德医风建设朝健康方向发展。

2. **以医院伦理委员会为主体**　建立全方位、多层次的监督和互补型的综合评价的模块运行系统,医院伦理委员会与医院信息系统平台无缝集成,并连接到政府卫生信息化管理系统的模块,形成卫生主管部门、院内与远程就医患者的全方位、多层次的监督和互补型的综合评价系统。

3. **采用多种信息化手段和方式**　设立相应医学伦理和医德监督及评价系统的操作模式。采用多种信息化手段和方式,包括互联网博客、电子邮件短信、网络问卷、按键评价、触摸屏、软件系统等,方便不同层次的就医人群使用有关医学伦理和医德监督及评价系统。

4. **建立专门的网络远程医疗患者随访中心**　配置专门人员定期随访,收集患者反馈信息。通过患者随访平台软件,操作员可利用计算机自动拨号,全面记录患者的每个反馈信息;还可通过短信系统自动对网络远程患者进行短信随访,从而加强对医疗信息化中有关医学伦理与医德医风的随时监督和实时评价。

第三节　隐私、保密和数据共享的相关技术模型

由于其特殊的敏感性,生物医学数据特别是其中医疗信息数据的使用和分享需要充分的考虑隐私和保密。一方面我们要保护数据在存储,交换和使用过程中的安全性,保证原始数据不被泄露;另一方面,我们需要考虑数据使用的隐私性,使得参与研究的人员信息不能被重新标识。

一、健康隐私和保密性的基础

医疗数据分析和数据隐私是一对矛盾。一方面我们希望尽可能地挖掘医疗数据里的重要信息来服务于科研和临床，另一方面我们必须要尊重患者的隐私，保护敏感数据。

病人出院信息					公共数据			
姓名	工作	性别	年龄	疾病	姓名	工作	性别	年龄
刘一	工程师	男	35	发烧	范三	音乐家	女	30
陈二	工程师	男	38	发烧	石二	工程师	男	35
张三	音乐家	男	27	流感	蔡八	音乐家	女	40
李四	律师	男	38	肺炎	李四	律师	男	38
王五	音乐家	女	31	肺炎	程六	舞蹈家	女	30
赵六	舞蹈家	女	30	肺炎				
孙七	舞蹈家	女	30	发烧				

身份信息　　　伪身份信息　　　敏感信息

李四的敏感信息泄露

图 4-2　去除名字的患者出院信息和公开存在的投票记录可以共同导出患者的敏感信息

简单的数据脱敏无法达到保护的目的，举一个简单的例子，图 4-2 显示了去掉患者名字并不能保护患者出院数据的隐私。由于公开数据的存在，恶意的攻击者可以通过连接表单里面的字段来确定患者身份，并推断出对应的敏感信息。在这个例子中，用来连接的字段是<工作,性别,年龄>，被推断出的是有关疾病的信息。这一类可以用来连接的信息也被称为伪身份信息。它们的组合可以导致很高的唯一确定性，因此可以用来确认个人身份。在之前的研究中，Sweeney 评估了<生日,性别,邮编>三个字段，发现在美国的人口数据中 63%～87% 的个人都可以被唯一确认。

为了衡量一个数据库的隐私风险，研究者们设计了一系列的评估模型。g-distinct 就是其中的一个代表，用来量化个体的医疗记录在一个数据库中的独特性，可以表示为：

$$h(g) = \sum_{i \leqslant g} i \left| bin(i) \right| \tag{4-1}$$

其中 g 是模型参数；bin(i) 代表有 i 个相同记录的子集；$i|bin(i)|$ 的总和是满足有 i 个相同记录的子集的总数。因此，1-distinct 可以用来统计在数据库中具有相同记录数据的独特性。图 4-3 显示了 g-distinct 在两种不同脱敏数据下的比较，可以看到，采用第一种脱敏方法的唯一性是 12.5% 而第二种脱敏方法的唯一性则高达 50%，因此第一种方法提供了相对比较好的保护。

最早被提出来解决原始数据高唯一性的算法是 k-anonymity。这个方法可以泛化要分享的数据，使得在一个记录表里面每一条记录至少有 k 条完全相同的记录存在，这样使得恶意攻击者无法直接通过链接不同表单字段的方法来唯一确定患者信息。这个算法非常直观，在医疗信息领域被广泛的研究并生成了一系列的衍生算法。然而这个算法并不能提供完整的隐私保护。图 4-4 显示了一种情况，如果恶意攻击者知道一些有关目标患者的背景信息，比如说知道邻居是一个 34 岁的男性律师，同时又在本地患者出院信息里发现两条重复的记录都有 HIV 阳性，那就可以简单的推出邻居有艾滋病的信息。由于这种信息泄露不涉及身份链接，也被称之为属性泄露。

除此之外，有很多研究者发现的更多的潜在隐私泄露问题，Malin 发现多个不同医院访问轨迹可以导致隐私泄露，Loukides 发现患者疾病的分布特点可以导致隐私泄露，Bonomi 发现患者看病的时间分布也可以导致隐私泄露。对于层出不穷的信息泄露问题，一个更加全面的保护模型被提出，这个新的模型被称为差分隐私。通过测量任何特定个人对信息提取结果的影响，差分隐私可以量化在访问数据过程中对任意个人产生的隐私风险并进行保护。这个方法提供了对数据隐私的严格数学保障，

私有的敏感医疗数据					Safe Harbor数据				Limited data数据					公共数据（投票、人口普查数据库）		
姓名	性别	出生日期	家乡	疾病	性别	出生年份	疾病	bin(i)	性别	出生日期	家乡	疾病	bin(i)	姓名	性别	出生年份
刘一	男	1/1/1980	上海	癌症	男	1980	癌症	bin(1)	男	1/1/1980	上海	癌症	bin(1)	刘一	男	1980
陈二	女	2/1/1953	北京	流感	女	1953	流感	bin(2)	女	2/1/1953	北京	流感	bin(1)	郑十	女	1954
张三	女	6/4/1953	北京	流感	女	1953	流感		女	6/4/1953	北京	流感	bin(1)	吴九	男	1970
李四	男	3/1/1974	深圳	心脏病	男	1974	心脏病	bin(2)	男	3/1/1974	深圳	心脏病	bin(2)			
王五	男	3/1/1974	深圳	心脏病	男	1974	心脏病		男	3/1/1974	深圳	心脏病				
赵六	女	4/1/1965	天津	HIV	女	1965	HIV	bin(3)	女	4/1/1965	天津	HIV	bin(2)			
孙七	女	4/1/1965	天津	HIV	女	1965	HIV		女	4/1/1965	天津	HIV				
周八	女	2/1/1965	天津	HIV	女	1965	HIV		女	2/1/1965	天津	HIV	bin(1)			

$$h(g)=\sum_{i\le g} i|bin(i)|$$

h(1)=1*1（12.5%唯一性）
h(2)=1+2*2=5（62.5%的人可以找到1（g-1）个或者更少的相同记录）
h(3)=1+2*2+1*3=8

h(1)=1*4=4（50%）
h(2)=4+2*2=8

图 4-3　g-distinct 在两种脱敏方法下的比较
bin(i)代表有 i 个相同记录的子集；|bin(i)|是满足有 i 个相同记录的子集的总数

病人出院信息			
工作	性别	年龄	疾病
律师	男	34	艾滋病
工程师	男	38	发烧
律师	男	34	艾滋病
音乐家	女	30	流感
音乐家	女	30	肺炎
舞蹈家	女	30	肺炎
舞蹈家	女	30	肺炎

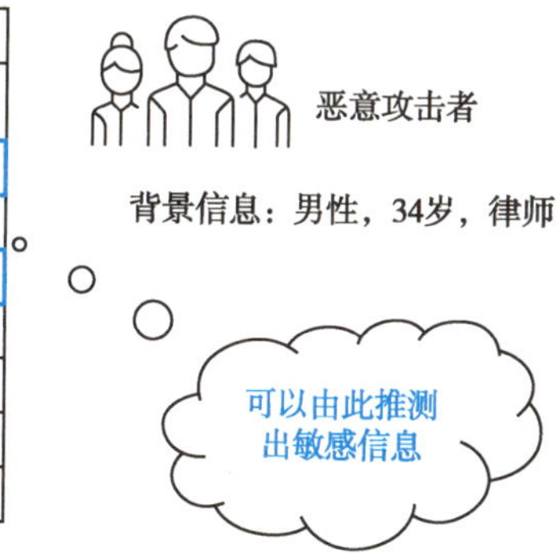

恶意攻击者

背景信息：男性，34岁，律师

可以由此推测出敏感信息

图 4-4　去除名字的患者出院信息和公开存在的投票记录可以共同导出患者的敏感信息

并且为每一次数据访问和积累提出了一个隐私预算的概念,把数据隐私当成一个不可再生资源进行评估和保护。

除了隐私,保密性也是医疗数据安全的重要方面。随着云计算的兴起,越来越多的中小医院和诊所期待着可以把它们的数据存储和访问接到云端,减少 IT 方面的开支并且保障稳定的运行。这也同时带来了新的安全隐患,把敏感的医疗数据放在云端可能会导致信息泄露。为了提高保密性,数据的拥有者需要实现合理的权限管理并且对数据访问做相应的日志记录。数据的传输和存储也需要进行加密保护。但是传统的加密手段在密文下无法进行数据操作,因此数据访问和分析的过程中依然可能会暴露信息。对此,学术界提出了一些新的方法保障数据在不信任的第三方环境下的运行,其中包括采用同态加密和乱序电路对数据进行加密保护,在密文环境下进行运算等。这些技术尽管近年来发展很快,还是有一些局限性,同态加密的效率依然是一个使用的瓶颈,加密之后产生的密文可能上千倍的大于原始的内容,而乱序电路则带来了很大的通讯开销,对于对实时性要求比较高的操作来说不是很实际。

二、临床与研究的电子数据

临床和研究的电子数据一般分成两部分,结构化部分和非结构化部分。前者包括了诊断信息、用药信息、实验室测试结果等结构化的编码数据。后者主要指临床医嘱、读片报告、手术报告等非结构化的文本。这两者都非常重要,并且有着很强的互补性。

对于结构化数据,比较通用的脱敏方法包括字段的删除和泛化。名字,身份证,电话号码,住宅等身份信息都需要直接删除。另一方面生日,邮编等一类的伪身份信息则往往需要进行泛化来保证恶意攻击者无法通过字段链接来恢复患者身份信息。前面已经提到了很多的相关方法。

非结构化数据里往往有很多涉及患者症状和病史的细节,这些一般无法在结构化数据中获取。非结构化数据对于临床和科研数据分析有着重大的意义,但是必须要在保护患者隐私的前提下进行。

非结构化信息的隐私保护相对来说要困难很多。通常的处理方法包括采用人工标注规则匹配和机器学习方法,来发现敏感信息并对非结构化数据进行脱敏。人工标注需要大量的人力和经费。在2004年的MIMIC Ⅱ公开数据集脱敏过程中,研究人员需要花费50美元一小时来标注大约两万单词。按照这个价格,脱敏整个数据库(大约一亿词汇)需要25万美元。除此之外,人工标注往往还伴随着不一致性,Neamatullah et. al. 在2008年的研究显示,14个临床医生的标注召回率(recall)在0.63和0.94之间浮动。计算机辅助的算法可以大大提高标注的效率,Lingret et al. 的研究表明通过机器预标注的方法可以减少13.85%~21.5%的人工标注时间。Gobbel et al. 的研究甚至显示通过机器辅助减少的人工标注时间可高达50%。

另一方面,全自动的文本脱敏算法也被广泛的研究,早期的算法大多采用规则匹配的方法来发现敏感信息。Berman 开发了一种概念匹配算法来脱敏病理学文本,用同义词代替标准术语代码的医学术语,同时保持高频"stop"单词(the,is,at,which,and on)完好无损。Sweeney 开发了 Scrub 系统,使用基于模板的方法来匹配隐私风险较高的字段,然后对它们进行删除、泛化或替换。最近的一些算法则把这个问题看成一个命名实体识别(named entity recognition)问题,通过机器学习来进行推测。Szarvas et. al. 使用决策树考虑各种特征(单词长度,频率等)来检测 PHI。其他几个研究小组基于支持向量机(support vector machine,SVM)开发了基于词性(part-of-speech)输入的分类器来检测敏感属性的方法。

另一个流行的框架是利用条件随机场(conditional random fields,CRF),这是一个逻辑回归的深远延伸,通过考虑句子中的相关性来提高敏感属性预测的准确率。最新的深度学习大幅提高了敏感信息的识别率,Dernoncourt 的结果中,I2B2 和 MIMIC 两组数据的准确率和召回率都高达98%。但是该模型需要对每个数据集进行仔细的参数调整,这使得它难以用于协作研究。以上的自动脱敏方法可以去除明确的个人身份信息,但通常不处理字段组合,所以结果可能仍然可以与个人身份匹配或关联导致信息泄露。

梅奥诊所的刘宏芳教授等人提出了一种新的方法,通过过滤低频或含有低频 bigrams 的句子来脱敏非结构化数据。当数据量较大时,该方法可以获得与原始数据保持相似分布的无敏感信息的文本。这种方法提供了一种简单和通用的方式来获得有用的数据,并降低了隐私风险。

第四节　法律和监督事项

一、伦理与法律的区别

在特定的社会关系背景下,伦理是社会意识经过长期演变形成的一种调节人与人、人与社会之间关系的一种行为制约规范。在对社会大众进行普遍约束的同时,具有调节和评价、认识和教育以及平衡几大功能。与法律的强制性不同,伦理是在人们长期受到外界压力时及自身情感体验的基础上发生的,在规范社会行为的时候,两者是相辅相成的,共同属于精神文明的范畴。在不同的时代背景下,法律和伦理的运用也各有其侧重点。在动乱的年代,伦理要靠严法来促进,相反在和平的年代,伦理是法律的基础。现在,虽然法律和伦理相对独立,然而将积极的伦理标准运用到有关的行为准则中却体现了两者在内容上的趋同。

笔记

伦理与道德之间的关系,是一个广义性与狭义性的关系,伦理主要指基于人之间的关系而言的道德规范,而道德是整个社会中的人都应该懂得的行为规范,是针对于任何人来讲。道德与法律都具有时代特征,现今的法律就是对道德的进一步规范,也就是说现在的法律就是现代社会的基本道德标准。法律与伦理的关系如同道德与伦理的关系,法律是对道德与伦理的维护,即法律包含道德,道德包含伦理,伦理影响道德,道德影响法律。

法律与伦理虽然在很多方面的内容上都趋同,但是二者毕竟属于不同的上层建筑,伦理与法律的区别在于:

(1)两者产生的时间和历史条件不同:法律是阶级社会所特有的现象,是一定历史阶段的产物。伦理贯穿整个人类社会,是任何社会都不可缺少的意识形态和行为准则。

(2)两者表现的具体形式不同:法律是具体的、规范的表现形式,由国家权力机关制定或认可,是成文的。伦理体现在人们的意识和信念中,伦理的规范出于人们社会生活的日积月累,一般没有特定的表现形式。

(3)两者的实现方式和约束力不同:法律具有国家的强制性。这种强制性在立法、执法和守法的各环节中体现,伦理不依靠强制力,依靠内心信念、习俗、教育力量来维持。从我国法律法规的内容上来看,多是对人们外在行为的规范,而这就是伦理与法律本质上的差异。伦理属于社会意识形态的范畴,用于对人类在世界的约束和规范。

(4)两者作用的范围不同:伦理的作用范围比法律广泛的多。几乎涉及人们生活的一切领域。

(5)两者的标准有差异:伦理在规范人们行为时注重人的内心世界,可以说是一种情感的体验,相对更为人性化;而法律规范却注重对人外在行为表现的规范,对人性化的关怀很少,是一种要求人人都做合法公民、行为方面平等的规范。

(6)伦理演进慢于法律发展:法律往往都是根据时代的特征进行制定的,但是相比于法律的时效性,伦理往往表现滞后。

二、生物医学信息学中的法律问题

生物医学信息涉及的法律权利

1. **生物医学数据共享**　科学数据是人类及全社会共有的财富。国家投资收集的科学数据理应属于全社会。除国家规定保密外,要向社会公开,无偿共享。我国绝大部分科学研究都是国家资助的,但由于受传统小农经济思想和私有观念的影响,本该属于国家所有的数据却被视为个人或单位的小集团所有,甚至将其当成私有财产并以此取得经济利益,致使长期积累下来的宝贵财富无法实现更多的科学价值。目前我国科学数据共享相关政策和法律法规尚不完善,缺乏相应的补偿机制和激励机制,致使共享积极性不高,更加重了这种现象的发展。

医学科学数据共享、个人隐私及国家安全科学数据与其蕴含的科学价值或知识应该在全世界自由地传播。科学数据共享并不排斥科学数据的保密,而保密也是不拒绝共享的理由。对科学数据实施共享并不是对所有科学数据资源不加区分地在国内外公开使用,也不能被简单地归结为无偿使用,而是对共享的范围和条件进行限制,通过分级分类共享实现保密。随着医学科学的发展,国际合作日益增多,收集保存的数据多为以人类为对象的试验数据,其中包含了大量个人隐私、科研机密及其潜在的用途。这些数据的共享可能将个人隐私或与国家安全有关的数据暴露,原来认为无害的数据变得越来越敏感。在法律、伦理道德和知情同意书的约束下,保护个体识别信息、敏感数据等越来越应该得到重视。

我们应该在“平等互利、成果共享、保护知识产权、尊重国际惯例”的原则下,一方面通过国际合作,充分利用全球医学科学数据资源,解决健康、社会发展中的重大问题;另一方面,要充分警惕合作中的国家安全等隐患。

2. **医学科学数据共享与知识产权保护**　在生物医学研究领域,专利是保护医学科研最新成果的主要手段。在中国除疾病的治疗和诊断方法不授予专利保护外,其他医学科研成果都可以申请专利保护。医学科学数据共享并不否定知识产权保护,而是使得医学科学数据成为创新的源泉。近年来学术界不断声讨"学术剽窃"和"盗版",强调知识产权保护的重要性,但对同样重要的"数据共享"问题却视而不见,过分强调保护知识产权或版权,已经脱离了其初衷,并引发了许多伦理冲突。

众多国家和国际组织已经充分认识到科学数据共享的重要性:1990年多个国际专业学术组织提出了可以完全而公开地访问各自领域的科学数据的倡议;1991年7月美国提出"完全和开放"数据管理政策。科学界既要鼓励创新又要保护知识产权,更应对科学数据共享与知识产权保护这一矛盾做出合理的决策。

关于患者的知情同意权保护问题,原国家卫生计生委在2014年8月29日发布的《关于推进医疗机构远程医疗服务的意见》中曾规定,远程医疗服务的"邀请方应当向患者充分告知并征得患者的书面同意"。这仅是规定了说明告知的主体,而没有明确说明告知的内容。原国家卫生计生委拟定《互联网诊疗管理办法(试行)》(征求意见稿)只规定了,基层医疗卫生机构通过互联网提供慢性病签约服务的情况下,应该向患者告知"互联网诊疗活动内容流程、双方责任权利义务以及医疗损害风险等"内容。

相比面对面的诊疗,通过互联网技术可能带来更高以及更多样的风险。所谓更高,互联网技术应用中的不稳定因素提升了诊疗本身的风险。所谓更多样,通过互联网传送的诊疗信息有泄露的风险,这会侵害到患者的生命健康权益之外的个人隐私权。此外,某一诊疗方案或处方的作出者并非患者眼前的医务人员而是远端的医务人员,这一点是否有必要让患者知晓,也是需要考虑的问题。

三、医疗保健相关计算机应用的监管和控制

(一)医疗保健相关计算机应用现状

移动智能设备、无线通信技术的快速发展,加速了移动医疗应用软件的普及,使移动医疗应用软件产品数量直线上升。移动医疗应用软件在信息服务、数据监测、数据监控、诊疗等方面功能逐渐丰富和强大,其在加强疾病预防、提升医生服务效率与质量、改进患者就医条件、促进形成患者为中心的医疗体系等方面具有深刻的意义。

移动医疗应用软件及承载软件的移动平台的自身特性,虽然极大提高了医疗健康管理的便捷性,但同时其潜在的软件安全、数据安全问题,可能对用户安全带来损害。因此,各国政府在积极推介移动医疗应用软件的同时,也开始逐步重视相关的监管问题。其中,欧盟和美国相继推出移动医疗应用软件监管指导文件。而作为移动医疗应用软件最大的新兴市场之一,中国现有的监管体系针对移动医疗应用软件的监管法规还不完善,监管力度比较薄弱。

移动医疗行业发展越快,用户数量越多,如不加以监管,其给人群带来的安全隐患也将越大。其主要安全隐患有两个方面:软件安全和数据安全。

1. **软件安全**　目前,市场对于移动医疗应用软件产品和功能一直充满期待。但是大部分移动医疗应用软件还没有进入主流的医疗行业中。大量移动医疗应用软件产品的出现,其丰富的功能常常使消费者、患者或医务人员很难选择到正确、符合需求的移动应用软件产品。同时,产品质量参差不齐,导致人们对产品安全性缺乏信任。部分产品不符合预期功能,没有经过正规机构的产品测试或相关审查,无法确定是否遵循了行业内现有的医疗指南或临床试验。这些产品不但不能够帮助用户进行健康管理,甚至有可能会误导用户,损害人们的健康。

由于医疗专家和患者可能会基于软件提供的信息来做决策,移动医疗应用软件的准确性与可靠性显得非常重要。对此国内外专家对移动医疗应用软件潜在的危险相继提出了自己的担忧。部分国外专家提出,一些阿片类药物剂量控制或黑色素瘤检测软件的准确度很低,还有很多其他医疗应用软

件并不遵循循证指南。部分研究重点指出很多应用软件开发人员鲜有经过正规医学培训,且在软件开发过程中,并没有医学专家的参与,因此没有意识到不准确的软件内容或功能带给患者的安全隐患。研究人员还发现,一个被大量人群使用的危害相对小的应用软件,对人群造成的健康风险比一个被少量人群使用的危害相对较大的应用软件危害还要大。

2. 数据安全 移动医疗应用软件产品和设备能够收集大量的信息,因此个人医疗健康信息泄露风险隐患受到关注和质疑。个人医疗健康数据的安全性,需要考虑合法授权问题。在利用移动医疗技术时,个人数据可能会被意外地暴露或泄露给非授权机构。存储有敏感信息的设备丢失或被盗,就可能成为严重的信息安全事故。

就我国目前的监管状况而言,移动医疗 APP 的监管存在法律规范缺失,没有针对移动医疗 APP 的专项审核标准。在审核标准缺失的情况下,移动医疗 APP 存在内容科学性不明确、相关专家无从考证等问题,甚至一些粗制滥造的山寨 APP 也会被收入到各应用商店中。

由于健康软件的特殊性,除向公众传播错误的医疗常识外,在线诊疗及用药指南等服务功能还会导致误诊的概率增大,甚而使用户生命健康受到威胁。此外,法律的空白使得医疗事故和纠纷一旦发生,用户健康将受到威胁而无从寻求法律保护,手机软件开发商及应用商店更可利用法律空白推卸责任,容易由此引发严重的市场混乱。长此以往,消费者将对移动医疗 APP 失去信任,移动医疗 APP 产业发展将失去活力。

(二)医疗保健相关计算机应用的监管和控制方法

1. 移动医疗 APP 监管思路 移动医疗 APP 是与医疗器械类似的特殊商品,是新的现代医学手段,相对于手机健康软件的监管空白,医疗器械的监管在我国及美国、欧盟等发达国家已形成了较为完备的监管体系,因此,可以学习借鉴各国医疗器械的监管方法,对移动医疗 APP 采取与医疗器械相近的管理方法进行监管。

在移动医疗 APP 的监管过程中可以将监管流程分上市前监管和上市后监管两个部分进行。上市前通过风险识别和风险分类将移动医疗 APP 按风险分为Ⅰ类、Ⅱ类、Ⅲ类,针对各类实行不同的上市前监管。在移动医疗 APP 成功上市后,需将软件的下载量纳入分类管理之中,形成完整的一套工作流程,综合考虑软件的风险分类。Ⅰ类风险低的移动医疗 APP 不易发生安全问题且潜在风险低,由应用商店及开发商自行监管,并在所在地主管卫生部门进行备案,违规进行相关行政处罚。Ⅱ类风险中和Ⅲ类风险高的软件根据下载量及其所影响的人群范围的不同进行分别管理。

2. 上市前监管 上市前的审批阶段,由国家食品药品监督管理总局(State Food and Drug Administration,SFDA)工作人员以及具有医学背景的专家学者对即将上市的手机健康软件的安全性以及其可能存在的潜在危险做出风险评估,参考发达国家如欧洲、东盟、美国、日本等国家医疗器械分类,将移动医疗 APP 分为风险低、风险中、风险高三类,分别以Ⅰ类、Ⅱ类、Ⅲ类作为标识,分别针对三类进行监管。Ⅰ类对使用者没有或有最小的潜在危害,Ⅱ类具有某种潜在的危害但对人体造成较大伤害的概率低,Ⅲ类具有潜在、不合理的危险,一旦出现问题会对人体造成较大伤害。

在识别手机健康软件的所属类别时,依据健康软件本身与人体健康的相关程度进行分类。Ⅰ类手机健康软件是面向普通人群的,通过文字、音频、视频等形式传播健康知识,拓展视野,不直接对使用者身体造成影响,如人体穴位大全等中医健康知识类。Ⅱ类手机健康软件是面向普通人群的,通过文字、音频、视频等形式进行科学引导,指导使用者遵照手机健康软件的内容进行相关活动,与人体健康直接相关,长期使用软件后对个人健康状况有较大影响,但一般在停用后比较容易恢复,造成严重健康问题的概率较低,如薄荷等减肥软件。Ⅲ类手机健康软件是面向专业医护人员的,提供专业知识和技能指导,或是通过文字、音频、视频等形式直接对使用者进行诊断、治疗等医疗活动,在短期内会对人体健康状况造成较大影响,一旦出现问题会对使用者人体健康直接造成较大危害的应用软件,如全科医学、心电图仪类软件。

在软件的上市前审批过程中,参考国内医疗器械的监管方法,针对风险较低的Ⅰ类软件由开发商向 SFDA 提交申报材料,进行备案,无需进行其他审查及注册程序;针对Ⅱ类风险中的软件,上市前软件开发商需提交申请材料并接受 SFDA 的审核,审核通过后进行注册上市;针对Ⅲ类风险高的软件,开发商需在软件上市前提交书面申请材料,由 SFDA 受理并通过审核后进入市场,进行为期半年的试用审查,在审查期间没有安全事故及其他健康纠纷的软件顺利完成注册上市。相反,若审查期间出现比较严重的安全事故及发现较大的安全隐患予以下架处理,不能正式上市。

3. 上市后监管阶段　在各类软件上市后,SFDA 需进行包括质量体系检查、不良事件的再监测和再评价、对违规行为实施行政处罚等一系列上市后的监督管理。在软件上市一段时间后,调查各类软件的下载量及使用情况,进行后续分类监管。

本章总结

生物医学信息的信息安全与隐私问题是其发展过程中不可避免的内容。信息安全影响着生物医学信息系统的稳定,而隐私则影响着生物医学信息的推广和长远发展。本章围绕生物医学信息安全及隐私保护,重点介绍当前生物医学信息安全及隐私保护的现状与存在的问题,并针对其问题,提出一些常见的保护策略和建议。当然,这不仅需要国家、医疗卫生机构等的努力,还需要所有从业者的共同遵守和维护。

思考题

1. 生物医学信息涉及哪些安全问题?
2. 如何保护个人医学信息隐私?
3. 如何才能遵守医学伦理?
4. 如何正确进行生物医学数据共享?
5. 有哪些重要的生物医学信息监管手段?

参考文献

1. Wang S,Jiang X,Tang H,et al. Others. A community effort to protect genomic data sharing,collaboration and outsourcing[J]. npj Genomic Medicine Nature Publishing Group,2017,2(1):33.
2. Sweeney L. Simple demographics often identify people uniquely[J]. Health,2000,671:1-34.
3. 张治华. 对法律与伦理之间冲突的探讨[J]. 决策与信息旬刊,2013(1):65-66.
4. 高玉平,李冰华,黄刊迪,等. 区域医疗信息共享中健康档案安全与隐私保护的领域分析[J]. 中国数字医学,2013(11):69-72.
5. 关延风,马骋宇. 基于电子病历的医疗信息隐私保护研究[J]. 医学信息学杂志,2011,32(8):36-39.
6. 孟小峰,张啸剑. 大数据隐私管理[J]. 计算机研究与发展,2015,52(2):265-281.
7. 高昭昇,冯东雷,徐静,等. 基于区域卫生信息平台的隐私和安全保护措施[J]. 中国数字医学,2016,11(1):109-112.
8. Anwar M,Joshi J,Tan J. Anytime,anywhere access to secure,Privacy-aware Healthcare Services:Issues,Approaches & Challenges[J]. Health Policy & Technology,2015,4(4):299-311.
9. Camara C,Perislopez P,Tapiador J E. Security and privacy issues in implantable medical devices:A comprehensive survey [M]. Elsevier Science,2015.
10. 闫杨杨. 论医疗信息化进程中医学伦理长效机制的构建[J]. 新疆中医药,2013,31(4):129-132.
11. Byrd G D,Winkelstein P. A comparative analysis of moral principles and behavioral norms in eight ethical codes relevant to health sciences librarianship,medical informatics,and the health professions[J]. Journal of the Medical Library Association Jmla,2014,102(4):247.
12. 龙艺,田宗远,陈龙. 现代医学信息化中的伦理问题研究[J]. 中国医学伦理学,2013,26(3):279-281.

笔记

13. Li J. Privacy policies for health social networking sites[J]. Journal of the American Medical Informatics Association Jamia,2013,20(4):704.

14. 高昭昇,冯东雷,徐静,等. 区域卫生信息平台隐私泄露应急预案研究[J]. 中国数字医学,2016,11(5):50-52.

（周毅　蒋晓谦）

生物医学自然语言处理（biomedical natural language processing，BioNLP）与生物医学文本挖掘（biomedical text mining，BioTM），主要研究如何利用计算机技术分析和处理生物医学文本，发现生物医学知识，从而服务医学研究和实践，是生物医学信息学的重要研究内容之一。本章将较系统地介绍生物医学自然语言处理中的主要概念和技术。

第一节　简　　介

一、自然语言处理与文本挖掘

提到自然语言处理（natural language processing，NLP），必然联想到计算语言学（computational linguistics，CL），两者紧密关联，但却是存在差异的两个概念。自然语言处理是计算机科学的一个分支，是研究如何有效地处理自然语言，供计算机直接使用的一门交叉性学科。计算语言学是语言学的一个分支，是以计算的方式表示语言学理论、框架、模型，探索语言理解和生成方法，发现语言内在规律的一门交叉性学科。自然语言处理从计算机科学的角度出发，而计算语言学从语言学的角度出发。前者研究的是处理自然语言的方法，而后者研究的是语言本身，两者侧重点各有不同。自然语言处理经常会用到语言学知识，导致计算语言学和自然语言处理的界线越来越模糊。有些学者直接把自然语言处理当作计算语言学的另一种叫法，两者经常被相互替换地使用，本书对两者也不作区分。

文本挖掘（text mining，TM）是一个对非结构化文本数据进行分析从而获得用户关心或感兴趣、有潜在使用价值的信息和知识的过程。文本挖掘是对文本进行更高层次的理解，因此，也被称为文本知识发现（knowledge discovery in text）。文本挖掘是传统的面向结构化数据的数据挖掘的延伸，但传统的数据挖掘方法通常不能直接用于文本挖掘。文本数据的无结构性使得在知识挖掘的过程中，需要使用自然语言处理技术来抽取文本数据的特征。另外，文本挖掘也有一些自己独特的挖掘任务，如实体关系抽取等。一般认为，自然语言处理是文本挖掘的基础。很多自然语言处理任务直接面向应用，同属于文本挖掘范畴。因此，文本挖掘和自然语言处理没有明显的分割界线，本书对两者也不做区分。在生物医学信息学领域，很少用到计算语言学这个概念，自然语言处理和文本挖掘经常被当作同义词使用。

二、自然语言的语言学结构层次

从语言学的角度看，语言可以划分为词（包括中文的字）、句子和段落篇章三级语言单位。而对自然语言的理解通常包括下面六个层次：

（1）词汇形态：词的内部结构和构成方式。词由一个或几个词素组成的不可分割的结构单元，词素是词的组成成分，是语言中语音和语义的最小结合体。词素（morpheme）包括词根和词缀。例如，"buses"是由词根"bus"和词缀"-es"组成的词。词汇形态在印欧语系中表现明显，在汉语中，可以把单字或者常用多字词看作是词汇的形态。

（2）词法：又称字法，指运用词语必须遵守的语法规则。所谓语法规则，就是人们约定俗成并为人们广泛认可和应用的语言文字规范。在 NLP 中，通常指词的词性（part of speech，POS）。

（3）句法：句法主要研究句子的内部结构，包括各个组成部分之间的关系及排列顺序。

（4）语义：语义一般指词、短语（词组）和句子所表达的含义。

（5）语用：语用主要研究在特定语境中特定话语的使用。

（6）语篇：语篇是实际使用的语言单元，是交流过程中的一系列连续的语段或句子所构成的语言整体。由一个以上的句子和段落组成，各成分之间，在形式上是衔接的，在语言上是连贯的。

图 5-1 显示了三级语言单位与六个理解层次之间的对应关系。其中，从词汇形态、词法和词的语义三个方面对词进行理解，从语法和句子语义两个方面对句子进行理解，从语用和语篇两个方面对段落与篇章进行理解。

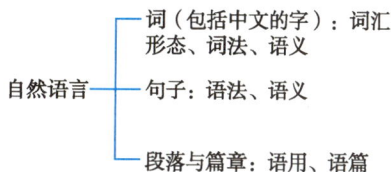

图 5-1　语言单位与理解层次之间的对应关系

三、自然语言处理任务

自然语言处理任务包括从语言学角度理解自然语言的六个层面的分析和面向实际应用的各项任务，下面将分别具体介绍这些任务。

1. 词汇形态分析（morphological analysis）　提取语言词汇的形态特征，对词汇词形规范化。词汇形态分析一般用于处理印欧语系语言，主要包括词干提取（stemming）和词形还原（lemmatisation）。词干提取和词形还原两者既有联系又有区别。在原理上，词干提取主要采用"缩减"的思想将词转换为其词干，如将"eats"转换为"eat"，"walking"转换为"walk"。而词形还原主要采用"转变"的思想将词转换为其原型，如将"ate"转换为"eat"，"mice"转换为"mouse"。在复杂性上，词性还原比词干提取更为复杂，词性还原不仅需要对词缀进行处理，还需要进行词性分析。在实现方法上，词干提取主要利用语言规则去除或缩减词缀，从而提取其词干。词形还原若单纯依赖规则匹配则无法很好地处理单词的复杂形态变化，还需要依赖词典进行词形变化和原型的映射，从而生成其原形。在结果上，词干提取的结果可能不是完整的且具有意义的词，如"butterflies"提取为"butterfl"，"arrival"提取为"arriv"，而词形还原处理的结果一定是完整的且有意义的词。

2. 词法分析（lexical analysis）　按照语言的语法规则识别句子中不同词性的词语，是理解自然语言中最小的语法单位——词的基础。包括两个子任务：词语切分和词性标注。所谓词语切分，就是将句子切分成一个一个的词。在英语、法语等语言中，词语通常由空格隔开，词语切分往往只需将一些标点符号与单词分离开，这一过程叫做符号化（tokenization）。而汉语、日语等语言则需要通过词语切分（即分词，segmentation）技术对句子进行切分。举个例子来讲，给定句子"患者右下腹疼痛"，得到一个词序列及每个词的词性"患者/N 右下腹/N 疼痛/ADJ"，其中 N 和 ADJ 分别表示名词和形容词。

3. 句法分析（syntactic analysis）　在根据给定的语法规则集下，对输入的文本句子进行分析以确定句子结构的处理过程。句法分析可分为句法结构分析（syntactic structure analysis）和依存句法分析（dependency syntactic parsing）。其中，句法结构分析，又称为成分结构分析（constituent syntactic parsing）或短语结构分析（phrase-structure syntactic parsing），目的是识别出句子中的短语结构以及短语结构之间的句法关系，包括"以获取整个句子的句法结构为目的"的完全句法分析和"以获得局部成分（如基本名词短语、动词短语等）为目的"的浅层句法分析，即组块分析。依存句法分析，又称为依存关系分析，目的是确定句子中词之间的依存关系，也称为从属关系。如图 5-2 所示，给定一个句子，句法结构分析的结果是一棵层次结构的句法树，而依存句法分析得到的是一棵有向的依存句法

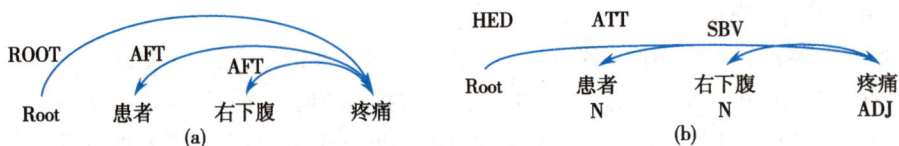

图 5-2　句法分析示例

（a）层次结构句法树；（b）依存句法树

树。其中,N 表示名词,NP 表示名词单元,ADJP 表示形容词短语,S 表示句子,Root 表示根节点,ATT 表示定中关系,SBV 表示主谓关系。

4. 语义分析（semantic analysis）　包括词义消歧和句子语义分析。词义消歧（word sense disambiguation,WSD）任务主要识别多义词在具体语境中的所表达的语义,又称义项,如"头重"和"病重"中的"重"分别表示"分量大"和"程度深"的意思。句子语义分析主要识别句子中词所表示的客观对象之间的关系,包括语义角色标（semantic role labeling,SRL）和语义依存分析（semantic dependency parsing,SDP）。语义角色标注是一种浅层的语义分析,标注句子中某些短语为给定谓词的论元（即语义角色）,如施事、受事、时间和地点等。语义依存分析,分析句子各个语言单位之间的语义关联关系,并将这些关系以依存结构呈现。如句子"患者右下腹疼痛",用语义角色对其进行标注,可以得到一个形容词谓词"疼痛",它的施事（用 ARG0 表示）是"患者右下腹",用语义依存分析可以得到如图 5-3 所示的语义依存树,其中,ROOT 表示根节点,AFT 表示感事关系。

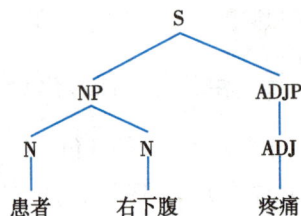

图 5-3　语义依存分析示例

5. 语用分析（pragmatic analysis）　把话语放在语言使用者和语境制约中进行分析。例如"你能喝多少就喝多少",如果独立理解,有两种意思:一种是表示少喝（在饭桌劝酒的背景下）,另一种则表示多喝（在喝水憋尿的背景下）。

6. 语篇分析（discourse analysis）　又称话语分析或篇章分析,对语篇整体进行分析,包括语篇基本单元之间的关系,不同语篇单元的成分间关联以及语篇所含的信息等。例如,两个医生相约一起吃饭,有如下对话

　　　　"医生 A:吃饭吗?

　　　　医生 B:还有两个患者。

　　　　医生 A:我等你吧。"

这种情况下,这段对话是连贯的,而在其他情况下则不然。语用分析和语篇分析比较相近,也经常混用。

7. 信息抽取（information extraction）　从自然语言文本中抽取需要的特定事实信息（包括实体、实体关系、事件、时间等）。比如,从新闻报道中抽取出恐怖事件的时间、地点、作案者、受害者、袭击目标、使用的武器等;从患者的电子病历中抽取出疾病、症状、检验检查、治疗方法等等。被抽取出来的信息通常以结构化的进行存储,供用户查询及使用。

8. 文本生成（text generation）　自然语言中短语、句子以至短文的构造过程,是自然人机对话的基础之一。包括两大类:①结构化数据的文本生成,即机器根据用户输入的结构化数据,输出相应的描述和解释文本,如根据气象数据生成天气预报、根据检验检查结果生成检验检查报告等;②非结构化的文本生成,即机器根据用户输入的非结构化数据和任务目标,输出相应的文本,如图像标题生成、诗词生成、文本摘要等。

9. 文本分类与聚类（text classification & text clustering）　所谓文本分类,就是给定分类体系,将文本分到某个或者某几个类别中。文本聚类就是指将本身没有类别的文本聚集成不同的组,每一个组叫做一个簇。文本聚类的主要指导思想是使得同一个簇的文本彼此尽量相似,而不同簇的文

本之间尽量不相似。

10. **信息检索（information retrieval）**　是指将信息按照一定的方式进行加工、整理、组织并存储起来，再根据用户信息查询需求将相关信息查找出来的过程，又称为信息的存储与检索。信息检索的目标是准确、及时、全面地获取所需信息。

11. **问答与对话（question-answering & dialogue）**　问答是信息检索的一种高级形式，目标是用准确、简洁的自然语言回答用户用自然语言提出的问题；对话是一种和谐人机交互方式，目的是实现机器与人的无障碍对话。

12. **文本摘要（text summarization）**　是利用计算机自动地从原始文本中提取全面准确地反映文本中心内容的简单连贯短文（即摘要）的过程。文本摘要对文档信息的压缩表示，能更好地帮助用户浏览和吸收海量信息，有效降低用户的信息负载。

13. **机器翻译（machine translation）**　是利用计算机将一种自然语言（即源语言）转换为另一种自然语言（即目标语言）的过程。目的在于突破不同国家和民族之间信息传递所面临的"语言屏障"，实现跨语言的信息交流和共享。

14. **语音识别与合成（speech recognition & synthesis）**　语音识别，又称为自动语音识别（automatic speech recognition，ASR），是利用计算机将人类语音转换成文本的过程。语音合成，又称文语转换（text to speech，TTS），是利用计算机将文本转化为标准流畅的语音的过程。

第二节　生物医学自然语言处理基础技术

生物医学自然语言处理技术的发展始终紧随通用自然语言处理技术的进展，并针对生物医学自然语言的特点进行创新。在生物医学领域，针对语用和语篇分析的研究相对较少。本节仅从语言学角度的词汇形态、词法、句法和语义四个层面阐述应用于生物医学领域的自然语言处理基础技术。

一、词汇形态分析

（一）词干提取

词干提取方法的发展已较为成熟，已有很多经典的方法，按照实现原理，这些方法可以分为以下四类：基于规则匹配的方法、基于词典查找的方法、基于统计机器学习的方法和混合的方法，其中基于规则匹配的方法和基于词典查找的方法是目前使用的主流方法。

基于规则匹配的方法主要是利用语言形态学中特有构词规则，进行词干提取或词缀消减的方法。如英文中有以下一些常用的动词屈折变化规则：

* s *	* es	* * ies	*
* ing *	* ing	* e	* ying	* ie
* ed *	* ed	* e	* ied	* y

在基于规则匹配的方法中，构造完备的、适应性强的语言推导规则库是其核心部分。这类方法首先需要熟悉语言知识的语言学专家制定一系列的语言形态变化规则，然后利用这些规则，删除与规则最长匹配的词缀达到词干提取的目的。其局限性在于对于一些非规则的形态变化难以处理。经典的基于规则匹配的算法有：Porter 算法、Lancaster 算法和 Lovin 算法。其中，Porter 算法是应用最为广泛的词干提取算法，用于删除英文单词中通用形态和屈折词缀，被广泛应用在各种信息检索系统中。本节仅对这一算法进行详细介绍，其他算法请参考相关文献。

Porter 算法对元音（vowel）和辅音（consonant）进行了重新定义，认为元音包括 A、E、I、O、U 以及辅音后面的 Y，辅音是除元音之外的其他字母。将单个或连续的元音定义为元音组 V，单个或连续的辅音定义为辅音组 C，这样，任意一个单词都可以表示为：$[C](VC)^m[V]$，其中 [ ] 表示内容可选，$m(m \geqslant 0)$ 为 VC 组的数目，用于后续规则判断是否删除一个已知词缀。对于每一条规则，若条件（condition）

满足,则将词缀 S1 替换为词缀 S2,其规则的表现形式为:

$$（condition）\quad S1\quad S2$$

Porter 算法需要将一个词语经过多个规则串联处理,最后输出目标词(图 5-4)。由于规则很多,Porter 算法对规则进行分组,将词干提取划分为如下一系列步骤:

(1)处理复数、以"ed"和"ing"结尾的单词,如果单词中包含元音,并且以"y"结尾,将"y"改为"i";

(2)当 $m>0$ 时,将双后缀的单词映射为单后缀,如"ization"("ize"+"ation")被映射到"ize";

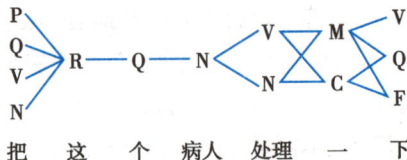

图 5-4　词性标注词网格图

(3)当 $m>0$ 时,处理"ic"、"full"、"ness"等后缀,采用步骤 2 类似的处理方式;

(4)当 $m>1$ 时,处理"ant"、"ence"、"ment"等后缀,采用步骤 3 类似的处理方式;

(5)删除结尾"e",将结尾"ll"和"dd"分别转换为"l"和"d"。

经过以上一系列步骤处理,输出最终的词干。举例说明:"oscillators"经步骤 1 得到"oscillator",经步骤 2 得到"oscillate",经步骤 4 得到"oscill",经步骤 5 得到"oscil",所以最后提取的词干为"oscil"。

基于词典查找的方法主要通过查找已知词典进行词形变换,词典中包含着词干形式和其对应的多种词形,通过查找词典中相同的词形返回对应的词干。该类方法过于依赖词典从而导致词干提取受到词典范围限制,无法处理未收录的词(也称为未登录词),而且词典过大又会影响查找速度。

(二)词形还原

词形还原较词干提取相对复杂一些,其要求把词还原为一般形式后仍具有一定意义。按照实现原理,词形还原方法同样可以分为四类:基于规则匹配的方法、基于词典查找的方法、基于统计机器学习的方法和混合的方法。

基于规则匹配的方法对于词的形态和其原型之间的转换,可以采用链波下降规则(ripple-down rule,RDR)。RDR 最早被应用于规则系统的获取和维护,利用规则进行索引,以错误驱动机制来获取知识。

基于词典查找的方法首先进行词性分析,然后利用词和词性等信息来查找该词的原型是否在词典中,如若存在,则返回其原型。该方法要比词干提取的基于词典的查找方法更为复杂,因为词形还原不再是简单的词缀删减,还有词缀的替代和对不规则词形变化的处理问题。基于词典的查找方法目前是词形还原的主流方法,当前大量的词形还原工具都采用这一方法。同样地,该类方法受到词典范围限制,无法处理词典未收录的词。

基于统计机器学习的方法主要将词形还原问题作为一个分类问题处理,通过词和原型的多重属性在语料库训练规则模型,而后用于测试语料的原形输出。

为避免上述方法的局限性而采用两种或两种以上的方法,融合多种方法的优势来提高词形还原准确率。

二、词法分析

(一)词语切分

词语切分,又称作分词,其主要难点在于歧义消除和未登录词识别。如"这类风湿"存在两种可能的切分:"这/类风湿"和"这类/风湿"。现有的分词算法大致可分为以下三大类:基于字符串匹配的方法、基于理解的方法和基于统计机器学习的方法。

基于字符串匹配的方法按照一定策略将待分析的字串与给定词典中的词条进行匹配,若字串与词典中的某个词语匹配,则该字串就是切分出来的词语,继续切分剩余的字串,直至剩余字串为空,这种方法又叫做机械分词方法。按照扫描待切分字串方向的不同,可分为正向匹配、逆向匹配和双向匹配。按照匹配长度的不同,可分为最大匹配和最小匹配。常用的基于字符串匹配的分词方法有如下几种:正向最大匹配算法、逆向最大匹配算法、最小切分算法和双向最大匹配算法。这类算法的优点是时间复杂度低,速度快,简单易行,效果尚可,其缺点在于对于歧义消除和未登录词识别效果不佳。

为了解决歧义消除的问题,学者们提出了基于理解的分词方法,其思想是将词汇切分作为整个语言理解过程的一部分,对句子同时进行分词、词性标注、句法和语义分析,利用词性标注、句法和语义分析结果来处理歧义现象,模拟人对句子的理解过程。这种分词方法需要大量的复杂语言知识和信息组织成机器可直接读取的形式,实现难度较大,研究成果也相对较少。

从语言学角度看,词语是一种稳定的字组合,几个相邻字同时出现的频率越高,构成一个词的可信度越高。在给定大量已分好词的语料的前提下,基于统计机器学习的方法则通过计算语料中词汇的各种统计指标,利用统计机器学习模型和决策算法来决定最优的切分结果。常用的基于统计机器学习的分词方法主要有以下几种:N 元文法模型(N-gram)、隐马尔可夫模型(hidden markov model,HMM)、最大熵马尔科夫模型(maximum entropy markov model,MEMM)、条件随机场模型(conditional random fields,CRF)、循环神经网络模型(recurrent neural network,RNN)等。这类方法可以不需要词典,其局限性在于需要大量标注语料,因此分词速度会因搜索空间的增大而降低。基于统计机器学习的方法经常抽出一些频率大但并不是词的常用词语组合,例如"有的","这一"等。正因为这样,高性能的分词系统通常将统计方法与字符串匹配方法相结合,既发挥后者切分速度快、效率高的特点,又利用了前者结合上下文识别未登录词和自动消除歧义的优点。在基于统计机器学习的方法中,有一类目前应用最为广泛的分词方法,叫做基于字标注的方法。字标注方法把分词过程视为字在字符串中的词位标注问题(由字构词),如"右下腹有疼痛感"的切分结果为"右下腹/有/疼痛感",可以表示成"右/B 下/M 腹/E 有/S 疼/B 痛/M 感/E"(B 表示词首,M 表示词中,E 表示词尾,S 表示单独成词)。这样,分词就转化成了序列标注问题。有关序列标注问题的处理技术将在词性标注部分做详细介绍,在此不再赘述。

(二)词性标注

词性标注的关键在于消除词性兼类歧义,即一词多类。词性兼类歧义现象普遍存在于各种自然语言中。如:句子"把这个患者处理一下"中的每一个词可能的词性分别为"把[Q/P/V/N]这[R]个[Q]患者[N]处理[V/N]一[M/C]下[F/Q/V]",其中 Q 表示两次,R 表示代词,V 表示动词,N 表示名词,M 表示数词,C 表示连词,F 表示方位词。词性标注方法大致可以分为以下三类:基于规则的方法、基于统计机器学习的方法和统计与规则相结合的方法。

基于规则的方法是利用手工编写的一系列语言学规则对文本进行词性标注,最初的词性标注系统就采用这类方法。其核心思想是依据语言学知识制定的一系列规则匹配词语得到其所有可能的词性,再运用语言学专家根据上下文信息制定出来的规则消除歧义,最终保留唯一合适的词性。1971年美国布朗大学的 Green 和 Rubin 建立的 TAGGIT 系统就是这类这类方法的典型应用,该系统采用86种词类标记,利用3300条上下文框架规则对 Brown 语料库进行词性标记,达到77%的准确率。基于规则的方法是一种传统方法,若要取得好的结果需要付出大量人力去构造规则库,如果把规则描述得过细,规则的覆盖面就会变小,如果覆盖面大,则必然影响结果的准确率,因此很难根据实际情况进行调整。后来,提出一种基于统计机器学习的自动获取规则的方法——基于转换的错误驱动的词性标注方法,其基本思想是先用初始词性标注器对句子进行标注,然后与正确标注的句子进行对比,通过规则模板自动学习转换规则,对学习到的转换规则进行评估,选出最有效的规则进行词性标注。该方法与传统规则方法不同,其规则的获取是自动的,规则的覆盖率强,规则的选择有量化标准。该方法面临的主要问题是学习时间长。

20 世纪 80 年代,随着经验主义在计算语言学的重新崛起,基于统计的方法逐渐被引入到词性标注任务,并占据主导地位。基于统计的方法,从大规模的语料中学习知识的结构和规则(即统计信息模型),并利用获得的统计信息模型进行词性标注。词性标注是一个典型的序列标注问题(所谓序列标注,就是给输入序列打上等长的标签序列)。前面提到的一些常用的序列标注算法,如 N-gram、

HMM、ME、CRF、RNN 等。其中,HMM 是最典型和基础的序列标注算法,也是本节重点介绍的方法。

早在 1966 年,有学者就开始研究隐马尔可夫模型,经过多年深入研究,基于统计的隐马尔可夫模型因具有坚实的数学基础和可计算的计算机算法,越来越受欢迎,并被广泛应用于各种任务,包括词性标注。HMM 模型包含 2 个随机过程,也就是一个已知的观察序列和一个隐含的、不可观测的状态序列,其目的在于通过观察序列来推断状态序列。就词性标注而言,观测序列就是一个个句子 O = $o_1o_2\cdots o_T$,状态序列就是相应的词类标签序列 Q = $q_1q_2\cdots q_T$。HMM 可以用一个五元组来描述 λ = (N,M,A,B,π),每个元素的具体含义如下:

N 表示 λ 中的状态数(即词性标注任务中的词类数量),可以用 S = {s1,s2,···,sN} 表示状态集合。

M 表示 λ 中观察序列中不同符号的数量,也就是所有状态能够发射(或产生、输出)的不同符号数量,即词性标注任务中的词语(包括标点符号等)的数量,可以用 V = {v1,v2,···,vM} 表示状态发射的符号集合。

A 表示状态转移概率分布 A = {aij}(aij 是从状态 si 转移到状态 sj 的概率 p(sj|si))。

B 是状态发射观察符号的概率分布 B = {bi(k)}(bi(k)是从状态 si 发射出观察符号的 vk 概率 p(vk|si))。

π 表示初始状态概率分布 π = {πi}(πi 是初始状态(即时刻 1 的状态)的概率分布 p(πi))。

一旦确定 HMM 五元组,就形成了一个完整的 HMM 模型。在使用 HMM 模型的过程中,通常需要进行两个条件假设,第一个假设就是马尔科夫性假设,也就是状态转移过程中,当前时刻的状态只与前一个或几个时刻的状态有关(在此,仅以与前一个状态有关为例),而与它之前的其他历史状态无关,即 $p(q_t|q_1\cdots q_{t-1},\lambda) = p(q_t|q_{t-1},\lambda)$;第二个假设是当前时刻发射观察值的概率只与当前时刻的状态有关,与之前的历史状态均无关,即 $p(o_1\cdots o_T|q_1\cdots q_T,\lambda) = \prod_{(i=1\cdots T)}p(o_i|q_i,\lambda)$。

基于 HMM 的词性标注涉及 HMM 模型的三个基本问题:

1. 如何高效地计算某一个句子 $o_1o_2\cdots o_T$ 出现的概率 $p(o_1o_2\cdots o_T|\lambda)$?

2. 给定一个句子 $o_1o_2\cdots o_T$ 如何得到其背后隐藏的最优词性标签序列 $q_1q_2\cdots q_T$?,即 argmax $(o_1o_2\cdots o_T|q_1q_2\cdots q_T,\lambda)$。

3. 如何估计模型参数使得给定的句子出现的概率最大。

问题 1 本质是一个评估的问题,目前可采用 Forward-Backward 算法解决。问题 2 是一个解码问题,也就从 N^T 个可能的状态序列中找到一个最优的状态序列,目前求解此类问题的最好方法是一种基于动态规划查找最优路径的高效率算法——Viterbi 算法。问题 3 是一个学习问题,已知观察序列 O,求解模型参数,使得在该参数条件下的观察序列概率 $p(O|\lambda)$ 最大。可以用一种等价于期望最大化(expect maximum)的无监督学习方法——Baum-Welch 方法,通过不断循环迭代寻找使 $p(O|\lambda)$ 最大的参数,也可以采用有监督学习的极大似然估计对 HMM 参数进行估计。

下面以一个简单的例子介绍一下如何采用有监督的极大似然估计 HMM 参数和如何利用 Viterbi 算法求解给定句子的最优词性标签序列。

(1) 极大似然参数估计:$a_{ij} = p(s_j|s_i) = count(s_i\ s_j)/count(s_j)$,$b_i(k) = p(v_k|s_i) = count(v_k\ s_i)/count(s_i)$,其中 $count(*)$ 表示标注语料中出现的 * 出现的次数。

(2) Viterbi 算法:给定一个句子,如"把这篇报道编辑一下",根据每个词可能的词性,可以得到如图 5-4 所示的词网格,词网格中边的权重由节点相关的转移概率和发射概率确定。词性标注的目标就是要找到所有可能词性标签序列中最优的那个(图 5-4 中已用颜色加深黑线标出),可以看出词性标注序列有 4×1×1×1×2×2×3 = 48 种可能。就长度为 T 的句子而言,词网格中最坏情况下(每个词有 N 个词性)的总路径数为 N^T,先计算出所有路径的概率,再选择最优路径的方式计算复杂度为 $O(N^T)$。Viterbi 算法遵循全局最优解包含局部最优解,其思想精髓在于将全局最优解的计算过程分解为局部最优解的计算,通俗地说,如果最佳路径经过 R 点,那么最佳路径中从起点 U 到 R 的这段路径一定是 U 到 R 的最短路径。通过分解,计算复杂度 $O(TN^2)$。

基于统计的方法通过在大规模语料库上进行训练得到,从宏观上考虑了词性之间的依赖关系,覆盖面广,词性标注结果整体上具有较高的正确率和稳定性。但这种方法难以考虑小概率的特殊事件,对影响词性标注的准确率有一定影响。

基于统计与基于规则方法相结合的处理策略一直是自然语言处理领域专家不断研究和探索的问题。对简单的语言学现象直接利用语言学各类知识或规则进行处理,可以提高系统工作效率。对于语言学规则难以处理的问题,则借助统计模型来解决。词性标注任务也不例外,在中文词性标注方面,早在1995年,周强等人就提出了统计和规则相结合的方法,对于带有所有可能词类标签,该方法首先经过规则排除那些最常见的、语言现象明显的歧义现象,然后通过统计方法处理那些剩余的兼类词并进行未登录词的词性推断,最后再进行人工校对,得到正确的标注结果。

三、句法分析

句法分析是自然语言处理中重要的基础研究问题之一,在生物医学领域也不例外。通过句法分析可以消除句子中词法和结构等方面的歧义,确定句子的内部结构。在生物医学领域,生物医学文献文本和其他一般的自然语言文本有着相似的结构,人们通常采用通用领域的句法分析算法在生物医学文献语料库上进行重新训练之后,得到适用的句法分析器。就临床医疗文本而言,由于临床业务服务主体确定,主要包括患者和医护人员,医疗文本中的句子常常存在成分(如主语)缺失的现象,语法结构不全,往往需要做特殊的设计。下面分别对句法结构分析(仅指完全句法分析,浅层句法分析是一个典型地序列标注任务,可以采用与词性标注相同的技术,在此不再赘述)和依存句法分析方法进行介绍。

(一)句法结构分析

句法结构分析方法可以分为两大类:基于规则的方法和基于统计的方法。基于规则的方法认为自然语言是有层次结构的,可以利用规则将这种层次结构表示出来,通过人工组织语法规则,构建语法知识库,最后利用语法知识库推导出句子的语法结构,从而判断该句子是否符合文法,实现句法结构歧义的消除。基于统计的方法是利用概率统计的方法来揭示语言内部的统计规律,与基于规则的方法不同,它不是简单的判断句子是否符合文法,而是估计出句子在语言中出现的可能性。

基于规则的方法可以利用人工编写的语法规则库分析句子的所有可能的句法结构,对于特定的领域可以编写有针对的规则,能够较好的处理输入句子的歧义。在过去的几十年里人们陆续提出了许多经典的句法分析算法,如 CYK 分析算法(Cocke-Younger-Kasami parsing)、欧雷分析算法(Earley parsing)、线图分析法(chart parsing)、移进-规约算法(shift-reduction parsing)、GLR 分析算法(generalized left-to-right parsing)和左角分析算法(left-corner parsing)等等。根据句法分析树形成方向不同,这些算法大致可以划分为三种类型:自顶向下的分析方法,自底向上的分析方法和两者相结合的分析方法。自顶向下分析算法是先构造句法分析树的根节点,再逐步向下扩展,最终形成分析句子的叶节点,如欧雷分析算法。自底向上的分析方法正好相反,它从输入的句子开始,执行不断地规约,试图将整个输入句子规约到语法开始符,最后形成根节点,如 CYK 分析算法、移进-规约算法、GLR 分析算法等。左角分析算法是两种混合的一种经典算法。此外,线图分析算法,既可以使用自顶向下的方法实现,也可以采用自底向上的方法实现。下面仅以自顶向下分析方法为例做详细介绍。

自顶向下分析方法试图从语法的开始符出发推导出整个句子,因而在某个缓冲区中不断地用产生式的右边代替与产生式左边相同的非终结符,根据这些特征,自顶向下的分析方法又称为基于预测的方法。在构建语法分析树的时候,自顶向下分析算法是先构造句法分析树的根节点,再逐步向下扩展,直到叶节点。欧雷分析算法正是基于这一自顶向下分析策略,作为一种并行算法,其在执行过程中不需要回溯。欧雷分析算法另外一个重要的特点是通过引入点规则大大减少了规则匹配中的冗余操作。所谓点规则,就是在规则右部的终结符或者非终结符之间的某一位置上加上一个圆点,表示规则右部被匹配的程度,当点在最右端表示为完成状态,否则为未完成状态。如

(1)VP→·V NP 表示这条规则还没有被匹配。

（2）VP→V·NP 表示这条规则的右部的 V 已经匹配成功,而 NP 还没有匹配。

（3）VP→V NP·表示这条规则已被完全匹配,并形成了一个短语 VP。

点规则加上字符串位置信息就组成了欧雷分析算法中的一个状态。如

$$\langle VP \to V \cdot NP\ i,j \rangle \tag{5-1}$$

其中,i 表示状态起点,即分析子串的起点;j 表示状态终点,即分析字串的终点。

同时,Earlay 引入了三种基本操作:

（1）预测　如果圆点右方是一个非终结符,以该非终结符为左部的规则都有匹配的可能。对于状态$\langle X \to Y \cdot Z\ i,j \rangle$,若 Z 是非终结符,那么对于语法规则中所有 Z→·β 的规则,都可以形成一个新的状态$\langle Z \to \cdot \beta\ j,j \rangle$。

（2）扫描　如果圆点右方是一个终结符,将圆点向右方扫描一个字符间隔,把匹配完的字符"让"到左方。对于状态$\langle X \to Y \cdot Z\ i,j \rangle$,若 Z 是终结符且 Z 与词语串中第 j 个词语匹配,那么可以形成一个新的状态$\langle X \to Y Z \cdot\ i,j+1 \rangle$。

（3）归约　如果圆点右方没有符号,表示当前状态所做的预测已经实现,可以将当前状态与已有的包含当前状态的状态进行合并。对于完成的状态 Z→β·,在其他状态集合中形如$\langle X \to Y \cdot Z\ i,j \rangle$ 都可以形成一个新的状态$\langle X \to Y Z\ i,k \rangle$。

假设输入的句子长度为 n,词语间隔可以记为 $0,1,2,\cdots,n$,欧雷分析算法流程如下:

（1）将语法规则初始符 S 的规则形成初始状态:$\langle S \to \cdot \alpha\ 0,0 \rangle$加入状态集合。

（2）对当前每个词语,依次进行循环:

对状态集合中的每个状态,依次进行循环:

1）如果当前状态是未完成状态,且点后不是终结符,则执行预测;

2）如果当前状态是未完成状态,且点后是终结符,则执行扫描;

3）如果当前状态是完成状态,则执行归约;

（3）如果最后得到形如$\langle S \to \alpha \cdot\ 0,n \rangle$这样的状态,那么输入的句子为合法句子,否则分析失败。

基于规则地分析方法有其优点,但也存在一定地局限性。一方面,在对自然语言进行处理时,手工编写的语法规则具有一定的主观性,并且是一项大工作量的复杂劳动。另一方面,对较长的句子进行分析时,分析所有可能的句子结构的复杂性往往使程序难以实现。此外,在处理自然语言中歧义时,基于规则的方法往往显得无能为力。

鉴于基于规则的分析方法存在上述种种局限,同时由于大规模标注树库的建立,基于统计机器学习的分析方法开始兴起,受到研究者们的广泛关注并迅速成为研究热点。目前研究较多的是语法驱动的统计分析方法,其中,基于概率上下文无关文法(probabilistic context free grammar,PCFG 或者 stochastic context free grammar,SCFG)的短语结构分析方法是当下最成功的语法驱动的句法分析算法之一。PCFG 直接统计自然语言中的词与词、词与词组、词组与词组之间的规约信息,并由语法规则计算给定句子的生成语法树出现的概率。

PCFG 的规则表示形式为:A→αp,其中 A 为非终结符,p 为由 A 推出 α 的概率。同时对于语法规则来说,相同的左部的产生式概率分布满足归一化条件。

$$\sum_{\alpha} p(A \to \alpha) = 1 \tag{5-2}$$

假设给定如下概率文法:

$$
\begin{aligned}
&S \to A\ A &&p = 0.5 \\
&S \to B &&p = 0.5 \\
&A \to a &&p = 0.3 \\
&A \to b &&p = 0.7 \\
&B \to a\ a &&p = 0.5 \\
&B \to b\ b &&p = 0.5
\end{aligned}
$$

根据以上文法,句子"*a b*"有两个可能的句法结构,如图5-5所示。

在基于PCFG的句法分析模型中,假设满足以下三个条件:

(1)位置不变性:子树的概率与其管辖的词在整个句子中所处的位置无关。

(2)上下文无关性:子树的概率与子树管辖范围以外的词语无关。

(3)祖先无关性:子树的概率与推导出该子树的祖先结点无关。

则图5-5中两棵子树的概率分别为:

$$p(\text{tree1}) = 0.5 \times 0.3 \times 0.7 = 0.105$$

$$p(\text{tree2}) = 0.5 \times 0.5 = 0.25$$

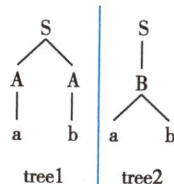

图5-5 根据例子中的语法规则生成的两颗不同的分析树

根据概率的大小,可以确定句子"*a b*"最可能的句法结构树是tree2。

PCFG本质上是一套面向候选树的评价方法,给正确的句法赋予一个较高的分值,给不合理的句法树赋予一个较低的分值,达到消歧的目的。

(二)依存句法分析

依存句法由语言学家L. Tesniere 1959年提出,其基本含义是利用句子中词与词之间的依存关系(也称为从属关系)来描述句子的语言结构。1970年计算机语言学家J. Robinson在论文《依存结构和转换规则》中总结了依存句法的4条公理:

(1)一个句子只有一个独立的成分;

(2)句子的其他成分都从属于某一部分;

(3)任何一个成分都不能依存于两个或两个以上的成分;

(4)如果成分A直接从属于B,而C在级句子中位于A和B之间,那么,成分C或者从属于A,或者从属于B,或者从属于A和B之间的某一成分。

这四条公理将句子的依存树和依存图的形式约束为:单一父节点、连通、无环和可投影,并保证了句子最终依存分析结果是一棵有唯一根节点的树结构。这为句子的依存关系的形式化描述奠定了基础。

而依存句法分析是针对给定的句子序列利用依存句法规则进行自动分析构建句子对应的依存树的一种方法。自从1964年Hays和1965年Gaifman利用依存形式进行句法分析以来,诸多的依存句法分析方法已经逐步成熟。早期的依存句法分析主要就是类似于CYK的动态规划算法、基于约束满足的方法和确定性分析算法的三种基于规则的依存句法分析。近年来随着统计自然语言处理技术的兴起和取得的成功,依存句法分析得到了深入的研究,形成了多种基于数据驱动的依存分析方法,其中生成式依存分析方法,判别式分析方法和确定性分析方法是具有代表性的三种方法。

生成式依存分析方法利用联合概率模型生成一系列的依存句法分析树并赋予其概率分值,最后利用相关算法找出概率打分最高的依存句法树作为最终的输出。其目标函数描述如下:

$$\prod_{i=1}^{N} S(x_i, y_i, \theta) \tag{5-3}$$

其中,x为输入的句子,y为句子x的依存句法分析结果,训练参数为θ,N为实例的个数,模型训练过程中是寻找是使目标函数最大的参数θ的值。生成式依存分析方法中代表性的工作是J. Eisner提出的建立在双词汇语法上的生成式依存分析方法。该方法采用动态规划算法,类似于CYK分析算法,自底向上不断结合两个完整的最优子树,直到创建完整的句子依存树。生成式依存分析方法的模型构建的使用比较方便且准确率比较高,但是生成式分析方法是全局寻优算法,算法复杂度较高,因此效率较低。

与生成依存分析方法的联合概率模型不同,判别式依存分析方法运用条件概率$S(x|y,\theta)$,模型训练过程就是找到使目标函数$\prod_{i=1}^{N} S(x_i|y_i,\theta)$最大的$\theta$值。在判别式依存分析方法中最具有代表性的是最大生成树依存句法分析器(maximum spanning trees parser,MSTParser)。该依存句法分析器使用了一种基于图的依存句法分析模型,它将获取最佳依存结构转换为寻找待分析句子最高打分的依

存树。其中依存树的打分是树中各条边的打分的权重和：

$$s(x,y) = \sum_{(i,j)\in y} s(i,j) = \sum_{(i,j)\in y} w \cdot f(i,j) \tag{5-4}$$

s 是依存树的打分，y 是句子 x 的依存树，i 和 j 是依存树中的结点，w 是特征函数 f 的权重。特征函数 f 的取值为 0 或者 1，例如对于依存树中具有依存关系的两个节点"打"，"点滴"：

$$f(i,j) = \begin{cases} 1, x_i = "打"且 x_j = "点滴" \\ 0, 其他 \end{cases} \tag{5-5}$$

MSTParser 的图模型中，每两个词之间都有边，每条边都有特种函数值和权重，这样就将在依存分析过程中寻找最高打分的依存树转换为搜索最大的生成树。判别式方法将寻求最佳依存树转换为搜索最大树问题，使得诸多的机器学习方法和运筹学方法得以运用。与生成式方法一样，判别式方法是全局寻优算法，准确率高，算法复杂度高。

确定性依存分析方法模仿人的认知模型，在处理一个句子时，按照某一特定的方向，依次读入一个词，然后针对该词产生一个依存分析结果，直到最后一个词。也就是说在每步的解析过程中都会形成一个具体的解析结果，判断输入的词是否与前一个词之间存在依存关系。这种方法的处理过程可以概括为"依次读入"，"立即处理"。比较有代表性的研究工作是 Yamada 分析方法和 Nivre 分析方法。确定性依存分析方法在训练过程中不断寻找局部最优解，是以局部最优与全局最优相近的贪婪算法，在依存分析的正确率上没有生成式分析方法和判别式分析方法高，但在复杂度上它可以达到线性的时间复杂度。

四、语义分析

语义分析包括词语语义分析和句子语义分析。词语语义分析实际上就是词语的语义消歧，其任务是识别词语在具体语境中的含义（即义项）。句子语义分析是从语言学的角度分析句子的各个语义成分及它们之间的关系。

（一）词语语义分析

在生物医学领域，词语词义消歧主要针对生物医学实体，如生物医学文献中的基因、蛋白质，临床医疗文本中的疾病、症状、药物和治疗等。词语语义分析在生物医学领域具有非常重要的意义，主要体现在以下几个方面：

（1）可以通过自动的语义消歧方法提高生物医学领域数据库的维护或填充效率，避免以往人工查阅工作的繁重劳动；

（2）语义消歧可以帮助生物医学研究人员获得更精确的内容信息，同时不会因为研究人员不具备很强的专业知识而受限制；

（3）语义消歧可以为后续研究工作提供有力支持，不仅可以帮助提高生物医学知识发现的结果，同时也可以帮助生物医学专家发现生物医学实体之间的隐含关系。

在生物医学领域，存在大量的专业知识库，生物医学实体语义分析的主要焦点集中在如何把生物医学实体提及映射到生物医学专业知识库中的标准实体上，这一过程叫做生物医学实体标准化（normalization）。词语语义分析方法大致可以分为以下三类：基于词典的词义消歧、无监督词义消歧和有监督词义消歧。

基于词典的词义消歧的基本思想是把语义词典中的信息作为判断语义的依据。可以利用的信息一般包括以下三种：词典中的义项定义、语义范畴信息、双语词典信息。基于义项定义的消歧方法的核心是通过计算待消歧词语的上下文与语义词典中义项定义之间的覆盖程度，覆盖度最大的义项作为待消歧词语的义项。早期的代表工作是 Lesk 1986 年的工作。由于语义词典中义项的定义通常比较简洁，与待消歧词语的上下文的覆盖度往往较低，消歧效果一般。为此，Pook 和 Catlett 1988 年提出了基于类义词典的消歧方法，该方法通过类义词典中的同义词列表来扩展上下文的每一个词，在消歧过程中使用了由类义词典或者带有主义范畴（subject categories）的词典提供的语义范畴（semantic categorization)信息。基于类义词典的消歧方法的基本原理是,用上下文中词语的语义范畴确定上下文的语义范畴,并通过上下文的语义范畴反过来确定词语的哪一个语义被使用。除前两种信息之外,学者们还尝试了利用双语词典作为消歧的信息来源。对于待消歧词语所在的上下文中的某一固定搭配,如果该待消歧词语的某一义项的翻译与它的搭配词语的翻译能够组成一种固定搭配,那么这个义项就是它的正确含义。

无监督的词义消歧方法大致可以分为两类:基于相似度的方法和基于检索的方法。基于相似度的词义消歧方法即从相似度的角度出发,针对某一具有歧义性的词语,选择相似度最接近的词语作为其标准化的结果。其中最常用的相似度度量方法是编辑距离。编辑距离是指字符串 A 转化为字符串 B 所需要的转换操作次数,这里所说的转换操作包括:①删除一个字符;②插入一个字符;③将一个字符替换为另一个字符。通常情况下,三种操作的代价相同,即每种字符操作都会导致一次变换,这也是符合我们平常的认知。但是,结合不同的使用场景,可以对这三种操作设置不同的权重,使算法更加倾向于某种变换。事实上,也可以加入更多的字符操作。例如,在英文输入的过程中,经常会出现不小心交换两个字符的问题,所以可以增加一个新的操作——置换,表示互换相邻的两个字符,此时编辑距离变成 Damerau-Levenshtein 距离,它包含插入、删除、替换和置换四种操作。在光学字符识别中还有将两个字符合并成一个或者将一个字符展开成两个的操作。当然,也可以减少操作,如求两个等长字符串的汉明距离就只用到了替换操作;在求最长公共子序列的问题中,相当于只采用插入和删除两种操作。基于检索的词义消歧方法需要构建一个信息检索系统,将词语义项视为文档集合,将待消歧词语视为查询词,结合检索模型和排序算法对检索到的文档集合进行相关度排序,并选出得分最高的作为答案。根据不同的应用场景,往往有不同的改进方法,如针对临床医疗实体,可以考虑不同组成单元的细粒度语义信息。

有监督的词义消歧方法把词义消歧看成一个分类或者排序问题,使用词义标注语料来建立消歧模型,关键在于如何对歧义词的上下文中包含的信息进行表示和利用。对于有监督的语义消歧来说有两种经典的理论方法,一种是把上下文看作无结构词集,整合了上下文窗口中众多的词汇信息。第二种方法则是仅仅考虑了上下文中的一个信息特征,这个信息特征可以很灵活的反映上下文的结构,但是这个特征要从大量的潜在信息(如词法、句法、语义等)中选取。最近,随着深度学习在自然语言处理领域的应用,基于深度学习方法的词义消歧受到越来越多的关注和重视。深度学习算法能自动提取分类或排序需要的低层次和高层次特征,避免了繁琐的特征工程工作。

(二)句子语义分析

句子语义分析主要包括语义角色标注和语义依存分析。语义角色标注是浅层句子语义分析的一种实现方式,可以看做是一种通用的信息抽取技术,抽取的信息不再限定于某个类别(如人名、地名等),而是抽取句子中相对通用的语义信息,如某一动词的施事、受事等和领域无关的语义信息。与浅层的语义角色标注不同,语义依存分析是建立在依存理论基础上,是深层的句子语义分析理论。它融合了句子的依存结构和语义信息,更好地表达了句子的结构与隐含意思。

语义角色标注不对整个句子进行详细的语义分析,只标注句子中的某些短语为给定谓词(包括动词、形容词等)的语义角色,这些短语作为此谓词的框架的一部分被赋予一定的语义含义,例如"[专家会诊 Agent][明天 Tmp]将会[确定 V][治疗方案 Passive]。"其中,"确定"为谓词(用 V 表示),"专家会诊"、"此议案"和"明天"分别是其施事(用 Agent 表示)、受事(用 Passive 表示)和动作发生的时间(用 Tmp 表示)。另外,语义角色标注并不考虑时态信息,例如"他要吃药。"与"他吃药了。",虽然时态并不相同,但是语义角色表示是相同的,同为:"吃(他,药)",分别表示"谓词(施事,受事)"。同时,语义角色标注也不考虑谓词改变但语义不变的情况,例如"美国制造了这类药物"与"这类药物的生产商在美国",虽然它们的语义相同,但是由于谓词不同,语义角色标注的表示结果并不一样,需要根据不同的应用进行更深入的处理。通常的语义角色标注分为 4 个步骤:剪枝、识别、分类和后处理。其中,剪枝指的是根据启发式规则,删除大部分不可能成为语义角色的标注单元,这样可以大幅减少待识别实例的个数,提高系统的效率。识别过程一般是对一个标注单元是否是语义角色加以判别,并保留识别成语义角色的标注单元,待下一步对该语义角色进行分类,这样也可以减少进入分类判别的实例的个数,加快处理速度。最后根据语义角色之间的一些固有约束进行后处理。这些约束通常包括,一个谓语动词不能有重复的核心语义角色并且语义角色不存在相互重叠或嵌套等等。在语义角色标注中,语义角色的识别和分类可以看作是分类问题。也就是说,人们可以逐一判断一个标注单元是否是某一动词的语义角色,更进一步的,可以预测其属于何种具体的语义角色,一些常用的分类算法如支持向量机、最大熵等被广泛用于语义角色的识别和分类。实际上,并非所有的系统都包括以上4个步骤,特别是前两个步骤,其主要目的是提高处理效率,但随之带来的是召回率的下降,即损失了一些本应是语义角色的标注单元。因此,在某些系统中,去除了剪枝步骤。还有些系统合并了识别和分类步骤,直接对语义角色进行分类,也就是将非语义角色的标注单元也看成是一类。在生物医学领域,针对生物医学文献的语义角色标注研究的相对较多,针对其他类型的文本(如临床医疗文本)的语言角色标注研究的较少。

语义分析的目标将给定的自然语言(包括篇章和句子)转化为反映其意义的某种形式化表示,也就是将人类能够理解的自然语言转化为计算机能够理解的形式语言,做到人与机器的互相沟通。其中,对句子进行深入的语义分析,是自然语言处理的核心任务之一。例如句子:"他吃了药"和"药被他吃了",虽然表述形式不同,但含义相同,可以用一种语义形式:"吃(他,药)"来表示。语义依存分析是建立在依存理论基础上的深层的语义分析理论。它融合了句子的依存结构和语义信息,更好地表达了句子的结构与隐含意思。语义依存分析提取句子中所有修饰词与核心词之间的语义关系,且修饰词与核心词覆盖了句子中所有的词,即句子中的每一个词都有其核心节点(除了整个句子的核心节点外)。语义依存分析是处理词级别、短语级别、从句级别以及句子级别的语义结构的过程,不仅包含句子中主要谓词与其论元之间的语义关系,还包含非主要谓词包含的语义信息,如数量、属性和频率等。语义依存分析的研究近几年才开始刚刚兴起,大部分工作沿用依存句法分析类似的方法。

第三节　自然语言处理技术在生物医学领域的应用

一、生物医学信息抽取

生物医学信息抽取(biomedical information extaction, Bio IE)作为生物医学信息学的一个重要分支,以其自动、高效地获取知识的能力长期受到研究者的广泛关注。信息抽取任务是由实际应用需求确定的,所需抽取的信息覆盖范围很广。在生物医学领域,经常需要抽取信息的包括生物医学实体,实体关系,时间信息,时间关系等。实际上时间信息可以看作是一类特殊的实体。因此,本节仅以生物医学实体识别和生物医学实体关系抽取为例做详细介绍。

(一)生物医学实体识别

生物医学实体识别(biomedical named entity recognition, Bio-NER)的任务是识别出生物医学文本中的基因、蛋白质、疾病名、药物名、组织名、药物名、检验检查等实体,是生物医学知识获取的第一步,是关系抽取、文本摘要、知识发现等工作的基础。

生物医学实体命名规则不统一,书写很不规范,存在描述性的命名习惯、大量缩写、同一实体多种变体、不同实体同名以及实体名嵌套等问题。使得生物医学实体识别始终是一个极具挑战性的任务,长期受到广泛关注。常用的生物医学实体识别方法可以分为以下三种:基于词典的方法、基于规则的方法和基于统计机器学习的方法。最早采用的方法是基于词典的方法,1998 年 Proux 等人第一次应用词典来识别基因和蛋白质。虽然这种方法简单且实用,但很多实体存在变体,且新的实体不断出现,建立一个完整的包含各种类型的生物医学实体词典是不切实际的。因此,基于词典的方法通常需要与其他方法结合使用,如以词典特征的形式被整合到基于统计机器学习的方法中。

基于规则的方法也是早期广泛使用的一种方法。Fukuda 等人最早利用规则识别文档中的蛋白质名称。基于规则的方法通常需要手工或利用启发式信息产生识别实体的规则,虽然这些规则可以灵活地定义和扩展,但它们对领域知识的依赖性很强,修改它们需要该领域专家参与并花费大量时间。另外,由于实体类型多样,且新类型的实体还在不断涌现,这使得人们很难建立一套一致的规则。目前,基于规则的方法通常在基于统计机器学习的方法的后处理中使用。

基于统计机器学习的方法是目前主流的方法,它把实体识别当作典型的序列标注问题来处理,利用统计方法从大量数据中估计相关参数进而建立识别模型,具有客观、移植性好的优势,但需要大量的训练数据且训练过程比较耗时。对于生物医学领域实体识别,常见的机器学习方法有:HMM、MEMM、CRF、RNN 等。

(二)生物医学实体关系抽取

生物医学实体关系抽取(biomedical entity relation extraction,Bio RE)的任务是从生物医学文本(包括生物医学文献,电子病历,健康医疗网络数据等)中抽取出生物医学实体之间的某种关联关系,例如基因和疾病的关系,蛋白质相互作用关系,药物和疾病的关系、药物和药物之间的关系等。常用的生物医学实体关系抽取方法有:实体共现法、基于自然语言处理基础技术的关系抽取和基于统计机器学习的关系抽取。

实体共现法认为两个相距相近的实体如果以一定的顺序在一个文本语料库中高频率地重复,那么这两个实体相关的可能性很大。例如著名的 PubGene 系统使用实体共现法建立一个包含基因和基因相互关系的数据库,达到了较好的实验结果。但是在目标文档中采用实体共现法是有风险的,它忽略了文本中实体间关系的语义信息,因为实体的共现不一定构成有效关系。

基于自然语言处理基础技术的关系抽取一般使用领域本体和句法分析器,通过句法关系确定实体之间的关系。例如使用浅层句法分析器确定已知动词的主语和宾语,使用完全句法分析器确定句子中所有组成部分的关系。在生物医学领域,句法分析器是实体关系抽取的有力工具。

基于统计机器学习的关系抽取是目前生物医学实体关系抽取中应用比较广泛的方法。该方法实质是将关系抽取看作是一个分类问题,通过具体的学习算法,在人工标引语料的基础上构造分类器,再用训练得到的分类器抽取测试文本中的实体关系。常用的机器学习算法有支持向量机(support vector machine,SVM)等。近年来深度学习算法,如卷积神经网络(convolutional neural network,CNN)、循环神经网络(recurrent neural network,RNN),也被广泛用于生物医学实体关系抽取。

二、隐私信息识别

由于临床医疗文本中存在大量病患、医生和医疗机构的健康隐私信息(protected health information,PHI),为了保护这些信息不被泄露,隐私信息识别成为临床医疗文本处理的首要任务之一。其任务是从临床医疗文本中识别出各种预定义的隐私信息,包括姓名、职业、地点、年龄、日期、联系方式和证件号码等。美国 1996 年颁布的 HIPAA 法案定义了 18 种类型的隐私信息,要求所有应用于科研和商业的医疗文本数据必须进行匿名化处理,其中首要任务就是对隐私信息的识别。在我国,目前还没有颁布类似的法案来规定中文临床医疗数据中的隐私信息。

隐私信息识别一般被当做实体识别任务来处理。早期的临床医疗文本隐私信息识别系统大多是基于规则的方法。该方法主要应用大量的规则、匹配模式和特殊的语义词典对特定临床医疗文本中的隐私信息进行识别,包括病理报告、实验报告、X 线报告和出院总结等。基于规则的隐私信息识别系统的主要缺点在于一个系统构建的大量规则库很难直接应用于其他系统中去。此外,由于早期并没有公开可用的标注数据集,所以很难对隐私信息识别系统进行评价和对比。

为了加速临床医疗文本中隐私信息实体方法的研究,国际上相继举办了 3 次国际评测任务,包括 2006 年的 *Informatics for Integrating Biology & the Bedside* (*i2b2*)评测任务、2014 年 i2b2 评测任务和 2016 年 *Neuropsychiatric Genome-Scale and RDoC Individualized Domains* (*N-GRID*)评测任务。大量来自世界各地的研究团队参加了这 3 次国际评测任务,并构建了大量的隐私信息识别系统。这些系统可以划分为3种类型：基于规则的方法、基于统计机器学习的方法和混合的方法。基于规则的方法可以很好地识别出较为结构化的隐私信息（如电话号码、邮件地址、证件号等），但是对于形式多样化的隐私信息（如名字、职业、医疗机构等）则需要构建更加复杂的规则和词典来进行识别。而当我们拥有足够多的训练数据和大量有价值的特征信息，则基于统计机器学习的方法能够很好地实现对各种形式隐私信息的识别。但是，对于复杂的结构化隐私信息识别，仍然还是规则的方法较为具有优势。所以混合的方法能够结合基于规则和机器学习方法各自的优势，且性能较优于这两种方法。2014年i2b2评测的结果也表明混合方法较其他两种方法优秀。这些方法中用到的主要机器学习方法包括CRF、SSVM、SVM、HMM和决策树（decision tree，DT）等。其中CRF、SSVM和HMM模型将隐私信息识别作为序列标注任务进行处理，而SVM和DT模型则将其作为分类任务来处理。不过，序列标注算法明显比分类算法的性能要好很多，主要原因是该类算法能够处理相邻类别标签之间的依赖关系。对于该隐私信息识别任务，CRF是目前最常用的算法，例如在2014年i2b2评测中，前4名的研究团队均采用的是CRF算法。机器学习方法的根本是特定任务的人工特征构建，而对于隐私信息识别任务主要使用的特征包括：N-gram特征、词性特征、词向量特征、词典特征等。对于数据的预处理、特征的构建和结果的后处理都是直接影响基于统计机器学习的算法的隐私信息识别系统性能的重要因素。

最近，一些深度学习算法，如RNN，也开始被用于临床医疗文本中隐私信息识别任务中，并且获得了比CRF更好的性能。

三、文本摘要

文本摘要，又称文本自动文摘，是一种利用计算机进行文本分析，并对内容进行归纳提炼，最终生成反映文本核心内容的简单连贯短文（即摘要）的过程。文本摘要是对文档信息的压缩表示，这对生物医学领域中大规模文献数据和个人电子病历数据的梳理和呈现具有重大的意义。

按照不同的标准，文本摘要可以划分为不同类型。根据原文语言种类划分，可以分为单语言摘要和跨语言摘要。根据输入文本的数量划分，可以分为单文档摘要和多文档摘要。根据文摘和原文的关系划分，可以分为抽取型文摘和概括型文摘。抽取型文摘由原文中抽取出来的片段组成，概括型文摘是对原文主要内容重新组织后形成的。目前在生物医学领域的文本摘要系统主要使用抽取型文摘技术，在该类摘要技术中，如何对句子排序是研究的重心。一般来说，自动文摘过程包括三个基本步骤：

文本分析：对原文本进行分析处理，识别冗余信息。由于在同一主题中的不同文档中不可避免的存在信息交叠和信息差异，因此如何避免信息冗余，同时反映出来自不同文档的信息差异是首要目标，而要实现这个目标通常意味着要在句子层以下做工作，如对句子进行压缩、合并、切分等。

文本内容的选取和泛化：从文档中提取重要信息，通过摘录或概括的方法压缩文本，或者通过计算分析的方法形成文摘表示。如果将文档中的句子视为互相独立的，那么句子所表达的不同意思就可以通过简单的词语统计量区别。将全文按照标题和内容区分开，使用TF和ISF结合词语出现的位置权重，根据用户输入的压缩比，就可以得到权重最高的top-K个句子。如果考虑到句子之间的关系，就可以使用TextRank算法，对文本进行句子切分后，抽取重要的词汇，并计算句子和句子之间的相似性，构造权值矩阵。相似性计算的公式如下：

$$Similarity(S_i, S_j) = \frac{|\{w_k | w_k \in S_i \& w_k \in S_j\}|}{\log(|S_i|) + \log(|S_j|)} \tag{5-6}$$

式中S_i表示第i个句子，w_k表示句子中第k个词，$|S_i|$表示句子的长度

文摘的转换和生成：实现对原文内容的重组或者根据内部表示生成文摘，并确保文摘的连贯性。一般来说，对于求出的权重最高的topK个句子，将按照它们在原文中的顺序输出生成摘要。由于句子假定为相互独立的，形成摘要中的句子有可能会在内容上重复。

文摘的输出形式依据文摘的用途和用户需求确定。不同的系统所采用的具体实现方法不同，因

此在不同的系统中,上述几个模块所处理的问题和采用的方法也有所差异。

相较于通用领域,生物医学数据更为丰富,文献更加规范化。面向生物医学领域的文本摘要技术较多的是结合生物医学领域特点和丰富资源进行的,并主要集中在生物医学文献和 EHRs 两个方面。

1. 面向生物医学文献的文摘技术　伴随生物医学技术的日益更新,生物医学文献数量急速膨胀。文摘技术可以帮助研究者快速评估文献重要程度,确定感兴趣的相关文献。如 Reeve 等人利用 MetaMap 将文本中的实体映射到统一医学语言系统(Unified Medical Language System,UMLS)超级叙词表中的概念,分析发现概念语义类型间的主题链,进而抽取对应的句子生成文献摘要。类似的,Morales 等人则利用本体资源将文本中词汇映射为专业概念,利用图形表示文档并将其聚类,并在每个类中抽取出较为重要的句子最终组成文档摘要。文摘技术还被广泛用于辅助撰写生物医学领域文献综述,如 RobotReviewer,利用机器学习和自然语言处理技术,帮助研究者从文献中自动抽取重要证据用于 Meta 分析。

2. 面向 EHRs 的文摘技术　伴随 EHRs 系统的普及,大规模患者长期的健康信息得以保存。文摘技术可以简明扼要的梳理出患者历史健康信息,移除冗余,这对于高效的医患交互和后续临床决策就显得尤为重要。由哥伦比亚大学开发的 HARVEST 就是这样一个从时间维度对患者电子病历进行汇总摘要的系统。HARVEST 从电子病历的文本中提取关键临床信息,如疾病等,以发生时间为横轴,汇摘和呈现患者在多个不同机构、不同时期的健康信息,包括住院,门诊和急诊信息。目前,HARVEST 已经被集成到纽约长老会医院的临床信息审查系统 iNYP 中,可供其所有患者使用。

四、生物医学问答系统

搜索引擎是目前人们在医学数据库和健康网站之外获取医学信息的主要途径之一。但面对网络上海量的、质量参差不齐的健康信息资源,传统搜索引擎难以满足用户在查找、理解及获取医学信息时对精度和高效性方面的需求。相对于传统信息检索,自动问答系统作为智能的医学信息资源获取工具,能够为用户提供更为准确直接的答案。

早期的生物医学自动问答系统主要基于信息检索技术,将问题中抽取的关键词作为查询词和系统收集的语料中的文档(一般是问答对)进行匹配,进而获得相关答案。基于信息检索的自动问答系统实现简单,但难以确保答案的准确性,也无法处理不在语料库中的问句。例如,MedQA、MiPACQ 和 enquireMe 就是采用信息检索技术,分别基于维基百科等互联网资源、医学文献和雅虎在线社区问答对为语料构建的医疗领域自动问答系统。

随着知识图谱相关技术的兴起,开始出现基于知识库或知识图谱的问答系统(如 MEANS、AskCuebee),这类系统考虑语义信息,将问句和答案在语义层面而非关键词进行建模,并引入一些推理关系来解决语料库中未出现的案例,从而可以回答一些需要深度语义理解和知识推理才能回答的问题。而基于自然语言生成技术的问答系统则是得益于深度学习技术的发展,这类问答系统一般采用深度神经网络表示学习大规模的问题和答案对的关系,通过循环神经网络语言模型逐字词生成问题的答案。

总体而言,自动问答系统可分为:问句处理、问答匹配、答案生成和答案评价四个模块。问句处理模块首先对用户提出的问题进行处理,抽取其中的关键信息。基于抽取的关键信息,自动问答系统利用信息处理模型从知识库中查找相似问题或对应的答案,或者基于语义推理来获得相应的候选知识条目。答案生成模块则将候选答案进行重排序,将知识条目进行扩展叙述,表述成连贯、简洁的语句呈现给用户。对于一个具有扩展性的自动问答系统而言,评价模块不可或缺,其定义了评价标准用于系统的性能评测,以便于对自动问答系统进行改进和优化。

1. 问句处理　由于问题的描述多样性,首先需要进行问题预处理,通常是将问题进行相关的词法和句法分析,如切分成字词、组块。对于多数的问答系统,还需要对问题进行分类,判别用户的初步意图,通常采用支持向量机或者卷积神经网络的分类模型对问句进行分类。另外,还需要识别问句中的核心词和关键词,如面向患者的问答系统,通常需要识别症状、药物、疾病等关键实体。关键词抽取和实体识别部分内容在医学信息抽取这一节已经进行了介绍,通常采用条件随机场及循环神经网络进行抽取。对于面向知识图谱的问句处理,还需要确定查询实体和关系类型。

2. **问答匹配**　基于信息检索技术的问答系统,通常包括问句和问答对集合中的问句相似性处理,以及问句和问答系统语料库中的答案文档匹配的问题。一般采用向量空间模型进行建模,或利用诸如 Elasticsearch 等开源信息检索工具进行匹配检索。而对于基于知识库的问答系统,则通常将问句转换为实体和关系类型的查询后,通过图数据库进行遍历检索。

3. **答案生成**　对于基于信息检索的问答系统,答案生成模块采用得分函数或自定义规则,对检索得到的结果进行重排序,返回得分最高结果作为问题答案。基于知识图谱的答案生成则需要将实体和关系转换为自然语言输出,如利用已标注的 RDF 数据将三元组转换为用户可理解语言。而基于自然语言生成技术的问答系统则是得益于深度学习技术的发展,这类的问答系统一般采用深度神经网络表示学习大规模的问题和答案对的关系,通过循环神经网络语言模型逐字词生成问题的答案。

4. **答案评价**　通常有两种评价方式,一种是基于小规模标注语料上进行准确率、召回率、F 值进行客观评价;另一种,则是用户对答案质量、易用性等方面对问答系统整体进行主观认知评价。

五、生物医学知识发现

知识发现是从数据中找到有用知识的过程。广义上所有从生物医学文本中抽取信息的模型都可以被认为是生物医学知识发现模型,主要包含医学数据分类聚类、知识关联和相关性分析、时间序列分析等。狭义的知识发现主要指医疗知识的关联和相关性分析。

1. **医学数据分类与聚类**　分类是数据挖掘的重要研究分支之一,其目标是通过分析训练数据集,构造一个分类模型,该模型能够把数据记录映射到一个给定的类别,从而可以用于未标注数据预测。当分析的数据缺乏必要的描述信息,或者没有给定确切的分类模式,利用聚类函数将数据记录按照相似性归成若干类。非结构化的生物医学文本数据是机器难以直接阅读处理的,需要将文本数据进行信息抽取、分类或聚类,进而得到数据库表、关系图乃至数值型向量等结构化数据,方便进行统计和计算。其过程通常需要运用词法分析和句法分析、实体的正规化和链接、关系分类、文本分类等自然语言处理技术。不同的数据分类和聚类技术已经被成功应用于疾病的诊断和鉴别诊断、疾病相关风险因子的发现、基因转录因子发现等医学应用研究领域。

2. **时间序列分析**　时间序列分析是一种基于随机过程理论和数理统计学的动态数据处理的统计方法。在生物医学领域,从大规模的流行病发病趋势预测到个人的心电脑电序列分析,都属于时间序列分析的范畴。

3. **医疗知识关联和相关性分析**　知识观念和相关性分析的目标是发现大规模数据集之间的隐含的关联或相关关系,从某一数据对象的信息来推断领域数据对象的信息,从数据集中寻找出未知的知识模式。

对于电子病历的关联关系分析,通常采用 Apriori 等关联规则挖掘算法,分析症状和疾病、疾病和某些诊断用药的相关性。对于生物医学文献的知识发现,早在 1986 年,美国芝加哥大学 Swanson 教授就提出了基于非相关文献的 ABC 知识关联模型。他在研究中发现大量研究工作是独立进行的,不同的研究集中在某一个方面。例如,很多文献中都提到雷诺氏病患者(记为 C)存在血液和血管相关的生理改变(记为 B),包括血黏度和血小板聚集度过高、血管收缩。而在其他文献中又记录了鱼油及其活性成分(A)可以降低血黏度和血小板聚集度并致使血管舒张。基于非相关文献的 ABC 知识关联模型得出了鱼油可能对雷诺氏疾病有治疗作用假设,后续的医学临床实验也证明了这一点。在此之前,从未有文章论述二者的关联性,甚至两类文献很少被共同或相互引用。作为医学知识发现的经典案例,其导致后续知识发现任务被陆续开发和应用。

知识关联发现可以开放式发现和闭合式发现两个过程。开放式发现是假设产生过程,ABC 知识发现模型就是一个典型的开放式发现模型。在一种疾病的治疗未知的情况下,找到可能治愈或者改善的方法。闭合式发现则是已知药物对治疗某种疾病有效果,但不清楚确切原理,通过闭合式知识发现模型,来找到二者之间的关系。

一个最直观的知识发现假设是,在统计学上如果概念 A 和 B 的共现次数越多,则二者具有关联的可能性越大。因此,很多研究采用诸如 Z-Score、TFIDF、PMI 等统计特征,结合信息检索技术,自动化实现 ABC 模型,然后采用信息检索技术的评价标准进行评估知识发现的结果。这种方法能够大规模的发现可能的知识,但由于这些模型仅从篇章角度进行统计,忽略语义信息,无法对得出的新发现给出除统计学意义以外的医学解释。

为了获得可解释性的知识,人们采用自然语言处理技术对生物医学文献进行处理,对每个句子进行抽取语义关系,建立关联规则、图模型等方式构建闭合式发现模型,得到可解释的知识。这一过程通常包括三个步骤:

1. **语义关系抽取**　通常语义关系有相应的标准化定义,例如在临床医学研究中,UMLS 中定义了 135 中语义类型和 54 种常见的语义关系,用户还可在此基础上根据需求进行定制。而从文献中抽取相应的语义关系一般需要采用自然语言处理方法,包括进行实体识别、映射到相应的知识库与关系抽取关系抽取,例如,SemRep 就是一个自动从文献中识别实体和关系的自然语言处理系统,常常被应用在知识发现的语义关系抽取任务中,其能从句子"In humans, Ach evoked a dose-dependent increase of NO levels in exhaled air"中抽取出 <"Acetylcholine"(乙酰胆碱),"STIMULATES"(刺激),"Nitric Oxide"(一氧化氮)>语义关系并将实体映射到 MESH 知识库。

2. **制定实体关联规则**　在得到大量的语义关系后,通常需要选择一部分符合规则的关系作为实体关联知识。通过人工预定义或机器学习得到的关联规则将可行的 A 与 B、B 与 C 之间的关系模板进行定义,包括词语的类型、关系的类型匹配等。最后计算通过模板可以过滤出实体关联知识。

3. **基于实体关联数据构建相应的实体关联网络**　为了区分抽取知识的可信度,将抽取的实体关联知识相互连接在一起,通过本体和关系构建成了一个网状图结构,利用这种图结构可以分析该网络的拓扑性质,将网络分解为子图,最终从大规模文献中找到潜在的未发掘的知识。

第四节　生物医学领域常用自然语言处理资源

作为生物信息学分支之一的生物医学领域中的自然语言处理技术是一项高效自动获取相关知识的新探索,经历了多年的发展已经取得了较大的研究成果,包括语料库和领域知识库、公开评测任务及数据集,医疗处理工具等方面的构建。本节将从这几个方面分别介绍生物医学领域研究中常见的资源。

一、词汇表和知识库

生物医学自然语言处理技术的研究开始于 20 世纪 60 年代,早期的研究基于有限的电子医疗文本验证了 NLP 在生物医学领域的可行性。到 80 年代和 90 年代,大量已标注的生物医学语料库和领域知识库被逐渐建立起来。生物医学文本标注的内容主要包括生物医学领域实体和实体关系。目前国际上权威公开的生物医学自然语言处理与文本挖掘的标注语料库有:GENIA、GENETAG、Medstract、Yapex、Protein Design Group(PDG)、University of Wisconsin 语料库等。各个语料库可以应用的自然语言处理与文本挖掘任务如表 5-1 所示。

BIONLP 相对通用 NLP 研究的一个特有的特征是,生物医学领域有比较完善的知识库,这些知识库对于相对较窄的领域具有较好的覆盖率,在当今信息爆炸的时代,生物医学领域知识库的构建使得生物医学信息和知识得以有序化,使得知识变得易操作、易利用。从海量的生物医学信息中发现有价值的知识这一过程是知识库区别于一般数据库的重要特征。目前在生物医学领域被广泛应用的知识库有:UMLS、ICD、SNOMED-CT、MeSH、RxNorm、LOINC 等。

表 5-1　各个语料库应用任务

名称	分句	分词	词性	实体识别	关系抽取	缩写词识别	指代消解
PDG				*	*		
Wisconsin				*	*		
GENIA	*	*	*	*			
Medstract				*		*	*
Yapex				*			
GENETAG				*			

二、语料库和相关评测

近些年,针对生物医学中的自然语言处理任务,国际上成功组织了多次公开评测任务并发布了相应任务的数据集。一些较为受关注的生物医学自然语言处理评测任务总结如表 5-2 所示。

表 5-2　生物医学信息处理相关的评测任务

评测名称	年份	任务描述
TREC Genomics Track	2003 开始	分子生物学领域的文本检索和分类。
JNLPBA/BioNLP 2004 评测	2004	生物医学实体识别。
JNLPBA/BioNLP 2007 评测	2007	临床医学文本多标记分类。
BioNLP'09 评测	2009	生物事件提取,特别是蛋白质或基因相关时间。
BioNLP'11 评测	2011	四个新的生物事件抽取任务。
BioNLP'13 评测	2013	以知识库构建为主要目的六个事件抽取任务。
BioNLP'16 评测	2016	延续 BioNLP'13 六个任务中的三个。
BioCreAtIve 评测任务	2004 2006	包括两个子任务:文本中的基因和蛋白质名称识别;用 Gene-Ontology codes 注释蛋白质,识别出蛋白质的功能。
KDD 挑战杯	2001	包含三个子任务医药设计中的生物活性预测;预测基因、蛋白质的功能;预测基因、蛋白质的定位。
KDD 挑战杯	2002	包括两个子任务:识别基因功能;预测基因对信号传输路径的影响生物。
KDD 挑战杯	2004	有监督分类的多种性能度量,数据分别来自生物信息学和量子物理学。
KDD 挑战杯	2006	医疗数据挖掘。
i2b2 隐私识别和吸烟鉴定	2006	识别医疗文本中的隐私信息,并对患者的吸烟状况进行鉴定。
i2b2 肥胖鉴定	2008	鉴定患者的肥胖状况并识别相应的复发病变。
i2b2 药物识别	2009	识别药物信息,包括药物剂量、使用频率、管理路径和管理原因等信息。
i2b2 关系抽取	2010	医疗概念抽取,断言分类,概念关系分类。
i2b2 共指消歧	2011	共指消歧。
i2b2 时序关系抽取	2012	包括三个子任务:时间表达式抽取及归一化;医疗事件识别;时序关系抽取。

笔记

续表

评测名称	年份	任务描述
i2b2 隐私识别和心脏病风险因子检测	2014	识别医疗文本中的隐私信息,并对糖尿病患者的心脏病风险因子进行检测。
i2b2 隐私识别和精神状况鉴定	2016	识别医疗文本中的隐私信息,并对患者的精神疾病程度进行鉴定。
CLEF 评测任务	2013	连续及非连续的临床医疗实体识别。
CLEF 评测任务	2014	首字母缩略词和缩写词语的标准化。
CLEF 评测任务	2015	法语临床医疗文本中的医疗实体识别。
CLEF 评测任务	2016	法语临床医疗文本中的医疗实体识别。
SemEval 评测任务 9	2013	临床医疗文本中的药物-药物相互作用关系抽取。
SemEval 评测任务 7	2014	连续及非连续的疾病识别和归一化。
SemEval 评测任务 6 和任务 14	2015	连续及非连续的疾病识别和归一化。 时间信息抽取,包括时间表达式抽取及归一化、医疗事件识别和时序关系抽取。
SemEval 评测任务 12	2016	时间表达式抽取及归一化、医疗事件识别和时序关系抽取。

三、开源工具

随着生物医学中自然语言处理技术的不断成熟,目前已经开发出了多款临床医疗文本处理工具,且大多都是面向英文领域的。主要包括以下几个:

1. MedLEE　MedLEE(Medical Language Extraction and Encoding System)系统由哥伦比亚大学于 1994 年构建,并于 2008 年进行商业化。该系统采用基于规则的方法,包括医疗实体词典、句法分析、短语正则化和编码等模块,实现对临床医疗文本中医疗概念的抽取、正则化和链接。

2. MetaMap　MetaMap 由美国国家图书馆于 1994 年开发,主要用于将生物医学文献映射到 UMLS 中的医疗概念上。该系统包含了句子切分、词语切分、词性标注、词典匹配、语法分析、短语扩展、候选生成、实体链接和词义消歧等模块。

3. cTAKES　cTAKES(Clinical Text Analysis and Knowledge Extraction System) 是由 Mayo clinic 和 IBM 于 2000 年联合开发的开源临床 NLP 系统。该系统基于 UIMA 框架和 OpenNLP 工具,并实现在临床医疗文本数据上的重新训练,主要包括句子切分、词语切分、词语正则化、词性标注、浅层句法分析,医疗实体识别、实体链接等模块。由于 UIMA 框架的可扩展性,后续又进一步增加了断言识别、依存句法分析、语义角色标注、指代消歧、关系抽取和吸烟状态鉴别等模块。

4. HITEx　HITEx(Health Information Text Extraction)是由哈佛医学院与 Brigham 妇女医院基于 GATE 框架联合开发的开源临床 NLP 系统,主要包括段落切分、句子切分、词性标注、名称短语发现、UMLS 概念链接、否定判断和吸烟状况鉴定等模块。

5. MedEx　MedEx(Medication Extraction System)由范德堡大学 Xu 等人在 2009 i2b2 评测任务中开发的药物信息抽取系统。该系统主要基于 UIMA 框架,并包含药物信息抽取模块:药物名称、剂量、频率、路径和服用时间等信息,和药物标准化模块:将药物信息映射到 RxNorm 和 UMLS 概念上。

本章总结

本章主要介绍了自然语言处理的相关技术及其在生物医学领域的应用。从语言学角度来讲,生物医学领域的自然语言处理基础任务与其他领域是一致的,不同之处在于,生物医学领域的有些文本

(如临床医疗文本)具有其独特的行文特点,需要做特殊处理。从应用的角度讲,生物医学领域有其特定的应用背景和需求,需求决定处理技术。因此,在研究生物医学领域的自然语言处理技术时,需要充分考虑文本的行文特点、领域应用背景和需求。需要指出的是,生物医学自然语言处理涉及的内容很多,本章覆盖到的内容还非常有限。

思考题

1. 仔细想想,除了书本上讲解的这些问题,在生物医学领域,你还遇到过哪些自然语言处理问题?
2. 从语言学的角度看,语言可以划分为哪几级语言单位?自然语言的理解包括哪几个层次?
3. 医院病案室需要将归档病历按 ICD-10 进行疾病编码、疾病手术分类编码,属于生物医学自然语言处理的哪一类问题?
4. 举例说明,你用过的生物医学自然语言处理系统有哪些?
5. 生物医学自然语言处理与生物医学知识库之间有哪些关系?

参考文献

1. Chris Manning, Hinrich Schütze. Foundations of Statistical Natural Language Processing [M]. Cambridge：MIT Press,1999.
2. 宗成庆. 自然语言处理,2 版,[M]. 北京:清华大学出版社,2013.
3. 冯志伟. 自然语言处理的形式模型[M]. 合肥:中国科学技术大学出版社,2010.
4. Edward H,Shortli e James,J. Cimino. Biomedical Inforamtics (Forth Edition) [M]. Spring,2013.
5. Kevin Bretonnel Cohen,Dina Demner-Fushman. Biomedical Natural Language Processing [M]. John Benjamins Publishing Company,2014.
6. Mark D. Yandell,William H. Majoros. Genomics and natural language processing [J]. Nature Reviews Genetics, 2002,3;601-610.
7. Son DoanEmail,Mike Conway,Tu Minh Phuong,Lucila Ohno-Machado. Natural Language Processing in Biomedicine：A Unified System Architecture Overview [J]. Clinical Bioinformatics,2014,275-294.
8. Dina Demner-Fushman,Wendy W. Chapman,Clement J. McDonald. What can natural language processing do for clinical decision support? [J]. Journal of Biomedical Informatics,2009,42(5):760-772.
9. Yanshan Wang,Liwei Wang,Majid Rastegar-Mojarad,et al. Clinical information extraction applications：A literature review [J]. Journal of Biomedical Informatics,2018,77:34-49.
10. Kory Kreimeyer,Matthew Foster,Abhishek Pandey,et al. Natural language processing systems for capturing and standardizing unstructured clinical information：A systematic review [J]. Journal of Biomedical Informatics,2017, 73:14-29.
11. Lawrence Hunter,K. Bretonnel Cohen. Biomedical Language Processing：Perspective What's Beyond PubMed? [J]. Molecular cell 21,2018,5(2006):589-594.
12. K. Bretonnel Cohen,Lawrence Hunter. Natural Language Processing and Systems Biology [J]. Artificial Intelligence Methods And Tools For Systems Biology,2004,5:147-173.

(徐华　汤步洲)

第六章　生物医学知识工程

知识工程源于人工智能领域，其最初目标是构建基于知识的系统，即获取专业知识后，将其表示为计算机可理解的形式，以支持推理并解决问题。随着知识工程的不断发展，其研究范畴从知识库和专家系统，扩展到自有文本、半结构性数据和多媒体内容的处理。目前我们所说的知识工程，已发展为涉及知识表示和推理、语义网和数据挖掘相结合的一门综合性工程技术学科，并在多个领域内发挥重要作用。

在生物医学领域，生物医学知识工程将计算机技术融入知识收集、整理、挖掘、更新、传播及转化环节，从而丰富和完善生物医学知识体系，更高效率地利用现有知识与资源解决复杂问题，其中涉及具体的技术包括语义技术、知识可视化技术等。本章概述了生物医学知识组织框架，包括传统的医学知识组织体系与语义网络环境下的医学知识组织体系，并深入介绍了语义网与语义技术，包括元数据语言、本体与逻辑以及网络本体语言，以及讲述了语义技术在生物医学领域中针对不同目标和实施阶段的相应应用。本章还总结了基于本体的生物医学知识库的发展、构成、构建方法，并以 Apache Jena 为例，介绍了这种知识库的操作工具。最后，本章介绍了可视化与知识可视化的发展及其在生物医学领域的几项研究成果。

第一节　生物医学知识组织框架

传统的医学知识组织体系主要是指以分类法、主题词表、叙词表等为核心的医学文献资源知识组织系统。传统的医学知识组织体系贯穿在医学文献标引、医学文献检索的各个方面，并在以往的应用实践中获得了认可，有代表性的如 MeSH、SNOMED、ICD-10、LOINC、HL7 等。然而面对海量的网络资源和数字资源，传统的知识组织体系表现出多处不足，在语义层次上揭示不够，在知识定位和知识发现上无法提供足够的支持等，这就需要开拓在新的语义网络环境下的医学知识组织方式。语义网络环境下的医学知识组织需要两种关键技术的支撑，即使用 XML、RDF、RDFS 或 OWL 语言来描述和交换知识，以及利用本体来定义各种资源中的概念、术语及其相互关系。

（一）《医学主题词表》

《医学主题词表》(*Medical Subject Headings*, MeSH) 是美国国立医学图书馆 (National Library of Medicine, NLM)) 1954 年正式出版的一套专门为医学文献分类所设计的树状结构的词表。该词表是医学领域中应用最广泛、权威性最高的词表。它涵盖术语 719 171 个，概念 313 772 个，副主题词概念 83 个、入口词 17.7 万。NLM 还建立了在线浏览 MeSH 的网站，将文献标引人员或用户的自然语言转换成规范化名词术语，提供了规范化的动态词典。目前，MEDLINE/PubMed 文献数据库以及 NLM 的图书馆藏目录都在采用 MeSH。

MeSH 是树状结构表，以层级关系方式表示概念、术语自身及其间的关系。其中的术语是经过严格规范的科学语言，进行了同义规范、词义规范、词类规范、词型规范等，每个主题词在词语形式和语义上只有一个概念。MeSH 收录的主题词主要包括医学主题词、地理主题词、特征词、出版类型等类别。对主题词的收词范围限定为:具有一定使用频率、能反映生物医学基本概念或表达特定事物的特有概念、具有独立检索意义的词或词组。

(二)一体化医学语言系统

一体化医学语言系统(Unified Medical Language System,UMLS),又称为统一医学语言系统,是美国国立医学图书馆自 1986 年起主持的一项长期研究开发计划。该计划旨在通过促进那些能够理解生物医学语言的计算机系统的开发工作,来加强对于这些文献的获得和使用。这一目标是通过攻克两大障碍来实现的:"不同机读型来源和不同人员表达相同概念时所采用的形形色色的方式"与"有益的信息在许多互不相同的数据库和系统之间的分发和传播"。UMLS 是对生物医学科学领域内许多受控词表的一部纲目式汇编,提供的是一种位于这些词表之间的映射结构,使这些不同的术语系统之间能够彼此转换。同时,UMLS 也被看作是生物医学概念所构成的一部广泛全面的叙词表和本体。进一步,UMLS 还提供若干适用于自然语言处理的工具,其主要面向用户是医学信息学领域的信息系统开发人员。

UMLS 包括三个知识源:超级叙词表(metathesaurus)、语义网络(semantic network)和专家词典(specialist lexicon),如图 6-1 所示。

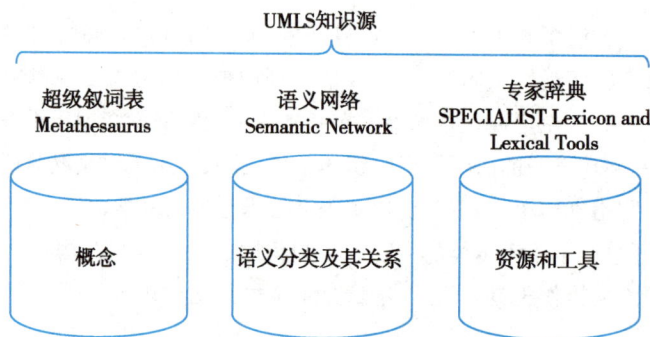

图 6-1 UMLS 知识源

超级叙词表构成 UMLS 的基础,是生物医学概念、术语、词汇及其等级范畴的广泛集成,其根本目的是将相同概念的交替名称和不同形式联系在一起,并识别不同概念之间的联系。超级叙词表收录有 100 多万个生物医学概念和 500 多万个概念名称,而所有这些都源自 UMLS 所收录的 100 多部受控词表和分类系统,如 ICD-9-CM、ICD-10、MeSH、SNOMED CT、LOINC 等。对于同一概念的不同术语以及不同的变异形式,超级叙词表采用三级结构模式,即概念(Ⅰ级)、术语(Ⅱ级)、词串(Ⅲ级),将一个概念的多种不同术语连同多个变异词串有序地组织在一起。对于不同的概念,超级叙词表采用多种"关系"概念如相关概念、组配概念、共现概念等来描述不同概念之间的关系。

语义网络是为建立概念、术语间错综复杂的关系而设计的,它为超级叙词表中所有概念提供了语义类型、语义关系和语义结构,目前其中共计有 135 种语义类型和 54 种语义关系。语义类型之间的链接为语义网络提供了结构,显示了分组与概念之间的重要关系。语义类型之间的基本链接是"is-a"链接,又可称为类属关系。依靠这种类属关系建立起来一种由类型构成的层级结构,使我们能够找出最为特殊的语义类型,从而将其赋予某个超级叙词表概念。语义网络同时还具有 5 种主要类型的非层级结构关系,或者称为关联关系,它们分别是物理上相关(physically related to)、空间上相关(spatially related to)、时间上相关(temporally related to)、功能上相关(functionally related to)以及概念上相关(conceptually related to)。

专家辞典是包含众多生物医学词汇的英语词典,收录了关于常见英语单词、生物医学术语以及存在于 MEDLINE 以及 UMLS 超级叙词表之中的术语的信息。专家辞典包括一组词典程序——可以确定英语词汇的范围以及识别生物医学术语和文本词的词形变异,还囊括了三个索引——超级叙词表中所有词串的单个词索引、标准词索引、标准词串索引,以及涵盖了四个词汇数据库:①已知词源变异文档,如"aphasic"与"aphasia";②密切相关词文档,密切相关词是意义相同但句法分类不同的词,如"hepatocellular"与"live cells";③拼写变异文档,如"foetal"与"fetal";④意义相近但构词形式不同的词文档,如"heart"与"cardiac"。

(三)系统化临床医学术语集

系统化临床医学术语集(Systematized Nomenclature of Medicine /Clinical Terms,SNOMED CT)被认为是最具可理解性的、多语言的医疗保健标准临床术语体系。SNOMED CT 是在融合、扩充并重组了美国病理学会编制的参考术语集(SNOMED Reference Termimology,SNOMED RT)和英国国家卫生服务部编制的临床术语集的基础上形成的,是由美国病理学会编著的当今世界上最庞大的医学术语集。

SNOMED CT 提供了电子健康领域的核心通用术语集,涵盖了疾病、症状、操作、微生物、药物等诸多方面的临床信息。它按照层级结构进行组织并基于逻辑定义概念,其概念具有独一无二的含义,它包含 19 个层级体系,其标准化特征要素可概括为"以概念的逻辑化定义为中心,以概念分类与语义关联为主要手段,以三张核心表格为主体内容"。

概念、描述和关系是 SNOMEDCT 的三大核心构件,已在第二章中作了详细介绍。

第二节　生物医学语义技术

一、元数据语言

(一)元数据的定义

元数据(metadata)是"关于数据的数据",或者说是用于提供某种资源的有关信息的结构数据。在实际使用中,元数据以标签或标记的形式存在,用于标识所有类型的信息。一条元数据记录由一组属性或元素组成,这些属性或元素对于描述被查询的资源是必需的。当人们描述现实世界的现象(某个信息对象)时,就会产生抽象信息(属性或元素),这些抽象信息便可以看作元数据。例如,通过对风、雨和阳光这些自然现象的识别和处理,人们就形成了"天气"这一更为抽象的信息,还可以通过定义温度、降水量和湿度等概念对天气做进一步的概括。

因为元数据的信息量往往比其描述的数据要小得多,也更容易处理,所以元数据通常被用于组织、定位、操作或者和数据绑定协同工作(当不必要或者需要花费更多资源操作数据本身时,如通过阅读摘要确定是否有必要通读正文时)。元数据可以包含其描述数据的各个方面,比如数据的结构、内容、性质、上下文、起源、所有权、使用权等等。同时,元数据可以用于描述任意信息或对象,包括图像、声音、数据库和收藏品等等。一条元数据记录通常由一系列表征信息或资源属性的预定义元素,以及每个元素的一个或多个值组成。一个元数据实例,如表 6-1 所示。

表 6-1　元数据实例

元素名	元素值
标题	网上产品目录
创建者	Alex
发布者	Go5le
标识符	http://www. go5le. net/Webcatalogue. html
格式	Text/html
描述	产品分类展示目录

(二)元数据的类型和结构

对于元数据的种类有不同的分类方法,一般分为描述型元数据(descriptive metada)、结构型元数据(structural metadata)、管理型元数据(administrative metadata)三大类。

1. 描述型元数据用来描述、发现和鉴别数字化信息对象,它主要描述信息资源的主题、内容特征及其与其他资源的关系。总体来说,可以认为元数据都是描述性的,但其中直接描述资源对象固有属性的一些元素,常称为描述型元数据。例如资源的名称、主题、类型等,具体标准有 MARC、DC 等。

2. 结构型元数据用来描述数字信息资源的内部结构,如书目的目录、章节、段落的特征。主要用途在于定义一个复杂的资源对象的物理结构,以利于导航、信息检索和显示。描述各个组成部分是怎样组织到一起的元数据是结构性元数据的一个典例。

3. 管理型元数据是以管理资源对象为目的的属性元素,包括资源对象的显示、注解、使用、长期管理等方面的内容。例如所有权权限的管理、产生/制作时间和方式、文件类型、使用或获取方面的权限管理、其他技术方面的信息等。

单一完整的元数据体系,应该包含以下三个方面的内容:语义(semantics)、结构(structure)及语法(syntax)。语义指的是元数据的元素的定义,比如定义 DC 元数据中的题名或日期元素是什么含义;结构描述了各个元数据的元素之间的相互关系,比如上位类与下位类的关系、DC 元数据中元素与修饰词的关系等;语法规则规定了这一元数据体系是如何被表达与描述的,比如是否采用 XML 或更进一步的 RDF 进行描述、是否直接采用其他的方式等。

元数据的结构指的是元数据规范术语间的相互关系,如元素、修饰词及其属性等的相互关系,元素本身的层级描述等。元数据的基本结构一般有三个层次:核心、类核心、个别。例如,对于描述元数据来说,其基本结构由核心元素(在各类资源对象中都通用的元素)、资源类型核心元素(在同一类型数字资源中通用,支持同一类型资源的元数据互操作和交换的元素)和个别元素(仅适用于某一类对象资源,由使用者自行定义,不用于交换的元素)组成。对于管理元数据来说,其基本结构由通用元素(适用于采集、加工、服务等各个模块的元素)、专用元素(只适用于特定模块的元素)和本地元素(特定的应用系统为适应特定的应用环境而扩充的、由使用者自行定义的元素)组成。

当元素无法满足对资源对象的进一步精确描述的需要时,就要对元数据进行必要的扩展。元数据的扩展采用修饰词的方式:元素修饰词(element refinement)和编码体系修饰词(encoding scheme)。扩展修饰词必须遵守元数据扩展规则。扩展规则可以帮助扩展核心元素集,并在此基础上指导针对专门资源对象的描述元数据的设计。

(三)元数据的功能和应用

元数据是网络信息资源描述的重要工具,可以用于网络信息资源管理的各个方面,包括信息资源的建立、发布、转换、使用、共享等。元数据在网络信息资源组织中的作用可以概括为五个方面:描述、定位、搜寻、评估和选择。

1. **描述作用**　根据元数据的定义,它最基本的功能就在于对信息对象的内容和位置进行描述,从而为信息对象的存取与利用奠定必要的基础。

2. **定位作用**　由于网络信息资源没有具体的实体存在,因此,明确它的定位至关重要。元数据包含有关网络信息资源位置方面的信息,由此便可确定资源的位置所在,这促进了网络环境中信息对象的发现和检索。此外,在信息对象的元数据确定以后,信息对象在数据库或其他集合体中的位置也就确定了,这是定位的另一层含义。

3. **搜寻作用**　元数据提供搜寻的基础,即在著录的过程中,将信息对象中的重要信息抽出并加以组织、赋予语意、建立关系,使检索结果更加准确,从而有利于用户辨别资源的价值,发现其真正需要的资源。

4. **评估作用**　元数据提供有关信息对象的名称、内容、年代、格式、制作者等基本属性,使用户在无需浏览信息对象本身的情况下,就能够对信息对象具备基本了解和认识,参照有关标准即可对其价值进行必要的评估,作为存取利用的参考。

5. **选择作用**　根据元数据所提供的描述信息,参照相应的评估标准,结合使用环境,用户便能够做出对信息对象取舍的决定,选择适合用户使用的资源。

二、本体与逻辑

(一)本体的概念

本体(ontology)起源于哲学领域,1991 年美国斯坦福大学的 Neches 等人将本体的概念引入人工智能领域,将本体定义为"给出构成相关领域词汇的基本术语和关系,以及利用这些术语和关系构成的规定这些词汇外延的规则的定义"。之后也有很多学者从各种不同的角度对本体进行了定义,其中最为广泛接受的是 Studer 等人给出的本体定义:"本体是共享概念模型的明确的形式化规范说明",该定义包括以下四层含义:

(1)概念化(conceptualization):通过抽象出客观世界中一些现象的相关概念而得到的模型,其表示的含义独立于具体的环境状态;

(2)明确(explicit):概念与概念之间的联系及使用这些概念的约束都被明确定义;

(3)形式化(formal):有精确的数学描述,是计算机可读的;

(4)共享(share):本体中体现的是共同认可的知识,反映的是相关领域中公认的概念集,它所针对的是团体而不是个体。

Perez 等人用分类法组织本体,归纳出五个基本的建模元语。这些元语分别为:类(classes),关系(relations),函数(functions),公理(axioms)和实例(instances)。

(1)类:也称为概念。表示对象的集合,通常采用框架结构定义,包括概念的名称及其与其他概念之间关系的集合,以及自然语言对概念的描述。四种主要的关系有部分整体关系 part-of,实例关系 instance-of,继承关系 kind-of 和属性关系 attribute-of。

(2)关系:在领域中概念之间的交互作用,形式上定义为 n 维笛卡儿积的子集:$R \subseteq C_1 \times C_2 \times \cdots \times C_n$。如子类关系(subclass-of)。在语义上关系对应于对象元组的集合。

(3)函数:一类特殊的关系。该关系的前 n-1 个元素可以唯一决定第 n 个元素。形式化的定义为 $F: C_1 \times C_2 \times \cdots \times C_{n-1} \rightarrow C_n$。

(4)公理:代表永真断言。它在本体中代表对属性、关系和函数的一定约束,如声明两个关系互逆。

(5)实例:概念下具体的对象。

比较成熟的本体描述语言有五种,它们分别是 XOL(XML-based ontology exchange language)、RDFS(resource description framework scheme)、OIL(ontology inference layer/ontology interchange language)、DAML(DARPA agent markup language)+OIL 和 OWL。

(二)本体的功能

本体的目标是捕获相关领域的知识,提供对该领域知识的共同理解,确定该领域内共同认可的词汇,并从不同层次的形式化模式上给出这些词汇(术语)和词汇间相互关系的明确定义。总的来说,构造本体可以实现某种程度的知识共享和重用,以及提高系统的互操作性、可靠性和通讯能力。本体提供的基本功能包括:

(1)给单一领域和多个领域间的关系提供语义路线图,这将提供方位并充当参考工具:把概念和术语关联起来并提供定义;把概念放入本体的语境中使之清晰;跨学科、语言和文化把概念与术语或图标相互关联。

(2)支持信息检索:提供基于知识的终端用户搜索(菜单树、搜索主题的指导性分析、浏览层次或概念图来辨识搜索概念,把用户的查询术语映射到一个或多个知识库使用的措施符或者映射到多个自然语言表达式以便搜索自由文本);支持层次化的扩展搜索,支持搜索结果的结构化显示;提供索引工具(词汇控制、以用户为中心或面向问题的索引)。

(3)为设计良好的研究和实践提供概念基础:辅助研究者和实践者探索研究目的、政策、计划或实现项目,以及结构化问题的概念语境;支持变量、度量的一致性定义,以便积累研究与评估结果。

（4）改善通讯和学习:辅助作者和读者;提供概念框架来支持学习,并激发学生创造这类框架;支持语言培训;支持指导性材料的开发。

（5）提供行为的分类:对诊断的疾病、医学的手术过程和任务分配的人员技能进行分类。

（6）为基于知识的系统提供概念基础。

（三）描述逻辑

描述逻辑(description logic,DL)又称为术语逻辑、术语体系知识表示语言、概念语言、术语包含语言,是知识表示的一种形式化语言,用于表示关于概念和概念层次结构的领域知识。

20世纪70年代,知识表示方法开始发展,该方法大致可以分为两类:基于逻辑的知识表示方法和非基于逻辑的知识表示方法。鉴于语义网络和框架系统缺乏精确的语义,所以对框架系统赋予基于一阶逻辑的语义,促使知识表示方法向前迈出了重要一步。描述逻辑是一阶逻辑的可判定子集,它的重要特征是很强的表达能力和可判定性,它能保证推理算法总能停止,并返回正确的结果。因此,描述逻辑很大程度上解决了复杂的推理无法有效进行的问题,克服了两种知识表示形式的不足并吸收了其长处。其优点主要表现在三方面:具有清晰的模型-理论机制、适合于通过概念分类学来表示应用领域的方法及提供了很有效的推理服务。

描述逻辑语言(attributive language,AL)是一种基本的描述逻辑子语言,由Schmidt-Schaub和Smolka于1991年提出。它是具有实际意义的最小描述逻辑语言,但其表达能力不够,因此人们引入了各种构造子对其进行扩展。在AL语言中增加概念的否定,就得到ALC语言。ALC具有较强的表达能力和较低的推理复杂性。在ALC语言的基础上,增加函数性约束F、绝对数量约束N或相对数量约束Q,就分别演变成ALCF、ALCN和ALCQ语言。

描述逻辑不是单纯的概念表示语言,它还支持表示领域知识的知识库。基于描述逻辑的知识表示系统提供了建立知识库、推理知识库中的内容以及处理这些内容的工具。描述逻辑知识库包含两部分:TBox术语部分和ABox断言部分。TBox表示描述逻辑概念间的蕴含和等同关系等背景知识;ABox陈述领域个体和概念以及个体对和关系间的隶属关系。描述逻辑系统还提供关于这些术语和断言推理(reasoning)的功能。典型的推理是判定一个描述是否能被满足,或者一个概念是否包含另一个概念。对于ABox的一个重要问题是判断其中的断言是否相容。描述的可满足性和断言集合相容性对于一个知识库是否有实际价值非常关键。

三、网络本体语言

（一）OWL 的概念

网络本体语言(web ontology language,OWL),是万维网联盟(World Wide Web Consortium,W3C)于2004年推出的用于描述网络本体的语言标准,位于W3C本体语言结构的最上层,如图6-2所示。W3C从2000年相继推出了OIL、DAML+OIL、RDFS等网络本体语言,OWL是在DAML+OIL的基础上发展起来的。OWL具备扩展下一代互联网的标记工具的能力,可提供诸如更精确的网页搜索代理和知识管理等先进的服务。OWL的主要目的是帮助计算机来处理和理解信息,它提供了更多具有形式语义的词汇。因此,相比于使用XML、RDF和RDFS等语言,使用OWL语言的计算机的可理解性更强。

为了满足不同的应用需求,OWL提供了三种表达能力递增的子语言:OWL Lite、OWL DL和OWL Full。

OWL Lite是表达能力最弱的子语言,只支持一种概念分类层次和简单属性约束。例如,虽然它支持基数约束,但只允许基数为0或1。因此,支持OWL Lite的工具比支持其他OWL子语言的工具更为简单。OWL Lite的优点在于复杂程度低、容易掌握,能够快速实现,可以很容易地将叙词表及分类系统转化为机器可读形式。缺点也显而易见,OWL Lite的表达能力有限。

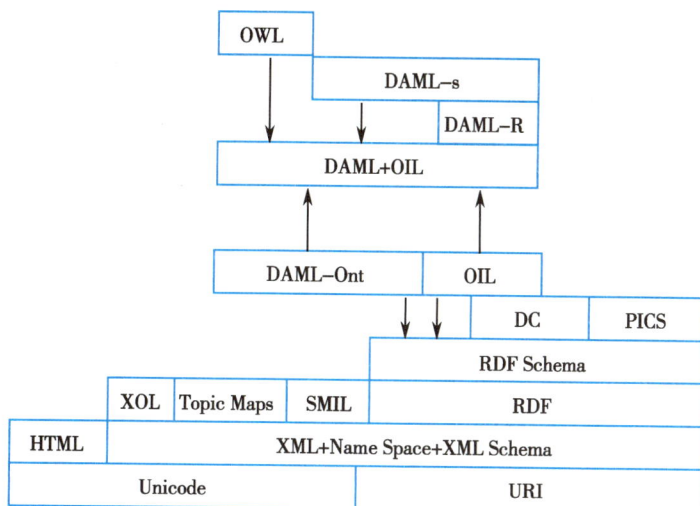

图 6-2 W3C 本体语言结构

OWL DL 以描述逻辑为基础,支持那些不仅需要较强表达能力而且需要保持计算完备性(即所有的结论都能够保证被获得)和可判断性(即所有的计算都在有限的时间内完成)的用户。它包括了 OWL 语言的所有语言成分,但只能在一定的约束条件下使用。例如,一个类可以是多个类的子类,但不允许该类同时是另外一个类的实例。OWL DL 的缺点在于与 RDF 不完全兼容,为了让 RDF 文件成为一个合法的 OWL DL 文件,需要在某些方面进行扩展或加以限制。

OWL Full 支持那些需要最强的表达能力和完全自由的 RDF 语法,但是不需要计算完备性保证的用户。例如,它允许一个类被看作许多个体的集合,而同时本身也作为一个个体。它包含 OWL 的全部语言成分,并取消了 OWLDL 中的限制,它允许在一个本体中增加预定义的词汇(RDF、OWL)的含义,因此能让用户最大限度地表达知识。OWL Full 的优势在于不论在语法上还是在语义上,都能够提供最大的表达性,缺点是由于表达能力太强而没有任何软件能够完全支持 OWLFull 的所有推理功能。

表 6-2 比较了 OWL Lite、OWL DL 和 OWL Full 三种子语言在表达能力(expressive ability)、计算完备性(computational completeness)与可判断性(decidability)三个方面表现出来的特性。

表 6-2 OWL 三种子语言的表达能力、计算完备性及可判断性比较

	OWL Lite	OWL DL	OWL Full
表达能力	弱	强	最强
计算完备性	√	√	×
可判断性	√	√	√

如图 6-3 所示,OWLLite 和 OWL DL 分别对应描述逻辑 SHIF(D)和 SHOIN(D),只在数据类型的处理上有一些限制(尽管 OWL Lite 缺乏很多 SHIF(D)的构造子,如概念的并、补等,但表达能力不变)。OWL Lite 是对一个受限的 RDF(S)词汇表的扩展,OWL DL 则是对 OWL Lite 的扩展。OWL Full 是对 RDF(S)的扩展,并包含了 OWL DL 的所有成分。因此,所有的 RDF 文档都是一个 OWL Full 文档,但只有一些 RDF 文档是一个合法的 OWL Lite 和 OWL DL 文档。

(二)OWL 语义表达

OWL 主要由个体(individual)、属性(property)和类(class)三部分组成。

个体是类的实例,代表领域内具体的、人们实际感兴趣的那些对象。OWL 语言不使用唯一命名假设(unique name assumption,UNA),也就是说,两个不同的名称可以对应到同一个个体(owl:

sameAs）。例如"伊丽莎白女王"和"女王"可以代表同一个人。在 OWL 语言中，必须明确表达个体之间是否为相同的，否则它们可能相同也可能不同。当然，也可以明确指明两个个体是不同的（owl：differentFrom）。

属性是个体之间的二元关系，属性有两类，一类是对象属性，它用于将个体与个体关联起来；另一类是数据类型属性，它把个体与数据值关联起来，OWL 利用 XMLSchema 定义数据类型。除了可以用 RDFS 中的 rdfs：subPropertyOf、rdfs：domain、rdfs：range 来描述属性以外，OWL 还用 owl：equivalentProperty、owl：inverseOf 来表示属性

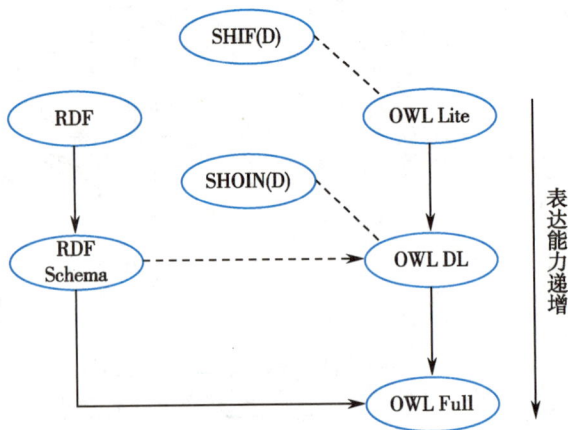

图 6-3　OWL 语言层次

与属性的关系，前者表示两个属性等价，后者表示两个属性可逆。在 OWL 中，可以对属性进行限制（约束），包括 owl：FunctionalProperty 和 owl：InverseFunctionalProperty 两种全局约束，前者表示属性是函数属性，只能有一个值，后者表示属性是反函数属性，其反属性有唯一的值。此外，OWL 还定义了属性间的逻辑关系，如传递关系（owl：TransitiveProperty）和对称关系（owl：SymmetricProperty）等。

OWL 中的类代表一些具有相同属性的个体的集合，它支持 6 种主要的描述类的方式，分别是命名（owl：Class）、交叉（owl：intersectionOf）、联合（owl：unionOf）、补充（owl：complementOf）、限制（owl：Restriction）和枚举（owl：oneOf）。类可以通过继承关系形成类间的层次结构，子类用 rdfs：subCtassOf 来描述。此外，OWL 还自带了两个预定义的类：owl：Thing 和 owl：Nothing。owl：Thing 是最通用的类，owl：Nothing 是一个空类。

四、基于语义的生物医学信息技术

（一）语义技术概述

语义技术是面向语义网（semantic web）的一系列信息技术的总称，其核心是本体建模技术。语义网作为现阶段万维网的延伸和扩展，其主要思想是采用逻辑语言作为描述工具来刻画各种信息内容（即语义），使其不仅能够被人理解，也能够被计算机理解，从而实现对信息的智能化处理、分析和应用。

语义技术的主要技术特点是：

（1）形式表达：采用某种形式化的语言来描述网络信息资源；

（2）推理支持：采用某种逻辑推理工具来分析数据，并能获得数据表达背后的间接内容。

与传统的信息技术相比，语义技术在信息的共享、重用和决策支持等方面具有明显的优势。经过十余年的发展，语义技术已日趋成熟并在许多领域得到了成功应用。在医学领域，随着现代医疗健康服务模式向个性化、精准化方向的转变，如何快速、有效地利用大量分散、异构、复杂多变的医学信息已成为广大医疗工作者、科研人员和管理人员面临的重大问题，因此，语义技术在生物医学领域的应用具有非常重要的现实意义和广阔的发展前景。图 6-4 是语义技术体系结构示意图，图中可以看出，这一体系呈现出有序的层次化结构，且由下至上功能逐渐增强。

（二）语义技术的应用

针对生物医学领域的不同应用目标和实施阶段，语义技术也对应着不同的应用方法，分别是医学实体标识、医学知识描述、医学知识组织、医学语义互操作、医学知识推理、医学知识共享与发布。

1. **医学实体标识**　语义网首先是一种基于网络的技术，对于任意医学实体，为了将其发布在网络上，需要为其分配一个唯一的标识符，即统一资源定位（Uniform Resource Locator，URL），一旦 URL

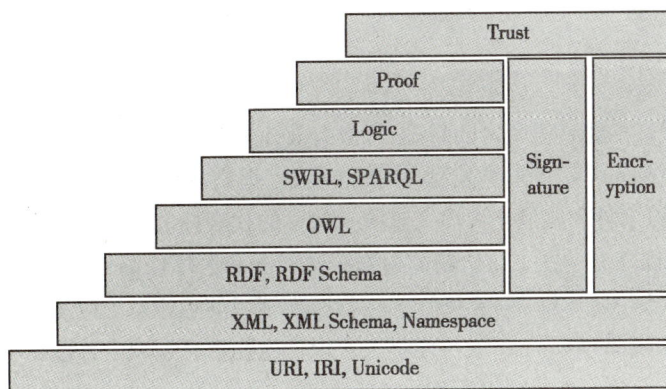

图 6-4　语义技术体系结构图

被广泛采用,web 上的资源就可以快速的互相链接和访问。

例如在生命科学领域,语义网就提出了建设生命科学标识(Life Science Identifiers,LSID)的目标。LSID 规范包含以下方面:①标准的标识符格式,包含版本信息;②为标识的数据或元数据定义检索遵循的协议;③采用通用的元数据语法。LSID 为每一个命名实体定义全球唯一的统一资源标识符(Uniform Resource Identifier,URIs),两个不同的实体不能具有相同的 LSID。不同于 URLs 的是,数据位置的变化通常需要改变其标识符,而 LSID 采用的 URIs 独立于实体所在的位置。因此,针对生命科学领域中的实体,LSID 具有更好的唯一标识能力。

2. **医学知识描述**　一旦数据在网络上统一标识,就需要被描述成一个可供检索和操作的格式。在语义网环境下,通常采用 RDF 来描述资源。RDF 是 W3C 提出一种用来描述资源及其之间关系的语言规范。RDF 采用有向图来表示数据,URIs 通过主体、谓词和对象构建了三元组。在 RDF 之后,W3C 也相继提出了一些描述能力更丰富的知识描述语言,如 RDFS、OWL。

尽管 URIs 之间有明确的关系,单独一个 URI 是不能表示实体的,由此,在 RDF 的头部,通常都会增加一个赋予计算意义、还能够支持机器的自动处理的命名空间。可见,实体的描述是通过 URI 加上一个可选的命名空间来表示的。Gene Ontology 中的一段描述基因的 RDF 文件示例如下:

```
<? xml version = "1.0" encoding = "UTF-8"? >
<! DOCTYPE go:go PUBLIC "-//Gene Ontology//Custom XML/RDF Version 2.0//EN"
"http://www. geneontology. org/dtd/go. dtd">
<go:goxmlns:go = "http://www. geneontology. org/dtd/go. dtd#"
xmlns:rdf = "http://www. w3. org/1999/02/22-rdf-syntax-ns#">
<rdf:RDF>
<go:term rdf:about = "http://www. geneontology. org/go#GO:0000001">
<go:accession>GO:0000001</go:accession>
<go:name>mitochondrion inheritance</go:name>
<go:synonym>mitochondrial inheritance</go:synonym>
<go:definition>The distribution of mitochondria,including the
        mitochondrial genome,into daughter cells after mitosis or meiosis,
        mediated by interactions between mitochondria and the cytoskeleton.
</go:definition>
<go:is_a rdf:resource = "http://www. geneontology. org/go#GO:0048308" />
<go:part_of rdf:resource = "http://www. geneontology. org/go#GO:0009530" />
<go:negatively_regulates
```

rdf:resource = "http://www.geneontology.org/go#GO:0006312" />

</go:term>

</rdf:RDF>

3. **医学知识组织** 本体是语义网的基础,可以有效地进行知识表达、知识查询、或不同领域知识的语义消解,还可以支持更丰富的服务发现、匹配和组合,提高自动化程度。本体通常由以下几个部分组成:类、属性、关系、事件和实例。面向文献统一检索的代表性的知识组织体系——统一医学语言系统 UMLS,是由美国国立医学图书馆研制的生物医学资源和医疗保健知识组织体系,构建了一个接近上层本体的语义网络。Gene Ontology 则作为生物医学领域的本体系统应用在了基因领域的诸多实践中,借助于本体技术,Gene Ontology 成功地解决了以往生物信息领域中分散在不同数据库中术语表达不同的问题,使机器的统一查找得以实现。

4. **医学语义互操作** 不同的技术架构、数据库形式、媒体以及不断产生的多语种知识内容使得系统之间的异构形式更趋于多样化,互操作需要解决的就是系统之间的异构问题。从 IEEE 的定义来看,互操作就是指两个或多个系统或组成部分之间对已经交换的信息加以使用的能力。美国国家医疗信息技术联盟(National Alliance for Health Information Technology,NAHIT)对语义互操作的定义是:不同的信息系统、软件应用和网络之间准确、有效和持续的通信与交换数据的能力,以支持医疗服务机构可为病患提供更好的服务。由此可见,语义互操作更加强调对信息内容的理解能力。语义互操作实现的关键主要有两个层面的技术:一是语义描述层面采用元数据或本体,二是协议层面采用 Z39.50、CORBA、COM/DCOM、ZING、WS、REST、SKOS、Linked Data 等协议。

目前,对于生物医学领域来说,如何利用本体技术建立医学领域的语义共识、实现语义互操作已经成为近年来的研究热点。异构本体的语义互操作主要是通过本体映射等手段来实现的。所谓"本体映射"是指发现本体两个内部实体之间的相关性的过程。本体映射是实现异构本体之间互操作的基础性方法,也是本体间进行对齐、合并等高级互操作的必要条件。本体相似度的匹配是本体映射的关键环节。著名语义网研究者荷兰阿姆斯特丹 Vrije 大学的 Frank van Harmelen 教授指出本体映射在不同层次上采用的方法有:语言学与结构上的映射、共享映射、基于实例的匹配、共享背景知识。

5. **医学知识推理** 在语义网中,支持推理的能力由知识描述的语言决定,不同描述层次的语言具有不同的推理能力,结合语言所在层次的特点和所表述的信息的特点,定义一系列规则,可以实现一定程度的知识推理。位于不同层次的知识推理技术主要有 RDF 层推理,本体层推理和逻辑层推理。RDF 层采用三元组的形式表述资源,其推理实现主要是采用 RDF 蕴涵规则进行有限形式的推理,但是 RDF 语义本身也存在着一定的局限性,如只能根据层次关系组织词汇、不能指定关系的特征,如传递性、对称性等。本体层推理除了继承了 RDF 层的子类、排列和领域,还加入了传递性、对称性、基数以及属性的定义,大大增强了语义网的推理功能,实现了 RDFS 不能实现的深度推理。然而,本体层的推理仍有很大不足,如本体层的推理是针对某一特定领域知识定义的一系列逻辑规则,不具有通用性,表述以一阶谓词为主,二阶以上的表达能力有限等。逻辑层的推理是高层推理,通常采用演绎、归纳和溯因三种形式。在理论上逻辑层推理具有较高的推理能力,但是由于其技术复杂,逻辑层的推理技术的发展仍很缓慢。目前,逻辑层推理主要停留在一些概念和理论的提出或分析阶段,还没有形成一个完整的体系。

在生物医学领域,知识推理技术具有广泛的应用场景,如临床鉴别与诊断是一个系统化的过程,基于临床领域本体的知识推理可以用于辅助临床诊断;在预防医学领域,也可以用知识推理预测疾病传播的趋势;在生命科学领域,可以通过生物医学本体和知识库推理出基因与疾病之间的关系,从而辅助医学研究与临床实践。尽管应用场景十分广泛,但支持这些应用的推理技术的基础均是完善的医学知识描述和知识组织,可见医学知识推理需要大量的语义技术支撑。

6. **医学知识共享与发布** 语义网提出的重要理念之一就是实现资源的共享和可重用,Linked Data 相关技术为这一理念的实践开拓了道路。Linked Data 使用 web 来互联相关的数据,降低分散的数据之间连接的壁垒,近年来 Linked Data 被认为是共享,互联,发布数据、信息和知识的最好实践。将机构或个人的数据发布为 Linked Data,需遵循关联数据建设的四项基本原则——采用 URI 和 RDF,对资源进行语义描述,在关联数据空间中进行发布、互联和共享,方便其他用户的访问和使用。

鉴于生物医学知识内容的相对完整性、规范性和关联性,迄今为止,生物医学领域是语义网技术应用规模最大且技术探索最为活跃的领域之一。在国外,面向生物医学领域应用的 Linked Data 取得了快速的发展和代表性的成果产出,形成了真正的生物医学 Web of Data。

第三节 生物医学知识库

随着时代发展,信息科学技术日新月异,生物医学领域每天都在产生海量数据,除了在医院中产生的医疗数据、各类研究机构的生物实验中产生的生物数据,还有床边监测系统、医院管理系统、智能手机、可穿戴设备等等产生的各类数据。

在生物医学数据量以指数级增长和科学出版物隐藏着大量信息的背景下,组织和建立能够被高效运用的生物医学知识库的需求迅速增加。如前两节所述,本体是语义网的基础,医学本体则是在生物医学领域中用来描述生物医学中各种概念与关系的一类方便检索与机器理解的规范化工具,是一种医学知识的表示技术。近年来,基于语义技术的本体知识库已在生物医学领域内得到广泛应用,具有较强的知识表达能力,这种生物医学领域知识库不仅可以清晰描述医学领域中的各种概念及其关系,还可以实现生物医学领域知识的共享和重用,有利于管理和维护。

一、生物医学知识库概述

知识库是传统的数据库技术和人工智能技术相结合的产物,作为新一代的知识表示和存储系统,知识库不仅包含了传统数据库所能处理的简单陈述性事实知识,还能够实现某一特定领域的推理性和过程性知识的表示和存储。简单地来说,知识库是用于知识管理的一种特殊的数据库,以便于有关领域知识的采集、整理以及提取。

一般来讲,知识库包含的知识来自各个领域的专家。基于领域特异的知识库,结合推理引擎,可构成该领域有关的专家系统。

专家系统是早期人工智能的一个重要分支,它可以看作是一类具有专门知识和经验的计算机智能程序系统,一般采用人工智能中的知识表示和知识推理技术来模拟通常由领域内专家才能解决的复杂问题。

Cycorp 是目前世界上最大的知识库和推理引擎,它利用其在知识表示、机械推理、自然语言处理、语义数据集成、信息管理和搜索最前沿的创新,提供一个语义中间件,在以知识为基础的应用阵列开发能力方面提供了大量的语义支持技术,它依靠常识与强大的本体推理引擎和自然语言接口的结合,开发新的知识密集型应用。

在生物医学领域,Mycin 系统是一种帮助医生对住院的血液感染患者进行诊断和用抗菌素类药物进行治疗的专家系统。生物医学领域语义集成知识平台 Linked Life Data 则集成了 25 种生物医学数据资源,共包含 40 多亿个三元组,是一个支持异构数据操作的平台,支持数据间的语义集成,同时提供知识访问和管理工具,完全支持 W3C 的标准和推荐,集成的数据均采用 RDF 数据模型,知识内容涵盖基因、蛋白质、通路、靶标、疾病、药物、患者等方面。这些数据均被发布在网络上,供生物医学领域科学研究和应用的共享。此外,国内外生物医学领域的各学者或机构都在不断地利用现有资源开发具有实际应用价值的专家系统,如自动问答系统、临床决策支持系统等。

知识库一般采取"事实-概念-规则"的三层知识体系,其中事实层为最底层,是对象、符号和事件之间各种关系的集合;概念层处于第二层,是关于具有共同属性的一组对象、事件或符号的知识;规则层处于第三层,是用于解决某一问题或推理产生某种结果的一组操作和步骤,是一种形式化的知识表示方法。

二、生物医学知识库技术

本节阐述生物医学知识库有关技术,主要包括基于本体的生物医学知识库构建方法以及对应知识库的有关操作工具。

(一)基于本体的生物医学知识库构建

一般来说,建立领域本体知识库的主要步骤如下图 6-5 所示:

（1）明确知识库领域范围:确定知识库具体应用领域和需要解决的具体临床问题,从而确定知识的来源和主要内容;

（2）概念化知识描述:从知识源获取并完善解决问题所需的陈述性知识和过程性知识,利用明晰、详细的流程图对知识进行描述。这一步需要由医学专家和知识工程师合作完成,以保证描述的完整性和准确性;

（3）形式化知识编码:按照某种明确的、形式化、规范化的表达模型对概念化的知识进行编码,使其能够被计算机识别和处理;

（4）系统测试与评估:将知识库与应用其他模块整合,在实际测试的过程中发现知识库中是否有错误、冲突或遗漏的知识。

图 6-5 建立领域本体知识库主要步骤

其中前两个步骤提供了对知识的原始描述,是知识库构建的理论基础;第三个步骤将知识转化为计算机可读的形式,是知识库构建的核心环节;最后一个步骤建立了知识持续更新和完善的机制,是保证知识库实时性和有效性的必要条件。需要注意的是,这里的四个步骤往往需要循环进行,在测试与评估中发现的问题需要在前三个步骤中进行补充或修正,并重新测试与评估。

本体是知识库的基础,在本体模型建立方法上,至今为止也未形成一套标准化的构建方法,但在本体发展过程中,本体开发人员针对本体构建问题总结了大量的经验与建议,其中 1995 年 Gruber 提出的本体构建五大原则得到了普遍认可:

（1）反映准确:构建的本体要以客观事实为依据,保证能够准确地反映所定义的术语含义。

（2）表达完整:构建的本体要能完整地表达所定义的术语含义。

（3）推理结果与定义的一致:通过本体推理得到的新概念要与本体中定义的术语含义一致。

（4）单向可拓展:构建的本体应当保持最大程度的单项可拓展性,当本体构建完成后需要对本体进行补充时,应当最大程度上保证不需要对原有本体进行修改。

（5）最小承诺原则:本体要尽可能地减少术语约束条件,也就是说,本体对表达的术语产生的推断应当尽可能小。

根据领域差异与需求变化,本体的建立方法不尽相同,但通常来说,本体的建立应包括以下五个阶段:

（1）建立本体的范围、目标,进行需求分析:在建立本体前,应当确定本体的应用领域、应用目的,根据需求来选择其中涉及的全部知识的来源与具体的选择范围;

（2）概念或词表汇总:确认本体知识范围后,将对选择概念或术语表进行汇总;

（3）本体关系分析:对本体描述的术语以及术语间关系进行分析,明确定义和说明,本体关系分析越全面细致,构建的本体也越完善;

（4）本体的表达和形式化:用本体描述语言对已分析完全的术语和术语间关系进行表达;

（5）本体评估:对建立完成的本体进行评价、修正或进一步完善。

在本体建立完成后,若本体内容或本体建立需求变化,仍需对已建立的模型进行维护与更新。

(二)基于本体的生物医学知识库有关操作工具

Apache Jena 是由 HP Labs 开发的基于 Java 语言的免费并且开源的开发工具包,可用于语义网中

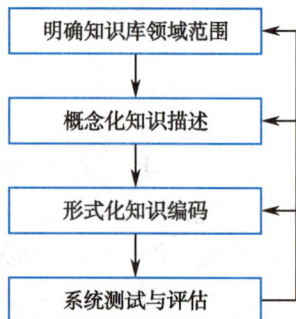

的应用程序开发,对本体知识库进行创建与推理。目前的 Jena 工具包已支持对 RDFS 的读写以及对 OWL 格式本体进行操作,可对知识进行分析与处理。

Jena 是一个具有三层架构和多种视图的语义网开发框架,提供了大量的应用程序开发接口,具有较高的灵活性。RDF API、SPARQL API、存储 API、Fuseki、推理 API、RDF/XML 解析器和本体 API 七大功能组件构成了 Jena,组件之间的交互如下图 6-6:

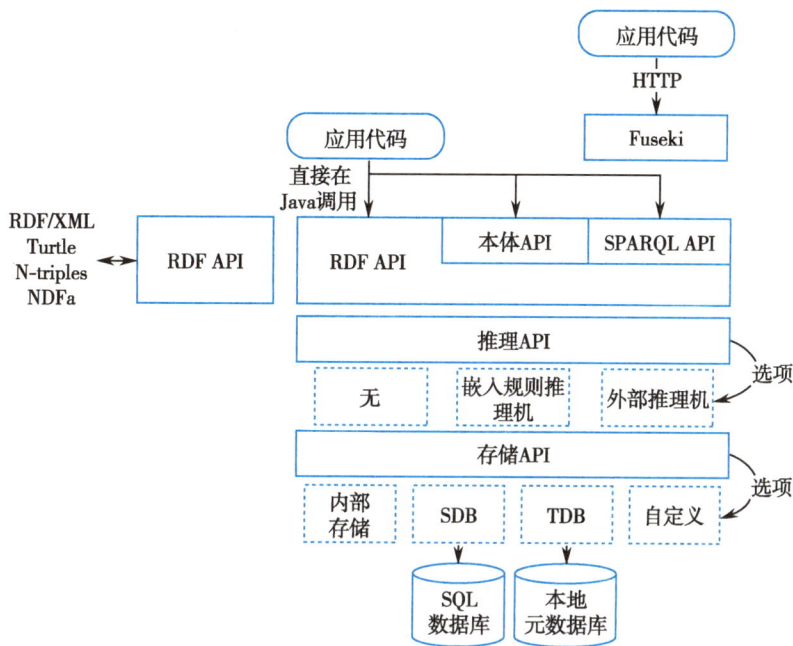

图 6-6　Jena 各功能组件交互模式

(1) RDF API:用于对 RDF 模型的创建、读写与查询等操作。

(2) SPARQL API:针对 RDF 数据开发的查询引擎,ARQ(SPARQL 1.1)中增加了通过属性路径、逻辑非、分组、选择、嵌套选择、过滤等方式对数据进行查询的接口,能够增强查询灵活性。

(3) 存储 API:Jena 提供了将 RDF 存储到 Oracle 等数据库中的服务,也支持以 OWL 格式的本体文件的直接存储。

(4) Fuseki:基于 HTTP 的服务,可将 RDF 数据以三元组的形式发布,并被 SPARQL 终端所调用。

(5) 推理 API:Jena 提供了 OWL reasoner 等基于规则的推理机,能够完成基于 OWL 等规则集的推理,同时支持用户自定义规则,即 Jena 提供两种推理机:一种是 Jena 内置的推理机、另一种是根据用户自定义规则建立的推理机。

(6) 本体 API:用于对本体模型的处理,包括对多种格式本体模型文件的读取与写入,以及对本体模型内的元素(类、属性、实例、陈述等)进行添加、删除、查询等操作。

(7) RDF/XML 解析器:在利用 RDF API 对 RDF 模型进行读取时使用,通过解析获得 RDF 文档信息,为创建 RDF 模型做准备。

三、生物医学知识推理引擎

在应用系统中,实现知识推理功能的模块称作推理引擎,也可以称作推理机,是实际问题求解的核心执行机构,它是对知识库中的知识进行解释的程序——根据知识的语义,对按一定推理策略找到的知识进行解释执行,并把结果记录到动态库的适当空间中去。这里的推理策略可分为正向推理、反向推理、双向推理等。

1. **正向推理**　又称数据驱动,是应用最广泛的推理策略,其基本思想是从问题已有的事实(初始证据)出发正向使用规则,即当规则的条件部分与已有的事实匹配时,就把该规则作为可用规则放入候选规则队列中。通过冲突消解,在候选队列中选择一条规则作为启用规则进行推理,并将其结论放入数据库中,作为下一步推理时的证据,如此重复这个过程,直到再无可用规则可被选用或者求得了所要求的解为止。

2. 反向推理　又称目标驱动,其基本思想是提出某个假设后寻找支持该假设的证据,若所需的证据都能找到,则说明原假设正确;若所需要的证据无法找完全时,则说明原假设不成立,需另做新的假设。

3. 双向推理　指的是正向推理与逆向推理同时进行的一种推理策略,两种推理最终会在各自的推理过程中"碰头"。

在实际操作中,不同的推理策略应采用基于不同算法的推理引擎,其中正向推理可以采用基于RETE算法的推理引擎。RETE算法认为推理过程是动态改变事实的过程,只有发生变化的一部分事实才有可能触发推理规则。因此,RETE推理引擎只监控少部分动态变化的数据,动态构造模式匹配树,从而达到显著降低计算量的效果。RETE算法是目前效率最高的正向推理算法,被广泛使用在Java各规则推理引擎当中。

在Apache Jena中,其推理API为其他API提供了支持推理过程的一系列接口,包括推理机生成器、推理机、推论图、推理记录以及检验报告等,以保证推理结果的准确性以及本体经推理拓展后整体逻辑的一致性。推理机通过与默认公理或用户自定义规则进行关联,能够从已有的(Property,Object,Subject)三元组推理得到新的(Property、Object、Subject)三元组。接下来对Apache Jena功能组件之一——推理API的可用推理机、推理机制以及推理规则作简要说明。

(一)Jena可用推理机

Jena的推理API的推理机接口根据待推理模型的数据格式、语义复杂程度以及所需求的推理方式,提供了若干实现类:

1. 传递推理机　基于传递属性的推理,如父类A有属性p,那么父类A的子类B应当也有属性p。

2. RDFS规则推理机　实现RDFS的可配置子集。

3. OWL,OWL Mini,OWL Micro推理机　一组实用但不完整的能够实现OWL/Full语言的OWL/Lite子集。

4. 通用规则推理机　具有最广泛的适用性,支持用户自定义规则的基于规则的推理器,支持根据方法调用与参数设定不同的推理模式,如向前链接、反向链接或混合执行策略。

(二)Jena推理机制

Jena推理机制的全局架构图如下图6-7:

在应用中,使用ModelFactory类关联推理机与数据模型,以完成推理。推理机完成推理后,增加的关系也被增加到本体模型中,在使用本体API对更新后的本体模型进行查询等操作时,也能够查询到新的关系。

(三)Jena推理规则

推理的基础,格式简单但较为严格,举例来说项目定义了如下规则:

```
〔DrugCombineRule:
(?Drug1 DM:hasCombinedDrugs ?Drug2)
->(?Drug2 DM:hasCombinedDrugs ?Drug1)〕
```

一条规则以方括号限定范围,DrugCombineRule为规则的名称,(?Drug1 DM:hasDoseDecrease ?Drug2)为规则的主体,->是推出符号,(?Drug2 DM:hasDoseDecrease ?Drug1)为规则的头,即主体条件

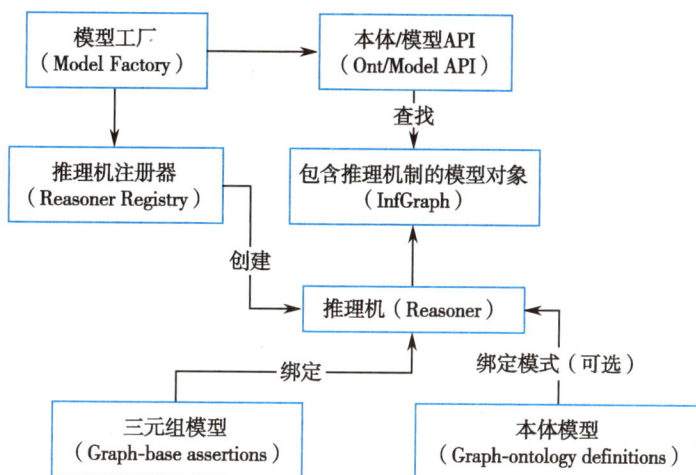

图 6-7　Jena 推理机制的全局架构图

被满足时，可以推理得到头。推理机经过推理，会新建陈述到指定的 InfModel 中。

该规则是有关联合治疗药物的推理，若"药物 1 的联合治疗药物有药物 2"，那么相反可以推理得到，"药物 2 的联合治疗药物有药物 1"。

第四节　生物医学知识可视化

可视化是人类信息交流过程中自然产生的行为过程，其目的是将抽象的信息通过具体、直观的方式进行表达，使交流双方更容易理解信息并产生共识，提高信息的交流效率与准确性。1987 年，计算机领域的"可视化"概念在由美国国家科学基金会举办的《科学计算可视化》专题研讨会上被正式提出，两年后数据可视化、信息可视化等衍生概念也相继出现，而知识可视化则在 20 世纪后期才被提出，与前两种可视化有明显的差异但又联系紧密：

1. **数据可视化（data visualization）**　通过计算机图形学或者一般图形学对计算机大规模计算所得的数据进行处理，将其转换为专注于某项数据特性的图形或图像，并以直观的方式表达出来。数据可视化的研究重点是对数字作更直观的表达，具有集合、物理属性。数据可视化是数据驱动的，因此数据可视化的结果需要经过科研人员、专家分析后才能得到具有科研价值的结论。数据可视化技术主要的应用对象有医学成像数据、气象数据、流体数据等。

2. **信息可视化（information visualization）**　信息可视化所依托的依然是大规模的数据，不同的是这些数据是不具有特定结构的抽象信息，需要引入自适应的可视化规则体系以及交互系统，使可视化结果动态地符合需求。

3. **知识可视化（knowledge visualization）**　知识可视化是在数据可视化、信息可视化的基础上发展而来的较新研究领域。对比而言，知识较客观、数据量较小，但包含了大量的隐藏语义内涵。因此，信息可视化注重对数据与分析结果的直接展示，而知识可视化研究的重点在于为知识传播提供更丰富、显式、直观的表达方式。

教育学家 Eppler M J 与 Burkhard R A 在 2004 年共同撰写了《知识可视化——迈向一种新学科及其应用领域》一文，在其中正式提出了知识可视化概念。文中指出，知识可视化通过对知识进行视觉展示来提升知识的传递与创新效果。知识可视化一词可以用来指代任何具有传递复杂概念能力的图形组织结构。知识可视化着重于对概念、经验、态度、价值、期望、观点、意见、预测等要素的表达与传递，从而使知识的接收者能够正确对这些知识进行重组与运用，其关键是可视化重点的知识，而不是全部的数据与信息。

早在 20 世纪 80 年代,国内已开始进行科学计算可视化的研究,至今为止已在算法与应用方面均取得了大批成果。这些研究往往基于具体的物理数据,如天体运行、分子结构等,然而对于没有物理特征的抽象的数据,如金融数据、文档集合等信息的可视化研究,在 2000 年后才开始得到重视。

现阶段对知识可视化的研究主要围绕表现形式与可视化实现两个方向进行。可视化表现形式主要指知识可视化的基础理论,如双重编码理论,与表现图的类型以及使用范围和效果,如概念图、思维导图、认知地图、语义网络可视图等。经过多年研发,国内外已存在不少优秀的应用软件,如针对思维导图绘制的 Mind Manager 等。

知识可视化已经发展了近 20 年,在医学领域也有了不少研究成果与应用。在 2006 年,有学者开发了可视化工具,集成在数据挖掘系统 D2MS 中,在肝炎数据库采集过程中显示出其优越性。2014 年,有学者采用文献调研、系统分析、综合分析和专家咨询相结合的研究方法,梳理了知识可视化在军事医学领域中的应用,提供了统计、关联网络、结构空间以及路径决策等功能。更近的 2017 年,有学者使用文献计量学和可视化方法对大量有关医疗保健领域的文献进行深层挖掘,揭示了医疗保健大数据领域的全景,可以为医疗信息学界的学者提供医疗保健领域大数据研究的有关知识,但仅限于领域内学者研究。

知识可视化在生物医学领域能够辅助医生进行医疗决策,为领域内学者提供知识体系,在科研与实际医疗过程都起到了重要的作用。

本 章 总 结

本章从生物医学知识组织框架出发,深入介绍了语义网与语义技术,及其在生物医学领域的具体应用与方法,还总结了基于本体的生物医学知识库的发展、构成、构建方法,并以 Apache Jena 为例,介绍了知识库操作工具。此外,从用户使用层面,本章介绍了可视化与知识可视化的发展及其在生物医学领域的有关研究成果。

生物医学知识工程涉及的具体技术范围较广,包括知识表示和推理、语义网和数据挖掘以及知识可视化技术等,但这些具体的技术与方法不仅仅适用于生物医学领域,还可应用于教育、金融等其他领域,从而发挥更多的作用。

思考题

1. 语义技术除了运用在生物医学领域,还可在哪些领域发挥作用,请举例说明。
2. 阐述语义网与语义技术的具体联系。

参考文献

1. 蒋立保,王化. 医学知识库与医学知识的获取化医学信息[J]. 2006,19(9):1500-1502.
2. Gruber T R. Toward principles for the design of ontologies used for knowledge sharing? [J]. International journal of human-computer studies,1995,43(5-6):907-928.
3. Bollen J,Rodriquez M A,Sompel H V D. Journal status[J]. Scientometrics,2006,69(69):669-687.
4. 刘芳. 信息可视化技术及应用研究[D]. 杭州:浙江大学,2013.
5. Robertson G,Card S K,Mackinlay J D. The cognitive coprocessor architecture for interactive user interfaces,November,1989 [C]. Williamsburg:DBLP,1989.
6. Eppler M J,Burkhard R A. Knowledge visualization[R]. Università della Svizzera italiana,2004.
7. Battista G D,Eades P,Tamassia R,et al. Graph Drawing:Algorithms for the Visualization of Graphs[M]. Prentice Hall PTR,1998.

笔记

8. 周宁,张玉峰,张李义. 信息可视化与知识检索[M]. 北京:科学出版社,2005.

9. 朱德利. 基于本体的知识可视化系统研究与实现[D]. 重庆:重庆大学,2006.

10. 赵国庆,黄荣怀,陆志坚. 知识可视化的理论与方法[J]. 开放教育研究,2005,11(1):23-27.

11. Nguyen D D,Ho T B,Kawasaki S. Knowledge visualization in hepatitis study,2006[C]. Australian:Australian Computer Society,Inc. ,2006.

12. 薛晓芳. 知识可视化理论、方法和工具及军事医学应用研究[D]. 北京:中国人民解放军军事医学科学院,2014.

13. 王晰,辛向阳. 信息可视化及知识可视化对医疗决策的影响探究[J]. 包装工程,2015,36(20):8-11.

14. Gu D,Li J,Li X,et al. Visualizing the knowledge structure and evolution of big data research in healthcare informatics[J]. International journal of medical informatics,2017,98:22-32.

15. Forgy C L. Rete a fast algorithm for the many pattern many object pattern match problem[J]. Artificial Intelligence,1982,19(1):17-37.

（李劲松）

认知科学（cognitive science）致力于探究人类心智的奥秘，是对人类心智的多学科的科学研究，是一个蓬勃发展的新兴跨学科交叉研究领域。在美国已有十几所大学设立了认知科学系，在全球有百余所大学或科研机构成立了跨学科的认知科学专业或研究中心。中国认知科学学会于 2011 年成立，为认知科学在中国的发展与普及，创造了有利的条件。本章在统合性的视角下系统地介绍认知科学的理论基础和未来发展前景。人工智能（artificial intelligence，AI）致力于研究如何使计算机能够模拟人类的思维方式及智能行为方式，是引领世界潮流的科学研究热点之一。在人工智能的诸多产业领域，医学人工智能的研究已然成为众人瞩目的焦点，人工智能技术已被广泛的应用于医疗健康领域的各个环节。

第一节　认 知 科 学

认知科学是一种对感知、智能、语言、计算、推理以及意识等诸多对象研究和模型化的新兴科学，亦即能够获取、储存、传播知识的信息处理的复杂体系，其研究内容主要关注于对人类、动物和人工智能内在机制的理解和认知。

一、认知科学基础

（一）定义

认知科学是研究人类认知的本质及规律，揭示人类心智奥秘的科学。

认知科学的研究范围包括知觉、记忆、语言、推理乃至意识在内的各个层次和方面的人类认知活动。

认知科学是建立在语言学、神经科学、哲学、心理学、人类学、计算机科学共同关心的交界面上涌现出的高度跨学科的新兴科学。

（二）学科结构

当前国际上公认的认知科学的学科结构如图 7-1 所示，它是基于美国科学家 Pylyshyn Z 提出的六角形认知科学学科结构理念，分布在六角形六个顶点的是六大核心支撑学科包括心理学、计算机科学、神经科学、语言学、人类学、哲学。同时，该结构体现了认知科学是上述六大核心支撑学科共同关注的交界面。由于这六大核心支撑学科之间互相交叉研究，又产生出 11 个新兴交叉学科，分别是控制论、神经语言学、神经心理学、认知过程仿真、计算语言学、心理语言学、心理哲学、语言哲学、人类学语言学、认知人类学、脑进化。随着认知科学的发展与进步，跨学科研究还在不断地丰富和发展。例如，在 20 世纪 90 年代，哲学和神经科学之间建立了很强的跨学科联系。

（三）工作方式

认知科学是关于心或心智（mind）研究的理论和学说。心本质上是一个信息存储和加工的装置，

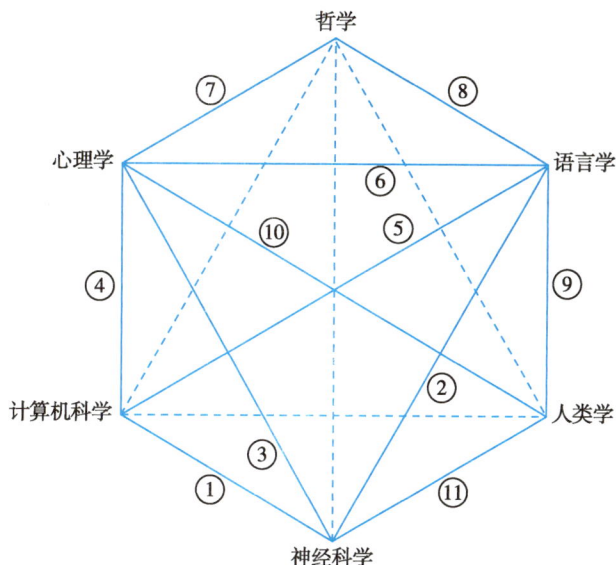

图 7-1　认知科学的学科结构图
①控制论;②神经语言学;③神经心理学;④认知过程仿真;⑤计算
语言学;⑥心理语言学;⑦心理哲学;⑧语言哲学;⑨人类学语言
学;⑩认知人类学;⑪脑进化

从环境中获取信息后,心有内部结构来存储信息,同时还有其他心理过程来加工处理信息,这样一个装置能够通过对信息的加工来影响和控制人的行为。而心的活动是受到大脑支配的,大脑对于心如何工作有很强的影响和制约。对于心的活动与状态,我们通过内省这个了解心的重要窗口可以察觉到一部分,能够形成口头报告,但是这种方式有很大的局限性。广而言之,认知科学将心—脑作为机器来加以研究。心不是神秘莫测的,要了解它的结构和工作方式等内容,我们可以把它当成一架特殊的、复杂的机器来加以研究。但是,心是一个什么样的机器呢? 关于这一点,一个最好的看法就是把心与计算机的结构和工作方式进行类比,比较它们之间的相同点和不同点。

　　计算机由软件和硬件构成,二者缺一不可。硬件我们大体可以理解为芯片、电路等物理装置,软件则是在硬件支持的基础上运行的一些程序,具体可以分为通用软件和专用软件。理解认知可以大体上把它和计算机的结构和工作方式进行类比(表 7-1)。认知是在大脑里面运行的,大脑类似于计算机的硬件,心类似于计算机的软件。大脑是由很多的神经元之间相互联结起来构成的一个复杂的网络,心有一些不同的能力,即普遍心理能力和特殊心理能力。进一步了解计算机与心—脑对信息加工处理的结构之间的关系。类似于计算机处理信息需要有内存,对于人的信息加工来说,工作记忆这种短时记忆是必要的;计算机有长久的信息存储装置,也就是我们所说的硬盘,它对应于人的长时记忆;计算机需要各种输入设备来获取信息,同样人会具有各种感知能力;计算机也有输出设备,那么对应人的输出装置体现在行为上面,我们有各种各样的肢体行为和言语行为把信息向外输出;最后,计算机的工作离不开中央处理器(CPU),这是计算机里面最复杂的一个部件,计算机的性能在很大程度上取决于 CPU 的处理能力和运算能力,它对应人的判断、决策等能力。所以,在功能和结构上计算机与人类认知有着诸多十分相似的地方。当然,在一些细节上可能会有重要的差别,在这里不做更深入的探讨。

表 7-1　认知与计算机的结构和工作方式的对比

计算机	认知
软件—硬件	心—脑
软件:通用软件、专用软件	心:普遍心理能力、特殊心理能力

续表

计算机	认知
硬件:芯片、电路	脑:神经元网络
信息处理:内存、硬盘	信息处理:工作记忆、长时记忆
输入设备:键盘、鼠标等	感知:视觉、听觉等
输出设备:屏幕、打印机等	言语、手势等
中央处理器(CPU)	判断、决策等

二、认知科学的心理表征

认知科学的心理表征(mental representation)是用于解释认知过程的一个重要概念,指信息在心理活动中的表现和记载的方式。认知科学认为认知活动是心对信息的处理和加工过程,而信息是以心理表征的方式存在于心—脑之中。心理表征的特点为有内容、有结构、有载体。心理表征包括符号式表征和非符号式表征。

(一)符号式表征

语言是一种典型的符号式表征系统,在某种意义上是心理表征系统的外化形式,对于理解人类的认知和推理具有重要作用。语言有内容(有具体的含义);语言有结构(字、词、复合词、短语、单句、复合句、段落、篇章等);语言有载体(声波、铅字等物质实现方式)。

值得注意的是,在人类的认知过程中类似语言的符号式表征并不是唯一的表征方式,还有很多信息的加工处理是用语言、用符号所不容易刻画的。

(二)非符号式表征

两种典型的非符号的心理表征:心理表象与联结主义。

1. **心理表象**　心—脑可能不仅只存储和加工纯文本文件,还能存储和加工视频和音频文件。图像式的表征具有很多纯语言式的表征所不能比拟的优势。

2. **联结主义**　我们的思维和认知是由大脑来完成的,因此研究大脑和认知科学是密不可分的。大脑是由大量的神经元构成的,神经元通过突触相互联结形成网络。联结主义的思想在当时的认知科学界掀起了一场风暴。科学家建立了计算模型从信息处理角度对人脑神经元网络进行抽象,称之为人工神经网络。自20世纪80年代以来,人工神经网络是人工智能领域兴起的研究热点。随着人工神经网络研究的不断深入,其在模式识别、智能机器人、自动控制、预测估计、生物、医学、经济等领域已成功地解决了许多现代计算机难以解决的实际问题,表现出了良好的智能特性。

图7-2是典型的神经网络结构,在这个网络中每一个节点类似于神经元,它是一个简单的计算装置。信号从输入层,输入神经元将接收到的信号通过联结传递到隐含层;隐含层对信号进行加工处理以后再传递到输出层;最后,形成一个输出模式。当然,这个网络需要经过反复的训练学习才能够完成某种特定的认知任务。这是联结主义的基本结构和运行方式。

心—脑是一台计算机,对于认知来说,仅有表征是不够的,必须还要具备强有力的方式来处理和加工信息。计算是目前所知的最强有力的处理和加工信息的方式。我们可以将计算理解为函数,根据输入值运用算法得出输出值。以计算的方式理解心智是如何工作的,这种工作方式可以刻画为对心—脑的表征—计算

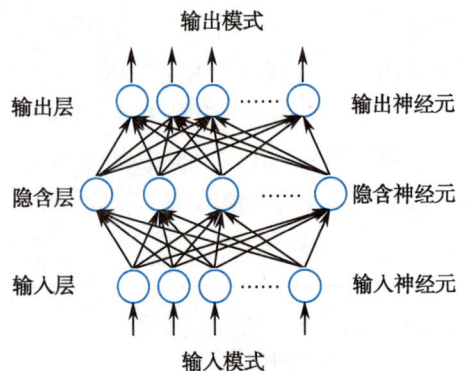

图7-2　典型的神经网络结构

理解。尽管对于什么是心理表征和计算的最佳方式这些问题上存在争议,但这一中心假说本身足以涵盖当代认知科学对于认知和心智本性的主要理解。在心—脑之中,表征和计算可能有多种存在方式。目前还没有一种单一的表征—计算理论能够说明人类心智和认知的所有现象。

三、基本特点

1. 理解人类的各种认知活动,离不开心理表征这样一个基本的理论设定,认知活动可以被看作对各种心理表征(符号、规则、图像等)进行加工的过程,心理表征提供了一个既不依赖生物学和神经科学,也有别于社会和文化层面的独立的分析层面。

2. 计算机为理解人类心智提供了一个强有力的模型,计算和算法是理解认知活动图和运作的核心,思维和认知即在心理表征上运行的心理计算。

3. 将认知与情感、意识、文化和历史等因素分离开来,认知活动主要包括知觉、记忆、思维、语言、推理、决策、问题求解、学习和行为控制等,这些是认知科学的主要研究对象。

4. 坚信多学科、跨学科的研究是探索人类心智奥秘的必由之路,终将形成一门统一的认知科学。

5. 认知科学所探讨的基本问题来源于从古希腊哲学到笛卡尔再到康德的西方哲学传统,认知科学试图运用当代科学的方法和理论来回答传统的哲学问题。

四、发展进程

如果以一句话概括20世纪科学发展的特征,那可能就是"学科的交叉与综合"。认知科学作为研究人脑或心的工作原理的前沿性综合科学,吸引了众多领域的专家学者,大批计算机专家、语言学家、哲学家、心理学家、逻辑学家纷纷加入对认知科学的研究。一般认为认知科学由6个相关学科支撑:哲学、心理学、语言学、人类学、计算机科学、神经科学。这6大支撑学科对人类认知的研究首先形成认知科学的6个核心分支学科:认知哲学从人类心智过程,主要包括意识、思维、认识、推理和逻辑等方面来研究认知;认知心理学是认知科学的一个重要分支学科,它在早年研究信息的检测和加工、信息的获取和记忆,也称为信息加工心理学。近年来,联结理论、多功能系统理论被称为认知心理学的主要理论,认知语言学是认知科学的重要基础学科。6大支撑学科相互交叉,又产生出许多新兴的分支学科。

自20世纪90年代以来,认知科学研究的对象在不断地增加和丰富。经典认知科学所针对的是某种狭义上的认知,如知觉、记忆、推理、语言、学习等这样一些认知活动或者认知能力。随着认知科学的发展,首先意识成为认知科学研究的一个重要领域。除了意识以外,情绪也成为认知科学研究的一个主要对象。除此之外,还有一些更重要的领域也逐步成为认知科学研究的对象,其中包括医学、社会、文化、道德等。

随着认知科学的迅猛发展,用认知理论来解决循证医学无法解决的医疗问题成为了可能,认知医学的概念随之产生。认知医学是一门认知科学与医学交叉的新兴学科,以认知科学领域的理论和方法来研究医学及临床治疗中的诸多现象和问题。与循证医学相比较,认知医学更适应以患者为中心的心理、社会、医学模式,可能成为未来医学发展的主流。此外,中医学的治疗特点更适应认知医学的概念和评价体系。认知医学在中医学的临床研究领域的贡献是非常巨大的,认知医学的诞生为更科学的评价包括中医在内的辅助或补充医学治疗效果提供新的可能。

认知科学是20世纪世界科学标志性的新兴研究门类,它作为探究人脑或心智工作机制的前沿性尖端学科,已经引起了全世界科学家们的广泛关注。认知科学只有短短50余年的历史,但已取得了长足的进步,并呈现出勃勃生机,在揭秘人类思维、语言、情绪和意识等方面取得了令人瞩目的成就。但距离理解人类心智的奥秘还有很长的路要走,心与脑巨大的未知宝库正期待着聪明睿智的头脑去探秘、去发掘,认知科学具有光明美好的未来。

第二节　人 机 交 互

一、人机交互基础

（一）定义

人机交互（human-computer interaction）是研究人、计算机以及它们之间相互影响的技术，通过计算机输入、输出设备，以有效的方式实现人与计算机的对话。

人机交互技术与计算机语言学、人机工程学、认知心理学、艺术设计、智能人机界面、社会学与人类学等多个学科领域有密切的联系（图7-3）。人机交互技术是当前信息产业竞争的一个焦点，世界各国都将人机交互技术作为重点研究的一项关键技术。人机交互技术，如鼠标器、窗口系统、超文本、浏览器等等，对计算机的发展产生了巨大的影响，并且还将继续影响整个人类的生活。

（二）发展历程

人机交互的发展历史是从人适应计算机到计算机不断地适应人的发展史。人机关系的发展大体可以分为三个历史时期。

1. 石器时代、青铜时代和农耕时代　这一时期，人们使用的工具均属手工工具，人的劳动属手工劳动。因此，人机关系是一种所谓的"柔性"关系，即工具对于使用者而言是一种"器物"，工具对于人没有很大的"约束力"，工具是个体意义的工具或者说"我的工具"。因此，在人机关系中人占主导地位。

2. 工业化时代　工业化使"器物"的工具演变为具有动力和计算能力的机器，形成了社会化的大工业生产方式和组织方式（图7-8）。机器对于人具有强大的"约束力"，人的工作效率和生活品质取决于甚至是依附于机器。人机关系是一种"刚性"人机关系。产生了研究人的需要，导致人机交互学的产生。

3. 信息时代　这是人机关系的一次重大演变。机器开始具有智能，如果机器的智能水平达到了一定程度的"自主性"，可以设想人机关系将是一种相互适应的关系，或者说是一种"弹性"的人机关系。这一时期研究人机之间的交互成为主流。

（三）设计原则

1. 高效性　设计中，应把人和计算机作为一个整体来考虑，合理、最优地分配人和计算机各自的功能，以促进二者的协调，提高人的工作效率。

2. 健康性　人在操作或使用产品的过程中，产品对人的健康不会造成不良的影响。

3. 舒适性　人在操作或使用产品的过程中，人体能处于自然的状态，操作或使用的姿势能够在人们自然、正常的肢体活动范围内，从而使人不致过早产生疲劳。

4. 安全性　人在操作或使用产品的过程中，产品对人的身体不构成生理上的伤害。

二、人为因素研究和患者安全

（一）人为因素学

20世纪30年代科学家Heinrich首次提出"人为因素"是事故发生的最重要的原因，由此开启了一个全新的研究领域——人为因素学，又称为人体工程学（ergonomics）。人为因素学是研究人的科学，其研究内容包括人与机器、环境的作用关系；人与人的作用关系；人在特定工作环境下的生理学及心理学特征等方面。人为因素学研究充分体现了友好和谐的人、机器硬件、软件及环境系统的交互性，这种交互性决定了整个系统性能是否良好（图7-4）。在工业、航空、航海安全研究中发现：理论上

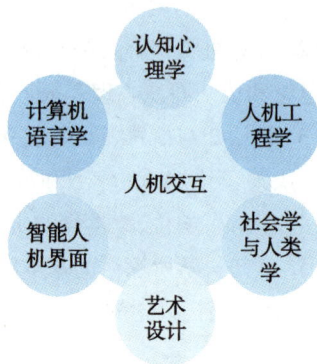

图7-3　人机交互技术相关学科图

人为因素是事故发生的最大根源。随着人为因素研究领域的扩大，20世纪60年代，人为因素学理论开始用于医疗健康和安全领域的分析与研究。

人为因素的基本要素是：软件（software）、硬件（hardware）、环境（environment）和生命件（lifeware）。SHELL模型体现了人为因素的研究范围、基本要素及相互关系。

（二）患者安全

患者安全是指在诊疗过程中，需要预防并避免各种错误、偏差和意外对患者造成伤害或其他不良后果，保障患者安全是患者在医疗过程中的最基本的需求。近年来，医疗过程中的患者安全问题，受到群众、政府卫生管理机构以及世界卫生组织的高度重视。

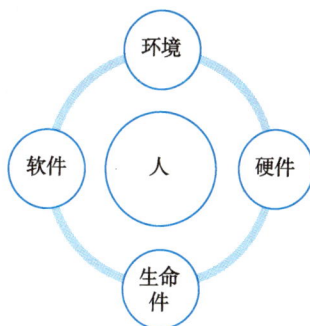

图7-4 人为因素的概念模型（SHELL）

如何保障患者的安全？要解答这一问题，需要了解影响患者安全的医疗不良事件发生的原因：如监管不力、工作强度大、医疗设备的交互界面设计不合理、制度问题等等。将人为因素学研究引入医疗健康安全领域，可以更好地理解在医疗过程中失误与不良事故发生的原因，从而防止事故与错误的发生。

（三）人为因素与医疗

在医疗过程中，医疗器械或直接或间接地作用于人体，医生、患者、医疗器械、整体医疗环境构成的人为因素系统的性能对患者安全的影响至关重要。随着技术的发展，医疗器械操作的准确度、控制的精确度及可靠性方面均得到了极大的提高，此外，医疗器械的人机交互能力也逐步趋于和谐。

手术机器人是人机交互发展重要产物之一。它是对临床实践操作精准度、可靠性要求极高的一类医疗器械。它的设计和使用有两个主要关注的问题。首先，手术机器人系统需要与医生进行默契有效率的配合，以保证手术的成功和患者的安全。其次，如何设计人机交互，使得医生可以快速地掌握手术机器人的操作技术。这两个问题都是医学领域中人为因素的研究内容——建立有效且和谐的人机交互方式帮助医生展开临床诊疗，并保障患者安全。

三、人机交互的应用

以虚拟现实（virtual reality，VR）为代表的计算机系统的拟人化和以手持电脑、智能手机为代表的计算机的微型化、随身化、嵌入化，是当前计算机的两个重要的发展趋势。利用人的多种感觉通道和动作通道（如语音、手写、姿势、视线、表情等输入），以并行、非精确的方式与计算机环境进行交互，可以提高人机交互的自然性和高效性。多通道多媒体的智能人机交互对我们既是一个挑战，也是一个极好的机遇。

VR是目前数字化领域中一项应用最为广泛的技术，与网络技术、多媒体技术并称为三大前景最好的计算机技术。这是一种集计算机图形技术、传感器技术、人机交互技术、网络技术、立体显示技术以及仿真技术等多种技术发展而来的综合性技术。应用VR技术的医学移动软件显示出巨大的应用前景，可用于构建VR手术、人体解剖虚拟实验室及VR医学等应用平台，可以极大降低购买批量医疗器械、医疗模型以及建立实体实验室带来的巨额花费，且通过在VR技术中学习，使用者可更加直观地理解医疗器械的内部原理和应用等。

在医学软件的开发中，随着VR技术的快速发展，新的人机交互方式已被越来越多的研究者所关注。除了对于常规的手势识别、语音识别方面进行人机交互应用外，在移动设备的陀螺仪、智能手套等设备和VR环境中下的虚拟手术方面的人机交互也取得了较好的成果。在医学移动软件VR人机交互的研究上，越自然的人机交互方式越能被人们所接受。能在虚拟环境中对虚拟物体进行直接操作，能听懂操作命令等重要功能的实现可为医生、患者带来很多帮助。

随着作业治疗的迅速发展，作业治疗师不仅可以很好地徒手辅助或者指导患者使用简便的康复器具进行手功能训练,而且还可以使用各种上肢和手的人机交互康复设备辅助训练。该类设备是典型的带有大量的感应器和传感器、信号转换模块以及利用视听觉反馈和生物力学原理的应用。应用人机交互康复设备,通过视听觉、运动和肌电反馈等方法、以游戏训练的形式来对脑卒中患者上肢和手进行主动运动控制训练。研究发现人机交互训练与评估系统联合常规康复训练可以有效改善脑卒中患者手部力量和关节活动度、促进共同运动的分离,值得临床推广使用。

第三节　人　工　智　能

从 1956 年的 Dartmouth 会议首次提出"人工智能"的概念,到 2017 年阿尔法围棋(AlphaGo)击败世界围棋冠军,人工智能经历的半个多世纪的跌宕起伏的发展。在新纪元里,随着超级计算机的诞生、海量的数据的出现及深度学习等技术的发展,极大地促进了人工智能学科的迅速成长,推动了人工智能技术在各领域内的广泛应用。

什么是人工智能? 人工智能是计算机科学的一个分支,它由计算机科学、控制论、心理学、语言学、哲学等学科相互作用而发展起来。概括的说,人工智能是研究如何使得"机器"(计算机)具有人的智能行为的学科,这里提到的智能行为包括基本的感知能力、记忆能力和更深层次的思维能力、学习能力、行为能力、交流能力、决策能力等一系列的行为。一方面,人工智能尝试制造出同人类一样的或者更优于人类的拥有智能行为的"机器";另一方面,人工智能也一直在探索人类智能行为是否可以脱离人的本体被"拷贝"出来。

人工智能研究的基础是计算机科学,此外还涉及控制论、数理逻辑、自动化、生物学、医学、认知科学、语言学、心理学、哲学等自然科学和社会科学的诸多学科。在人工智能的研究中通常会划分出一些子领域,包含:模式识别、问题求解、自然语言理解、人机交互、逻辑推理与自动定理证明、视觉系统、机器学习、专家系统、自动程序设计、智能检索、机器人等等。需要注意的是,人工智能研究中的这些子领域不是相互独立的,正如人类的各种智能行为之间的密切合作一样。随着人工智能技术的迅速发展及其在诸多学科领域的广泛应用,人工智能的研究已然成为一个独立体系。

人工智能一方面在高精尖技术上冲击着人们的认知、引领科学的潮流,另一方面,在广泛的社会实际应用中越来越显著地影响着人类的社会生活。AlphaGo 是一款人工智能围棋程序,拥有两个功能不同的多层人工神经网络"大脑",通过这两个神经网络大脑的协同合作来下棋,上述过程中运用了深度学习、神经网络、蒙特卡洛树搜索算法等多种技术。2017 年 5 月,AlphaGo 以 3∶0 的总比分战胜排名世界第一的世界围棋冠军柯洁。相比于 AlphaGo,新版本 AlphaGoZero 的学习能力产生了质的改变——能够通过"自主学习"的方式来提高系统自身的能力,而不依赖于输入数据。AlphaGo 项目仅仅是要创造出一个围棋超级高手吗? AlphaGo 之父哈萨比斯表示:"如果我们通过人工智能可以在蛋白质折叠或设计新材料等问题上取得进展,那么它就有潜力推动人们理解生命,并以积极的方式影响我们的生活。"AlphaGo 的研发团队 DeepMind 还成功开发出 Neural Turing Machine 系统,可以模仿人类的短期记忆。相信在不久之后,AlphaGo 会进一步探索医疗领域,利用人工智能技术攻克医学难题、开发医疗新技术、探索生命的奥秘。AlphaGo 击败人类的围棋冠军向全世界宣告着人工智能时代即将到来,而人工智能已经在不知不觉中融入了我们的生活。

一、医学人工智能

尽管科幻电影中的变形金刚与阿凡达没有出现,但 AlphaGo 所引领的人工智能技术已经被广泛的应用于金融、医学、军事、自然科学及社会生活的各个领域。医学人工智能作为人工智能在医学中的应用,涉及医学研究及医疗行业的各个阶段。目前,人工智能已经在医学影像分析、医学研究、疾病诊断、医疗风险分析、临床辅助治疗、药物开发、营养学及健康管理等方面得到了不同程度地应用。

（一）医学人工智能的核心支柱——机器学习技术

机器学习技术的发展极大地推动了人工智能技术研究热潮的再次出现,并且促进了医学人工智能的蓬勃发展。机器学习利用算法解读数据、从数据中学习经验自动提高性能,是实现人工智能的一种重要方法。深度学习技术——机器学习方法的一种,是当前人工智能领域最热门技术。在深度学习网络中,包含有结构复杂的多个处理层(神经网络),每一个中间层会在前一层输出特征的基础上学习并识别出一组特征。每一层会整合并重组前一层的特征,这样随着网络深度的增加,所能识别的特征也就越来越复杂。深度学习的实质在于利用海量的数据训练和构建深度学习模型,经过逐层地变换特征,最终提高预测的可靠性及准确性。深度学习技术引领着人工智能研究热潮的再一次兴起,伴随着以深度学习为核心的人工智能程序 AlphaGo 对医学领域的深入探索,机器学习及深度学习技术将为医学人工智能注入新的动力,医学人工智能技术将在人类医疗健康领域的迸发出勃勃生机。

（二）医学人工智能的基石——医学大数据和计算平台

由于计算机在医学领域的普及,医学数据早已开始从纸张化的形式的向电子数据转换,如电子病例、健康记录、基因组数据等。伴随数据存储、云计算、物联网技术的发展,基础医学研究、临床医学、公共卫生及医疗健康数据呈现出爆发性增长的趋势。医学大数据的基本特点是:数量巨大、类型的多样性、生成速度快、高异质性、高度复杂性、数据呈现出可变性。近年来,医疗数据正以前所未有的速度增长着,有预测称,2020 年全球医疗数据总量预计将达 40 万亿 GB,是 2010 年全球医疗数据总量的30 倍。医学人工智能正是从浩如烟海的医疗健康数据中吸收"养分"快速地成长起来,未来人工智能技术将在人类医疗健康领域展示其强大的能力并发挥其至关重要的作用。

计算机是人工智能技术实现的基础平台,医学人工智能的发展需要医学大数据资源的累积、核心算法的开发、更需要支撑数据处理和算法运行的高性能计算平台(图 7-5)。既要对海量的医学数据进行高效的处理,又要实现复杂的机器学习算法快速运行,那么,计算平台的基础硬件性能、系统优化能力、及并行框架能力将极大地影响人工智能技术的发展速度。近年来,超级计算机和云计算技术在为医学大数据分析提供了计算基础平台的同时,也助推了人工智能技术的实现与迅速发展。

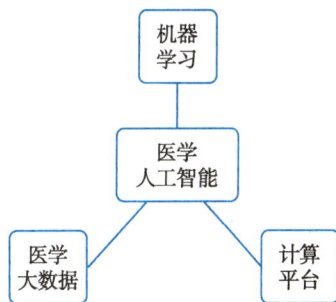

图 7-5　医学人工智能发展的三个基本要素

（三）医学人工智能的发展历程

1968 年,人工智能专家系统 Dendral 被应用于生化医学领域,帮助研究者通过分析质谱推测有机分子的结构。20 世纪 70年代初,研究人员开始探索将人工智能技术应用于医疗领域。1972 年,利兹大学研发出最早的医疗专家系统 AAPHelp——用于腹部疼痛的辅助诊断及手术的相关需求。在这一时期,由斯坦福大学开发的血液感染病诊断专家系统 MYCIN,能够帮助医生对患者进行诊断并开出抗生素处方。尽管MYCIN 并没有用于实践,但是专业研究表明该系统提出的治疗方案可接受度较高。早期的很多医疗诊断和咨询型的专家系统都参考了 MYCIN 的技术,MYCIN 被誉为是最有影响力的专家系统。1979年,斯坦福大学研发出首个被应用于临床的人工智能系统——PUFF,用来解读肺功能检查报告。20世纪 60 至 70 年代是医学人工智能的初步探索阶段,鉴于医学的高复杂性和生命科学的严谨性,早期的医学人工智能系统大多并不成功,然而这并没有阻止人工智能在医学领域的探索和发展。

20 世纪 80 年代至 20 世纪末,医学人工智能的发展进入的累积成长阶段,由于研究对象的复杂性和发展成果的实用性,使医学人工智能成为人工智能领域中极具代表性的分支并得到了广泛的关注。1985 年,第一届医学人工智能会议在意大利召开并随后创办了期刊 *Artificial Intelligence in Medicine*。在这一阶段,医学人工智能在知识工程、机器学习、不确定性系统等子领域累积了丰富的成果。同时,在本体论与术语、自然语言处理、分布式合作系统、图像及信号处理等子领域中,医学人工智能技术取得了突破性的发展。80 年代,乔治亚华盛顿大学研发了第一个商业化的医用决策系统 APACHE——

用于预测患者的死亡率。此后,各种医学专家系统被研究者不断研发出来。在此阶段,知识、技术、实践经验的不断累积与突破为医学人工智能之后地快速发展铺平了道路。

21世纪,医学人工智能经过半个世纪的发展,实现了从量到质的突破,进入的快速蓬勃发展阶段。将大数据挖掘、深度学习、人工神经网络等新技术应用于医学人工智能的研究,分析生物医学数据中蕴含的关键机制、建立有效的临床辅助诊断系统、促进临床药物研发、开发辅助治疗机器人并向精准医疗挺进。在新世纪,作为医学人工智能的一个全新的子领域——生物信息学(bioinformatics)出现并迅速的发展起来。

(四)医学人工智能在中国

中国医学人工智能的研发起步较晚,但智能医学系统的发展突飞猛进。1978年,中科院自动化研究所与北京中医医院关幼波教授合作,第一次成功开发了"中医肝病诊治专家系统"。此后,多种医学专家系统、诊疗系统相继研发问世,其中高效能、高可靠性的医学专家系统也开始从实验阶段步入临床实践研究。21世纪,人工智能研究热潮的出现及人工智能技术的不断突破,各类智能系统医学层出不穷,如骨肿瘤辅助诊断专家系统、胃癌诊断专家系统、口腔牙周病诊断专家系统、心血管药物治疗专家系统、基于螺旋CT图像的冠状动脉钙化点的诊断系统等。

统计报告显示,中国恶性肿瘤的发病率和死亡率呈逐年上升的趋势,癌症已然是威胁人们健康生活的第一杀手。在恶性肿瘤的基因检测、辅助诊断、辅助治疗、靶向药品研发等方面,医学人工智能都有着重要的发展成功,这已然为癌症患者带来了新曙光。随着人们健康意识的觉醒,人口老龄化时代的到来,人们对于提升医疗技术、延长寿命、提高健康水平的需求十分迫切。当前中国存在着医患比严重失衡,医疗资源分配不均等现实问题,而医学人工智能系统能够极大地缓解当前所面临的问题,现实需求推动着医学人工智能产业的兴起。

中国拥有庞大的人口数量以及在基因组学、基础医学研究和临床医疗实践中累积的医学大数据,这为医学人工智能在中国的发展奠定了坚实的基础。研究报告及统计数据显示,2016年中国人工智能专利申请数累计达15 745项,列世界第二;而人工智能领域投资达146笔,世界第三。2017年,医疗人工智能行业共发生27起融资世纪,融资总额超过17亿人民币。同时,政府及相关的管理机构正在逐步出台医疗人工智能行业的相关政策。中国已然为医学人工智能的发展提供了"肥沃的土壤"、"阳光"和"水分"。中国已有多家科技巨头企业等先后发布医疗人工智能产品。需要注意的是,人工智能的发展离不开人才,而中国只有不到25%的人工智能从业者有超过10年的行业经验,我们面临巨大的人工智能人才缺口。此外,国内医学人工智能的发展规模和欧美国家仍存在较大差距,多数医学智能系统级别低、核心技术水平不高、性能有待提升。

环顾全球医学人工智能的市场实践情况,当前医学人工智能应用研究主要集中于智能诊疗、医学影像识别、医疗机器人、智能药物研发及智能健康管理五个领域(图7-6)。

二、智能诊疗

2016年,利用美国企业研发的Watson系统,日本东京大学医学研究院的科学家仅用了不到10分钟时间判断出一名60岁女性患有罕见的白血病,并给出了治疗方案。

Watson是什么? Watson是一个人工智能认知计算系统,该系统具有强大的理解能力、智能的逻辑思考能力、优异的学习能力和精细的个性化分析能力。

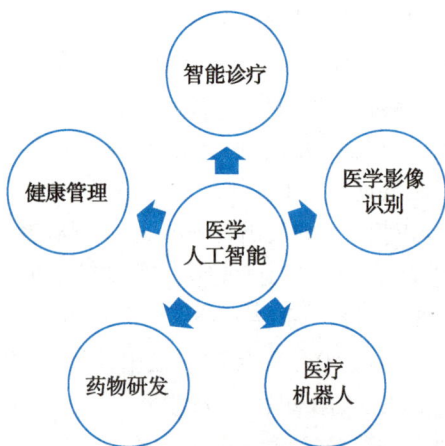

图7-6　医学人工智能的主要应用领域

Watson运用了自然语言处理、信息检索、知识表达与推理和机器学习技术,不仅是这些技术的简单组合,而是将这些技术以前所未有的方式协同并合作起来。首先,用户使用自然语言向 Watson 提出问题;接下来,Watson 通过使用数以百计的算法,来搜索问题的候选答案,对每个答案进行评估、收集答案的支撑材料、深度评估搜集到的相关材料。当越来越多算法的结果聚焦到某一个答案时,这个答案的可信度就会越高。最后,当这个答案的可信度达到一定水平时,Watson 系统将其作为最佳答案呈现给用户。

基于 Watson 技术平台,进而推出多种相关的商业产品,其中沃森肿瘤诊疗系统(Watson for Oncology)是目前较为成功的智能诊断系统。Watson for Oncology 通过纽约凯特琳癌症中心的肿瘤学数据进行知识训练,并且深度评估和分析每一个患者的具体情况,为临床医生提供以证据为基础的诊断结果和治疗方案。2016 年,Watson for Oncology 进入中国。目前,Watson 已经能够为肺癌、乳腺癌、结直肠癌、结肠癌、卵巢癌、宫颈癌、前列腺癌等多种癌症提供咨询。Watson 以肿瘤诊疗为突破口,正逐渐覆盖医疗健康的各个领域。

三、医学图像识别及辅助诊断

医学成像技术的发展累积了海量的医学,而医生的培养速度远不及医学影像数据增长速度,将人工智能应用于影像分析、辅助临床诊断可以有效的改善医生的缺乏、提高诊断的效率和准确率。对医学影像进行评估及精准诊断,需要完成:①获取影像;②解读医学图像;③检测异常;④量化分析。成功的医学影像识别的应用系统包括有:基于乳腺钼靶影像的病变检测系统、基于皮肤镜照片的皮肤癌分类诊断系统、基于数字病理切片的乳腺癌淋巴结转移检测系统、基于眼底照片的糖尿病性视网膜病变检测系统。研究分析表明,这些图像辅助诊断系统的分类准确性或检测有效性均能达到90%以上。

尤其需要关注的是 Watson 技术在医学影像方面的应用。2015 年通过收购拥有大量医学图像数据的 Merge Healthcare,使得 Watson 技术与医学影像得以结合;2016 年 Watson Health 成立了医学影像部(Watson imaging)并开展医学影像协作计划;在 2016 年北美放射学会会议上,Waston 展示了多项临床应用工具,其中包括:新 MedyMatch"脑出血"程序——具有认知能力的影像审查工具;Marktation 程序——建立了一种解释影像的新方法,用来提高医生的工作效率和准确性;Watson 临床集成模块——放射科医生的云应用,可以帮助消除医学成像中的常见错误等。IBM 的另一个 Medical Sieve 临床影响研究项目可以作为"识别助手",能够在短时间内辅助影像医生分析放射科及心脏科的医学影像,并给出可靠的诊断建议。

Google Brain 的 Healthcare 小组将机器学习算法应用于医学影像识别,具体应用领域目前包括肿瘤识别和眼部病变识别。贝斯以色列女执事医学中心(BIDMC)与哈佛医学院合作研发的一套可以用于乳腺癌诊断人工智能系统,该系统对乳腺癌病理图中癌细胞的识别准确率能达到92%。一家美国新兴企业将深度学习运用到了恶性肿瘤的检测中,该公司开发的影像识别系统的癌症检出率超越了数位顶级的放射科医生组成的团队,并且诊断出了人类医生无法诊断出的部分癌症。其具有诊断准确、识别精度高,用时少的特点。

四、医疗机器人

医疗机器人是用于医院医疗、辅助医疗及健康服务等方面的智能型机器人,具有临床适应性和很好的交互能力。医疗机器人是具有智能的医疗器械,其智能性体现在能够针对临床实际情况自行编制操作计划、确定动作程序并把动作变为操作机构的运动。医疗机器人的种类众多,用途也多种多样,例如手术机器人、康复机器人、服务型医疗机器人、护理机器人、辅助机器人、医用教学机器人、实验机器人等。医疗机器人具有效率高、操作精准、创伤小、可重复、可靠性强等特点。

(一)手术机器人

手术机器人是一种智能化的手术平台,其发展较早,且在医疗机器人体系中所占比例最高。1983年首个手术机器人 Arthrobot 问世;1985 年手术机器人 PUMA560,首次投入使用,伴随着技术的完善,针对各种临床应用的手术机器人系统被研发出来、进入临床应用并投入商业运营。目前的手术机器人主要有三种类型:第一类是微创外科手术机器人,具有手术创伤小、出血少、精准度高、患者痛苦少、恢复快等优点;第二类是放射机器人,能够精准的定位到病灶,精确的避开健康组织,减少损伤;第三类是辅助手术系统,通过导航设备辅助手术,保障手术操作的精准性,并获得更好的手术效果。

当前最具代表性和影响力的手术机器人是"达·芬奇手术系统"(图7-7)。达·芬奇外科手术系统是一种高级机器人平台,由外科医生控制台、床旁机械臂系统和成像系统三个部分组成。达·芬奇机器人的设计理念是通过使用微创方法,实施复杂的外科手术,并已经获得美国食品与药物管理局认证。目前,达·芬奇手术机器人的应用范围为普通外科、胸外科、泌尿外科、妇产科、头颈外科、肝胆外科及心外科。该系统在诸多临床手术应用中,均显示出优越的性能,但也是最复杂和最昂贵的手术系统之一。

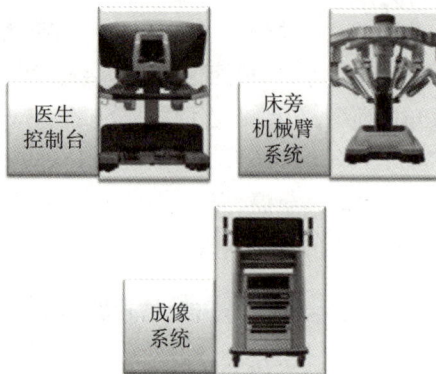

图 7-7 达·芬奇手术系统的组成

2016年,新一代的 CyberKnife M6 系列放射外科手术机器人在第25届中国国际医用仪器设备展览会中首次亮相,CyberKnife M6 在各种复杂的体内环境中都可以精准的定位到肿瘤的位置,CyberKnife M6 不仅具有了超高的精度而且有着绝佳的治疗效果。

(二)康复机器人

康复机器人是运动神经康复治疗技术和康复设备的一种。近年来,康复机器人呈现出快速发展的势头。国际上众多的研究机构和康复机构都在神经康复机器人方面进行开发和产品化研究。机器人技术辅助神经康复和运动训练已经成为康复技术最主要的发展趋势。

2006年,华盛顿大学开发上肢外骨骼机器人 CADEN-7,可以实现肩部的伸/屈、内/外旋、大臂旋转、肘部的屈/伸、前臂转动、腕关节的屈/伸、外展/内敛等运动。2016年,俄罗斯一医用外骨骼制造商推出了两款康复产品:一代产品适用于上肢功能健全,下半身瘫痪的患者,它能帮助患者完成基本的行走、爬楼梯等动作。二代则增加了一些功能,包括测量脉搏、按照既定模型行走等。

五、智能药物开发

智能药物开发是将人工智能技术应用于药物研究之中,基于医学大数据,应用数据挖掘、模式识别、机器学习等技术,快速、准确地筛选出有效的药物分子、识别药物作用靶点、预测药物的有效性、安全性和副作用。

传统的药物研发从实验室研究到药物的最终上市(图7-8),研发周期漫长、成本投入巨大、而且失败率较高。数据显示,进入临床 I 期阶段的药物,仅有不到12%能够最终上市销售。随着医药大数据及人工智能研究的发展,药物研发人员和企业将人工智能技术逐步引入药物研发过程之中。首先,利用人工智能虚拟药物化合物的筛选,提高有效药物发现的几率。其次,基于疾病、药物分子、蛋白质结构及基因组信息数据,建立算法模型预测正确的药物靶点。第三,整合疾病及用药信息构建数据模型,预测药品的安全性、有效性及相应的副作用等。人工智能技术助力药物研发,能够缩短药物研发的周期、降低研发成本、提高成功概率。

美国一家人工智能药物研发企业研发的一软件平台运行着 IBM 超级计算机,拥有强大等技术能力。2015年,应用人工智能技术和现有的 7000 多种候选药物,在不到一天的时间内,该平台已成功识别出两种候选药物能够用于控制埃博拉病毒的。另一家生物医药公司则通过人工智能平台和生物大数据来研究人体自身潜在的药物化合物分子,相较于新药开发,这一研究的时间成本与资金会降低50%。

筆记

识别药靶
筛选化合
物

药理及毒
理研究

临床Ⅰ期

上市后
跟踪临
床Ⅳ期

细胞实验

动物活体
实验

临床Ⅲ
期

临床Ⅱ
期

临床前研究　　　　　　　　　　　　临床实验研究　　　　　　　　　　上市

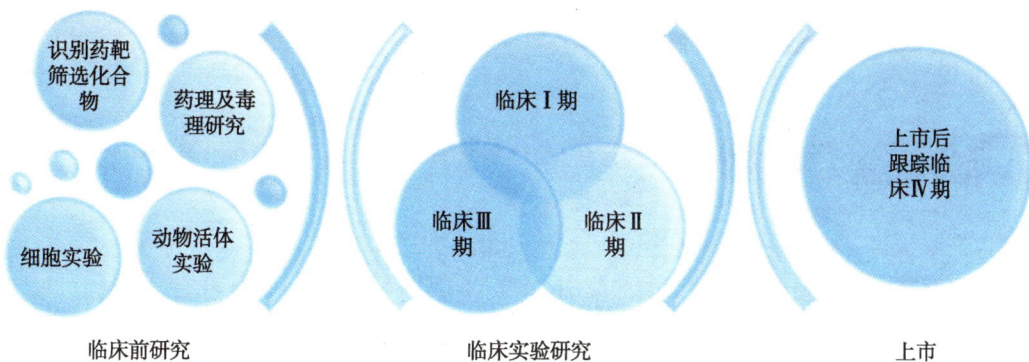

图 7-8　药物研发的主要流程

六、智能健康管理

将人工智能技术应用于具体的健康管理领域中,这就是智能健康管理。智能健康管理涉及的范围极广:风险识别、远程医疗服务、健康干预等。

(一)风险识别

风险识别是指基于大量生物医学数据,利用人工智能算法和计算机技术,识别疾病发生的风险并给出降低患病风险的处理建议。美国一家健康风险预测分析公司,通过整合个人健康信息、电子病例、疾病病理及生理学的数据,构建医疗图谱,进而结合医疗图谱,利用医疗人工智能技术预测用户的患病风险趋势。

(二)远程医疗服务

远程医疗服务是指利用便携式智能设备、智能家居及语言交流等方式,采集患者的健康状态、用药、运动、饮食情况等个人生活习惯信息数据,应用人工智能技术分析数据,评估患者的健康状态,给出治疗建议,或根据需要调整医嘱并协助患者规划日常生活。远程医疗服务适用于轻症患者,或者是慢性患者的生活健康管理。虚拟护士、虚拟助理、在线医疗及移动医疗都是远程医疗服务。

AiCure 是一款提醒用户按时服药的智能健康服务 APP,它利用手机摄像头和人工智能技术,监控患者的服药情况。虚拟护士 Molly 可以通过自然对话与患者沟通,为患者提供专业的治疗帮助,长期的慢性病监控、陪伴,及必需的临床服务等。

(三)健康干预

运用人工智能技术分析用户体征数据,定制个性化的健康管理规划,其中用户体征数据来源于可穿戴式智能设备。

本章总结

认知科学是关于心或心智研究的理论和学说。认知科学的中心假设是心—脑是一个表征—计算系统,它能够进行复杂的信息加工。心—脑中的表征有多种形式,包括符号的(类似语言的,用以表征概念、命题和规则)与非符号的(例如图像式的,基于联结网络的)。人机交互是研究人、计算机以及它们之间相互影响的技术,以有效的方式实现人与计算机的对话。智能化的人机交互已对生物医学领域产生了巨大的影响,将极大地推动整个人类的生活。

医学人工智能作为人工智能的一个重要的研究领域,它依托于医学大数据资源、高性能的计算平台和复杂的机器学习算法,参与了医学研究和医疗行业的诸多环节。智能诊疗、智能医学影像识别、智能健康管理、医疗机器人和智能药物研发等子领域是医学人工智能目前的研究热点和前沿的研发方向。国际上多家 IT 巨头企业已进入了智能医疗健康领域,并且在医疗人工智能技术上取得了领跑优势。国内诸多 IT 企业也逐步开始布局于医疗人工智能领域。医学智能系统,如 Watson for

Oncology,达·芬奇手术机器人等,已经在临床应用和商业化过程中取得了巨大的成功。医学人工智能正引领着全球人工智能研究的新潮流。

思考题

1. 请以简要语言对认知科学及其应用领域进行概述。
2. 人机交互技术在生物医学领域有哪些应用,请举例说明。
3. 医疗人工智能发展的三个要素是什么?
4. 医疗人工智能的主要研究方向有哪些?

参考文献

1. 心智:认知科学导论[M]. 保罗·萨迦德 著. 朱菁 译. 上海辞书出版社,2012.
2. 王冠梁,刘星,董志勇,等. 认知医学——论证中医有效性的新型方法论[J]. 中华中医药杂志,2011,26(11):2481-2484.
3. 孟祥军,赵文华,马志庆,等. 医学移动软件中虚拟现实人机交互方案的研究[J]. 中国医学装备,2017,14(8):112-114.
4. 施加加,花佳佳,程会兰,等. 人机交互训练与评估系统对脑卒中患者手功能的影响[J]. 中华物理医学与康复杂志,2015,37(8):607-609.
5. 孔祥溢,王任直. 人工智能及在医疗领域的应用[J]. 医学信息学杂志,2016,37(11):100-101.
6. 原牧涵,医学人工智能知多少?[EB/OL],[2017-10-10],http://www.sohu.com/a/197116302_377349.

（苏建忠　王飞）

笔记

第八章　生物信息计算及资源

高通量生物医学实验技术的发展,直接推动着生物医学数据呈爆炸性增长的趋势,充分利用这些海量的数据信息揭示生物医学领域的复杂生命系统的奥秘是后基因组时代的重要任务。生物信息学和计算生物学技术在这样一个大数据时代迅速成长起来,对精准医学研究的发展起到了不可或缺的作用。因此,针对包括基因组、转录组、蛋白质组、表观基因组、代谢组等不同层面的分子水平数据,开发了诸多集成的、专门的数据库以及数据分析软件,为数据的存储、处理、分析提供了资源和工具。利用数据库的丰富知识,除了可以查询到正常生命过程的各种组学数据,也可以搜索到发育、疾病等生命现象相关的多种分子维度的数据。建立在数据基础上,基于用于不同数据处理和分析的工具可以深入挖掘到内含的生物学信息,为人类疾病的诊断和治疗、药物靶点的开发提供理论依据。

第一节　生物信息学概述

生物信息学作为一门新兴的交叉学科,以基因组 DNA 序列信息分析为出发点,并以大数据为基础,进行基因组、转录组、蛋白质,以及表观基因组等多层面的系统研究。近年来,随着高通量测序技术的快速发展,以及测序成本的不断降低,为各个组学等多层面的研究提供了便利以及研究基础。生物信息学已经几乎覆盖了生命科学的各个领域。

一、什么是生物信息学

生物信息学(bioinformatics)是生物学(biology)、信息学(infromation)和数学(math)结合的学科,即应用数学、信息学、统计学和计算机科学的方法研究生物学的问题的学科。狭义的生物信息学是应用信息科学的理论、方法和技术,管理、分析和利用生物分析数据。广义的生物信息学定义为应用信息科学的方法和技术,研究生物体系和生物过程中信息的存贮、信息的内涵和信息的传递,研究和分析生物体细胞、组织、器官的生理、病理、药理过程中的各种生物信息。所以,生物信息学也可以认为是生命科学中的信息科学。

二、生物信息学的研究内容和方法

生物信息学的研究内容是伴随着基因组研究而发展的。广义地说,生物信息学从事对基因组研究相关生物信息的获取、加工、存储、分配、分析和解释。这个定义的含义是多重的:首先对海量数据的收集、整理与服务,即管理好这些数据,即各种生物数据库的建立与管理,以及对现有生物信息相关数据库的应用。其次利用数理统计方法、数值计算等方法从中发现新的规律,研究生物信息学问题。具体地说,是把基因组脱氧核糖核酸(deoxyribonucleic acid,DNA)序列信息分析作为源头,找到基因组序列中代表蛋白质和核糖核酸(ribonucleic acid,RNA)基因的编码区;同时,阐明基因组中大量存在的非编码区的信息实质,破译隐藏在 DNA 序列中的遗传语言规律;在此基础上,归纳、整理与基因组遗传信息释放及其调控相关的转录谱和蛋白质谱的数据,从而认识代谢、发育、分化、进化的规律。进一步,基于大量已有数据资料的处理分析所提供的理论指导和分析结果,提出具有重要意义的生物学问题,开发新型应用工具或算法,引领生物信息学领域研究方向。

生物信息学的研究范围十分广泛,主要包括:基因组序列分析和解释、药物设计、基因多态性分析、基因表达调控、疾病相关基因鉴定、基因产物结构与功能的预测、基因进化、基于遗传的流行病学等。

生物信息学研究的基因序列、转录序列和蛋白质序列等的分析问题都可以从数学方面描述成字母的排序问题,但它们所用的方法和研究的问题不同。如基因组序列,关键的问题是基因测序;蛋白质序列,关键问题是发现蛋白质分子上的功能性模体和使用这些模体来给新的基因序列进行有效的分类。改进的现有理论分析方法,如非线性动力系统方法、复杂性分析方法,多序列比较方法,高维分布的统计方法,机器学习与模式识别技术。生物信息研究的方法和技术还包括数据库技术及数据挖掘、生物分析的计算机模拟动态规划方法等。

三、生物信息在生物医学领域的应用

生物信息学几乎覆盖了生命科学的各个领域,并且已不断渗透到医学领域的研究中。生物信息学在医学领域中主要应用于医学基础研究、临床医学、药物研发和建立与医学有关的生物信息学数据库。

疾病相关基因的发现:很多疾病的发生与基因突变或基因多态性有关。发现新基因是当前国际上基因组研究的热点,使用生物信息学的方法是发现新基因的重要手段。目前,很多疾病的致病基因已经发现,包括癌症、肥胖、哮喘、心脑血管病等,其中与癌症相关的原癌基因约有 1000 个,抑癌基因约有 100 个。

随着对人类疾病基因研究的深入,一些与医学有关的生物信息学数据库相继建立。如 OMIM (Online Mendelian Inheritance in Man,OMIM),人类基因和遗传疾病及性状目录,特别关注遗传变异与表型表达之间的分子关系,是人类基因组计划的表型指南。dbGaP(Database of Genotypes and Phenotypes,dbGap)是存贮人类基因型和表型的数据库,提供帮助认识遗传和环境因素与人类疾病之间的关系的数据库平台。欧洲“血液表观基因组项目”(Blueprint of Haematopoietic Epigenomes,BLUEPRINT)产出了与人类复杂疾病相关的 82 个不同血液细胞的 DNA 甲基化图谱。“国际癌症基因组联盟”(International Cancer Genome Consortium,ICGC)和美国癌症基因组图集(Cancer Genome Atlas,TCGA)旨在从基因组、表观基因组和转录组等多维数据层面研究癌症的发生和发展,其中 ICGC 产出了涉及 27 种常见癌症的 9000 多个样本的 DNA 甲基化数据,TCGA 产出了涉及 34 种癌症类型的10 000 多个样本的 DNA 甲基化数据,并且保留了癌症患者详细的临床数据资料,为生存分析提供了大量的数据资源。

新药物分子靶点的发现和药物设计方面的应用。目前,新的药物分子靶点的发现和确立已离不开生物信息学的工作。药物开发的关键是如何在大量的潜在靶点中筛选出最有可能获得成功并应用于临床的靶点,并且创新药物的研究具有重要的社会效益和经济效益。生物信息学可以在药物开发过程中更快地找到更优的药物作用靶点,并减少研发所需的高投入、高风险、低效率等缺点。人类基因组计划和蛋白质组计划以及表观基因组计划的实施,大量疾病相关基因及作用靶点的发现,也为生物信息学在新药靶点的识别与药物设计方面的应用提供了理论和基础。

精准医疗是以个体化医疗为基础、随着基因组测序技术快速进步以及生物信息与大数据科学的交叉应用而发展起来的新型医学概念与医疗模式,是医疗领域的新风向。其本质是通过基因组、蛋白质组等技术和医学前沿技术,针对大样本人群和特定疾病进行生物标记物的分析与鉴定、验证与应用,从而精确寻找到疾病的原因和治疗的靶点,并对一种疾病不同状态和过程进行精确分类,

最终实现对于疾病和特定患者进行个性化精准治疗的目的,提高疾病预防、诊断、治疗,以及预后的效益。

生物信息学在其他生物医学领域的应用还有巨大的潜力未被开发。生物信息学在21世纪将继续得到迅速的发展,其对推动生命科学的发展,增进对疾病的了解所起的作用不可估量。未来生物信息学在生物医疗领域的发展,将依赖于研究方法和技术的进步,研究机构的合作,以及政府方面的强力推动。

第二节　组　学　数　据

一、组学数据的处理与分析

20世纪后期,随着人类基因组以及其他多个物种基因组计划的完成,生命科学研究已经进入到以基因组学、蛋白质组学、转录组学、表观基因组学等"组学"为标志的后基因组时代。在后基因组时代,大量组学数据的产生,极度丰富了人们的视野,解释了生命的产生、发育、成长、增殖、衰老的谜题,加深了人们对生命科学的理解。

近年来,随着高通量测序技术的快速发展,以及测序成本的不断降低,为大量的测序类别涵盖基因组、转录组、蛋白质组、表观组等多层面数据快速的产生提供了便利。目前,在生命科学、医药科学等研究领域,利用新一代高通量测序方法已经完成了近万人,以及千余种生物体的相关序列信息的测定。推动了基因组、转录组等研究技术手段进入到临床诊断、生物制药等高新技术产业领域,为疾病诊断和治疗,药物的研发等各个方面产生巨大的社会和经济价值。但与此同时,大量高维度,大样本的高通量数据的处理和分析也为生命科学研究带来巨大的挑战。

生物信息学包含生物科学领域的信息获取、加工、存储、分析、解释等在内的所有方面,综合运用数学、计算机科学、生命科学技术理论和工具,阐明高通量生物数据所包含的生物学意义的交叉学科的快速兴起,为组学数据的研究创造了有利条件。能够从高通量、高复杂性的组学数据中提取出具有重要生物学意义的信息,解决复杂的生物医药问题。

二、基因组学数据分析

(一)基因组数据获取

目前国际上有3个主要的存储DNA序列的公共数据库,包括欧洲分子生物学实验室(the European Molecular Biology Laboratory,EMBL)、美国国家生物技术信息中心(National Center for Biotechnology Information,NCBI)建立和维护的GenBank和日本DNA数据库(DNA Data Bank of Japan, DDBJ)。这3个大型数据库于1988年达成协议,组成合作联合体。它们每天交换信息,并对数据库DNA序列记录的统一标准达成一致。三大数据库综合了DNA和RNA序列数据,其数据源于众多的研究机构和核酸测序小组,以及科学文献。数据库中的每条记录代表着一条单独的、连续的、附有注释的DNA或RNA片段。NCBI为研究人员提供很大的便利来获得分析和计算数目巨大的分子数据和这些数据的隐秘而精细的模式的工具,它的任务是发展新的信息学技术来帮助对控制疾病和健康的基本分子和遗传过程的理解(图8-1)。此外,还有一些基因组数据来自各种基因组计划,这些计划的大部分信息可在EMBL中找到。

(二)基因组数据的处理和分析

基因组测序是指在已知物种基因组序列一致的情况下,对不同个体的基因组进行测序,并对个体或群体进行差异性分析。利用基因组测序数据可以进行变异的检测和注释,包括单核苷酸多态,插入缺失,染色体结构变异等。此外,基因组测序根据测序范围的不同,还可分为全基因组/外显子组测序和目标区域基因组测序。

对于基因组测序数据,通常的处理和分析流程如下:

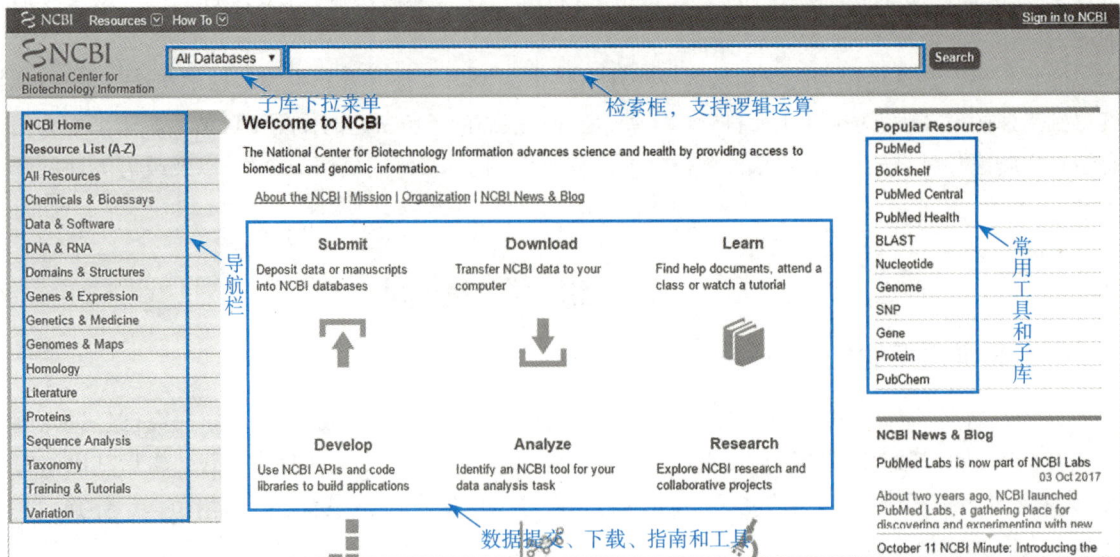

图 8-1　NCBI 数据库主页分布

测序数据的质量检查。测序的原始数据的标准文件为 fastq 格式,是由原始图像数据文件经碱基识别转化得来,通常称为 raw reads。fastq 文件包括四行,第一行是序列标识以及描述信息,以"@"开头;第二行是序列;第三行以"+"开头,后面是序列标示符和描述信息,或者什么也不加;第四行是序列的质量信息,每一个序列都有一个质量评分,根据评分体系的不同,每个字符的含义表示的数字也不相同。其中每个字符对应的 ASCII 值减去 33,即为第二行序列的质量值。这个质量值用来衡量测序的准确度。测序的错误率与碱基的质量相关,并受测序仪、试剂、样品和实验操作等多个因素的影响。

CG 含量分布检查。对 GC 含量分布的检查用于检测有无 AT、GC 分离。理论上,A 和 T、G 和 C 碱基含量在每个测序循环上应分别相等,且在整个测序过程中稳定不变。而在实际的测序过程中,由于 DNA 模板扩增偏差及前几个碱基测序质量值低等原因,会导致每个 read 前几个碱基有较大波动,这属于正常情况。

测序深度、覆盖度和比对率检查。当位点的碱基覆盖深度达到 10×以上,突变率大于 20%,则认为此位点处检测到的 SNP 更为可信。

数据分析。对于通过质量评价之后合格的数据,通常的分析流程包括:①数据过滤,包括去接头,去低质量的 reads;②序列比对,常用的序列比对软件是 BWA,该软件是基于 Burrows Wheeler 转换法,对参考基因组进行压缩并建立索引,再进行比对,再通过查找和回溯来定位,在序列比对的过程中,允许一定数量的碱基错配;③数据排序,去冗余,这一步通常使用 samtools 软件将比对后的 sam 文件转化为二进制的 bam 文件,然后使用 Picardtools 软件对 bam 文件排序,最后使用 Picard-tool kit 软件的 MarkDuplicates 工具去除冗余数据;④变异检测和过滤,通常使用 samtools 软件和 VarScan 软件识别 SNP 和 InDel 检测和过滤;⑤变异的注释,在这一步,常用的变异注释软件是 Annovar 工具,通常的注释内容包括突变位置、突变分类(杂合或纯合)、基因名、转录本名、外显子号、蛋白突变、氨基酸突变、rs 号、1000Genome 基因组频率、功能预测模型(SIFT、polyphen)、数据库(cosmic70、clinvar)等。

(三)比较基因组学

比较基因组学是目前研究生物基因组最重要的策略之一,它是对全基因组的核苷酸序列的整体比较和分析。认为所有生物的基因组都有共同的进化史,即进化上的共性是比较基因组学的理论依据。相似性(similarity)、同源性(homology)、直系同源(ortholog)以及旁系同源(paralogy)是比较基因组学中经常涉及的四个最基本的概念。

1. **相似性（similarity）** 是指通过简单比较得出的两者之间的相同程度。它不要求两者进化起源是否同一、亲缘关系的远近、以及它们结构与功能之间的联系。对于核苷酸与氨基酸序列之间的相似性，使用百分比作为描述其异同程度的指标。

2. **同源性（homology）** 是指在进化上起源同一。在进化上起源同一的两段序列，特别是功能重要的保守片段或基因，一般表现为在核苷酸（或氨基酸）序列上较高程度的相似。这也使得相似性与同源性两个词容易被混淆。事实上，相似性与同源性是两个不同的概念，相互之间并没有直接的等同关系，相似的不一定同源，但同源一般表现为相似。

3. **直系同源（ortholog）** 是指两种或两种以上物种的基因组，在进化上起源于一个始祖基因并垂直传递的同源基因，它们的结构相似，功能高度保守。直系同源的序列因物种形成而被区分开。直系同源基因的鉴定是比较基因组学的重要研究内容。

4. **旁系同源（paralogy）** 基因是指同一基因组（或同系物种的基因组）中，由于始祖基因的加倍而横向产生的几个同源基因。旁系同源的序列因基因复制而被区分开。旁系同源与直系同源的区别在于：从进化角度来看，直系同源是基因在不同基因组中的垂直传递，而旁系同源是指在同一基因组中的横向加倍；从功能角度来说，直系同源要求功能高度相似，而旁系同源对功能上没有严格要求，可能相似，也可能不相似。

三、蛋白质组学数据分析

蛋白质组学已经成为研究生物系统重要的分析方法之一。蛋白质组数据包含已经被鉴定的蛋白质组信息，如蛋白质的氨基酸序列或核苷酸序列、3-D 结构、翻译后修饰，如磷酸化、泛素化、酰基化或糖基化等。蛋白质组数据的获取和分析可采用二维凝胶电泳技术、蛋白质芯片分析技术和酵母双杂交技术等方法。

二维凝胶电泳是蛋白质组学研究常用的技术之一。它是将样本进行电泳后在它的直角方向再进行一次电泳，所以又称双向电泳。第一向是等电聚焦，蛋白质沿 PH 梯度分离至各自的等电点，第二向是十二磺酸钠-聚丙烯酰胺凝胶电泳，对蛋白质进行分子量的分离。从而获得蛋白质样品的等电点和分子量信息。

蛋白质芯片技术是目前应用较广、高通量、小型化、平行性的生物检测技术。它通过扫描装置如激光扫描系统检测生物分子与芯片上探针反应的信号强度，然后对杂交结果进行量化分析来检测蛋白质。蛋白质芯片具有特异性强，灵敏度高，重复性好，使用范围广等特点。可用于特异性基因表达产物的筛选、特异性的抗体抗原检测、蛋白质组学的研究以及蛋白质之间相互作用的研究。

酵母双杂交技术是一种直接在酵母细胞内检测蛋白质之间相互作用的分子生物学方法，这种方法的灵敏度很高。酵母双杂交与传统的蛋白质相互作用研究方法相比，不仅可以精确测定蛋白质之间的相互作用，而且是在 DNA 水平进行操作，不需要在体外进行。

四、转录组学数据分析

（一）转录组数据的产生

RNA-seq 技术是目前检测细胞和组织中全转录组数据的一种强有效的高通量测序方法。测序的流程包括 RNA 样本的准备，cDNA 测序文库的构建以及高通量测序。它能够在单核苷酸水平对任意物种的整体转录活动进行检测，在分析转录本的结构和表达水平的同时，还能发现未知转录本以及未知基因组序列的物种，精确地识别可变剪切事件等，提供全面的转录组信息。相对于传统的芯片杂交平台，转录组测序无需预先针对已知序列设计探针，并提供更精确的数字化信号，更高的检测通量以及更广泛的检测范围，是目前深入研究转录组复杂性的强大工具。转录组数据可用于新基因和新转录本的预测，非编码 RNA 注释，基因的差异表达分析，SNP（单核苷酸多态）/INDEL（插入缺失）检测以及可变剪切事件检测等。

（二）转录组数据分析

对于 RNA-seq 数据的分析,一个简单的流程(图 8-2/文末彩图 8-2)就是首先进行数据的比对。具体就是将测序产生的 reads 进行质量控制,过滤掉低质量的 reads 后用比对软件将这些 reads 比对到参考基因组或者转录组。在比对中通常允许适当的错配和结构差异。目前已有很多比对分析软件,例如 Bowtie (http://bowtie-bio. sourceforge. net/index. shtml)、BWA(http://bio-bwa. sourceforge. net/)和 TopHat (http://ccb. jhu. edu/software/tophat/index. shtml)等。接下来进行转录组的重建,即利用 reads 位置信息推断表达转录本的外显子结构,组装出转录单元。方法上主要分为两类:

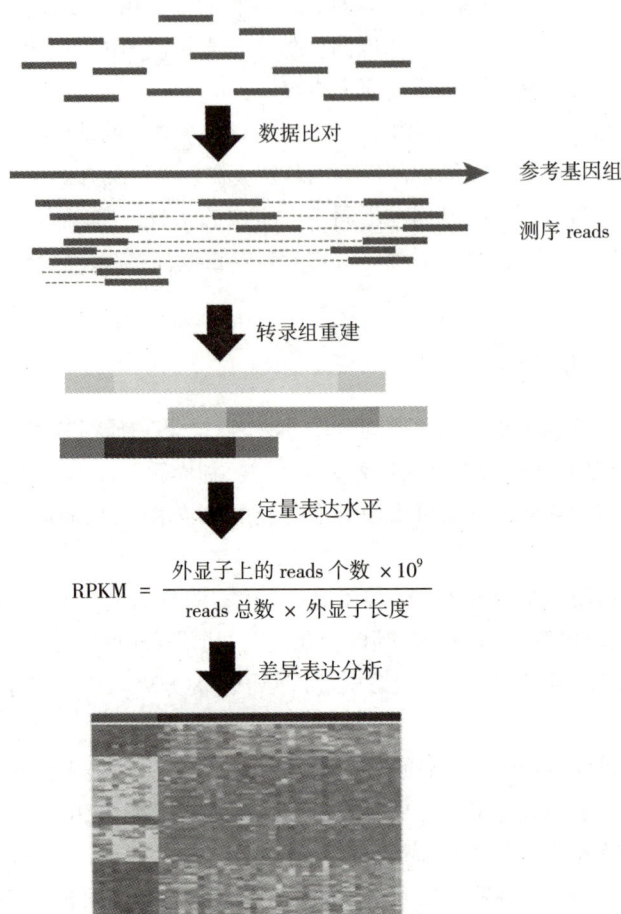

数据比对

参考基因组

测序 reads

转录组重建

定量表达水平

$$RPKM = \frac{外显子上的\ reads\ 个数\ \times 10^9}{reads\ 总数\ \times\ 外显子长度}$$

差异表达分析

图 8-2　RNA-seq 测序数据分析流程示意图

1. 基因组引导法　这种方法依赖于参考基因组或转录组。代表性软件包括 Cufflinks (http://cole-trapnell-lab. github. io/cufflinks/)。

2. 基因组独立法　这种方法也称为从头装配,是基于图论的思想。代表性软件包括 Trinity (https://github. com/trinityrnaseq/trinityrnaseq/wiki)等。接下来是对转录本的表达水平进行定量,因为在测序过程中,较长的转录本容易产生较多的 reads,而且每次测序轨道上产生的 reads 总数也不同,因此需要对 reads 计数进行标准化。常用的测度是每百万 reads 中来自于某基因每千碱基长度的 reads 数(reads per kilo bases of transcript for per million mapped reads,RPKM),它的计算公式如下:

$$RPKM = \frac{外显子上的\ reads\ 个数 \times 10^9}{reads\ 总数 \times 外显子长度} \tag{8-1}$$

其中,"外显子上的 reads 个数"表示比对到该转录本所有外显子上的 reads 个数;"reads 总数"表示该样本中比对到基因组上的 reads 总数;"外显子长度"表示该转录本上所有外显子的总长度。

最后进行差异表达的分析,目前常用的软件包括 DESeq (http://bioconductor. org/packages/

release/bioc/html/DESeq. html）、Cuffdiff（http://cole-trapnell-lab. github. io/cufflinks/cuffdiff/）和 edgeR（http://www. bioconductor. org/packages/release/bioc/html/edgeR. html）等。DESeq 和 edgeR 是基于负二项分布的统计学模型，利用 Fisher 精确检验方法来进行差异表达检验。Cuffdiff 是基于 T 检验方法评估差异表达的显著性。

五、表观基因组学数据分析

（一）DNA 甲基化数据的处理和分析

这里以重亚硫酸盐测序数据为例，讲述 DNA 甲基化数据的处理和分析过程。重亚硫酸盐测序包括全基因组重亚硫酸盐测序（whole genome bisulfite sequencing, WGBS）和简化重亚硫酸盐测序（reduced representation bisulfite sequencing, RRBS）。对于这两种数据的处理和分析方式基本一致。数据的分析流程简要介绍如下。

在得到测序的原始数据之后，首先要进行数据的质量控制，通常使用 Fastqc 软件查看数据质量，使用 Trimmomatic 进行数据的过滤。以上得到高质量的数据之后，再将其比对到参考基因组，对样品的甲基化覆盖度进行统计，对 CpG、GHG、CHH 甲基化位点及甲基化程度进行统计，多样本间的差异甲基化分析等。对于甲基化的分析通常包括聚类分析、差异分析、主成分分析、相关性分析、不同区域甲基化注释等。目前，已有很多针对甲基化测序数据处理和分析的软件，常见的包括 Bismark、BRAT、BSMAP、BS-Seeker 等。下面以 BS-Seeker 为例，介绍具体的分析步骤。BS-Seeker 的官方网站为 http://pellegrini. mcdb. ucla. edu/BS_Seeker/BS_seeker. html。具体分析步骤如下：

建立参考基因组索引。这一步使用的是 BS-Seeker 的子程序 bs_seeker2-build. py 子程序，用来建立参考基因组序列索引，为后续的序列比对进行准备。该步骤要求输入 fasta 格式的参考基因组序列，目前 BS-Seeker 支持四种比对软件，包括 Bowtie、Bowtie2、Soap 和 Rmap。

与参考基因组比对。此步骤是将测序样品数据比对到参考基因组序列上，使用 bs_seeker2-align. py 子程序，其中输入的要进行比对的测序数据支持四种文件格式，包括 fasta、fastq、sequences 和 qseq。需要注意的是，此步骤使用的比对软件需和上一步使用的相同，使用参数"--aligner"进行设置。

甲基化位点的提取。在这一步中使用的是 bs_seeker2-call_methylatiob. py 子程序，输出的结果就是最终得到的甲基化位点。输出的结果文件包括 wig 格式和 CGmap 格式文件。

（二）ChIP-Seq 数据的处理和分析

ChIP-Seq 结合了染色质免疫共沉淀技术和高通量测序技术，首先通过染色质免疫共沉淀技术特异性的富集目标蛋白结合的 DNA 片段，并对其进行纯化和文库构建，最后对富集得到的 DNA 片段进行高通量测序。对于 ChIP-Seq 数据的处理和分析，通常包括以下几个步骤。

数据的质量控制。这一步主要包括对测序的原始数据去污染和接头序列，对测序的碱基进行质量控制等，常用的软件为 Fastqc。

序列比对。此步骤将测序得到的 reads 比对到参考基因组，目前常用的比对软件有 Bowtie 和 BWA，Bowtie 的效率大大优于 BWA，因此对于较大的基因组，Bowtie 的应用更加普遍。

结合位点的识别（peak calling）。这一步是 ChIP-Seq 数据分析中十分重要的一步，目前主要有三种结合位点识别的算法。第一类是滑动窗口法，典型的软件是 MACS，它也是目前分析 ChIP-Seq 数据最常用的软件。第二类是基于滑动窗口但有所改进的方法，其基本思想是利用高斯核密度函数，使得窗口的取样更加平滑，不依赖于窗口长度的边缘效应。典型的方法是 QuEST。第三类方法与前两种不同，它不是直接获取峰，而是根据用户提供的参数推荐出一些候选的峰及其得分和可信度，用户可以进一步排序选择最终的峰。典型的代表方法是 SISSRS。

peak 区间注释。这一步主要是对样品中获得的 peak 进行基因注释和功能注释，以及多个样品间的 peak 关联基因的差异分析等。

六、代谢组学数据分析

（一）代谢组学分析内容和检测方法

代谢组学分析可以指示细胞、组织或器官的生化状态，协助阐释新基因或未知功能基因的功能，并且可以揭示生物各代谢网络间的关联性，帮助人们更系统地认识生物体。进行代谢组学研究涉及生命科学、分析科学以及化学统计学三大方面的专业知识。代谢物化学分析技术及数据分析技术的发展极大促进了诸多生物、医学问题的研究，这些知识的综合运用使得代谢组研究在疾病诊断、药理研究以及临床前毒理等研究中发挥了极为重要的作用。

生物代谢物分析分为代谢物靶标分析、代谢轮廓分析、代谢物组分分析和代谢指纹分析四个层次。代谢物靶标分析（metabolite target analysis）是对某个或某几个特定组分的分析；代谢轮廓/谱分析（metabolic profiling analysis）是对一系列少数预设的一些代谢产物的定量分析，如某一类结构、性质相关的化合物（氨基酸、有机酸、顺二醇类）或某一代谢途径的所有中间产物或多条代谢途径的标志性组分析；代谢组学（metabolomics）是对某一生物体或细胞在（限定条件下的特定生物样品中）所有代谢组分的定性和定量分析；代谢物指纹分析（metabolic fingerp-rinting）是不分离鉴定具体单一组分，而是对样品进行高通量的快速定性分析。

代谢物分离的技术主要有液相色谱（liquid chromatography，LC）、气象色谱（gas chromatography，GC）、毛细管电泳（capillary electrophoresis，CE）、薄层层析（thin layer chromatogrphy，TLC）等。检测手段主要有光谱（light spectrum，LS）、质谱（mass spectrometry，MS）和磁共振（nuclear magnetic resonance，NMR）。光谱包括紫外光谱（ultraviolet，UV）、红外光谱（infrared spectrometer，IR）、傅里叶变换红外光谱（fourier transform-infrared spectrometer，FT-IR）、激光诱导荧光光谱（laser induced fluorescence，LIF）。质谱根据其质量分析器的不同可分为：四极杆质谱（quadrupole）、三重四级杆质谱（triple quadrupole）、飞行时间质谱（time of flight mass spectrometry，TOF）和离子淌度质谱（ion moboility mass spectrometry，IMMS）等。

（二）代谢组学分析流程

代谢组学研究需要高通量定量检测技术和大规模计算，主要包括四个阶段：样品预处理、数据采集、数据分析及解释，以被广泛应用的磁共振（NMR）为例，简述代谢组学研究流程。

生物样品收集与制备。代谢组学的研究对象很广泛，常用的有生物体液，包括尿液、血液、唾液、组织提取液及活体组织等。代谢组学研究的第一阶段是重要的环节之一，因为样品的浓度、pH 值会影响实验结果。

NMR 制谱。适合研究代谢产物中的成分、表征和研究海量的代谢信息及其变化规律，从而得到丰富的生理、病理、药理和毒理等生物信息。其中，1H-NMR 对含氢化合物均有响应，能给出惊喜的代谢物成分图谱，即，代谢物指纹图谱。

数据预处理。原始 NMR 图谱往往由于数据量过大、数据点的高度相关性以及溶剂峰等因素的影响而不能直接用于做多元数据统计分析。因此，通常需要对 NMR 谱进行预处理。首先进行 NMR 谱去噪、溶剂峰消除、调相遇基线校正，并对其进行分段积分、归一化和标准化。数据预处理包括行处理和列处理，行处理剔除对数据分析没有意义的变量，列处理针对保留下来的变量根据要求进行变换。

特征代谢物识别和生物分析。代谢组学最关键的步骤就是特征代谢物的识别。利用模式识别方法（如主成分分析）得到特征变量，通过对这些变量的分析研究。多变量分析是分析代谢组研究产出的复杂数据的一种有效方法，其中主成分分析（principal component analysis，PCA）是一种将原始特征压缩至最小可能性成分数的维数缩减方法，即用较少的综合性变量代替原来众多的相关性变量，使有关的研究简化。PCA 已成为代谢组研究中最常规的分析方法。此外，偏最小二乘法（partial least squares method，PLS）、独立成分分析（independent component analysis）、正则相关系数（canonical correlation）、对比分析（correspondence analysis）、贝叶斯模型（Bayesian modeling）以及隐含马尔可夫模型

（hidden Markov models）等也是代谢组分析中常用到的模型分析方法。结合 NMR 图谱信息,就可获得的全面的代谢物信息及代谢紊乱标记物。根据已知的特征代谢物,结合生物、化学、医学手段可以进行疾病诊断,药理分析和药物毒性跟踪等应用和研究。

七、微生物组学数据分析

（一）微生物组数据的特点

为了更深入了解人类与人类体表或身内存活的多种细菌等微生物之间的关系,美国的国立卫生院正在对所有这些微生物的基因组进行测序。研发了对在自然环境中的微生物进行大规模基因组测序的标准化方法,目标之一是为至少 900 种将人体称为住所的细菌制作出参照基因组序列。目前,人类微生物组计划（Human Microbiome Jumpstart Reference Strains Consortium）已经公布了 178 个与人类宿主有关的细菌基因组序列的初步分析结果。这些结果为相关的分析工作提供了一个重要的研究基础。

长期以来,研究方法一直是微生物群落研究的瓶颈,例如,群落结构的阐述,即准确描述一定空间范围内的物种数量,并定量各物种的丰度,这是所有生态学研究的基本内容。然而,对微生物研究者而言,实现这一基本要求却绝非易事。这种困难主要来源于微生物群落的如下几点特征。

（1）"微小":宏观生物可以肉眼或者镜下观察其形态学分类特征并计数;而微生物即便在显微镜下也难以区分,形态差异特征少,因而不能直接观察种属并计数。

（2）"复杂":微生物很少以纯种存在,但微生物群落含有极高的多样性。1g 土壤中可能含有数千到数万个不同种属的微生物。

（3）"稠密":1g 土壤,1 滴流水,都可能含有数以十亿计的微生物,并且它们常常来自成千上万的种属。

（4）"不均":不同种属微生物在群落中的丰度差异极大。这种不均匀的分布特征造成优势种、非优势种以及稀有种的计数难以同时进行。

面对如此庞大复杂的微生物生态系统,微生物组学要准确理解样品中的微生物种类,多度及其功能,并将其与时间、空间、理化因素,宿主疾病状态等进行关联,从而探求微生物与微生物之间,微生物与宿主之间,以及微生物与环境之间的相互关系。因此,需要恰当的技术,在广度和精度这两个略显矛盾的角度,同时获得理想的数据。

（二）微生物组的检测技术

随着新一代高通量测序技术的成熟,不仅在人类基因组学领域带来了翻天覆地的变化,对微生物组学的研究产生了革命性的影响。当前,以 16SrRNA 高通量测序为基本手段,宏基因组鸟枪法测序、宏转录组、宏蛋白组、宏代谢组等组学领域产生了大量的新技术,共同促进了微生物组学的快速进步。

基于 16S 的分析可称为宏类组技术（metataxonome）。16S 的数据分析,其一般流程包括:序列提取、质控、相似序列聚类成 OTU,种属分类,alpha 以及 beta 多样性分析,以及进一步的统计分析。宏基因组技术（metagenome）,又称为元基因组技术,是在 16S 分析的基础上,通过宏基因组的鸟枪法高通量测序,能够同时获得菌群的分类信息以及功能基因的数据。并且该技术未经聚合酶链式反应（polymerase chain reaction,PCR）扩增,因此 PCR 导致的偏差较少（测序建库时还会有部分 PCR 的影响）。因为微生物群落中不同微生物的多度差异极大,欲获得足够的定量信息,需要测试大量的数据。根据不同的需求,单个样品宏基因组测序的数据量,在 Giga 以上 1~2 个数量级水平。如此巨大的数据量,无论是测试成本,还是分析所需要消耗的机时,都相当可观。因此,人们通常在 16S 测试的基础上,挑选少量目标样品,测试其全基因组。

知识拓展 8-1: DNA 测序技术的发展历史

DNA 测序已经被广泛和创造性地重新设计,包括作为一个广泛的分子现象的"计数器"。DNA 测序技术的发展有着丰富的历史,在几十年内发生了多种范式转移。对 DNA 测序技术的发展进行回顾,包括从生物聚合物的早期研究,到第二代测序的出现,以及第三代测序。

1. **早期测序** 第一个蛋白质序列是由 Sanger 在 20 世纪 50 年代早期测定的胰岛素序列。20 世纪 60 年代的 RNA 测序首先将 RNA 序列分解为 RNases,接下来的片段被色谱和电泳分离,然后单个片段被连续的核酸外切酶消化破译,最后由重叠部分推导出序列。

2. **DNA 测序的发明** 在 1976 年前后,有两种方法可以在一个下午对数百个碱基进行解码。分别为由 Sanger 和 Coulson 开发的链终止过程,以及由 Maxam 和 Gilbert 使用的化学切割过程。Sanger 的方法包括用 DNA 聚合酶标记引物的四种延伸,每一种都有微量的链终止核苷酸,以产生不同长度的片段。

3. **扩展到人类基因组** 随着"鸟枪法测序"成为了人类基因组计划的主力,人类基因组的大片段被克隆成细菌人工染色体(BACs)。个体克隆被选中并生长,DNA 被分离。将纯化的 DNA 作为 Sanger 测序的模板,从凝胶扫描图像中提取信号,并调用碱基最终生成序列。

4. **大规模并行测序** 在 20 世纪 80 年代和 90 年代,有几个小组探索了电泳测序的替代方法。尽管在 HGP 完成后的 10 年内,"大规模并行"或"下一代"DNA 测序几乎完全取代了 Sanger 测序。

5. **实时单分子测序** 最近产生了两类实时单分子测序平台。第一种方法是 Pacific Biosciences(PacBio)开发的实时观察聚合酶介导的合成。PacBio 的通量仍然比最高通量的 NGS 平台(如 Illumina)要低很多,但距离 NGS 平台的地位并不遥远。PacBio 的最小偏差,随机误差。第二种方法是纳米孔测序。

从科学历史的长远来看,DNA 测序仍然是一项年轻的技术。自从发明光学显微镜以来,已有大约 400 年的时间,这是继续使用和发展的技术。相比之下,DNA 测序发明只有 40 年,其技术在未来几十年和几个世纪可能还将继续发展。基于转化生物医学研究的速度,并开始转变临床医学,DNA 测序的影响甚至将超过显微镜。

第三节 常用软件工具

一、SPSS 统计软件包

在生物信息学的数据分析中,统计学软件起着重要的作用。全称为社会科学统计软件包(Statistical Package for the Social Sciences,SPSS),以其强大的统计分析功能、方便的用户操作界面、灵活的表格式报告以及精美的图形展示,受到了生物信息学和统计学分析人员的喜爱,是目前世界上流行的统计分析软件之一。

1. **SPSS 软件安装** SPSS Statistics 19.0 安装步骤:①将 SPSS Statistics 19.0 安装光盘插入光驱。②若系统设置为自动运行光盘状态,则会自动执行安装文件;若光盘没有自动运行,则在光盘目录中双击 setup.exe 文件,系统立即自动安装程序。③按照安装向导界面的提示,指定安装路径、输入用户信息、序列号等,一步步的单击 Next 按钮,最后单击安装向导界面上的 Finish 按钮后,表示 SPSS 软件的安装程序结束。

2. **SPSS 的启动** 正确安装完 SPSS 后,可以创建快捷方式快速使用 SPSS 软件,也可以执行计算机【开始】菜单中的【程序】→【IBM SPSS Statistics】→【IBM SPSS Statistics 19】命令,启动软件。

3. **SPSS 的退出** 选择菜单栏中的【File(文件)】→【Exit(退出)】命令退出 SPSS,或者单击数据编辑器右上角的关闭按钮。无论采用哪种方式退出软件,软件都不会自动保存修改的数据文件和结果,因此,退出时要注意及时存盘。

4. **SPSS 的数据编辑窗口** 启动 SPSS Statistics 19.0 后,系统自动打开数据编辑窗口,可以选择菜单栏中的【File(文件)】→【New(新建)】→【Data(数据)】命令,新建一个数据文件,如图 8-3 所示。或者选择菜单栏中的【File(文件)】→【Open(打开)】→【Data(数据)】命令打开一个保存的数据文件。

笔记

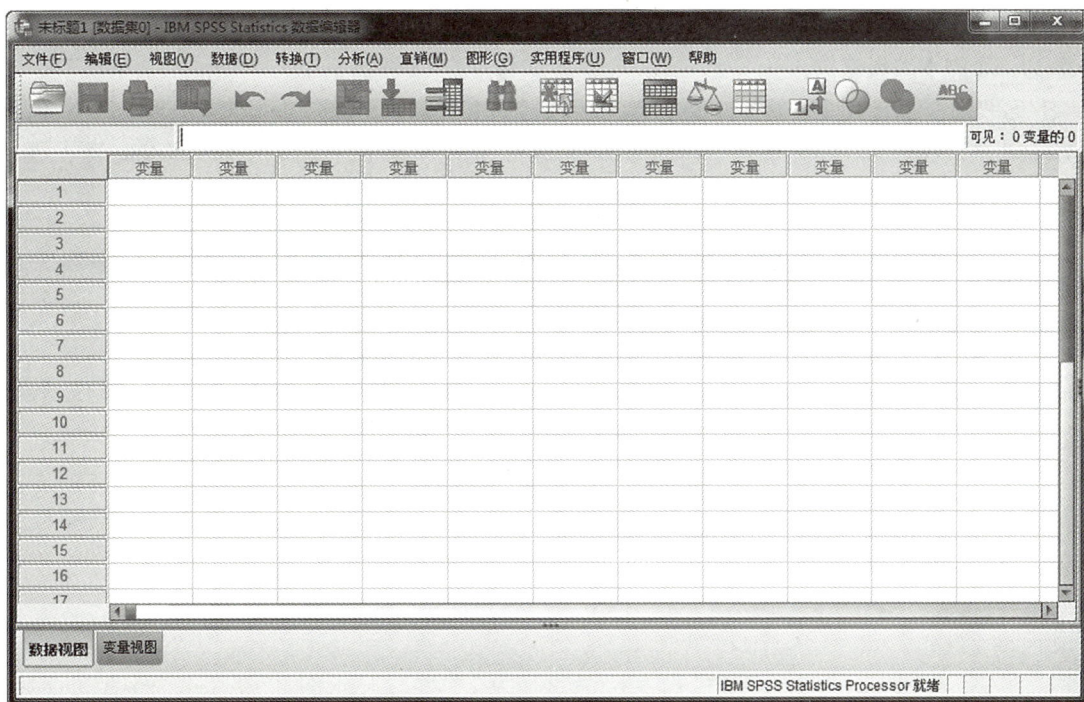

图 8-3　SPSS 的数据编辑窗口

5. SPSS 的结果输出窗口 SPSS Viewer　执行统计分析命令后打开,用于显示统计分析结果、统计报告、统计图表等内容,用户可对输出结果进行编辑整理,窗口内容可直接保存,保存文件的扩展名为".spv"。

6. SPSS 的语句窗口　选择菜单栏中的【File(文件)】→【New(新建)】→【Syntax(语法)】命令,新建一个语句文件,如图 8-4 所示。同时,选择菜单栏中的【File(文件)】→【Open(打开)】→【Syntax(语法)】命令,打开一个保存的语句文件。

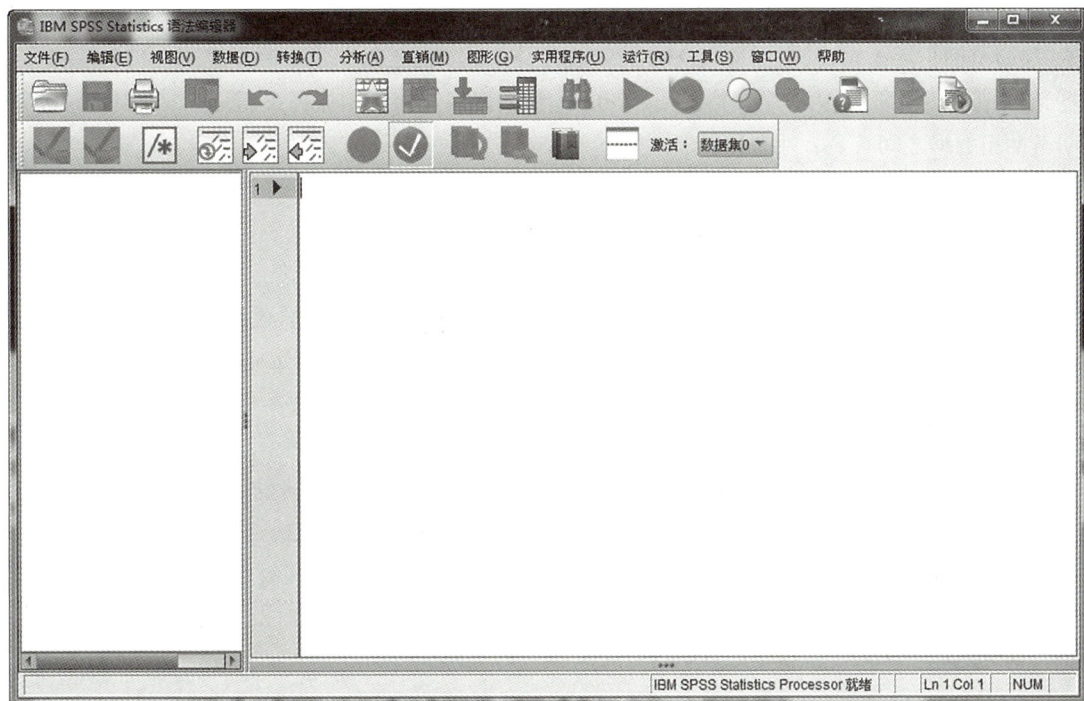

图 8-4　SPSS 的语句窗口

7. SPSS 的脚本编辑窗口　选择菜单栏中的【File(文件)】→【New(新建)】→【Script(脚本)】命令,新建一个脚本编辑窗口。

8. SPSS 的菜单命令详解　SPSS 菜单主要包括基本菜单栏,文件 File 菜单,编辑 Edit 菜单,视图 View 菜单,数据 Data 菜单,转换 Transform 菜单,分析 Analyze 菜单,直销 Direct Marketing 菜单,图形 Graphs 菜单,实用程序 Utilities 菜单,窗口 Windows 菜单和帮助 Help 菜单,如图 8-5 所示。

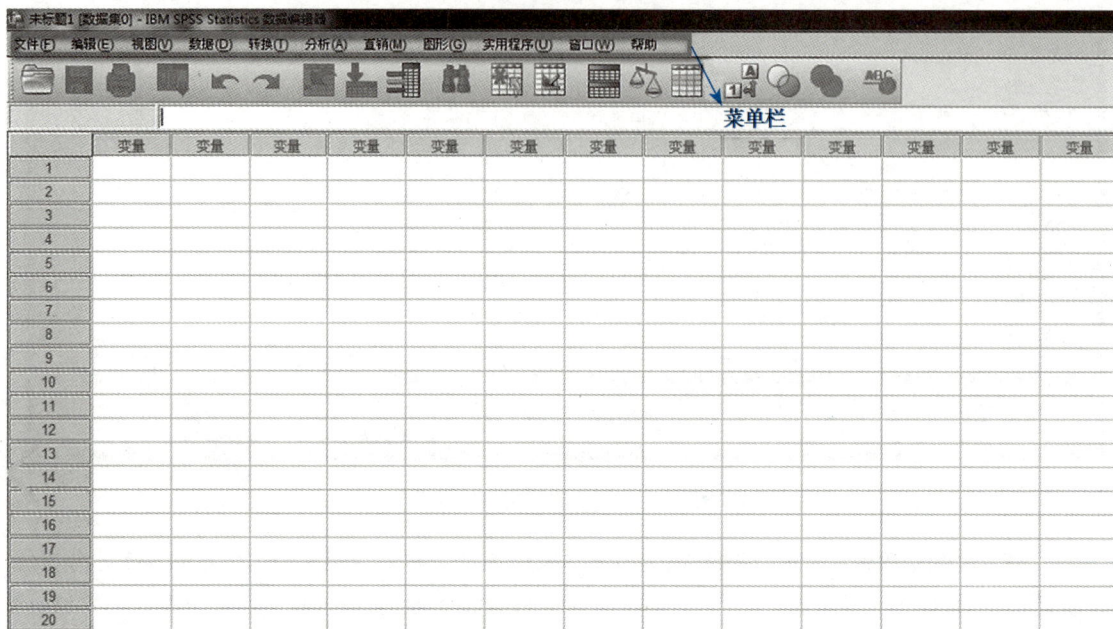

图 8-5　SPSS 的菜单栏

9. SPSS 的应用　我们进行配对样本的 T 检验,比较同组数据前后的数据差异,当然还有其他情况,这两组样本都不是相互独立的,而且是必须服从正态分布的,这样才能进行分析。首先,导入样本数据,分为对照组和基因敲除组。导入数据后,执行"分析-比较均值-配对样本 T 检验",如图 8-6 所示,这时会弹出一个窗口,点击选项 95% 的置信百分比,点击继续-确定。确定之后,SPSS 系统分析数据,结果如图 8-7 所示,第一个表格 $p(sig)>0.05$,说明两组直接无相关关系,而第二个表间 $p<0.05$,说明其两组数据之间有显著性差异。

二、Cytoscape 网络分析软件

(一)Cytoscape 的介绍

Cytoscape 是一个开源的软件平台,用于可视化分子互作网络和生物学通路,并可以将网络与注释信息,基因表达谱或其他数据整合在一起,支持多种文件格式的输入。Cytoscape 中还提供了大量的功能插件,可用于网络和分子谱的深入分析。

(二)Cytoscape 的下载及安装

1. Cytoscape 的下载　进入官网下载 Cytoscape 软件,目前 Cytoscape 的版本是 3.6.0。根据提示下载与操作系统匹配的版本(Mac OS X、Windows 32bit、Windows 64bit、Linux)并安装。需要注意的是,安装 Cytoscape 前需要先安装 Java SE Runtime Environment 8。Cytoscape 下载地址:http://www.cytoscape.org/。Java SE Runtime Environment 8 下载地址:http://www.oracle.com/technetwork/java/javase/downloads/jre8-downloads-2133155.html。

2. Cytoscape 的按装　安装时,双击".exe"文件,之后一步步地单击"Next"按钮即可。

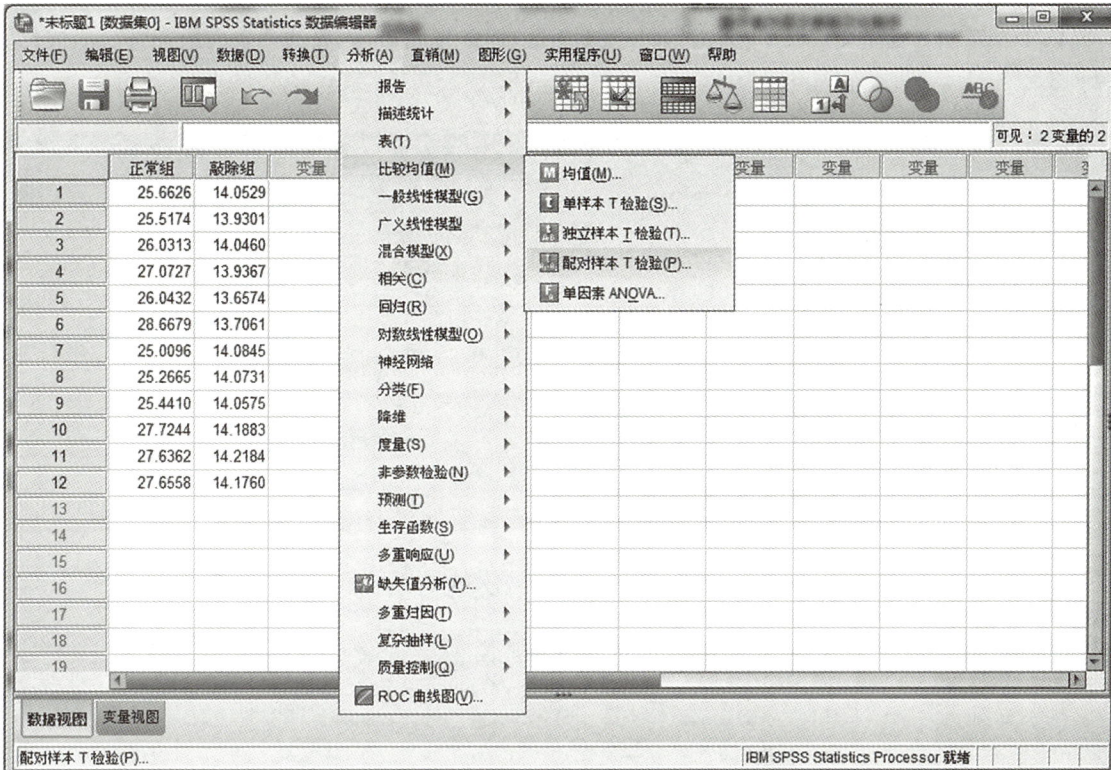

图 8-6　SPSS 配对样本 T 检验

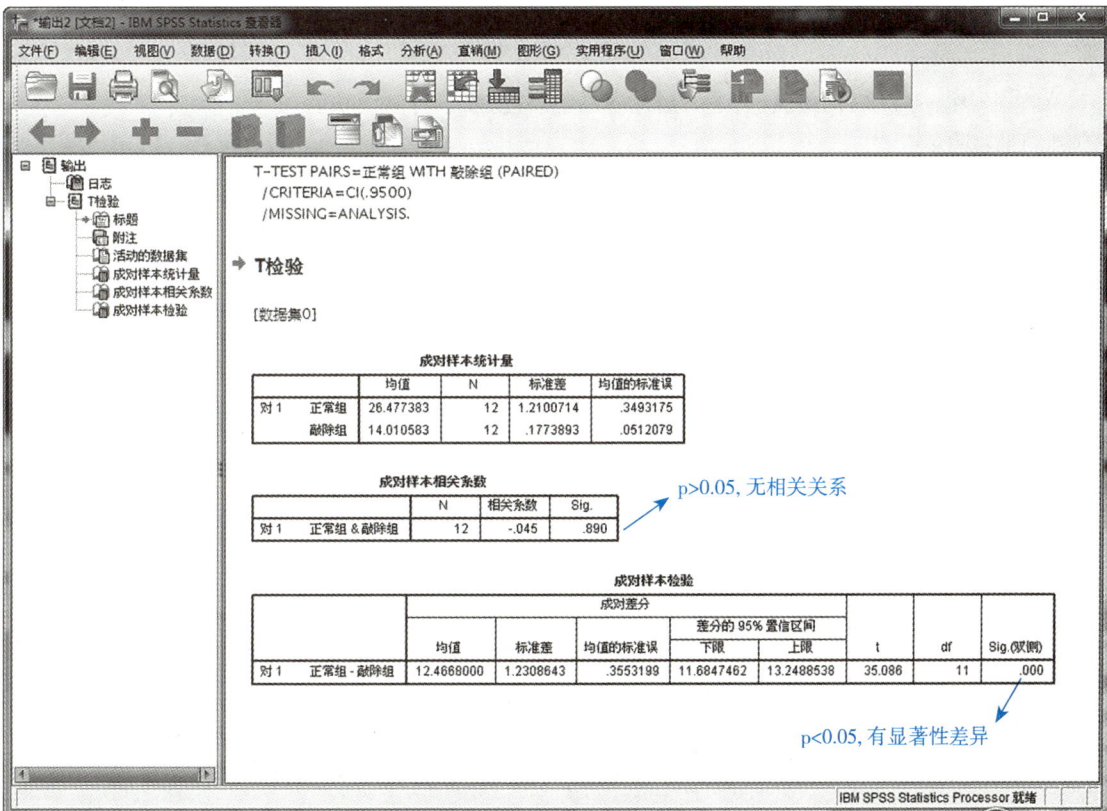

图 8-7　配对样本 T 检验结果

（三）Cytoscape 的使用

Cytoscape 的界面主要由菜单栏、工具栏、控制面板、网络视图窗口、属性列表面板几部分组成，见图 8-8。

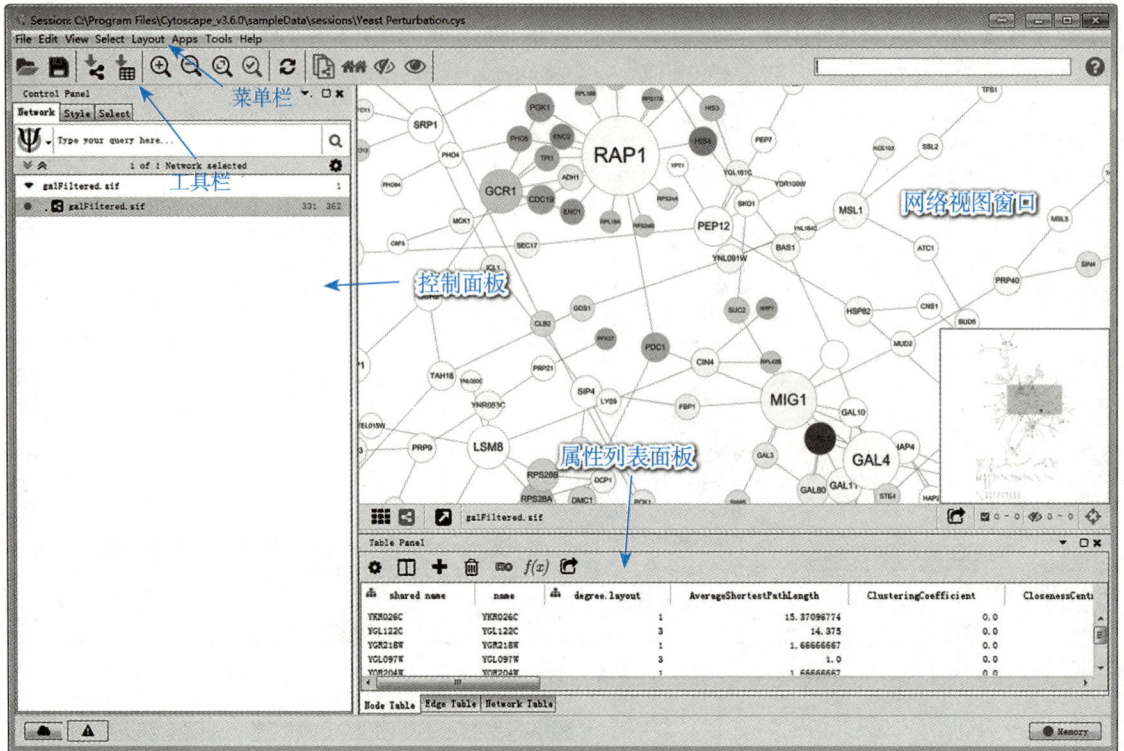

图 8-8　Cytoscape 页面介绍

菜单栏中提供了文件、编辑、查看、选择、布局、插件及工具等常用功能。

1. File 菜单

（1）New 创建一个新的网络。

（2）Open 打开文件。

（3）Save 保存文件。

（4）Import 导入网络或者表数据。

（5）Export 导出数据和图片。

2. Edit 菜单

（1）Copy, Cut, Paste 编辑功能。

（2）Undo, Redo 撤销与重做功能。

（3）Remove Duplicated Edges… 去掉一个网络中重复的边。

（4）Remove Self-Loops… 去掉一个网络中自成环的边。

（5）Delete Selected Nodes and Edges 删掉选中的点或者边。

3. Layout 菜单　Node Layout Tools 包括 Scale, Rotate, Align 和 Distribute 可以手动调节网络的可视化结果。

另外还包含了大量的布局算法，可以对网络自动进行布局。Attribute Circle Layout 属性环展示，所有节点都在环上，适用于点比较少的情况；Group Attributes Layout 分组属性展示，先按某一类的值对点进行分组，每个组的点成为一个独立的环；Prefuse Force Directed Layout 相连的点邻近，其他的点较远；Compound Spring Embedder Layout 适用于复杂网络；Edge-weighted Spring-Embedded Layout 所有的边视为连接两个节点的弹簧，迭代所有弹簧为其分配最佳长度。

4. Apps 菜单 可以使用 Apps 菜单中的 App Manager 安装、更新或删除插件。

5. Tools 菜单

（1）Network Analyzer 提供网络分析及子网的创建

（2）Merge 可以整合选中的网络或表格：下面以 miRNA 和靶基因的作用关系文件为例说明 Cytoscape 建立网络的过程。

第一步：导入本地文件"File——Import——Network——File"。将第一列 miRNA 选为 Source Node，第二列 Gene_symbol 选为 Target Node，之后点击"OK"，导入网络。

第二步：可以使用 Layout 对网络重新进行布局。这里使用的 Compound Spring Embedder（CoSE）算法，见图 8-9。

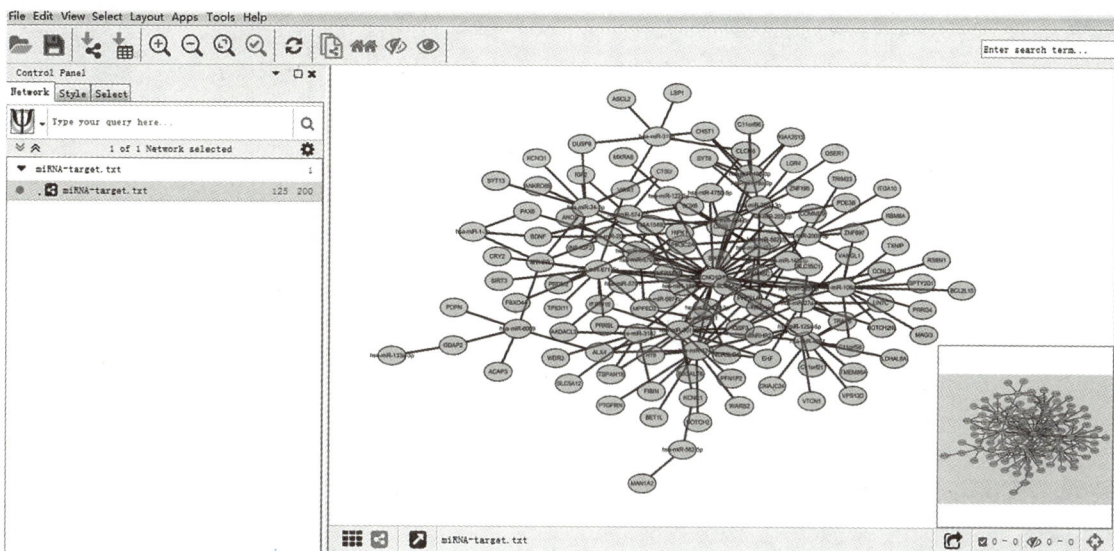

图 8-9 Cytoscape 网络图

第三步：设置节点的属性。在控制面板中设置节点和边属性的各种参数，可以改变节点或边的颜色、大小、边框颜色、边框粗细等等。例如点击 Size 设置节点的大小，可以通过导入节点的属性进行设置，也可以通过网络分析的结果设置节点大小。这里使用节点的度设置节点大小，点击"Tools——NetworkAnalyzer——Network Analysis——Analyze network......"进行网络分析。之后回到控制面板，在 Style 栏下打开 Size 的下拉框，Column 选择 Degree，Mapping Type 选择 Continuous Mapping，再单击 Current Mapping 打开弹框，拖动两个锚点设置最大最小值，见图 8-11。

第四步：设置边的属性。在某些权重网络中，可以用边的粗细代表权重的大小。边的权重可以通过导入边的属性进行设置，也可以使用网络分析的结果。例如这里使用网络分析中边的介数设置边的宽度。在控制面板 Style 栏下点击下方的 Edge，然后打开 Width 的下拉框，Column 选择 EdgeBetweenness，Mapping Type 选择 Continuous Mapping，再单击 Current Mapping 打开弹框，拖动两个锚点设置最大最小值，见图 8-11。

三、Perl 语言

实用报表提取语言（Practical Extraction and Report Language，Perl）是一种简单易用、处理速度快的编程语言，既克服了 C、C++等低级语言难以编码的缺点，又避免了高级语言速度慢的缺陷。Perl 擅长处理文本，代码紧凑，代码长度一般是执行相同功能的 C 语言的 1/4 到 3/4。

（一）安装和运行

在 Perl 的官方网站 http://www.perl.org/可以根据电脑系统下载对应的 Perl 安装包，Windows 系

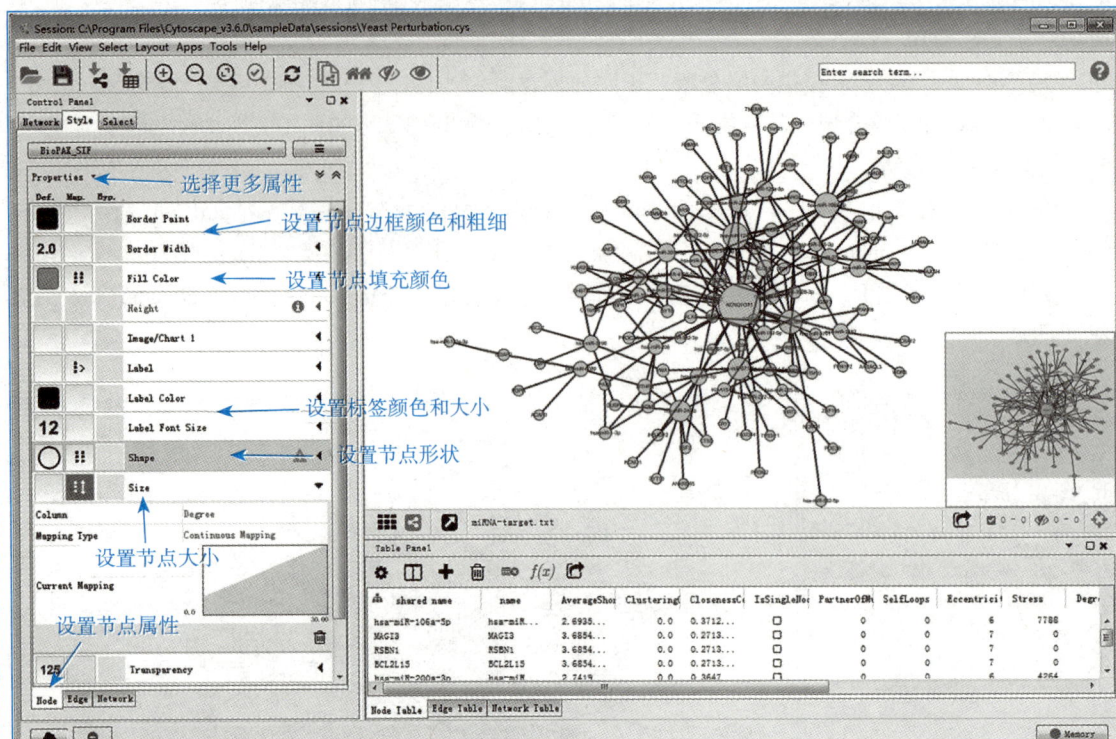

图 8-10 设置节点属性

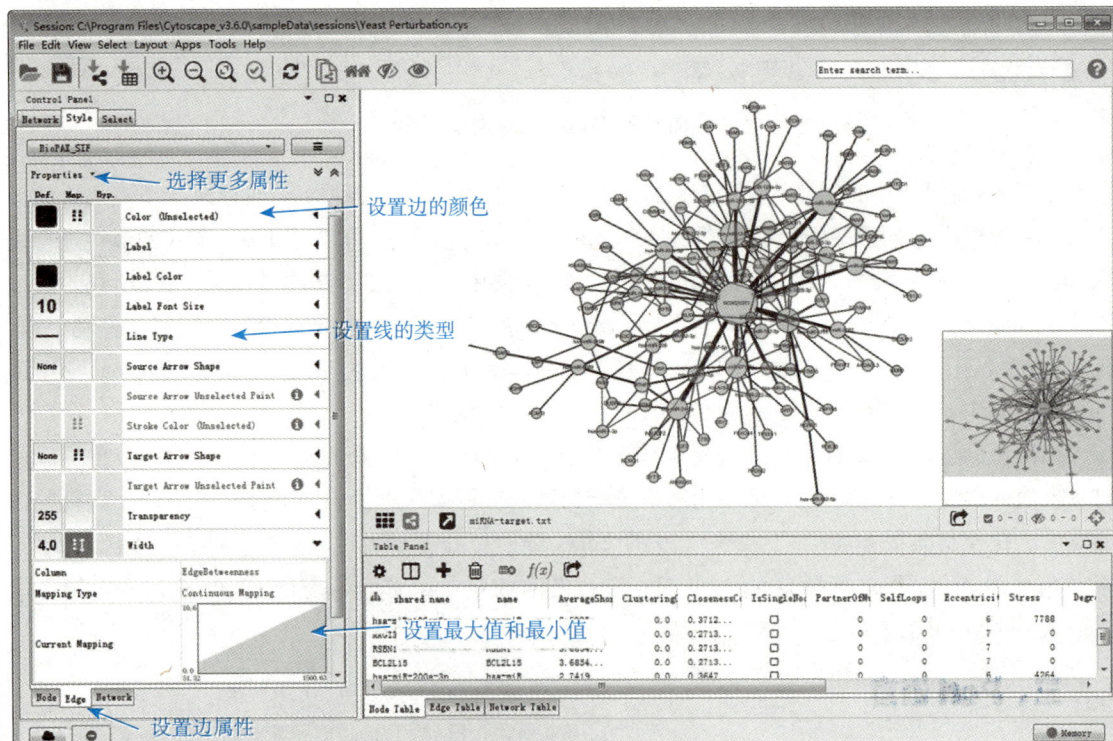

图 8-11 设置节边属性

统用户可以下载 Strawberry Perl 和 ActiveState Perl,按照指示进行安装。Linux 系统安装 Perl 需要从 Perl 的官方网站下载源码包,一般建议最新的稳定版本,然后解压源码包,设置源码和安装目录,最后进行编译并替换旧版本的 Perl(图 8-12)。

运行 Perl 程序一般有两种方法，一是在 Perl 语言编辑器中书写代码，检查无语法错误后点击运行按钮；另一种方法是将写好的代码保存成扩展名为 . pl 的文件，然后进入代码文件所在的目录，输入 perl 文件名 . pl 运行程序。

（二）标量数据和简单的 perl 语句

标量数据是 Perl 语言中最简单的数据类型，主要包括数字、字符串和标量变量。标量数据可通过操作符连接得到新的标量数据，标量数据的值可以存储在标量变量中。标量既可以从文件或标准输入中读取，也可以写进去。

1. **数字操作**　Perl 的内部将整数和浮点数都作为双精度浮点数处理，也就是说其内部没有整数值。Perl 提供常用的加减乘除操作符，如 2+3、6. 3-1. 2、4 ＊ 5、10/3，此外还提供取余运算符（％）和指数操作符（ ＊ ＊ ），例如 8％3 的值是 8 除以 3 的余数，等于 2，3 ＊ ＊ 2 表示 3 的平方，等于 9。

2. **字符串操作**　Perl 中的字符串是可以包含任意字符且长度为任意值的字符组合，最短的字符串不包含任何字符。在进行字符串操作时，需要使用单引号或双引号，用来判断字符串的起始和终止，如果想获得 Perl

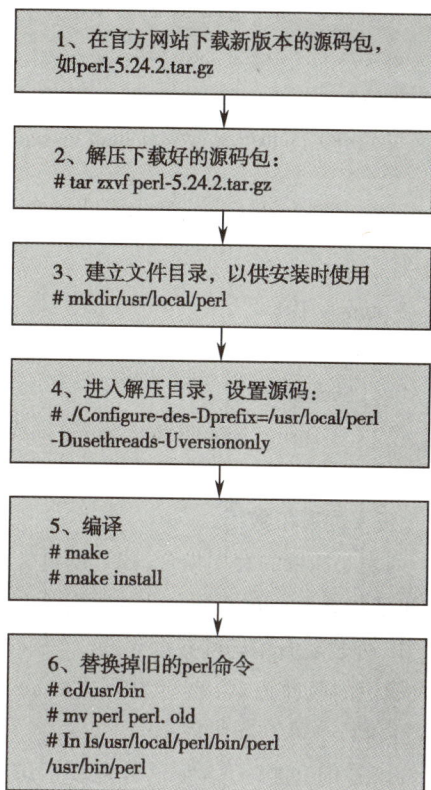

图 8-12　Linux 系统安装 ActiveState Perl

```
1、在官方网站下载新版本的源码包，
  如perl-5.24.2.tar.gz
```
↓
```
2、解压下载好的源码包：
  # tar zxvf perl-5.24.2.tar.gz
```
↓
```
3、建立文件目录，以供安装时使用
  # mkdir/usr/local/perl
```
↓
```
4、进入解压目录，设置源码：
  # ./Configure-des-Dprefix=/usr/local/perl
  -Dusethreads-Uversiononly
```
↓
```
5、编译
  # make
  # make install
```
↓
```
6、替换掉旧的perl命令
  # cd/usr/bin
  # mv perl perl. old
  # In Is/usr/local/perl/bin/perl
  /usr/bin/perl
```

中的特殊字符，需要使用反斜线（转义字符），如果想获得 Perl 中的特殊字符，需要使用反斜线（转义字符），如 \' 表示单引号，\\ 表示反斜线。字符串的串联由.操作符实现，如"hello"." "."word"等同于"hello world"。字符串重复操作符由小写字母 x 表示，例如"abc"x4 表示将字符串 abc 重复 4 次，即为"abcabcabcabc"；5x3 等同于"555"，值得注意的是 5x3 不等同于 3x5，该操作符不可交换。

3. **标量变量**　Perl 使用 $ 作为标量变量的标识符，标量变量可以由字母、数字、下划线构成，但是不能以数字开头，并且严格区分大小写，也就是说 $a 和 $A 表示两个不同的变量，通常建议选取描述性强的变量名，例如字符串长度可以用 $str_length 表示。标量变量最常见的操作是赋值，操作符为 =，如 $num = 10 表示将 10 赋给变量 $num，$num = $num ＊ 2 表示将 $num 的值乘以 2 后赋值给 $num。Perl 为了书写方便，经常使用二元赋值操作符，即在操作符后连接 =，如 $num += 2 等同于 $num = $num + 2。

4. **比较运算符**　为了比较数字大小，Perl 提供了小于（<）、小于等于（<=）、等于（==）、大于等于（>=）、不等于（! =）操作符；比较字符串时，Perl 提供了小于 lt（小于）、gt（大于）、eq（等于）、le（小于或等于）、ge（大于或等于）和 ne（不等于）操作符。比较操作返回布尔型值 true 或 false。

5. **输入输出操作**　Perl 可以从标准输入或者文件中读取内容，如 $str =<STDIN>表示 Perl 从标准输入中读取一行赋值给变量 $str，标准输入默认是键盘输入，标准输入通常用换行符作为结束，事实上我们通常不需要保留换行符，因此可以通过 chomp（）函数去掉换行符。print（）函数可以将变量输出，如 print $num 表示将 $num 的值输出。

6. **if 和 while 控制结构**　和其他编程语言一样，Perl 也提供 if 和 while 控制结构，if 控制结构的条件写在小括号中，块中的内容写在{}中，如下面的例子，从标准输入中输入数字，并将该数字与 5 比较，输出相应的内容：

```
chomp（$num =<STDIN>）；
if（$num<5）{
```

```
        print" $ num is less than five\n";
    }
    else {
        print" $ num is greater than or equal to five\n";
    }
```

while 控制结构负责执行内部代码直到条件不为真,如下面的例子,$num 每次减 2,直至 $num 小于等于 0:

```
    $ num = 10;
    while( $ num>0) {
        $ num -= 2;
            print"Number is  $ num now\n";
    }
```

(三)列表和数组

列表是标量的有序集合,数组是包含列表的变量,在 Perl 中可以不区分这两个概念。数组以 @ 标识,和某些语言不同的是 Perl 的索引从 0 开始。

1. **列表赋值和访问数组元素** ($str1, $str2) = ("hello","world")和 @ arr = ("hello","world")是列表赋值的两种方式,也可以写成 @ arr = qw/hello world/,这样可以省略引号,qw 后的//可以用 ()、!!、##、{}等符号代替。

$arr[0]和 $arr[$#arr]分别表示访问数组的第 1 个和最后一个元素,pop()和 push()函数可以对数组的最后一个元素进行操作,pop(@ arr)取出并返回 @ arr 的最后一个元素,push (@ arr,1)将 1 追加到 @ arr 中。类似地,shift()和 unshift()可以取出数组的第一个元素或向数组开头添加元素。

2. **Foreach 和 for 的用法** foreach()以循环方式处理数组中每个元素,如逐一输出列表中的每个元素值,代码如下,这里使用了 $_变量,$_是 Perl 自己定义的当前变量。

```
@ arr = qw/How are you/;
foreach( @ arr) {
    print" $ _\n";
}
```

上述代码也可以用 for 循环来写:

```
for  $ i(0.. $ #arr) {
    print" $ arr[ $ i]\n";
}
```

3. **Reverse 和 sort 操作** reverse()可以将数组的元素按相反顺序返回,如 @ arr = (3,5,2),则 @ arr2 = reverse(@ arr)返回的是 2、5、3。sort()可以对数组元素进行排序,对于上面的 @ arr,@ arr2 = sort(@ arr)返回的是 2、3、5,同时该函数也可对数组中的字符串按字母排序。

(四)哈希

与数组类似,哈希是 Perl 的一种数据结构,以 % 标识,不同的是,哈希不以数字为索引,而是以唯一标识符 key 为索引。之所以使用哈希是因为它能够比数组更快地存取访问。

1. **哈希元素的存取** 访问哈希元素采用 $hash{ $key}的语法形式。下面介绍三种常用的哈希赋值方法,逐个元素赋值,例如 $hash{"key1"} = 1;整体赋值:%hash = ("key1",1,"key2",2,"key3",3),其中 key1、key2、key3 是哈希的键,1、2、3 是键对应的值;胖箭头赋值:当键值对很多时,上面的赋值方法不容易区分哪些是键,因此可以使用以下方法,

%hash =(

```
        "key1" =>1,
     "key2" =>2,
     "key3" =>3,
  );
```

2. Keys 和 values 函数　keys 函数可以返回哈希的所有键,而 values 函数可以返回所有值。如对于上例中定义的%hash,@ks = keys %hash 返回的是 key1、key2、key3,@vs = values %hash 返回的是 1、2、3,值得注意的是 $count = keys %hash 返回的是键的个数,同理 $count = values %hash 返回的是值的个数。

3. exists 函数　查看某个 key 是否存在于哈希中,使用 exists 函数,如存在返回 true,如下面的代码:

```
if( exists $hash{"key1"}){
     print "This key exists. \n";
}
```

4. delete 函数　delete 函数的功能是将某个键从哈希中删除,例如 delete $hash{"key1"}表示将 key1 从 hash 的键中删除。

5. foreach 在哈希中的应用　foreach 函数可以循环访问哈希中的每个 key 元素,例如下面的代码可以按照 key 排序,并输出哈希中每一个键值对。

```
foreach $key(sort keys %hash){
     print" $key\\t $hash{ $key3\n";
}
```

(五)正则表达式

Perl 中的正则表达通常称为模式,判断是否匹配某些字符串,使用绑定操作符 =~ 和//进行匹配,如下面的代码:

```
 $str ="hello world";
 if( $str =~ /hel/){
     print"match! \n";
}
```

1. 常用的模式匹配字符　表 8-1 列出了 Perl 中常用的模式匹配字符及其使用方法。

2. 可选修饰符

(1)/i 表示匹配是忽略大小写,例如/hello/i;

(2)/s 表示匹配任何字符,包含换行符,例如 $str = "hello world \n",/hello. * world/可以匹配 $str;

(3)/x 可以在模式中添加任意数量的空白,以方便阅读,如/-? \d+ \w * /x 比/-? \d+\w * /可读性更好。

(六)文件句柄

文件句柄是 Perl 程序输入输出流的名字,命名规则与其他标识符一样,但不能使用 Perl 自身的 6 个句柄:STDIN、STDOUT、STDERR、DATA、ARGV、ARGVOUT。

Perl 通过打开文件句柄请求操作系统打开文件:

(1)open FILE,"<file"表示打开名为 FILE 的文件句柄,指向 file 文件,<可省略;

(2)open OUT,">output"表示打开 OUT 文件句柄,输出到新文件 output;

(3)open OUT,">>output"表示打开 OUT 文件句柄,以追加方式输出到 output 文件。

文件句柄不再使用时,可以通过 close 函数关闭,例如 close FILE。

表 8-1　Perl 中常用的模式匹配字符

符号	类别	含义	举例
.	元字符	匹配除换行符（\n）以外的任何单个字符	/hel.o/可以匹配 hello
*	数量词	匹配前一项 0 次或以上	/hello\t*world/匹配 hello 和 world 之间有 0 个或多个制表符的字符串
+	数量词	匹配前一项 1 次或以上	/hello\t+world/匹配 hello 和 world 之间有 1 个或多个制表符的字符串
?	数量词	匹配前一项 1 次或 0 次	/hello\t?world/匹配 hello 和 world 之间有 1 个或 0 个制表符的字符串
( )	元字符	模式中的分组	/(abc)+/可匹配 abcabcabc 这样的字符串
|	选择符	匹配|左边或右边的字符	/aa|bb|cc/匹配出现 aa、bb、cc 的字符串
[a-zA-Z]	字符类	匹配 26 个英文字母的大小写中的任意一个，可简写为\w	[a-cw-z]匹配的是 abcwxyz 这 7 个字母中的任意一个
[0-9]	字符类	匹配 0 到 9 种的任意一个数字，简写为\d	[2-5]匹配的是 2345 种的任何一个数字
[^]	补集字符	取该字符集的补集	[^abc]匹配的是除 abc 以外的字符
\s	空白字符	匹配空白	包含 5 个空白字符：格式符\f、制表符\t、换行符\r、回车\n

四、R 语言

（一）R 简介

R 是一个统计计算和图形绘制的语言和环境。是一个 GNU 项目，类似于 John Chambers 及其同事在贝尔实验室（原 AT&T，现朗讯科技）开发的 S 语言环境。R 被认为是 S 的一个不同的实现。虽然有一些重要的区别，但是为 S 编写的许多代码在 R 下仍然可以运行。

R 提供了各种各样的统计（包括线性和非线性建模，经典的统计测试，时间序列分析，分类，聚类等等）和图形技术，并且具有高度的可扩展性。R 的编译和运行可以在各种各样的 UNIX 平台和类似的系统（包括 FreeBSD 和 Linux），Windows 和 MacOS 上实现，并且是开源且免费的。

（二）R 的下载与安装

R 的安装包是完全免费的，可以在 R 官网（https://www.r-project.org/）下载（图 8-13），包括 Linux、MacOS、Windows 版本。由于不同版本 R 软件可能支持不同的 R 包，要根据自己的需求选择相应的版本。

R 软件的安装非常简单，以 R 3.4.0 的 windows 版本为例。依照安装提示选择语言和安装目录等（图 8-14）。安装成功后可在桌面上创建 R 主程序的快捷方式，由此进入 R 窗口。

R 的使用界面与其他编程软件相类似，顶部为菜单可新建、打开 R 脚本，加载过往工作空间。下部窗口可输入 R 命令，同时它也是结果的输出窗口，但图形等结果会在新建的窗口输出（图 8-15）。点击新建程序脚本可以打开 R 软件自带编辑器，方便 R 程序的编写和修改。其他的编辑器，如 notepad、R-studio 等也是可以使用的。

（三）R 包

R 软件除主程序外，还有许多程序包可以完成各个方面的分析与处理，由于 R 软件是开源的，各种背景的开发者都可以上传自己开发的 R 包（package），来完成各种功能，所以 R 包在 R 软件中起到

The R Project for Statistical Computing

[Home]

Download
CRAN

R Project
About R
Logo
Contributors
What's New?
Reporting Bugs
Development Site
Conferences
Search

R Foundation
Foundation
Board
Members
Donors
Donate

Help With R
Getting Help

Documentation
Manuals
FAQs
The R Journal
Books
Certification
Other

Links
Bioconductor
Related Projects

Getting Started

R is a free software environment for statistical computing and graphics. It compiles and runs on a wide variety of UNIX platforms, Windows and MacOS. To **download R**, please choose your preferred CRAN mirror.

点击这里下载 R 软件，可以选择适合的系统和版本

If you have questions about R like how to download and install the software, or what the license terms are, please read our answers to frequently asked questions before you send an email.

News

- R version 3.4.3 (Kite-Eating Tree) has been released on 2017-11-30.
- **The R Journal Volume 9/1** is available.
- R version 3.3.3 (Another Canoe) has been released on Monday 2017-03-06.
- **The R Journal Volume 8/2** is available.
- **useR! 2017** (July 4 - 7 in Brussels) has opened registration and more at http://user2017.brussels/
- Tomas Kalibera has joined the R core team.
- The R Foundation welcomes five new ordinary members: Jennifer Bryan, Dianne Cook, Julie Josse, Tomas Kalibera, and Balasubramanian Narasimhan.
- **The R Journal Volume 8/1** is available.
- The **useR! 2017** conference will take place in Brussels, July 4 - 7, 2017.
- R version 3.2.5 (Very, Very Secure Dishes) has been released on 2016-04-14. This is a rebadging of the quick-fix release 3.2.4-revised.
- **Notice XQuartz users (Mac OS X)** A security issue has been detected with the Sparkle update mechanism used by XQuartz. Avoid updating over insecure channels.
- The **R Logo** is available for download in high-resolution PNG or SVG formats.
- **useR! 2016**, has taken place at Stanford University, CA, USA, June 27 - June 30, 2016.
- **The R Journal Volume 7/2** is available.
- R version 3.2.3 (Wooden Christmas-Tree) has been released on 2015-12-10.
- R version 3.1.3 (Smooth Sidewalk) has been released on 2015-03-09.

图 8-13　R 官网

为方便后续 R 包的安装使用最好安装在 C 盘

根据电脑配置选择 34-bit 或 64-bit

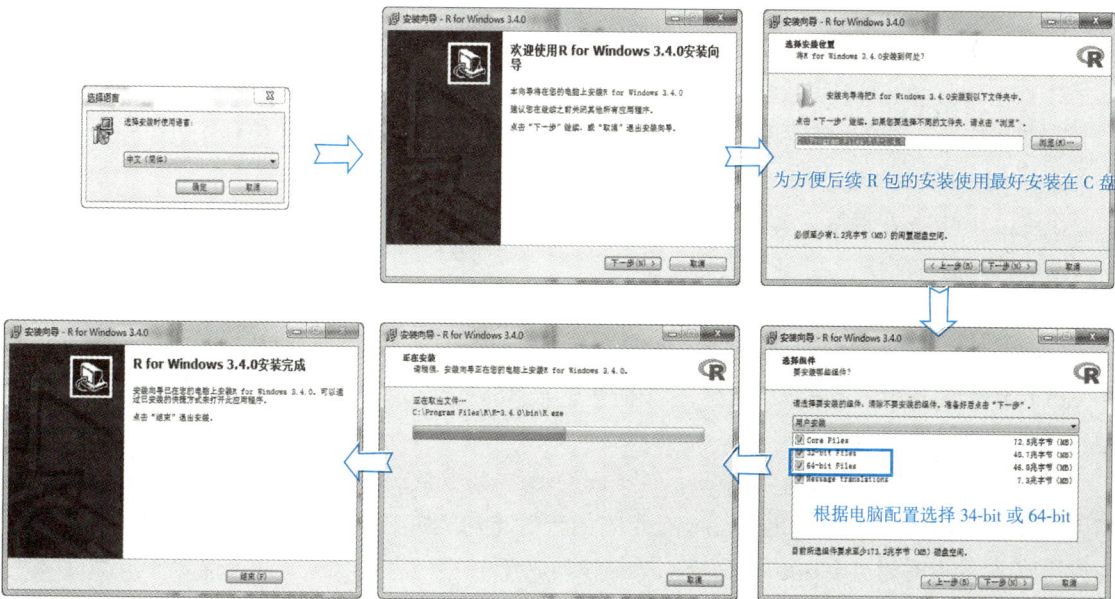

图 8-14　R 软件安装

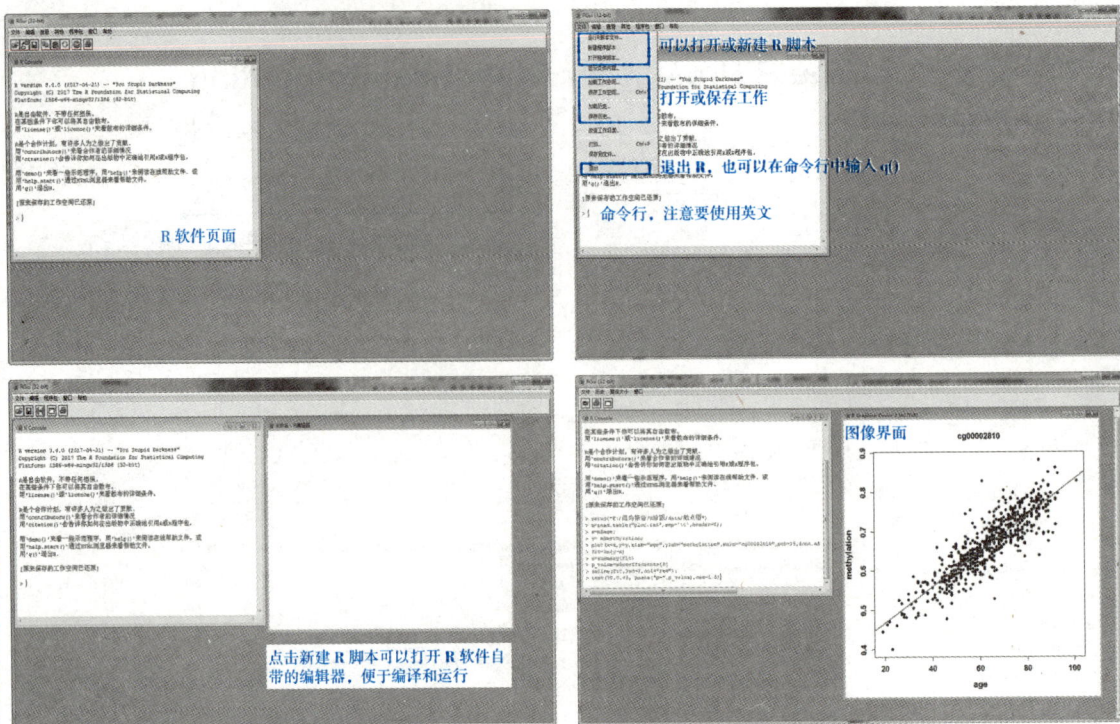

图 8-15 R 软件页面与编辑器

非常重要的作用。

R 包的安装包括两种方式：

1. 在线安装 同样有两种方法：

（1）选择上部菜单选择——程序包——载入程序包——选择 CRAN 镜像——选择希望安装的程序包。

（2）命令窗口中键入：

install. packages("R 包名称")

根据提示安装。

对于一些可能的错误，可以考虑关闭电脑防火墙。

2. 本地安装 选择上部菜单选择——程序包——用本机的 zip 文件来安装程序包……——选择本地文件夹中想要安装的程序包（图 8-16）。

在使用 R 包时，要记得每次都需要载入，命令行中输入：

library(R 包名称)

（四）R 语言的一些基本操作

1. 数据集 数据集包括向量、矩阵、列表（list）和数据框（data. frame）。

（1）数据集：R 中最为基本的类型，一个向量中元素的类型必须相同，包括：数值型、逻辑型、复值型和字符型，用 c( ) 表示。

（2）矩阵：构建矩阵的函数是 matrix (data = NA, nrow = 1, ncol = 1, byrow = FALSE, dimnames = NULL)，其中 data 是一个向量矩阵，nrow 是矩阵的行数，ncol 是矩阵的行数，byrow = TRUE 时，生成矩阵按行放置，缺省时相当于 byrow = FALSE，数据按列放置。

（3）列表：列表是一个对象集合，元素由下标区分，但不同元素不必是同一数据类型，甚至列表的一个元素可能也是一个列表，生成函数为 list( )。

（4）数据库：数据库是 R 的一种数据结构，通常是矩阵形式的，但各列可以是不同类型的数据，用

笔记

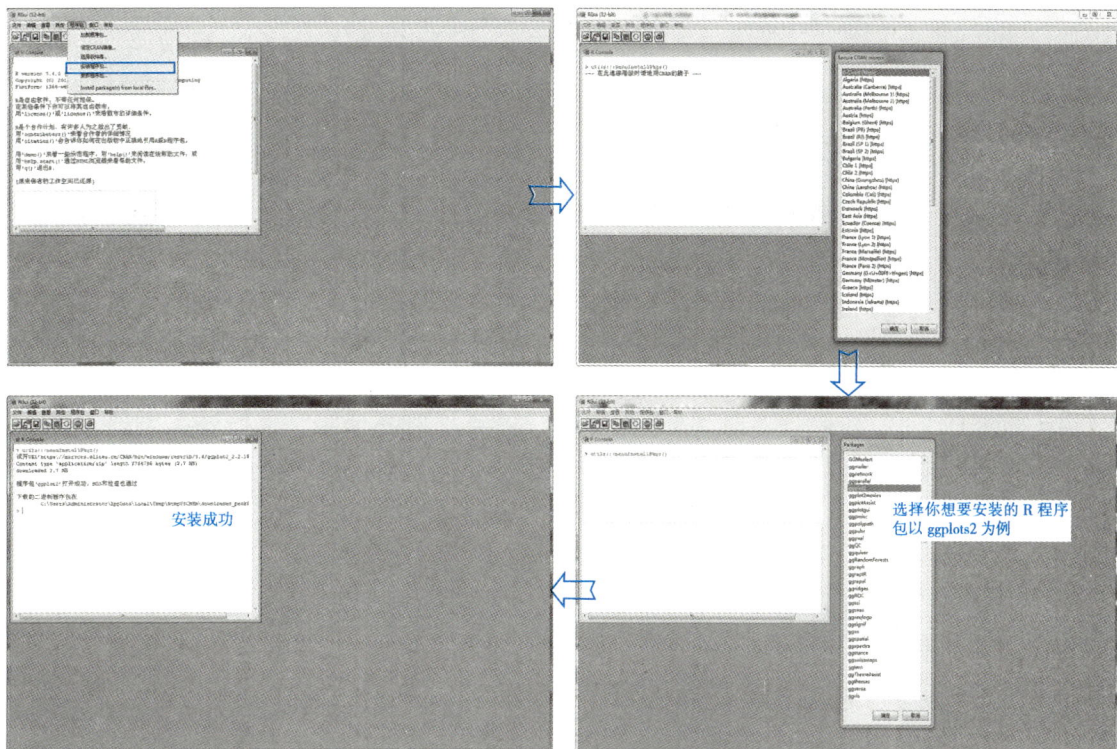

图 8-16　R 包的安装

data. frame( )生成。

2. R 绘图　利用 R 语言对所分析数据作图,是对数据描述的一个重要方法,R 中包含多种作图函数。

plot( )可绘制散点图、曲线图等(图 8-17 A /文末彩图 8-17 A)

boxplot( )可绘制箱式图(图 8-17B /文末彩图 8-17 B)

barplot( )可绘制直方图(图 8-17C /文末彩图 8-17 C)

heatmap( )可绘制热图(图 8-17D /文末彩图 8-17 D)

R 中还有很多绘图函数和 R 包(例如 ggplot2 包),在 R 的使用中大家可以慢慢发现研究。

五、Python 语言

(一)Python 简介

Python 是一种通用,高级,交互,解释和面向对象的编程语言,它是由 Guido van Rossum 发明,并在 1991 年首次发布。它支持多种编程模式,包括面向对象,命令式和函数式编程。与 C++或 java 等编程语言相比,Python 具有简洁性、易读性和可扩展性,正是由于这些特性使得 Python 逐渐被广泛应用于各个领域。从 2004 年以后,Python 的使用率呈线性增长,在 2017 年 IEEE Spectrum 网站发布的编程语言排行榜中,Python 排名第一。因此学习和使用 Python 变得十分必要。

Python 编程语言拥有很多的功能,以下列举其几个功能特征:

(1)简单易学:Python 使用清晰的语法、简洁通俗的语句,强制的空格符缩进方式,使得阅读程序像读英文一样,并且它拥有简单的说明文档。

(2)拥有庞大的标准库:Python 的这些标准库使得 Python 支持多种广泛的编程任务,例如网络编程,文本处理,正则表达式使用等。

(3)可移植性:Python 可在各种平台上使用,例如 Windows,Linux,Mac OS,Android 等。

(4)可扩展性:在 Python 编程中,程序员可添加已有的模块,甚至包括其他语言例如 C 语言,然后

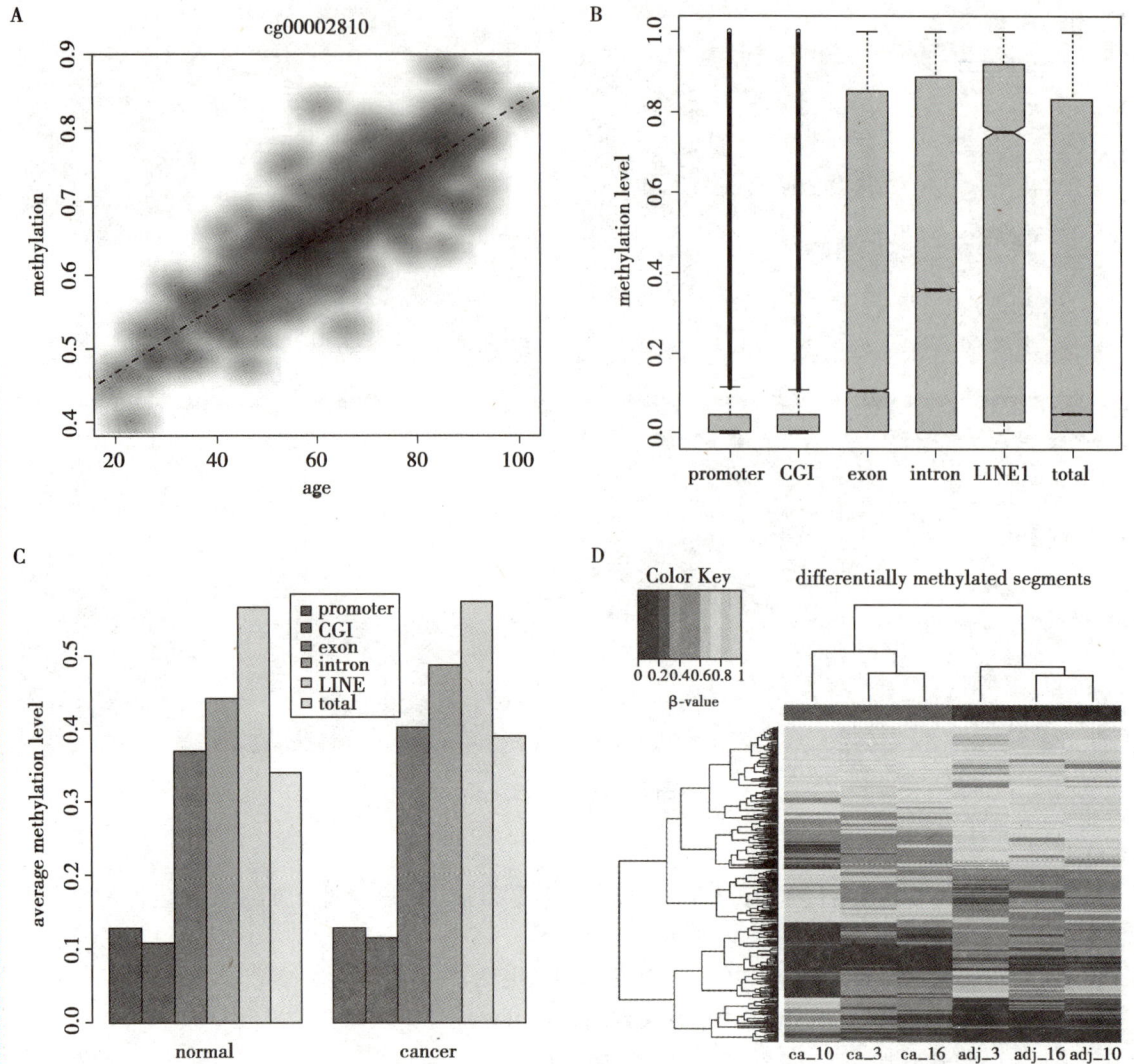

图 8-17 R 软件常见图表

在程序中使用它们进行快速的功能实现。

（5）免费和开源：人们可以自由的拷贝、阅读、修改和使用 Python 的源码。这使得 Python 更加的完善，越来越受欢迎。

（二）Python 环境搭建

1. Python2. x 与 Python3. x　目前 Python 有两个主要的版本：Python 2. x 和 Python 3. x。Python 3. x 在 2008 年发布出来，并对 Python 2. x 进行了较大的升级，没有考虑向下兼容，使得早期使用 Python 2. x 设计的程序在 Python 3. x 中无法正常执行。因此，Python 2. x 是历史遗留物，从 2010 年的 2. 7 版本之后就没有进行大的更新了，而主要针对 Python 3. x 进行维护和更新。这意味着所有 Python 标准库的更新默认只能在 Python 3. x 中可用。

Python 3. x 也被称为"Python 3000"或者"Py3K"，相比于 Python 2. x 有区别于传统意义的更新，有几个更新很可能导致从 Python 2. x 转到 Python 3. x 时出现错误，可从官方网站的说明中找到（https：//wiki. python. org/moin/Python2orPython3）。

2. Python 下载与安装　在学习和编写 Python 程序之前，首先确认电脑上已经安装了 Python 解释器，这个软件读取 Python 程序并执行。首先检查电脑中是否已经安装了 Python。Mac OSX 在 10. 3 版本之后就包括了 Python，Linux 系统中也常常自带了 Python。Python 的安装在不同的系统下略有不同,下面主要介绍在 Windows 系统和 Linux 系统下安装 Python。

（1）Windows 系统下安装 Python：在 Windows 系统下，进入 Python 官方网站的下载页面（https://www.python.org/downloads/），Windows 平台安装包下面，点击需要安装的 Python 版本，下载的文件为 python-3. Y. Z. exe（Python 3. x 版本，Y、Z 表示版本号）或者 python-2. Y. Z. msi（Python 2. x 版本，Y、Z 表示版本号）。

双击下载的安装包，进入 Python 安装向导，前面的安装很简单，只需要使用默认设置一直点击"下一步"。在选择安装组件的时候，需要添加上"Add python. exe to Path"，为 Python 的安装目录添加环境变量，如图 8-18A 所示。再一直点击下一步直到安装完成即可，Python 默认会安装在"C：\Python27\"目录下。

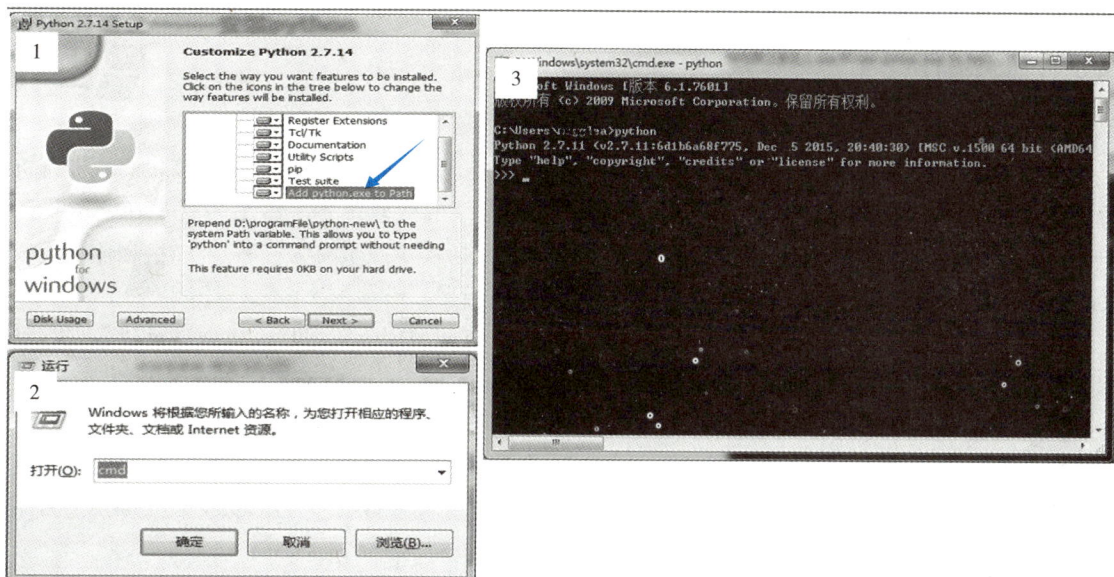

图 8-18　Python 安装

Windows 下同时按下 Win+R 键，打开"运行"命令窗口，如图 8-19B 所示，输入 cmd 后点击运行，出现"命令提示符"窗口，在"＞"后面输入"python"。若出现图 8-19C 结果，则说明安装成功。提示符"＞＞＞"表示已经进入 Python 交互式环境中，可以输入 Python 的代码，回车后就可得到执行结果。输入"exit()"并回车就可退出 Python 的交互式环境。若提示"'python'不是内部或外部命令，也不是可运行的程序或批处理文件"。这是因为在安装的时候没有添加环境变量，即没有选择上"Add python. exe to Path"，可以重新安装或者手动把安装目录添加到环境变量。

（2）Linux 系统下安装 Python：绝大多数 Linux 系统中都自带了 Python，在 Linux 系统的命令行下输入"python"，若进入 Python 的交互式环境中，则说明已经安装有 Python。但是 Python 的版本通常很低。若提示"command not found"则需要自己安装 Python，以 Python-2. 7. 14 为例，安装步骤如下：

\#创建安装 Python 的目录

［root@ server ~］$ mkdir python

\#进入新创建的目录

［root@ server ~］$ cd python

\#下载 Python-2. 7. 14 安装源码包

［root@ server ~］$ wget https://www.python.org/ftp/python/2. 7. 14/Python-2. 7. 14. tgz

\#解压源码包

［root@ localhost ~］$ tar -zxf Python-2. 7. 14. tgz

\#进入解压产生的目录下

```
[root@ server ~] $ cd Python-2. 7. 14
```

#用来检测安装平台的目标特征和配置,例如通过添加"--prefix＝~/python"设置安装的目录

```
[root@ server ~] $ ./configure
```

#编译 Python 的源码

```
[root@ server ~] $ make
```

#安装 Python

```
[root@ server ~] $ make install
```

执行完以上步骤后,再在 Linux 命令行下输入"python"检查是否安装成功。

(三)Python 语言学习

1. 第一个 Python 程序　通常学习一门编程语言的第一个脚本是编写"Hello World",以下代码就使用 Python 输出"Hello World":

```
#Hello World in Python

print("Hello World")
```

第一句以"#"开始是对该行进行注释,执行代码的时候不做任何操作,通常记录该代码块中所进行的操作、函数需要传入的参数等等,以便程序员进行后续的代码维护。第二句就是在终端打印"Hello World",print 是进行打印的函数,括号中引号中的就是将要打印的字符串。注意,在输入代码的时候,必须使用英文输入法,否则 Python 无法识别,会报错误。

该代码可输入到交互式环境中,在">>>"输入后就会打印"Hello World"。也可将该代码保存到以". py"为文件后缀的脚本文件中,例如"hello_world. py",在终端进入到文件保存的目录下,运行"python hello_world. py"就会进行打印。值得注意的是,在交互式环境中运行代码是输入一行,执行一行;而以脚本的形式执行是一次提交所有程序,Python 按照语法顺序执行。而且在脚本中执行也方便进行程序编写、保存与执行的同步,因此,一般推荐使用脚本文件进行编程与运行,交互式环境通常用于调试程序和初学者使用。

2. 查看 Python 帮助文档　帮助文档是一个非常重要的学习与调试的工具,因此有必要介绍下在 Python 中怎么获得帮助。"help( )"函数是 Python 内置的函数,可以用于在交互式环境中查看 Python 的详细说明。如果传入的参数是一个字符串,那么这个字符串会被当作模块、函数、类、方法、关键字(keyword)、文档标题,在终端会打印出帮助信息。如果传入的参数是任何类型的对象,则有关于这个对象的帮助就会打印出来。如果不传入参数,则会在终端进入交互式帮助系统,使用"quit"退出。

另外,Python 中还提供了"dir( )"函数用于查看对象内的所有属性和方法。在 Python 中所有东西都是对象,例如一种数据类型、一个模块,对象内都有自己的属性和方法。例如一个人是一个对象,属性相当于人的一些特征如身高、体重等;方法对应于这个人能做什么事,例如吃饭、睡觉等。当执行"dir( )"时传入一个对象,则会输出属性和方法的列表。当执行"dir( )"的时候不传入参数时,会返回当前范围内的变量、方法和定义的类型列表。

在 Python 中,每个对象还内置了一个"_doc_"属性,可以查看模块、类、函数的文档字符串(documentation strings)。使用文档字符串可以很方便为程序添加帮助文档。通过"<object>. _doc_"形式可以查看一个对象的文档字符串。

(四)Python 相关的资源

Python 官网还提供了 PyPI(https://pypi. python. org/pypi),其中有丰富的开源包可供程序员使用。Python 在生物医学信息学中的应用也是十分的广泛,很多的生物信息学工具都是利用 Python 来开发的。另外还有一个 Biopython(http://www. biopython. org)生物信息学工具集,包括模块、脚本以及一些基于 Python 的软件。

Python 已经成为最流行的编程语言之一,随着使用人数的增多,其相关的学习资料也是非常丰

笔记

富。Python 的官网（https://www.python.org/doc/）上已经提供了很详细的文档可供程序员查阅,甚至它还推荐了很多 Python 相关的书籍。中国也有一个最大的 Python 开源分享社区-Python 中国（http://www.okpython.com/）,其中有很多的 Python 教程,还提供了论坛（http://bbs.okpython.com/forum.php）用于技术交流。

六、功能富集分析工具

功能富集分析工具（the Database for Annotation,Visualization and Integrated Discovery,DAVID,网址为 https://david.ncifcrf.gov/）。它是一个生物信息数据库,整合了生物学数据和分析工具,为大规模的基因或蛋白列表（成百上千个基因 ID 或者蛋白 ID 列表）提供系统综合的生物功能注释信息,帮助用户从中提取生物学信息。DAVID 这个工具在 2003 年发布,目前版本是 v6.8。它可以将用户输入列表中的基因关联到生物学注释上,进而从统计的层面,在数千个关联的注释中,找出最显著富集的生物学注释。DAVID 主要用于功能注释和信息链接,提供了功能注释,基因功能分类,基因 ID 转换等功能。图 8-19 为 DAVID 的主页面。

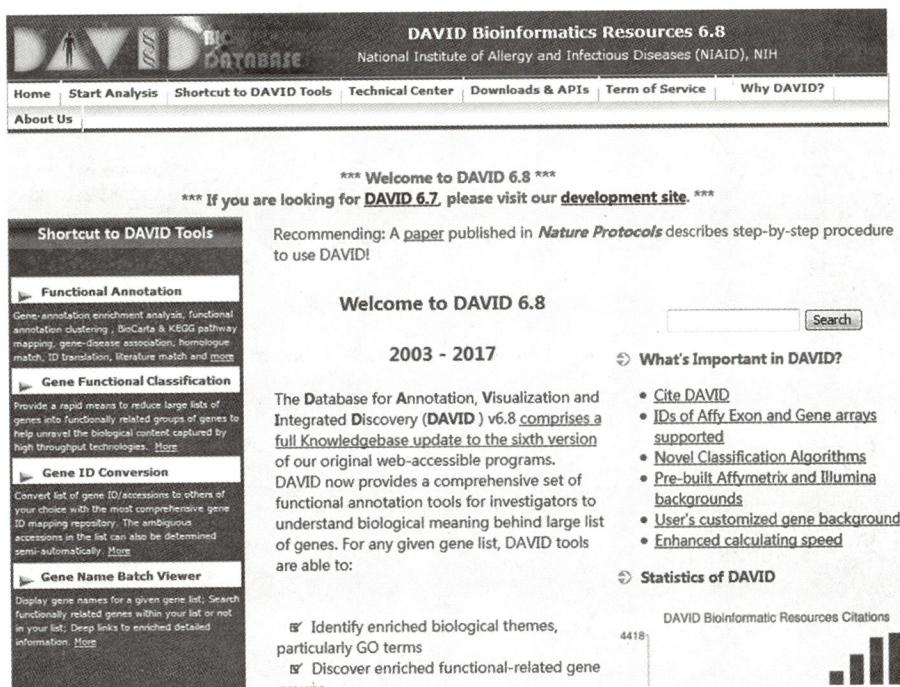

图 8-19　DAVID 主页

（一）DAVID 功能分析

DAVID 可以实现以下 4 种功能分析:

1. Functional Annotation　该工具是 DAVID 最核心的分析内容,包含了三个子工具:

（1）Functional Annotation Chart:该工具提供 gene-term 的富集分析。相比于其他富集分析软件而言,DAVID 在该功能上最显著的特点是,注释范围的可扩展性:从最初的 GO 注释,扩展到现在超过 40 种的注释种类,包括 GO 注释,KEGG 注释,蛋白相互作用,蛋白功能区域,疾病相关,生物代谢通路,序列特点,异构体,基因功能总结,基因在组织里的表达和论文等。用户可以根据需要选择其中的某些或者所有种类的注释信息。

（2）Functional Annotation Clustering:该工具使用类似于 Gene Functional Classification 工具的模糊聚类方法,基于注释共同出现的程度作聚类,对被注释上的 Terms 做聚类,即 Terms 被分成多组,并将给出聚类的分值。分值越高,代表该组内的基因在基因列表中越重要。同时,还提供了 2D View,以热图形式展现聚类到同一组的基因和该组内各个 Term 之间的关系。

（3）Functional Annotaton Table：该工具实现了基因的功能注释，将输入列表中每个基因在选定数据库中的注释以表格形式呈现。

2. Gene Functional Classfication　由于基因名称并不能显著体现基因的功能，所以我们需要更加有效的功能分类工具。该工具基于它们共同的注释信息，而不是基因名称，采用全新的模糊聚类算法，能够实现将功能相关的基因聚到一起。

3. Gene ID Conversion　该工具实现不同数据库的基因标识间的转换。包含 NCBI，PIR 和 Uniprot/SwissProt 等重要数据库的基因标识信息。

4. Gene Name Batch Viewer　这个工具能够实现将基因 ID 迅速翻译成基因名称，从而给研究者对于基因 ID 列表一个直观的印象，初步判断基因列表是否符合要求目的。

（二）DAVID 的使用

向 DAVID 网站提交一个基因列表。首先登录到网站首页。点击页面顶端的"Start Analysis"在弹出页面的左边有一个面板"Gene List Manager"，在该面板的"upload"标签下提交基因列表（基因列表的格式为每行一个基因或者行内的多个基因以逗号分隔，可以将基因列表粘贴到输入窗口或者以文件形式上传）。接着选取输入基因列表的 ID 类型。最后确定列表的类型，是基因列表还是作为背景文件。点击 Submit List，进入分析。图 8-20 中使用一组例子数据作为基因列表：

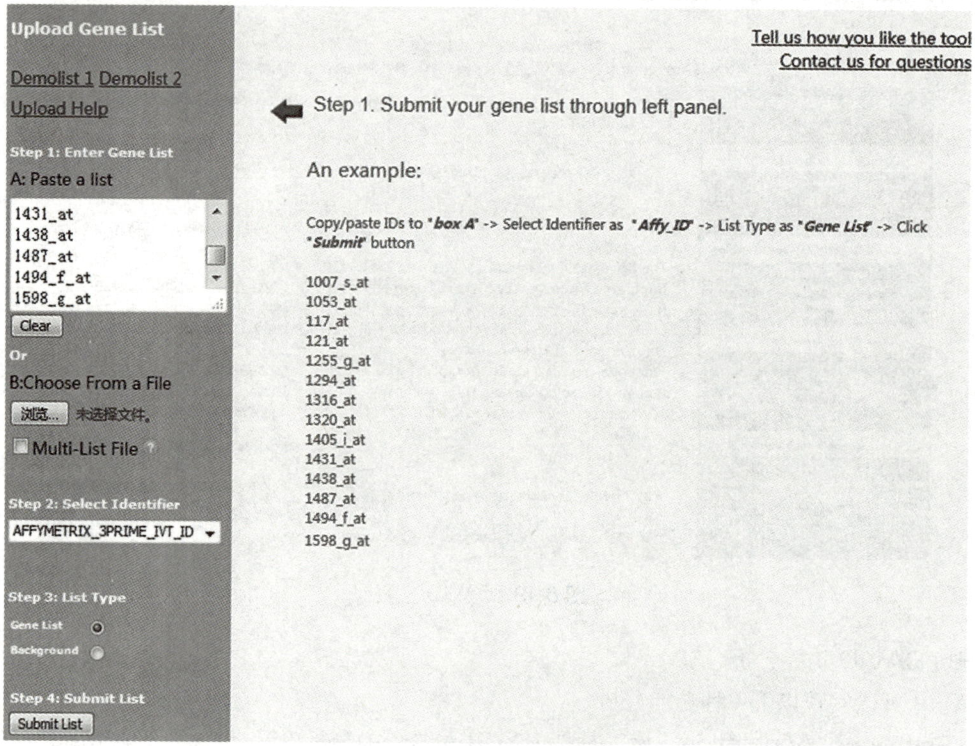

图 8-20　DAVID 提交基因列表

如果我们要对一组基因集做功能注释，需要在右边选择分析项。首先点击"Functional Annotation"，进入功能注释页面。点击页面底部的三个选项"Functional Annotation Clustering"、"Functional Annotation Chart"、"Functional Annotation Table"。选择"Functional Annotation Clustering"这一项分析，可以对被注释上的 Terms 做聚类。选择"Functional Annotation Chart"这一项分析，可以实现 Terms 的富集分析。选择"Functional Annotation Table"这项分析，可以实现对基因的所有选定数据库注释（图 8-21）。

图 8-22 为"Functional Annotation Chart"的分析结果。

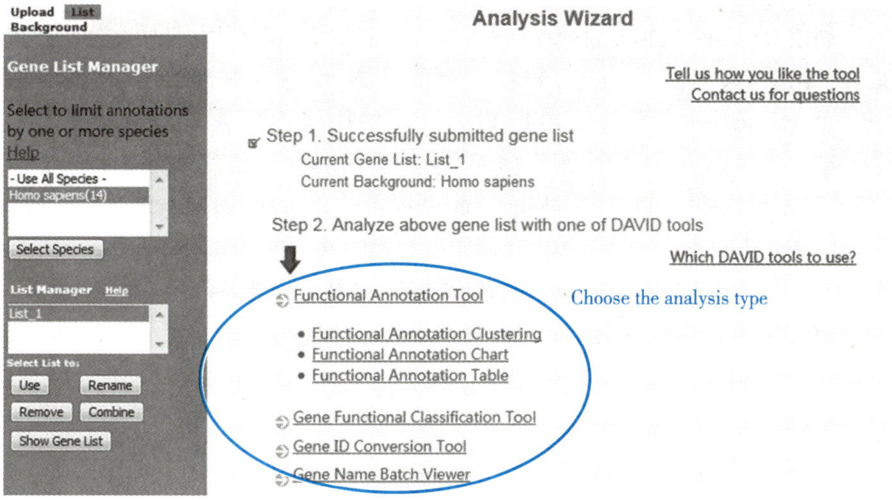

图 8-21　DAVID 分析类型选择

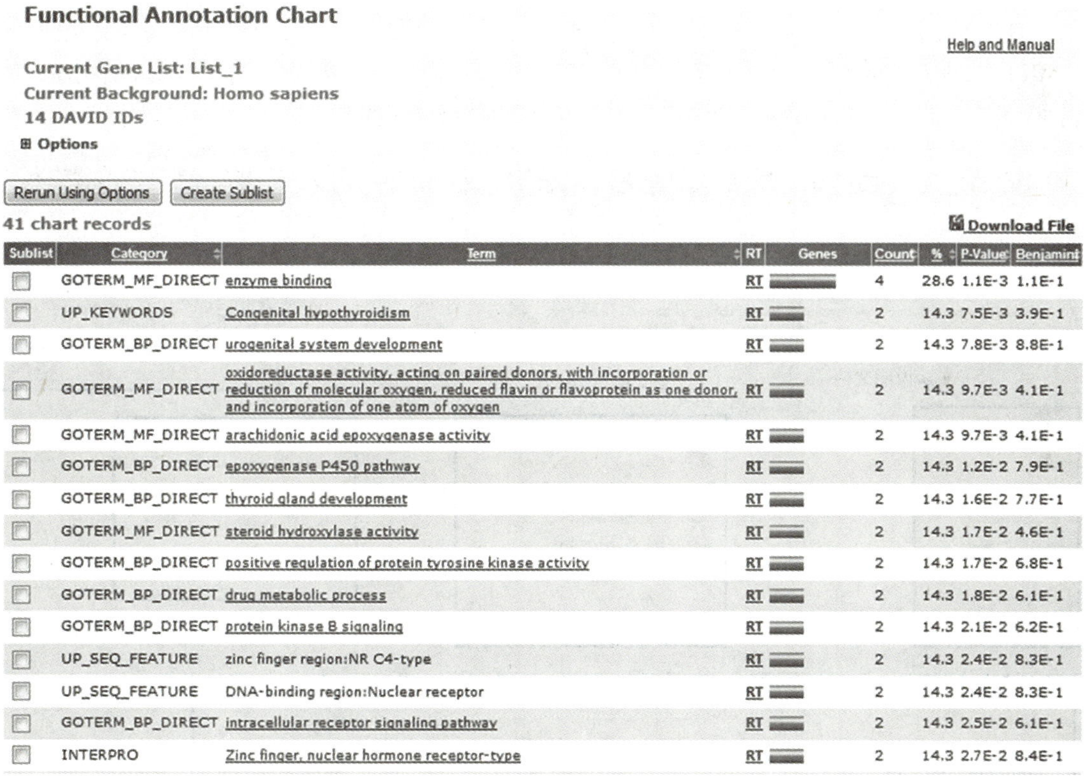

Sublist	Category	Term	RT	Genes	Count	%	P-Value	Benjamini
	GOTERM_MF_DIRECT	enzyme binding	RT		4	28.6	1.1E-3	1.1E-1
	UP_KEYWORDS	Congenital hypothyroidism	RT		2	14.3	7.5E-3	3.9E-1
	GOTERM_BP_DIRECT	urogenital system development	RT		2	14.3	7.8E-3	8.8E-1
	GOTERM_MF_DIRECT	oxidoreductase activity, acting on paired donors, with incorporation or reduction of molecular oxygen, reduced flavin or flavoprotein as one donor, and incorporation of one atom of oxygen	RT		2	14.3	9.7E-3	4.1E-1
	GOTERM_MF_DIRECT	arachidonic acid epoxygenase activity	RT		2	14.3	9.7E-3	4.1E-1
	GOTERM_BP_DIRECT	epoxygenase P450 pathway	RT		2	14.3	1.2E-2	7.9E-1
	GOTERM_BP_DIRECT	thyroid gland development	RT		2	14.3	1.6E-2	7.7E-1
	GOTERM_MF_DIRECT	steroid hydroxylase activity	RT		2	14.3	1.7E-2	4.6E-1
	GOTERM_BP_DIRECT	positive regulation of protein tyrosine kinase activity	RT		2	14.3	1.7E-2	6.8E-1
	GOTERM_BP_DIRECT	drug metabolic process	RT		2	14.3	1.8E-2	6.1E-1
	GOTERM_BP_DIRECT	protein kinase B signaling	RT		2	14.3	2.1E-2	6.2E-1
	UP_SEQ_FEATURE	zinc finger region:NR C4-type	RT		2	14.3	2.4E-2	8.3E-1
	UP_SEQ_FEATURE	DNA-binding region:Nuclear receptor	RT		2	14.3	2.4E-2	8.3E-1
	GOTERM_BP_DIRECT	intracellular receptor signaling pathway	RT		2	14.3	2.5E-2	6.1E-1
	INTERPRO	Zinc finger, nuclear hormone receptor-type	RT		2	14.3	2.7E-2	8.4E-1

图 8-22　Functional Annotation Chart 结果示意图

第四节　常用数据资源

一、国家生物技术信息中心

国家生物技术信息中心（National Center for Biotechnology Information，NCBI）是指美国国立生物技术信息中心。NCBI 的使命包括四项任务，建立关于分子生物学、生物化学和遗传学知识的存储和分析的自动系统；实行关于用于分析生物学重要分子和复合物的结构和功能的基于计算机的信息处理的，先进方法的研究；加速生物技术研究者和医药治疗人员对数据库和软件的使用；以及全世界范围内的生物技术信息收集的合作努力。

NCBI 首先创建 GenBank 数据库,该数据库为 NIH 的遗传序列数据库,是所有公共已知的 DNA 序列的注释集合。同时,又开发了 Entrez 数据库检索系统,该系统整合了 GenBank、EMBL、PIR 和 SWISS-PROT 等数据库的序列信息以及 MEDLINE 有关序列的文献信息,并通过相关链接,将他们有机地结合在一起。NCBI 还提供了其他数据库,包括基因表达资源库(Gene Expression Omnibus, GEO)、在线人类孟德尔遗传(Online Mendelian Inheritance in Man,OMIM)、三维蛋白结构的分子模型数据库(Molecular Modeling Database,MMDB)、基因型和表型数据库(Database of Genotypes and Phenotypes,dbGaP)、医学主题词表(Medical Subject Headings,MeSH)、人类基因组基因图谱(Gene Mapping of Human Genome,GMHG)、生物门类(Taxonomy)等数据库。本节着重介绍 NCBI 中的 GEO、OMIM、MeSH 和 dbGaP 四个数据库。

(一)基因表达数据库(GEO)

随着微阵列芯片技术尤其是基因芯片的广泛应用,产生了海量的数据,为基因研究提供大量高通量数据资料。迫切需要一个统一管理的公共数据库。基因表达数据库(Gene Expression Omnibus, GEO)隶属于美国国立卫生研究院的 NCBI。GEO 是当今最大、最全面的公共基因表达数据资源,其网址为 www. ncbi. nlm. nih. gov/geo/。随着新一代测序技术的迅猛发展,以及高通量测序数据的不断累积,GEO 数据库用于存贮高通量的芯片实验数据的同时,也承载着存储高通量测序数据的功能。尽管 NCBI 在 2007 年年底公布了专门用于存储、显示、提取和分析高通量测序数据的 SRA 数据库,GEO 数据库仍然存储着基于芯片技术和测序技术产生的高通量数据(图 8-23)。

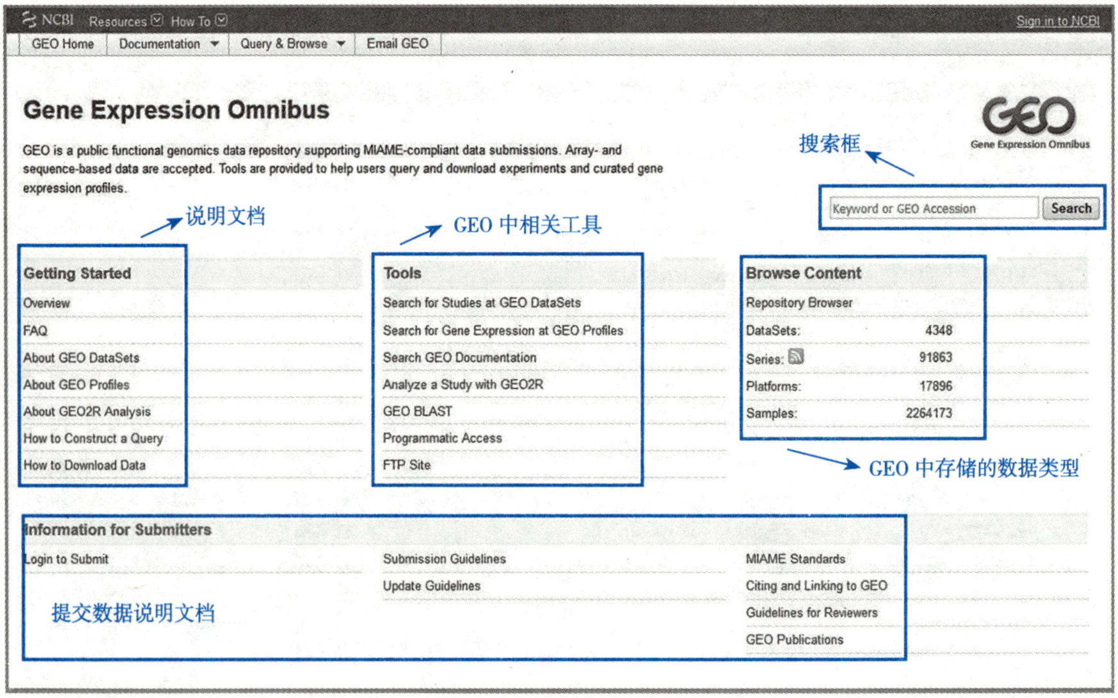

图 8-23　GEO 主页界面

GEO 数据中包括四种数据类型,分别为 Platforms(平台)、Samples(样本)、Series(系列)、DataSets(数据集),以及来源于 DataSets 的 Profiles(表达谱)。平台数据(Platforms)包含阵列或序列以及阵列平台的简要描述,每一个平台都分配了一个特有的检索号 GPL***。样本(samples)是指以一个平台为基础、描述某个杂交实验或者实验条件的所有特征因素的大量测量信息;样本数据描述了每个样本的操作环境、处理方法和分离出的各个成分的丰度测量,每个样本均分配了一个特有的检索号 GSM***。系列(series)是将一系列相关的样本联系起来,提供了整个研究的关注点和描述,也包含了描述提取数据、简要结论和分析的表格,每个系列均分配了一个特有的检索号 GSE***。GEO 存储的是一个分类广泛的、经过多种手段处理和不同方法分析的高通量实验数据,GEO 数据集(GEO datasets)能提供综合基于同一平台的实验产生的整合数据集,以及以此作为下游数据挖掘和数据显示工具的基础,包括聚类、差异表达等数据分析信息,数据集的检索为 GDS***。表达谱数据(profiles)储存了来自于 DataSets 基因表达谱信息,每一个表达谱都展示一个数据集(dataSet)中某一特定基因所有样本的基因表达量信息。

(二)在线人类孟德尔遗传数据库(OMIM)

OMIM 是在线孟德尔遗传(Online Mendelian Inheritance in Man)的简称,是一个不断更新的人类基因和遗传疾病及性状目录,特别关注遗传变异与表型表达之间的分子关系。因此被认为是人类基因组计划的表型指南。OMIM 是 Victor A. McKusick 博士主编的《人类孟德尔遗传》(*Mendelian Inheritance in Man; Catalogs of Human Genes and Genetic Disorders*, MIM)的延续。MIM 通过 12 版本发表,最后一版于 1998 年出版,该书一直是医学遗传学最权威的百科全书,被誉为医学遗传学界的《圣经》。OMIM 目前由约翰霍普金斯大学医学院 McKusick-Nathans 遗传医学研究所持续更新。

MIM 包括所有已知的遗传病、遗传决定的性状及其基因,除了简略描述各种疾病的临床特征、诊断、鉴别诊断、治疗与预防外,还提供已知有关致病基因的连锁关系、染色体定位、组成结构和功能、动物模型等资料,并附有经缜密筛选的相关参考文献。MIM 制定的各种遗传病、性状、基因的编号,简称 MIM 号,为全世界所公认。有关疾病的报道必须冠以 MIM 号,以明确所讨论的是哪一种遗传病。可见 MIM 在国际医学界的权威性。在科学研究已进入数字化年代的当今,在线人类孟德尔遗传(Online Mendelian Inheritance in Man, OMIM)于 1987 年应运而生,并且免费供全世界科学家浏览和下载。

关于 MIM 编号,每一种疾病及基因会有一个独特的六个位编号,编号的头一个号码是遗传方式的分类:如头一个数字是 1(即 MIM 编号范围为 100000~199999),指常染色体显性遗传或表型(1994 年 5 月 15 日之前创建);若是 2(即 MIM 编号范围为 200000~299999),指常染色体隐性遗传或表型(1994 年 5 月 15 日之前创建);若是 3(即 MIM 编号范围为 300000~399999),则是 X 连锁位点或表型;是 4(即 MIM 编号范围为 400000~499999),则是 Y 连锁位点或表型;是 5(即 MIM 编号范围为 500000~599999),则是线粒体位点或表型;是 6(即 MIM 编号范围为 600000~),则是常染色体锁位点或表型(1994 年 5 月 15 日之后创建)。

无论如何编号,在第 12 版的 MIM 中,一些编号的数字前面会有标识符,分别代表不同的含义:①编号前的 * 号(an asterisk)表示是一个基因;②编号前的 # 号(a number symbol)表示是一个描述性的条目,通常是表型,且不表示是一个特定位点;③编号前的 + 号(a plus sign),表示这个条目包含了已知序列的基因以及表型的描述;④编号前的 % 号(a percent sign)表明,该条目描述了已经确定的孟德尔表型或含有未知的分子基础的表型位点;⑤编号前无符号,说明孟德尔遗传情况还未被明确,或者它从里一条记录的性状中分离的情况还不明确;⑥编号前 ^ 号(a caret),说明这个条目已经从数据库中移除,或者已被移至其他条目中。

OMIM 数据库包含可供用户下载、用于科研或教学等非营利用途的数据集,包括 OMIM 基因图谱(genemap.txt),可查看人类基因定位等信息;OMIM 疾病基因图谱(morbidmap.txt),可查看疾病的基因定位等信息,该数据集包含过疾病分类按照字母排序的 genemap 数据集的基因条目;以及 genemap2、mimTiles 和 mim2gene 数据集(OMIM 数据下载说明文档 https://omim.org/downloads/)。NCBI 中 OMIM 的链接 https://www.ncbi.nlm.nih.gov/omim,以及 https://www.omim.org/均可访问 OMIM 数据库,OMIM 主页如图 8-24 所示。

(三)医学主题词表(MeSH)

美国国家医学图书馆(National Library of Medicine, NLM)于 1954 年首次正式出版标题表 Subject Heading Authority List;1960 年由于医学索引(Index Medicus, IM)的发行,全新的医学标题表(Medical Subject Headings, MeSH)也随之出版。医学主题标题(MeSH)词库是由 NLM 编制的一个控制词汇,用

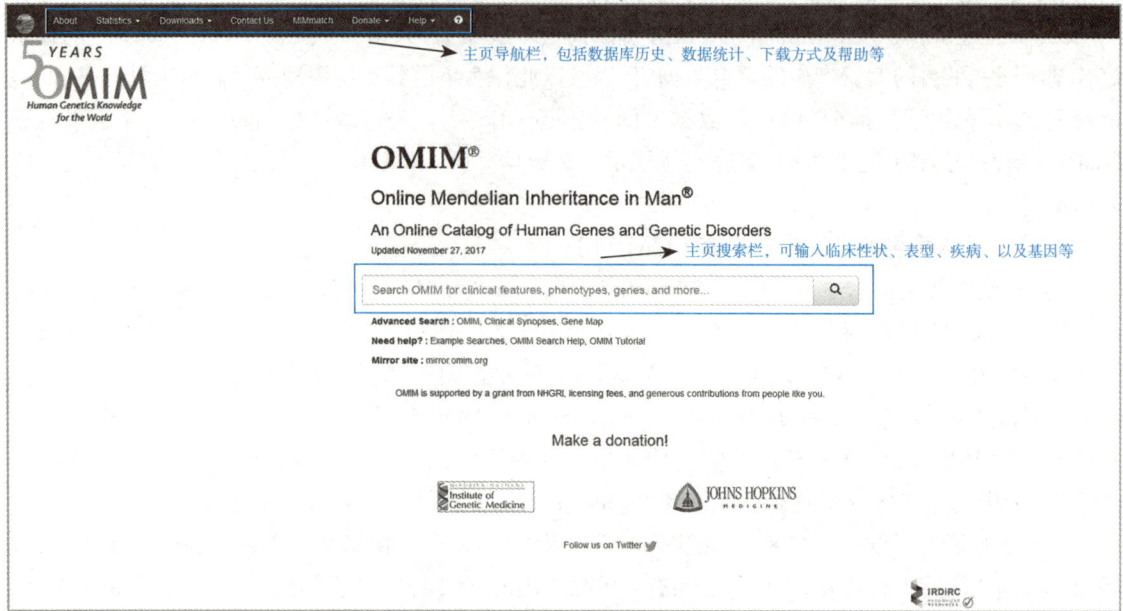

图 8-24　OMIM 主页界面

于与生物医学和健康有关的信息期刊文献、图书、视听数据、电子资源等资源的主题内容之控制语汇表，以及索引，目录编辑和搜索引典。2015 MeSH 包括出现在 MEDLINE/PubMed、NLM 目录数据库和其他 NLM 数据库中的主题描述符。包括许多同义词，近义词和紧密相关的概念作为词条，以帮助用户找到与他们正在查询的概念最相关的 MeSH 描述符。在 NLM 的在线数据库中，由搜索者输入的许多术语被自动映射到 MeSH 描述符以便于检索相关信息。MeSH 主要界面如图 8-25 显示。

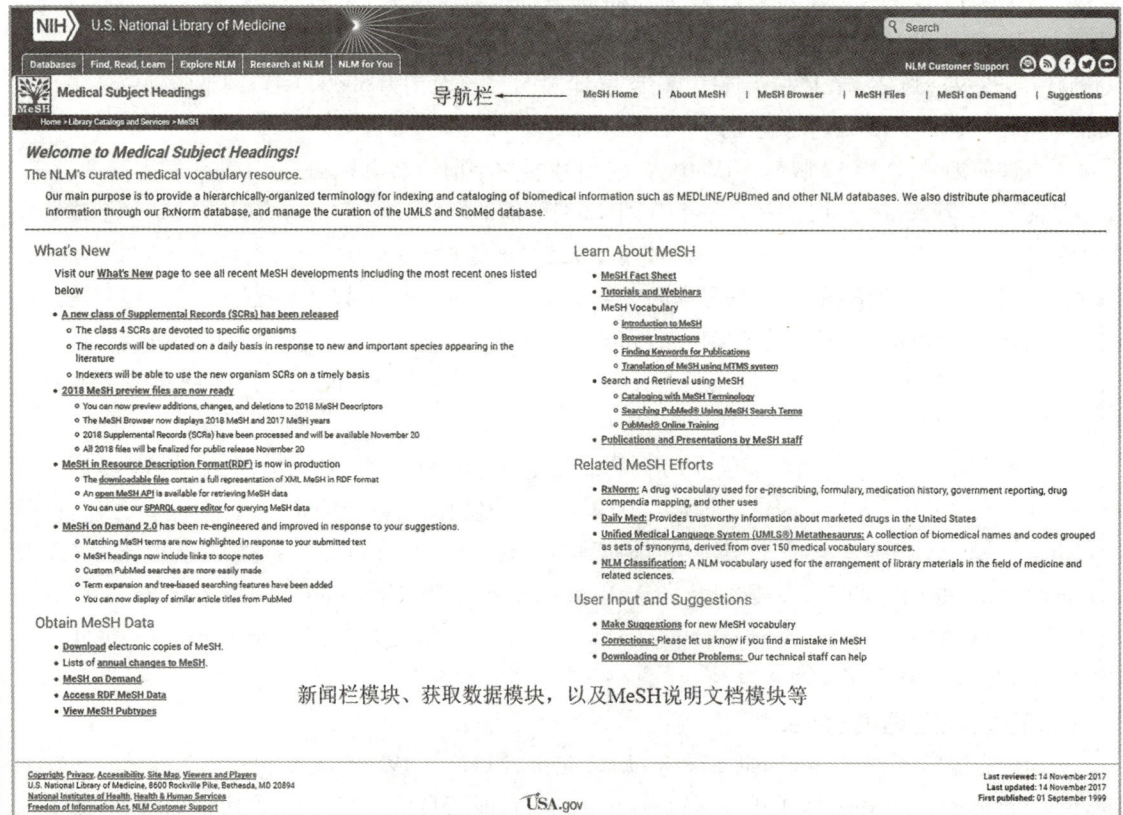

图 8-25　MeSH 主页界面

各种在线系统提供对 MeSH 的访问,词汇可在几个在线系统中使用。这些包括 MeSH 浏览器,包含词汇表的完整内容;MeSH Entrez 数据库,旨在帮助那些检索 MEDLINE/PubMed 和 UMLS Metathesaurus 以及许多其他受控词表的链接。有关 MeSH 和直接访问 MeSH 数据的更多信息,请访问网站 www.nlm.nih.gov/mesh。

MeSH 的语汇包括包含 Descriptors(主题词)和 Qualifiers(副主题词)两种类型的数据。Descriptors,即主标目(main headings),是用以描述主题或内容特性的 MeSH 语汇。Qualifiers,与 Descriptors 配合使用的副标目(subheadings),MeSH 的副标目只有一种,即主题副标目(topical qualifiers);一般而言,同一个主标目所连用的主题副标目不会超过三个,若超过三个主题副标目,则采用单独的主标目即可。

MeSH Browser(http://www.nlm.nih.gov/mesh/MBrowser.html),MeSH 的在线版,可检索所有的 descriptors 和 qualifiers。帮助用户查找 MeSH 词进行检索,浏览器提供了每个主题词的信息和层次结构,此外,用户可以直接选用副主题词来限制主题词的主要领域。如果输入的词在 MeSH 此表中没有,MeSH 浏览器将显示相关的 MeSH 词。

树状结构表(tree structures)是以阶层方式(hierarchical)展现广义词和狭义词间的关系,亦即将所有的 Descriptors 及 Geographics 依类别归入,并且列出其 tree number。树状结构表共分成十六大类,每一大类以一个字母代表,每大类之下再以数字细分成若干小类,小类之下又再细分,最多可以细分成十一个阶层,愈下层代表愈狭义。tree number 由代表该类的字母与数字组成,每个阶层的数字以小数点隔开,tree number 愈长表示阶层愈低也愈狭义。例如:C 为 Diseases(疾病);C11 为 Eye Diseases(眼疾病);C11.187 为 Conjunctival Diseases(结膜病);C11.187.183 为 Conjunctivitis(结膜炎);C11.187.183.220 为 Conjunctivitis,Bacterial(细菌性结膜炎);C11.187.183.220.538 为 ophthalmia neonatorum(新生儿眼炎)(详见 https://meshb.nlm.nih.gov/treeView)。

MeSH 描述符以字母和分层结构排列。在层次结构的最普遍的层面上是非常宽泛的标题,如"Anatomy(解剖学)"或"Mental Disorder(精神障碍)"。更为具体的标题可以在十三个层次的更精确的层次上找到,比如"Ankle(踝关节)"和"Conduct Disorder(行为障碍)"。MeSH 中有超过 28 000 个描述符(descriptors),超过 90 000 个条目(entries)帮助找到最合适的 MeSH 标题(Heading),例如"Vitamin C(维生素 C)"是"Ascorbic Acid(抗坏血酸)"的词条。除了这些标题之外,在一个单独的文件中还有 240 000 多个补充概念记录(supplementary concept records,SCR)。一般来说,SCR 记录包含化学品,疾病和药物协议的具体例子。它们比描述符更新更频繁。通过标题图(HM)字段将每个 SCR 分配给相关的描述符。HM 用于快速识别最具体的描述符类并将其包含在引用中。

(四)基因型和表型数据库(dbGaP)

认识遗传和环境因素与人类疾病之间的关系,对于帮助提高疾病诊治水平来说具有非常重要的意义。大范围的基因型研究能为基因组相关调查、医疗测序、分子诊断以及发现基因型和非临床特性之间的关系等研究提供数据资料。基因型和表型数据库(dbGaP)是国立卫生研究院(National Institutes of Health,NIH)于 2006 年赞助的用于归档、精选和发布由调查基因型和表型间相互作用的研究所产生的信息的数据仓库。该数据库收录的资料来自由 NIH 自助的全基因组关联分析(genome-wide association study,GWAS)结果。

目前 dbGaP 数据库收录的数据来自 25 个研究项目,用户可以通过疾病名称或基因名称进行搜索、浏览。dbGaP 中的信息是以层次结构组织的,包含登记的主体,表型(作为变量和数据集),各种分子实验数据(SNP 和表达阵列数据,序列和表观基因组标记),分析和记录。为了保证研究项目的机密性,dbGaP 数据库只接受"去识别(de-identified)"的数据,同时还要求使用个人资料(individual-level)的研究者接受审核。来自全世界的科学家能够通过受控访问应用访问个体水平数据。有关提交研究的公开可访问的元数据,摘要水平数据和与研究相关的文档能够在 dbGaP 网站免费访问。

dbGAP 数据库的主页为 https://www.ncbi.nlm.nih.gov/gap。用户可通过搜索关键词,疾病或形状名称、研究名称、基因分型平台等,进行数据库中收录的相关研究的查询,并进行该研究的疾病信息的了解,如研究类型,分析平台、数据版本、研究表型、研究结果等(图 8-26)。dbGaP 数据库包含 dbGap 数据浏览器(dbGaP Data Browser),其中收录研究的相关研究结果。dbGaP 数据库中的表型-基因型整合器(phenotype-genotype intergrator,PheGenI),整合 NHGRI 的 GWAS 的数据与位于美国国家生物技术信息中心(the National Center for Biotechnology Information,NCBI)的各种数据,包括 Gene、dbGaP、OMIM、eQTL 和 dbSNP,旨在为有兴趣跟踪 GWAS 结果的临床医生和流行病学家提供便利,可按照疾病名称、基因或突变名称、染色体区域查找某种表型和基因型的关联信息。dbGaP 还包括其他的功能,如高级搜索(adcanced search)、控制访问数据(controlled access data)、公开数据下载(public FTP download),以及概要统计(summary statistics)等。

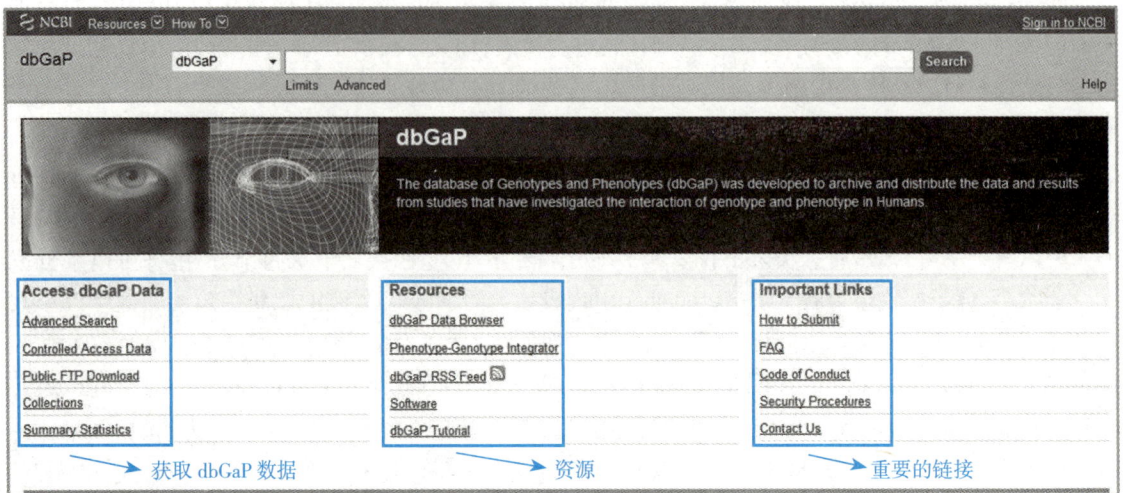

图 8-26　dbGaP 主页界面

二、核酸序列数据库

(一)DDBJ 简介

日本核酸序列数据库(DNA Data Bank of Japan,DDBJ)中心作为国际核苷酸序列数据库协作组织(International Nucleotide Sequence Database Collaboration,INSDC)的成员,负责收集核苷酸序列数据,并提供免费核苷酸序列数据和超级计算机系统的使用,用以支持生命科学的研究活动。

(二)DDBJ 应用

通过 URL(http://www.ddbj.nig.ac.jp/index-e.html)即可进入 DDBJ 网站(图 8-27)。首页主要提供了 4 类服务:数据提交(data submission)、查询及分析(search/analysis)、超级计算机(super computer)和 FTP 数据共享服务(ftp.ddbj.nig.ac.jp)。

点击"Search/Analysis",进入对应服务模块。在 DDBJ 中共提供了 6 种数据库查询方式,可以获取核酸序列信息。此外,还包括了 16 种用于序列比对、二代测序 reads 注释和基因组解析等分析的工具。其中,ClustalW 为知名的多序列比对工具,可用于同源基因的进化分析。

三、EMBL-EBI 数据库与资源

(一)EMBL-EBI 简介

欧洲生物信息学研究所(European Bioinformatics Institute,EMBL-EBI)是欧洲分子生物学实验室(European Molecular Biology Laboratory,EMBL)的一部分,主要进行生命科学实验数据共享,计算生物学基础研究,并提供广泛的用户培训计划,为学术界和工业界的研究人员提供支持。与 GenBank 和 DDBJ 共同组成全球性的国际 DNA 数据库。经过 20 多年的发展,已建立起了包含 110 个工具和 59 个

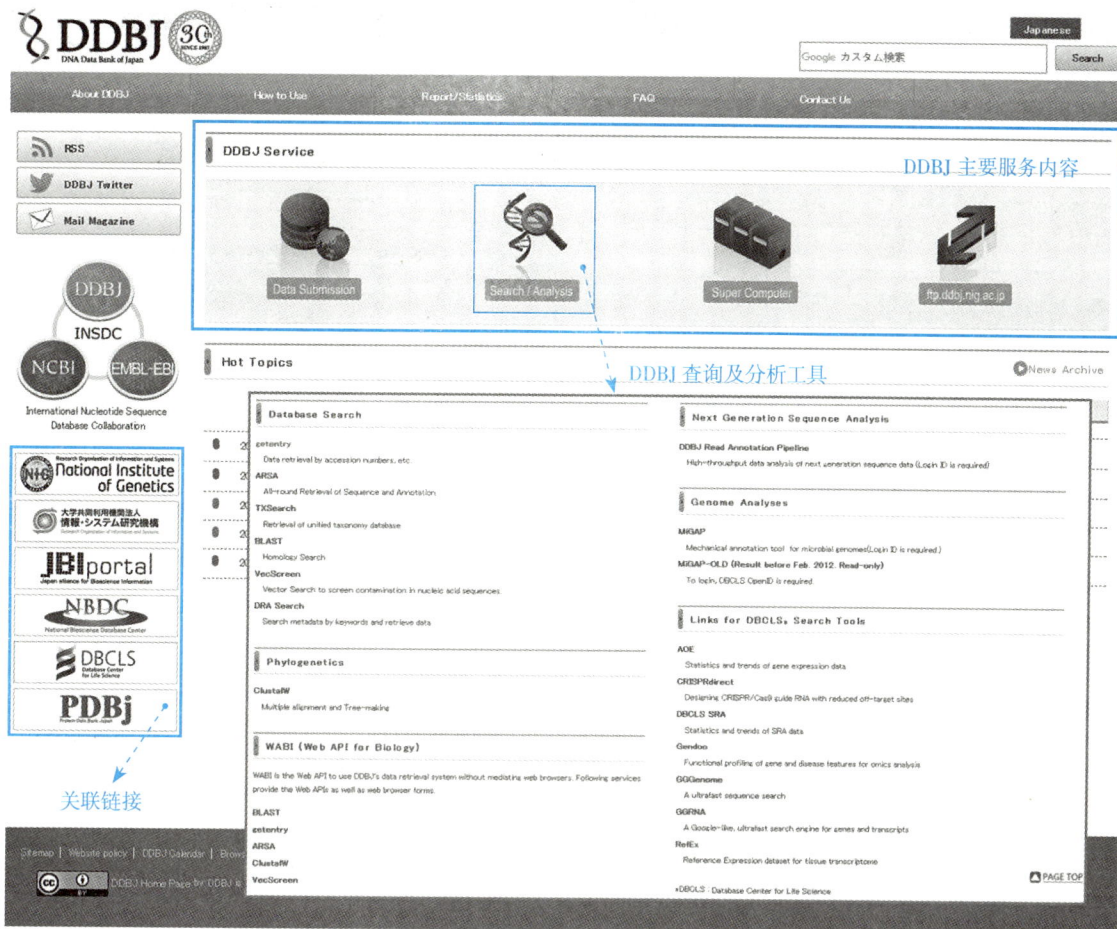

图 8-27 DDBJ 主页功能区域及应用

数据库的庞大服务体系,共分为九个类别。其中为生物医学家们所熟知的有:参考基因组数据库(Ensembl)、欧洲核酸序列数据库(European Nucleotide Archive,ENA)、分子间相互作用(IntAct)、微阵列和RNAseq 表达谱数据库(ArrayExpress 微阵列和 RNAseq 表达谱数据库)、基因和蛋白的表达情况 Expression Atlas(Expression Atlas 基因和蛋白的表达情况)、蛋白质序列和功能注释 UniProt(UniProt 蛋白质序列和功能注释)、蛋白质家族、结构域和保守位点 InterPro(InterPro 蛋白质家族、结构域和保守位点)、生物分子通路(Reactome)等。

(二)Ensembl 基因组数据资源

EMBL-EBI 中的基因组资源分为两个部分:Ensembl 和 Ensembl Genomes。其中,Ensembl 存储的是脊椎动物的参考基因组注释信息,Ensembl Genomes 记录的是非脊椎动物的基因组数据。

通过 URL"http://www. ensembl. org/"即可进入 Ensembl 网站(图 8-28)。截止到 2017 年 12 月 11 日,Ensembl 已经收录了 100 个物种的基因组数据信息,并提供了芯片和测序的表达数据、变异位点效应预测、基因序列提取、物种间基因比较分析、探索基因多态性位点和用户自定义数据分析等功能模块。

在页面主体部分上方的信息检索入口中,用户可以输入基因名/基因组位置/疾病等关键词进行基因组检索,例如在输入框中输入"EGFR"点击 Go 按钮,将进入检索结果的列表页面,选择人类 EGFR 的记录信息,可以查看相应基因的详细基因组信息。在该页面中,可以在 Ensembl 的基因组浏览器中查看 EGFR 上下游基因组环境中的公共和个人数据。通过页面左侧的"Configure this page"和"Custom tracks"可以改变和配置浏览器中显示的内容。此外,还可以通过工具栏中的其他入口访问和获取相应的资源。

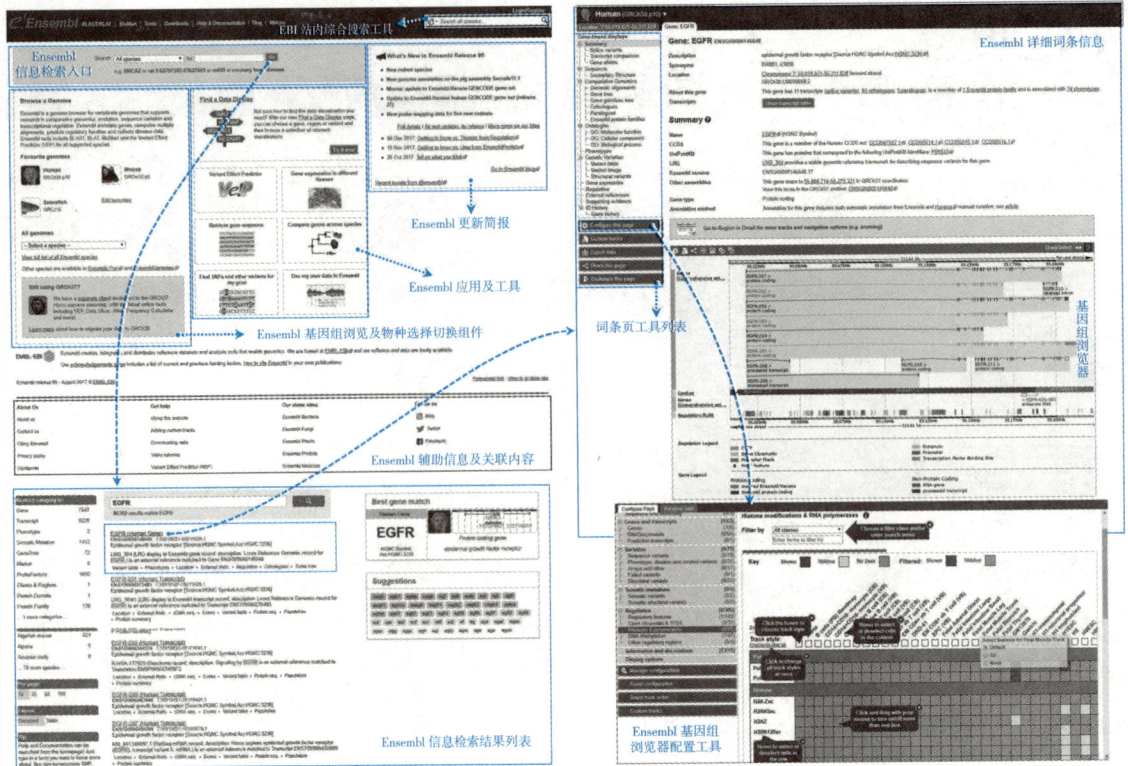

图 8-28 Ensembl 功能界面及检索应用

四、肿瘤基因组计划

（一）TCGA 简介

由国家癌症研究所（National Cancer Institute, NCI）和国家人类基因组研究所（National Human Genome Research Institute, NHGRI）于 2003 年合作启动的癌症基因组图集（The Cancer Genome Atlas, TCGA）旨在绘制 1 万个肿瘤基因组的景观图谱，该基因组信息可帮助癌症研究领域改善癌症的预防、诊断和治疗。项目共涉及 33 种癌症类型的 7 类基因组数据的综合的、多维图谱被构建公布，其中包括了 10 种罕见的癌症类型，数据总量超过 2.5PB（图 8-29）。

（二）TCGA 应用

TCGA 中提供了来自 11 000 个患者的配对肿瘤样本和正常组织的多类型全基因组水平和临床信息数据（如基因组、转录组、表观基因组、临床资料等），为肿瘤中异常改变的生物标记的识别、癌症类型特异的生物标记的识别及肿瘤的异质性分析提供了数据资源。下面以获取乳腺癌（BRCA）RNA-Seq 高通量表达谱为例进行 TCGA 数据下载，步骤如下：

通过导航栏，进入 Repository，设定过滤参数为"Project Id IS TCGA-BRCA AND Data Format IS BAM AND Experimental Strategy IS RNA-Seq"（图 8-30），共筛选出 TCGA 乳腺癌相关的 RNA-Seq 表达谱包含 1222 个样本，将满足条件的样本全部添加到下载 Cart 中。点击 Cart 可以查看到待下载文件的统计信息，点击页面中的 Download 按钮即可完成数据的下载。

案例 8-1　筛选肿瘤患者中异常的生物标记

【案例呈现】

膀胱癌是常见的恶性肿瘤，膀胱癌发病率有增高趋势，是一种直接威胁患者生存的疾病。临床上，膀胱癌分为非肌层浸润性膀胱癌和肌层浸润性膀胱癌。肌层浸润性膀胱癌对化疗比较敏感，但化

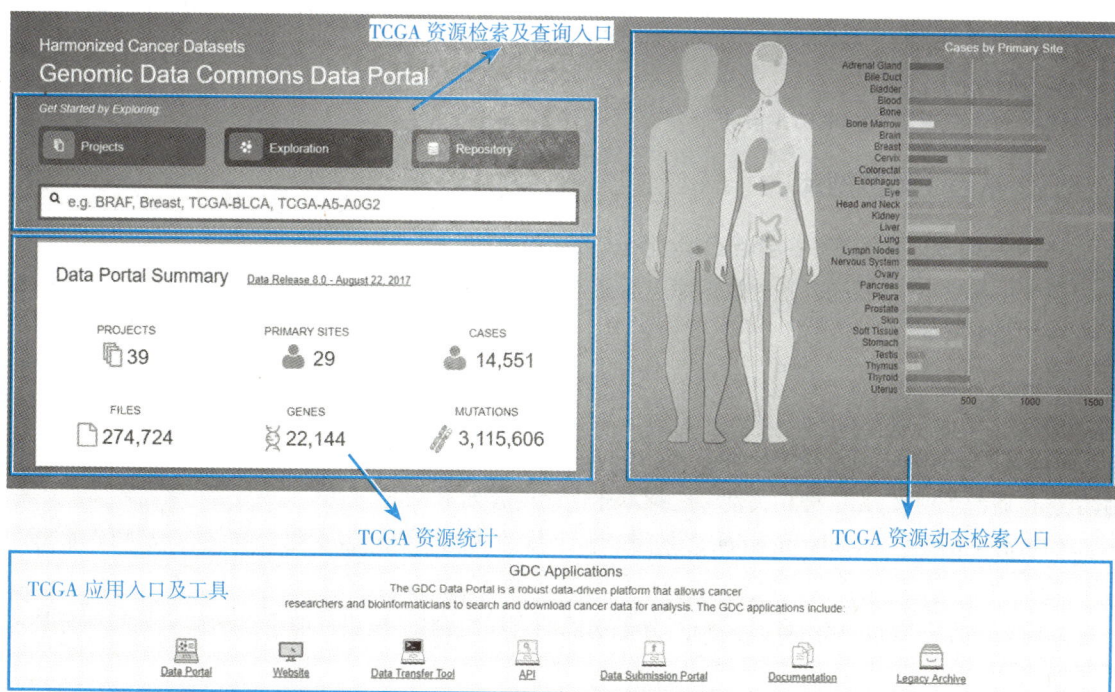

图 8-29 TCGA 首页主要功能解读

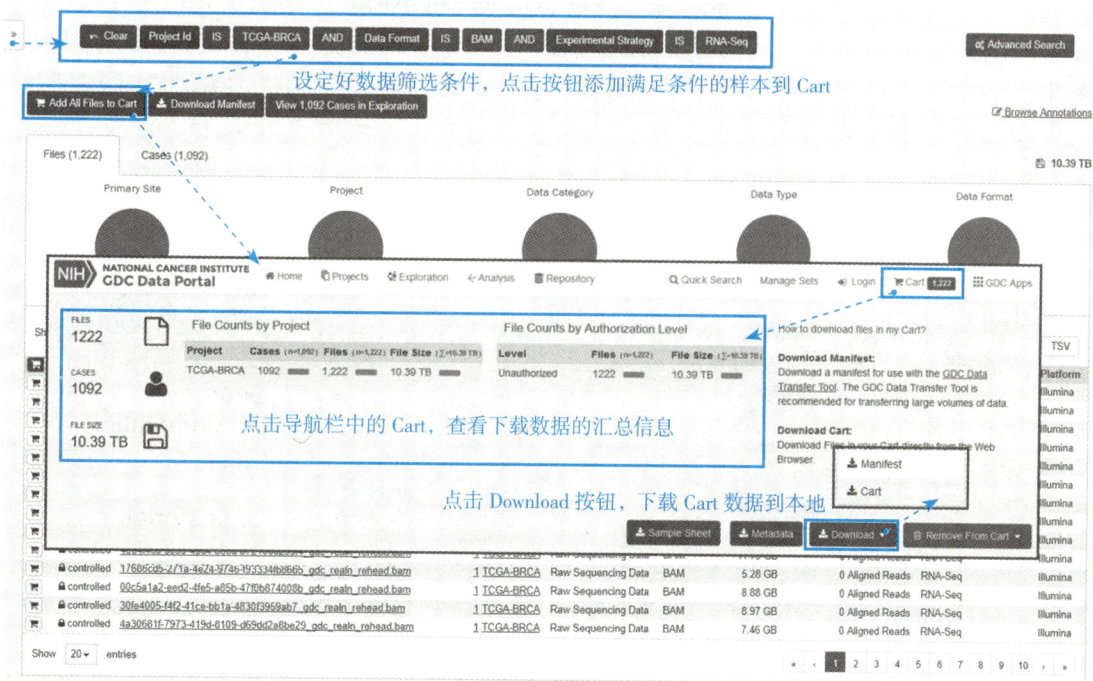

图 8-30 TCGA-BRCA 相关的 RNA-seq 数据下载

疗杀灭癌细胞的同时也杀死正常细胞,过度化疗会缩短患者生存时间。化疗联合生物多细胞免疫治疗是膀胱癌患者的较好选择。生物多细胞免疫治疗可以准确杀死残余癌细胞,提升化疗治疗效果,提高患者机体免疫能力,更好的防转移,防复发,对化疗起到减毒增效的作用,有利于放化疗的顺利进行。

【案例讨论】

1. 膀胱癌可以分为哪两种类型?

2. 肌层浸润性膀胱癌比较合适的治疗方案?

3. 如何整合多组学数据筛选肌层浸润性膀胱癌异常生物标记？

【案例解析】

见本章数字资源"案例 16-1 解析"。

五、基因注释数据库

（一）基因本体数据库（Gene Ontology，GO）

随着生物信息学的发展，各种数据库应运而生。每一种数据库都有自己的定义、分类，导致同一类的事物在不同的数据库中定义为不同的名字。GO 数据库的产生是为了使对各种数据库中基因产物功能描述相一致，也就是将所有的蛋白功能进行分类。如今，GO 数据库已经成为包含动物、植物、微生物等 104 个物种的数据库，成为了生物信息分析物种注释的必用数据库。

GO 发展了具有三级结构的标准语言（ontologies），根据基因产物的相关分子功能，生物学途径，细胞学组件而给予定义，无物种相关性。三种本体论的内容如下：

（1）分子功能（molecular function）：基因产物个体的功能。如与碳水化合物结合或 ATP 水解酶活性等。

（2）生物学过程（biological process）：分子功能的有序组合，达成更广的生物功能。如有丝分裂或嘌呤代谢等。

（3）细胞组分（cellular component）：亚细胞结构、位置和大分子复合物。如核仁、端粒和识别起始的复合物等。

其中，每一部分又包含多个子 term。每一个部分的 term 并不都是并列的，子 term 还可以是另一个子 term 的父 term，即 GO 的定义是有向无环形式（directed acyclic graphs，DAGs）的，当某个基因被注释到某个 term 后，其也获得了此 term 的上一级即其父 term 的注解。图 8-31 为 GO 数据库的主页（http://www.geneontology.org/）。

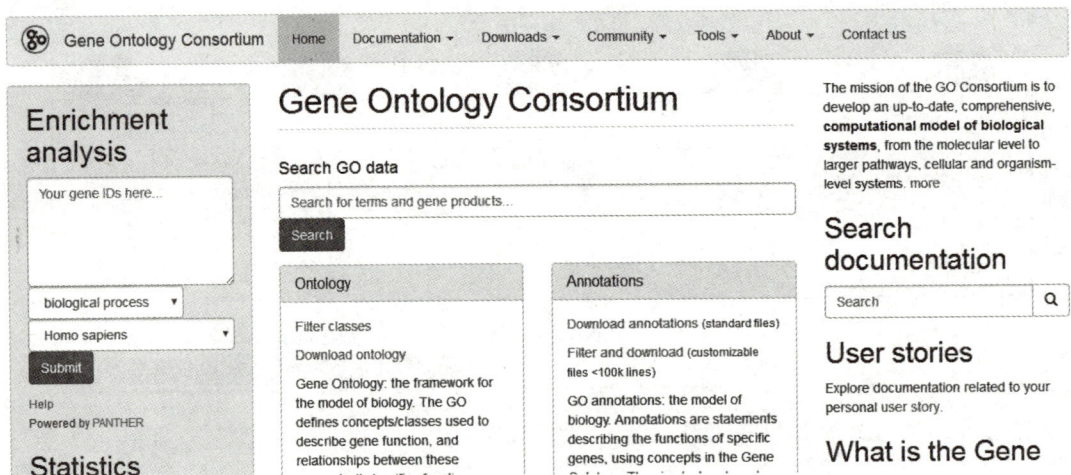

图 8-31　GO 数据库主页

（二）KEGG 数据库（Kyoto Encyclopedia of Genes and Genomes）

KEGG（Kyoto Encyclopedia of Genes and Genomes），是日本京都 Kanehisa Laboratories 阅读文献手工整理（手绘）的一个庞大的数据库（包括信号通路，基因，疾病，药物等）。它是一个整合了基因组、化学和系统功能信息的数据库。这里的手绘的意思可能是指人工以特定的语言格式来确定通路各组件的联系。基因组信息主要是从 NCBI 等数据库中得到的，除了有完整的基因序列外，还有没完成的草图。整体来说，KEGG 数据库可分为系统信息、基因组信息和化学信息三大类，进一步可细分为多个主要的数据库。可以通过不同的颜色编码来区分。图 8-32 为 KEGG 数据库主页（http://www.kegg.jp/）。可在文本框中输入查询通路，即可获得通路信息。

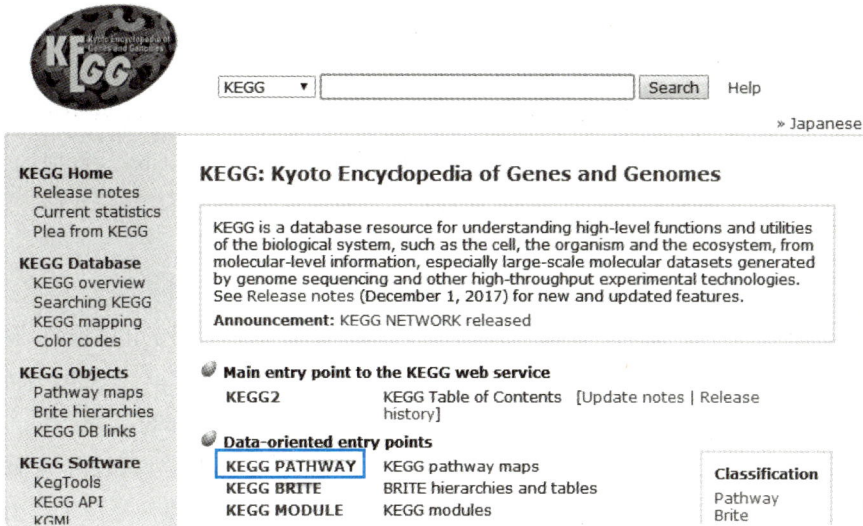

图 8-32　KEGG 数据库主页

六、表观基因组蓝图

表观基因组蓝图(RoadMap)全称 Roadmap Epigenomics Project(图 8-33)。美国国立卫生研究院 Roadmap Epigenomics Mapping 联盟的发起是为了产生人类表观基因组数据的公共资源,以催化基础生物学和疾病研究。利用新一代测序技术构建的实验管道,对干细胞和原代表体外组织中的 DNA 甲基化,组蛋白修饰,染色质可接近性和小 RNA 转录本进行定位,以代表经常涉及人类疾病的组织和器官系统的正常对照物。这将为未来的广泛研究中的比较和整合提供框架或参考。该联盟还旨在通过快速发布原始序列数据,表观基因组学特征和高级综合地图向科学界缩小数据生成与公众传播之间的差距。联盟还致力于协议,试剂和分析工具的开发,标准化和传播,使研究界能够利用,整合和扩展这一数据。

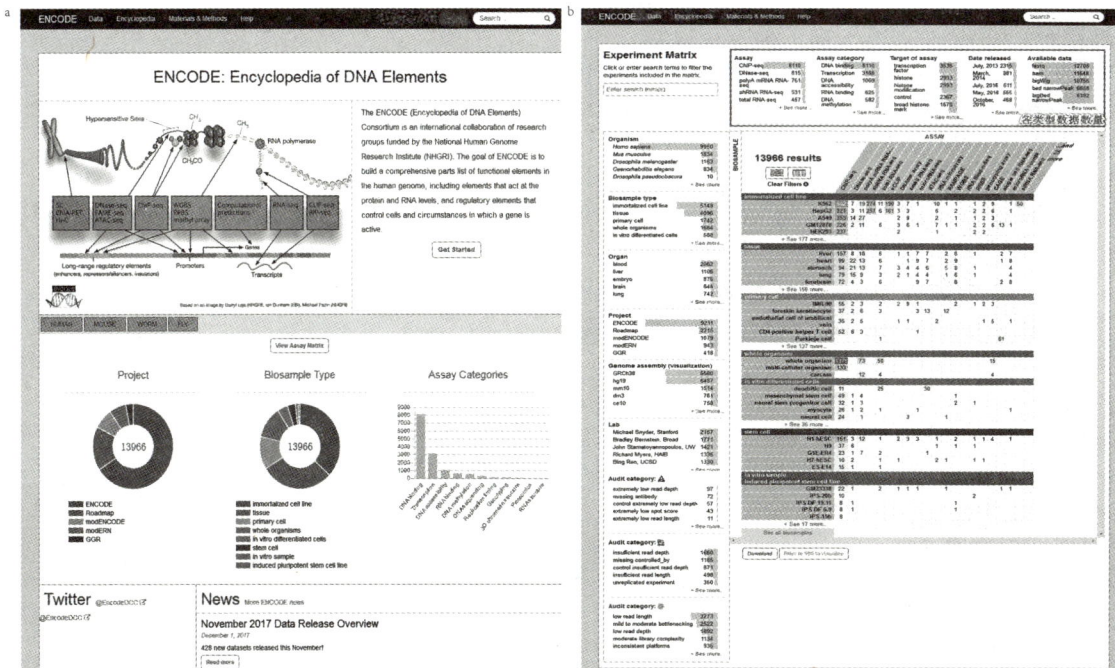

图 8-33　RoadMap 主页与数据下载

表观遗传学是一门新兴的前沿科学,涉及对基因活性和表达调控变化的研究,这些变化不依赖于基因序列。就 RoadMap 计划而言,表观遗传学是指基因活性和表达(在细胞或个体的后代中)的可遗传改变,以及不一定是可遗传的细胞的转录潜能的长期稳定改变。

RoadMap 精选了 129 个细胞系,可以在网站上看到关于它们的详细介绍(https://personal. broadinstitute. org/anshul/projects/roadmap/metadata/EID_metadata. tab)。数据的下载可以利用 http://www. encode-roadmap. org/,图 8-36B 中展示了所有可供下载的 RoadMap 数据。

七、UCSC 数据库

UCSC Genome Browser 是由 University of California Santa Cruz(UCSC)创立和维护的,该站点包含有人类、小鼠和大鼠等多个物种的基因组草图,并提供一系列的网页分析工具。UCSC Genome Browser 目前应用相当广泛,比如 Ensembl 就是使用它的人类基因组序列草图为基础的。

UCSC 的主界面主要分为四部分(图 8-34)。第一部分界面上端的菜单栏,包括 Genomes、Genome Browser、Tools、Mirrors、Downloads、MyData、Help 和 About Us 几部分,第二部分是位于右上部分的 Our tools,其中包含了 UCSC 开发的工具,包括 Genome Borwser, BLAST, Table Browser, In-Silico PCR, LiftOver 等众多工具。主界面还包括 Our story 部分和 What's new 部分,分别简述 UCSC 的创建和发展史和新闻栏部分。

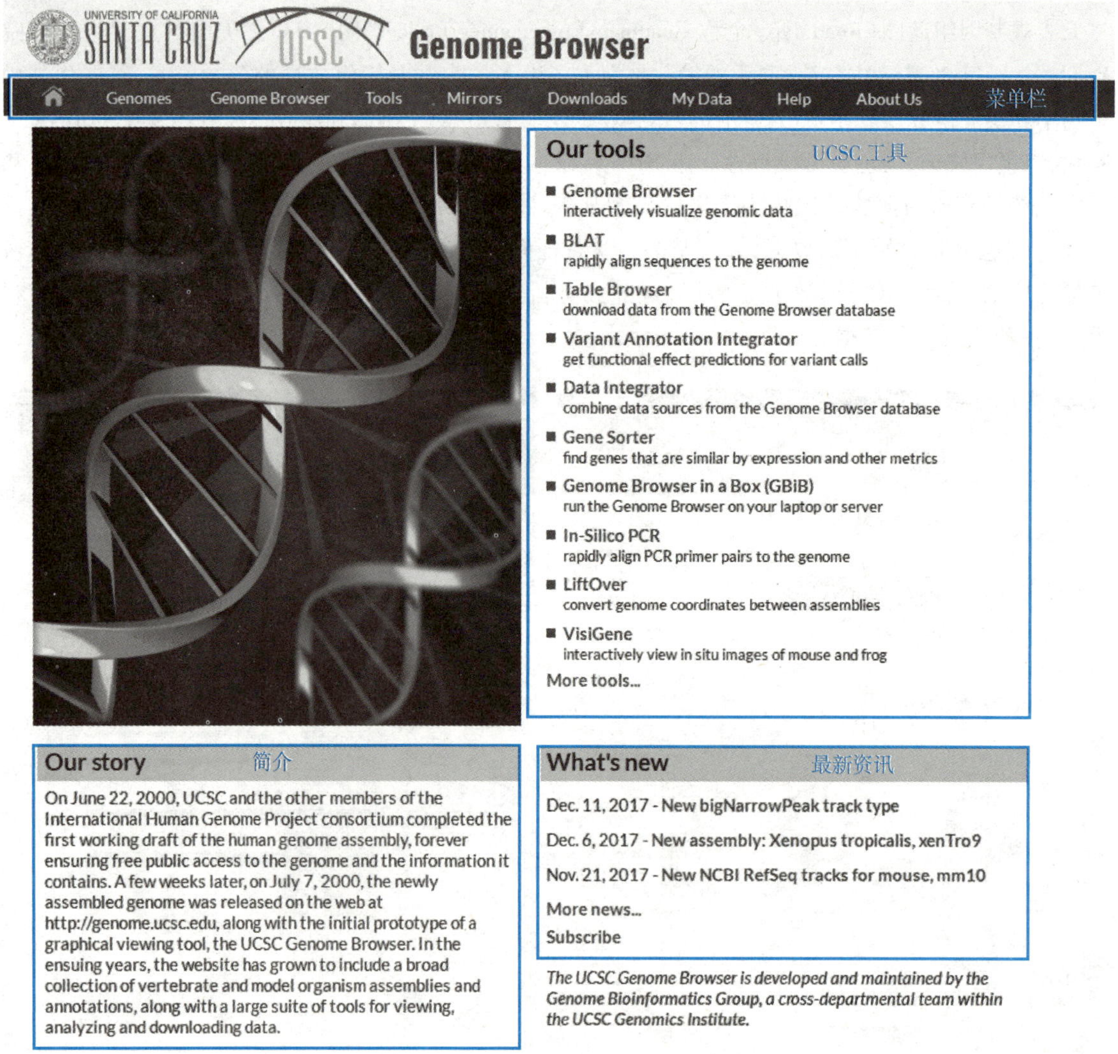

图 8-34 UCSC 主界面及解读

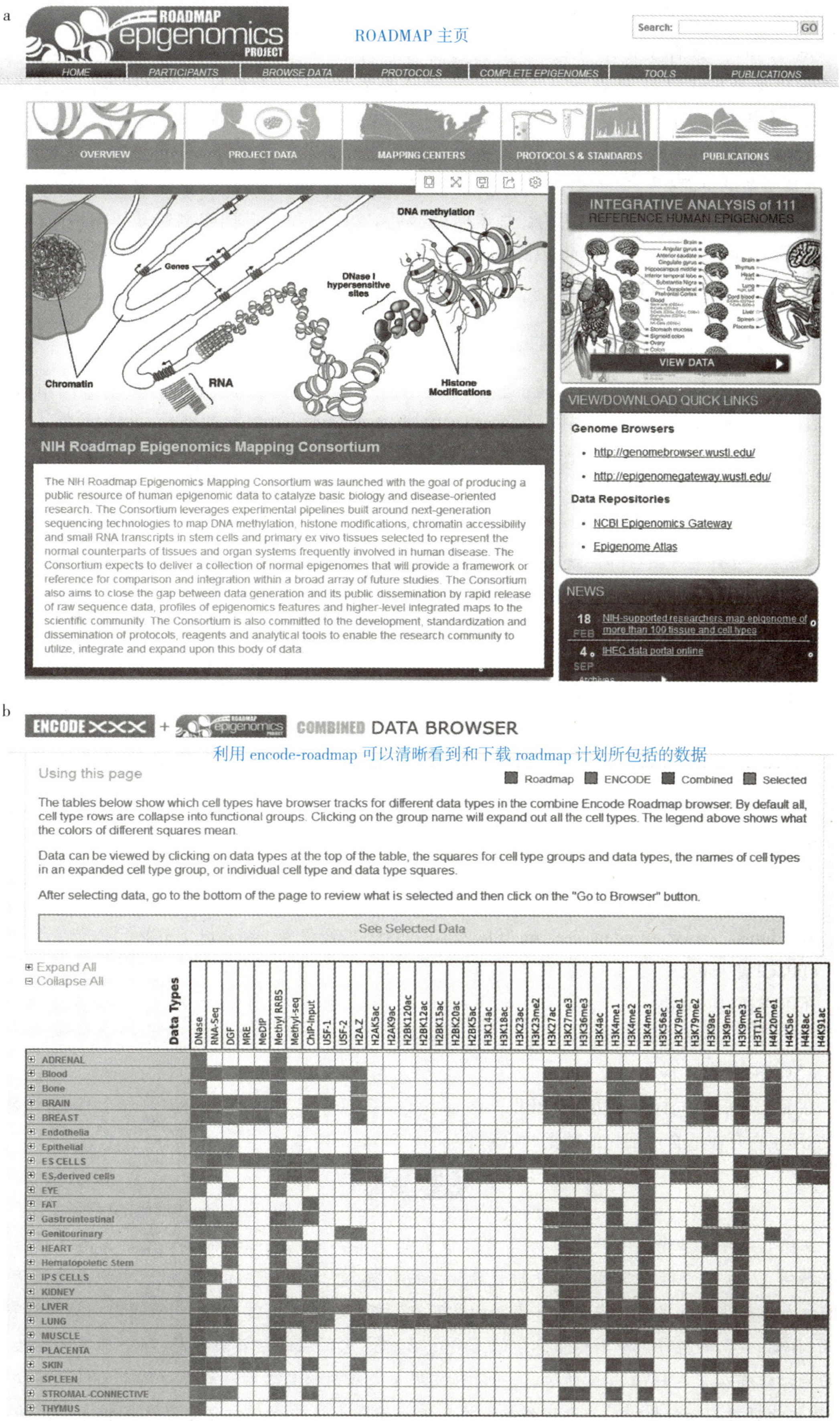

a

b

图 8-35 ENCODE 主界面及数据阵列

UCSC 中最重要的一个工具就是基因组浏览器 Genome Borwser 使用。首先点击工具栏的 Genomes 按钮,并选择镜像地址;接下来进行物种和其基因组装配版本(assembly)的选择;进入 Genome Browser 的主界面,搜索基因名就可以得到它的基因组草图。外显子是由代表内含子的横线连接的条形块部分。内含子是指连接条形外显子的细线部分。5′和3′非翻译区显示为前面和后面相对比较细的条形块部分。基因内含子内箭头表示转录的方向。在没有内含子可见的情况下,箭头显示在外显子条形块部分。

关于 UCSC 基因组浏览器使用的详细说明可参见 UCSC 数据库基因组浏览器使用指南(http://genome. ucsc. edu/goldenPath/help/hgTracksHelp. html),以及基因组浏览器 FAQ(Genome Brower FAQ, http://genome. ucsc. edu/FAQ/)。

八、DNA 元件百科全书计划

DNA 元件百科全书计划(Encyclopedia of DNA Elements,ENCODE)联盟是由人类基因组研究所(National Human Genome Research lnstitute,NHGRI)资助的研究小组的国际合作。目标是在人类基因组中构建全面的功能元素列表,包括在蛋白质和 RNA 水平上起作用的元素,以及控制基因活跃的细胞和环境的调控元件。

ENCODE 门户网站(图 8-35A),https://www. encodeproject. org/,是 ENCODE 联盟生成的数据的主要来源,以及有关该项目的最新信息,包括数据发布,出版物和即将发布的教程。该网站由数据协调中心(DCC)开发和维护。由 ENCODE 联盟生成的所有数据都提交给 DCC,并在向科学界发布之前进行质量审查。

通过在工具栏右上角的搜索框(图 8-35A)中输入搜索词可以搜索网站,每个页面上都可以看到。可以搜索包括生物样本(例如"皮肤"),测定名称(例如"ChIP-seq")或抗体(例如"CTCF")的蛋白质靶标。

ENCODE 数据与下载

ENCODE 的数据类型和数量在图 8-35B 中可以看到。

数据文件的下载:文件以其加入方式命名并包含文件格式信息。下载单个文件的链接位于描述单个测定的每个页面的底部。文件可以直接从网页上下载,或者链接可以复制到别处下载。

通过 wget 命令:

wget https://www. encodeproject. org/files/ENCFF002CTW/@ @ download/ENCFF002CTW. bed. gz

还可以通过 curl 命令:

curl -O -L https://www. encodeproject. org/files/ENCFF002CTW/@ @ download/ENCFF002CTW. bed. gz

在 ENCODE 中同样可以可视化数据。在每个实验页面上,在"文件"部分下有一个"可视化数据"按钮,用于在存在适合可视化的数据时启动 Genome Browser 视图。

本 章 总 结

生物信息学是一个跨学科的领域,开发方法和软件工具来理解生物数据。生物信息学结合了计算机科学,生物学,数学和工程学来分析和解释生物数据,并已被用于计算机分析生物查询使用数学和统计技术。生物信息学是内涵非常丰富的学科,其核心是基因组信息学,包括基因组信息的获取、处理、存储、分配和解释。基因组信息学的关键是"读懂"基因组的核苷酸顺序,即全部基因在染色体上的确切位置以及各 DNA 片段的功能;同时在发现了新基因信息之后进行蛋白质空间结构模拟和预测,然后依据特定蛋白质的功能进行药物设计。了解基因表达的调控机理也是生物信息学的重要内容,根据生物分子在基因调控中的作用,包括 DNA 甲基化、组蛋白修饰语非编码 RNA 的表观遗传特征对基因表达的调控作用,描述人类疾病的诊断,治疗内在规律。它的研究目标是揭示"基因组信息结构的复杂性及遗传语言的根本规律",解释生命的遗传语言。生物信息学已成为整个生命科学发展的重要组成部分,成为生命科学研究的前沿。

思考题

1. RNA-seq 数据的基本分析流程,如何利用 RNA-seq 数据进行基因表达的定量?
2. 利用 RNA-seq 数据进行差异表达基因的识别的方法有哪些?
3. 如何在 GEO 数据库中获取某类疾病的 RNA-seq 测序数据?
4. 如何利用 DAVID 进行差异表达基因的功能富集分析?
5. 有哪些重要的表观遗传修饰,检测表观遗传修饰的方法有哪些?

参考文献

1. Cifani P. ,A. Kentsis,Towards comprehensive and quantitative proteomics for diagnosis and therapy of human disease [J]. Proteomics,Proteomics,2017. 17(1-2):1600079,1-8.

2. Moran S. ,et al. Precision medicine based on epigenomics:the paradigm of carcinoma of unknown primary [J]. Nat Rev Clin Oncol,2017,14(11):682-694.

3. 薛薇. 基于 SPSS 的数据分析 [M]. 北京:中国人民大学出版社,2006.

4. Shannon P,Markiel A,Ozier O,et al,a software environment for integrated models of biomolecular interaction networks [J]. Genome Research,2003,13(11):2498-2504.

5. Randal L. Perl 语言入门,6 版[M]. 南京:东南大学出版社,2012.

6. Mark Lutz. Python 学习手册,3 版[M]. 北京:机械工业出版社,2009.

7. Ashburner M,Ball CA,Blake JA,et al,Gene ontology:tool for the unification of biology [J]. The Gene Ontology Consortium. Nature genetics,2000,25(1):25-29.

8. Kanehisa M,Sato Y,Kawashima M,Furumichi M,Tanabe M. KEGG as a reference resource for gene and protein annotation [J]. Nucleic acids research,2016,44(D1):457-462.

9. Joanna,S. ,et al. OMIM. org:Online Mendelian Inheritance in Man (OMIM@),an online catalog of human genes and genetic disorders [J]. Nucleic Acids Res,2015,43(Database issue):789-798.

10. Baumann N. ,et al. How to use the medical subject headings (MeSH) [J]. Int J Clin Pract,2016,70(2):171-175.

11. Matthew D. ,et al. The NCBI dbGaP database of genotupes and thenotypes [J]. Nat Genet,2007,39(10):1181-1186.

12. Huang D. W. ,et al. Systematic and integrative analysis of large gene lists using DAVID bioinformatics resources [J]. Nat Protoc,2009,4(1):44-57.

13. ENCODE Project Consortium. The ENCODE (ENCyclopedia Of DNA Elements) Project. Science,2004,306(5696):646-640.

(张岩)

电子病历系统

病历是医疗过程的完整记录。医疗过程中的每一项诊断、治疗都对患者的健康有很大的影响,因此医务人员在检查、检验、治疗、护理的过程中对所做的操作、观察的状况、分析的结果都进行了完整的记录。这些记录在参与医疗过程的各个部门之间进行交流与沟通,也作为日后其他医务人员诊治疾病的参考,同时这些记录还用于对医疗效果的分析、经验的总结与积累以不断提高医疗水平。

电子病历是采用电子方式对医疗过程各种信息进行的记录。不仅如此,支持电子病历运行的电子病历系统还能够在医疗过程中通过方便信息查询、提供各类记录模板、智能化审核与提醒等方式为医务人员提供各种帮助,以减少和防止失误的发生,提升医疗的安全性与医疗服务质量。

第一节 电子病历系统概述

电子病历系统的主要功能是在医疗工作各个环节中提供数据录入(或从医疗仪器中采集数据),同时系统将数据共享给需要的部门或医务人员,一些系统还能够提供数据录入、共享时提供智能化的提醒、帮助等决策支持工具。由于电子病历系统是在医疗的各个环节为医务人员提供帮助,因此它是由许多支持各类医疗业务的信息系统组成,并在医疗流程中的各个部门应用。系统主要内容包括:支持医师在病房、门诊等工作的系统,支持病房护理工作、门诊护理工作、治疗室护理工作的各类系统,支持临床检验、病理等工作的实验室系统,支持放射、超声、内窥镜、心电图等工作的检查系统,支持临床药学及药品供应的药品管理系统,支持血液供应的血液管理系统等等。这些系统所记录的信息内容包括各种文本、结构化的数值记录、图形、图像、视频等各种形式的数据。

第二节 电子病历系统组成与信息共享架构

一、电子病历系统的构成

由医疗流程各环节的信息处理系统组成了电子病历系统。这些系统之间通过相互共享消息和文档信息有机地结合在一起。图9-1给出了构成电子病历的主要医疗信息处理系统。

(一)医生工作站

这是一个支持临床医生日常医疗工作的系统,主要为医生提供医嘱的录入与下达、申请各种检查与检验、书写病历、查阅历史医疗记录等功能。由于临床医生的工作通常在门诊、急诊、病房完成,一些医院的医生工作站分别针对这三种场景的特殊需要建立了门诊医生站、急诊医生站和病房医生站。也有一些医院使用一个通用医生站系统满足医生医疗工作的需要。医生工作站是整个电子病历系统中的核心,医院中各个部门的医疗信息都会汇集到医生工作站中为临床医生提供服务。

医生工作站中最核心的功能是各类医嘱的下达。常见的医嘱种类包括:护理医嘱、药疗医嘱、治疗(或处置)医嘱、手术医嘱、检查医嘱、检验医嘱、膳食医嘱等。每种医嘱下达后都会启动一个后续

电子病历系统

病房护士工作站	检查系统	检验系统
医嘱处理 患者管理 护理记录 ……	放射系统 超声系统 心电图系统 内窥镜系统 ……	临床检验系统 病历检验系统 ……

病房/门诊、急诊 医生工作站
下达医嘱
申请检查检验
书写病历
查阅历史病历
……

病案管理系统
病历浏览器
病案编目
病历质控管理
病案查阅授权

治疗系统	手术麻醉系统	药品保障系统
透析治疗系统 放疗系统 康复治疗系统 ……	手术预约安排 手术记录系统 麻醉系统 ……	药品供应系统 临床用药管理 合理用药系统 ……

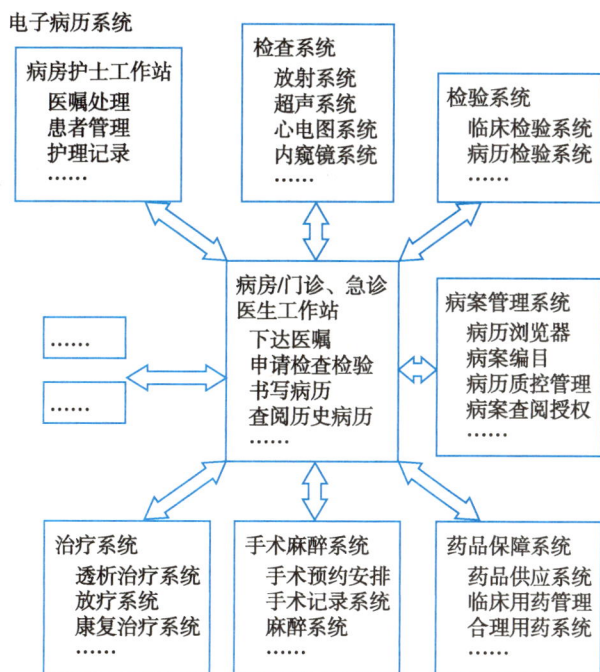

图 9-1　电子病历系统的构成

执行医嘱的流程,医院中各个检查科室、治疗科室、药房、营养科、手术室等部门都根据医嘱的要求协同完成对患者的检查或治疗。

（二）病房护士工作站

病房护士工作站是用于支持护士对住院患者完成各种医疗工作的系统。这个系统的主要功能有:患者的管理,包括患者入出转病房管理、患者评估等;医嘱处理,包括核对医嘱、各类医嘱的执行记录;护理记录,包括各种生命体征的测量、各种观察患者情况的记录等;各种操作与核对记录,如药品配制记录、护理操作执行记录、健康教育记录等。护士工作站是病房医疗中重要的观察与执行记录支持系统,在这个系统中产生体温单、危重患者护理记录等都是法规规定纳入病历的内容。

（三）检查系统

检查系统主要用于处理各类检查过程中的信息。现代医疗中有越来越多的检查方法应用于临床,因此检查系统也有许多种类以适应不同检查的特殊需求。常见的检查系统包括放射检查系统(radiological information system,RIS)、超声检查系统、内窥镜检查系统、电生理检查系统、核医学检查系统、血管造影检查系统等等。这些检查系统的核心功能包括:检查登记与预约、检查数据记录、检查报告处理、检查图像或图形的采集与管理等。由于许多检查产生的大量图像在采集、交换、存储、重现处理上有特殊要求,因此医院往往会建立专门的医学影像处理系统。本书中有专门的章节讲述医学影像系统,详细内容请参见第十章第一节和第五节。

（四）检验系统

医院中的检验是对从患者体内取出的标本进行分析的一种检查。检验系统主要用于支持各类检验工作中的数据处理。检验系统主要有支持临床检验实验室系统(laboratory information system,LIS);支持病理科的病理信息系统(pathology information system,PIS)。检验系统的核心功能包括检验申请接收,标本的采集、标识与管理,检验设备联机数据采集、检验报告的生成与审核等。对检验系统的详细内容请参见第十一章第一节至第四节。

（五）药品保障系统

药物治疗是医疗中最重要的治疗措施之一,内科对疾病的治疗主要依赖药物,外科的医疗过程中也大量使用药物辅助完成手术治疗。药品保障系统主要用于支持门诊、住院药品的使用,主要功能包括:接收临床医生下达的医嘱或处方,进行合理用药审核与分析,药品配制与调剂,药品分发,不良反应记录等。在药品保障系统中通常还包括药品的库存管理等物资管理功能。

(六)手术麻醉系统

手术麻醉系统专门用于处理手术期间所产生的数据。包括:手术安排、术前访视、手术记录、麻醉记录等功能。在麻醉过程中患者的生命体征数据通常通过呼吸机、各种监护仪器、输液泵等进行采集,因此麻醉系统一项重要功能是连接这些医疗设备,实时获取设备中呼吸、血压、血氧饱和度、心率等数据以及手术过程中各种药物的使用数据,通过软件绘制图形化的麻醉记录单,保证手术医师与麻醉师能够迅速直观地了解患者的情况。

(七)治疗系统

医院中除药物和手术之外,还有许多专门的治疗方法。一些专科在科室内部设置了专门针对自己专业的治疗处理环境,但也有一些治疗科室是为医院各个科室患者提供的公共服务平台。治疗系统就是针对各种公共治疗进行数据记录与处理的系统。治疗系统的通用功能包括:治疗申请的接收、治疗方案的制定与治疗处方生成、治疗计划与安排、治疗执行记录、治疗评估处理等。在通用功能之外,针对不同种类的治疗系统还会有针对性地增加设备连接、特殊数据记录、特殊流程处理等内容。医院现在常见的专门治疗包括:放射治疗、透析治疗、康复治疗、高压氧治疗、针灸与推拿等。

(八)病案管理系统

病案管理是电子病历系统中衔接医疗工作与医疗管理工作的重要功能。在电子病历应用的环境下病案管理系统主要功能包括:各类电子病历数据集成、病历使用授权管理、通用病历浏览与阅读支持、病案编目、病历质量控制等。

二、电子病历系统中的信息共享方法

构成电子病历的各个系统之间有非常多的数据共享需求,这些信息共享保证了医疗过程中的各个环节或各个业务科室能够全面及时了解患者情况,掌握上下游诊断与治疗的信息,这些信息保证了为患者提供最有利的诊疗。

电子病历系统的各个系统中实现信息共享及系统间数据互操作有多种途径与技术架构,目前常见的主要有三种模式:一体化模式、系统接口模式、集成平台模式。

(一)一体化系统模式

采用一体化结构设计的电子病历系统中,各个医疗业务处理系统是在同一个技术体系框架下建立的,除少数整合其他体系的系统外,同一技术体系中各系统之间的信息共享通常通过内部的数据库进行交换与互操作,如图9-2所示。通常一体化设计各个系统的优点是系统的整合性好,用户界面比较一致。各系统对应的医疗流程是按照一个比较规范的流程进行设计,因此通常比较规范,与法规契合度比较高。整个电子病历系统的建设成本相对较低。但这种模式的电子病历系统也存在各个专业系统的功能不够细致,对于特殊处理流程无法非常紧密契合等缺点。在实际环境下,一体化设计的电子病历系统通常由同一个系统开发商完成,对于医院来说建设过程相对简单,协调工作量少。但同时也会影响到医院选择产品的范围。

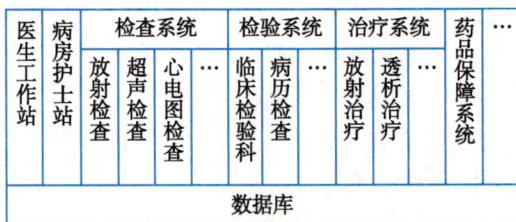

医生工作站	病房护士站	检查系统			检验系统		治疗系统		药品保障系统	…
		放射检查	超声检查	心电图检查	…	临床检验科	病历检查	…	放射治疗	透析治疗	
数据库										

图9-2　一体化模式电子病历系统通过数据库的数据共享机制

(二)系统接口模式

当组成电子病历的各个专业系统是由各个不同的开发商开发时,系统之间需要通过数据交换接口进行信息的共享。通常电子病历相关的系统之间需要交换和互操作的信息内容比较多,包括各种消息的交换和各类结果文档的共享。如果构成电子病历有 N 个专业系统时,如果每个系统之间都有接口,则理论上最多可能需要 N×(N-1) 个接口。由于每个系统都是由不同系统开发商设计,系统架构和软件环境都不相同,因此系统之间接口的种类也会非常复杂。但在实际应用的电子病历体系中,共享信息的需求主要集中在临床医生工作站与各类检查、检验、治疗、药品保障等医技科室和保障科室之间。而各个检查系统之间、治疗系统之间的信息共享需求较少,因此实际需要建设的系统接口并没有太多,如图 9-3 所示。

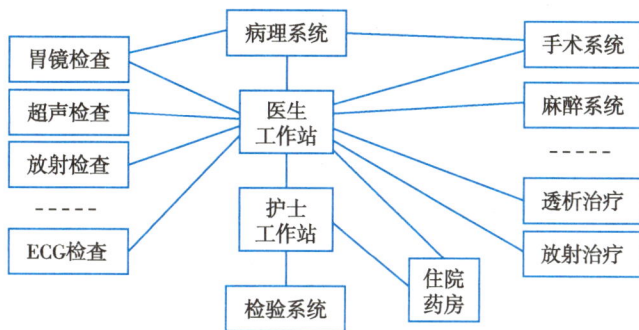

图 9-3　采用系统接口的模式实现电子病历各个系统间信息共享

在各个系统之间增加数据交换接口需要有比较大投入,同时还需要涉及各个系统的开发商配合协同进行系统的改造。常用的接口方式有:调用对方提供接口服务程序进行同步数据交换接口;采用共享中间数据库的异步式数据交换接口;连接的系统双方采用约定的数据交换标准进行接口。为了解决不同系统之间信息共享,往往需要个别约定接口方式和数据交换标准。目前也已经有许多组织制定了医院使用的各类信息系统交换数据的各个层级的标准,例如:系统间交换消息的 HL7 V2、HL7 V3,交换医疗文档的 HL7 CDA,数字医学图像传输的 DICOM,规范检验观察数据的 LOINC,统一诊断分类的 ICD10,结构化描述各类医学术语的 SNOMED CT 标准等等。由于标准众多,在电子病历的不同专业系统之间进行数据交换时选择哪个标准有时也会发生困难,因此又出现了规范化流程与使用数据标准的 IHE。在这个规范中,对医疗过程的基本信息框架和一些主要的检查与治疗流程进行了归纳并规定了在这些流程中选择哪些信息标准作为接口。有关信息标准详细内容请参见第二章各节。

(三)集成平台模式

用集成平台模式组成的电子病历体系是一种采用标准与通用接口方式解决电子病历中各个专业系统信息共享与互操作问题的方法。图 9-4 给出了采用集成平台与各个专业系统连接的示意。信息系统的集成平台通常包括即时消息交换、文档交换、数据整合等功能。在集成平台中还会按照通用的标准建立专业信息系统之间的接口。常用的接口标准有 HL7 V2 消息、HL7 V3 消息、CDA 文档交换标准等。使用集成平台来整合电子病历各个系统的基本条件是相关的专业系统都有与集成平台能够衔接的数据交换接

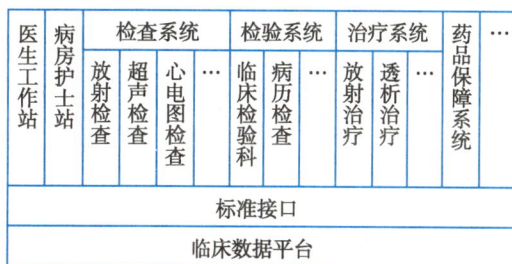

图 9-4　采用集成平台连接各个专业系统

口。在实际的电子病历建设与应用中,专业系统增加通用标准的数据交换接口会有比较高的建设成本。此外,目前的数据交换标准主要定义了高层的数据交换方式,通常缺乏底层的数据交换规范,因此实际建设时还需要针对特定的集成平台进行相关的接口改造。

第三节　电子病历的主要业务处理功能与应用

一、医嘱处理

医嘱处理是电子病历系统的核心功能之一,主要作用是为临床医生提供各类医嘱的输入、修改、查看功能。在医嘱处理的系统中,通常有预先定义好的医嘱字典供医生输入时从中进行选择,例如采用医嘱项目名称的拼音字头输入即可列出所需要的医嘱,然后医生从中选择所需要的内容,这样可以大大加快医嘱的输入。此外,许多医嘱处理系统还具备套组医嘱处理能力,医生可以将常用的医嘱组合成一个医嘱套组并在系统中事先定义好,输入医嘱时只要输入套组名称即可自动生成所定义的一系列医嘱,大幅度提升医嘱处理效率。一些医嘱处理系统还将医嘱套组与临床路径功能结合在一起,使医嘱的规范化处理、医疗指南应用、提高医嘱处理速度几个目标同时达到。不仅如此,许多电子医嘱处理系统还提供了智能化的辅助功能,如合理用药检查、与医嘱项目配套的知识库提示、医嘱内容与患者过敏、生理状态、诊断、检验结果等信息联合核查等,以此尽量防止医生下达医嘱时发生错误。国外文献中通常称医嘱处理为 CPOE(computerized physician order entry)。

医生下达的医嘱在系统中将形成医嘱记录,同时还能够生成所需要的处方、检验申请、检查申请、会诊单、手术申请、治疗处方等内容,系统将这些信息分别传送到药房、检验、各种检查科室、手术室、各种治疗科室所使用的信息系统,在电子病历系统的体系中完成医疗信息的传递。图9-5给出了医嘱录入处理系统主要流程。

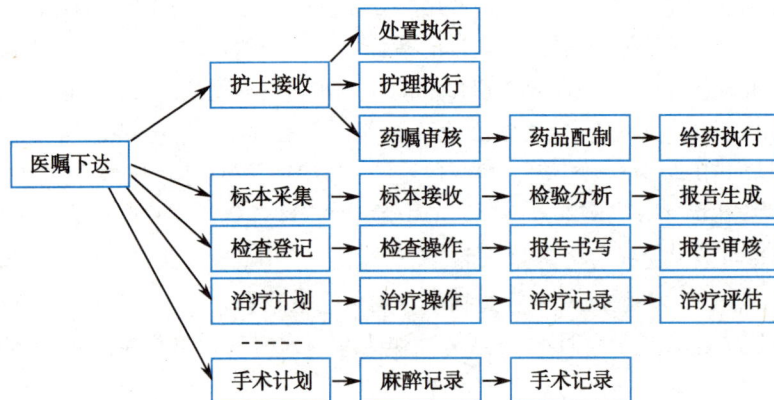

图9-5　医嘱处理系统主要流程

医嘱处理系统设计时,做好医嘱数据的归纳抽象和医嘱处理流程模型设计是非常重要的工作。信息系统提供给医生选择医嘱内容的项目称为诊疗项目。因医嘱系统中所产生的医嘱记录是重要的医疗记录文件,按照医疗法规的要求这些诊疗项目应该使用规范的医学术语。为了使医嘱处理系统产生的医嘱记录能够在后续的检查、治疗、收费等流程中能够使用,电子病历系统中各类医嘱所使用的诊疗项目应该设计成能与药品、检查、检验、治疗、手术、护理、膳食等系统所使用项目一致或能够进行对照。如果医院是按照医疗项目进行收费的,诊疗项目还应有与医院收费价表的对照。通常的电子病历设计时会设置多个对照表,以使电子医嘱记录能够与其他系统进行信息转换,完成整个医疗流程的信息传递。在早期设计的一些医嘱处理系统直接用收费项目当成医嘱的诊疗项目使用,这往往会使系统难以兼顾医嘱记录的规范性和医疗收费的准确性。目前这样设计的系统已经越来越少了。

二、病历编辑

为医生书写病历提供功能强大的编辑器是电子病历系统中一项必不可少的功能。长期以来,我国的病历记录中已经习惯用图、文、表格等丰富的表现方式记录医疗过程中的病史、症状、查体、上级医师查房、病程、手术与麻醉、出院小结等描述性病历的内容,因此需要电子病历系统中具有丰富的文本编辑功能,通常是所见即所得的编辑处理方式。许多系统还要求这个编辑器能够引入医嘱、检验结果、检查报告等信息,还能够实现绘图、插入照片、编辑表格等功能。一些系统的病历编辑器还能够定义各种带有项目标记的模板用于产生带有结构化的病历记录。例如可以在病历中将血压、吸烟状况、发病时间等信息专门标记出来,以后在查阅病历或进行临床研究分析时可以直接将这些数据提取出来。现在也有一些病历编辑器带有智能化辅助书写功能,如在病历中记录体温时出现超出常规的数值系统能够进行管控,病历内容出现与患者性别、年龄等矛盾的内容时及时给出提示。为实现录入过程的智能化提示,病历编辑系统设计时需要有一个专用知识库用于标识出需要在录入时进行处理的词汇、判断条件、处理逻辑等内容。

　　病历编辑器所产生的病历记录在许多电子病历系统中采用文件的方式进行存储。如果是结构化的病历记录,这些病历文件中还包含了各种标记、项目等内容。如果是带有图文或表格的病历内容通常也将这些内容包含在文件中一同存储。为了便于交换,目前使用的 XML 格式的病历文件存储方式是常用的格式。也有一些电子病历系统的病历编辑器采用非关系型数据库来存储病历描述性记录。图 9-6 是病历编辑器的例子,图 9-7 给出了采用 XML 记录的描述性病历记录文件内容。

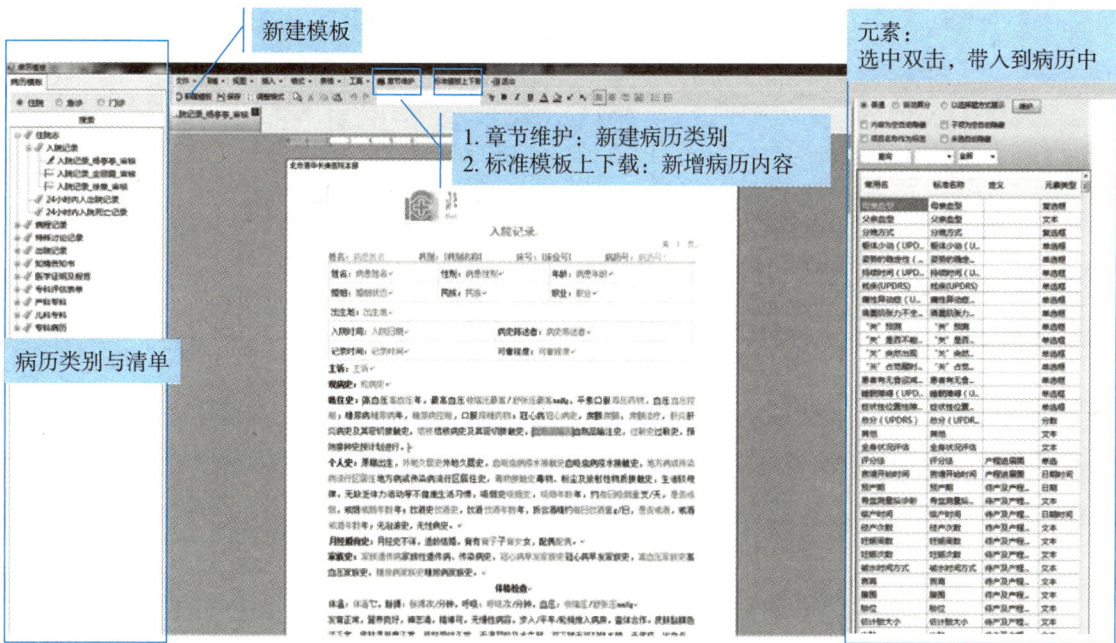

图 9-6　结构化病历的编辑器与模板

三、护理业务支持功能

　　支持护理相关信息处理的专业系统也是电子病历体系中非常重要的一部分内容。护理信息主要集中在检查和治疗的执行记录、观察记录的处理方面,如针对医嘱的处理包括医嘱的确认、药品接收的核对、药品配制、给药执行记录等;针对护理记录的处理则包括患者评估、生命体征数据测量采集与记录、护理观察记录、护理操作执行记录等。由于护理工作有许多需要在患者身边执行,因此许多护理信息系统是建立在移动护理车、手持机等环境下。护理信息系统还常常通过条码识别、RFID 识别等机读信息的方式来识别患者、药品、标本等。为满足机读识别的需要,护理系统在应用时常常需要配套的患者腕带、药品包装条码、标本标识条码、婴儿 RFID 标签等设施。而产生这些标识物又需要相关的药房系统、患者住院系统、检验系统等都有配套设施,软

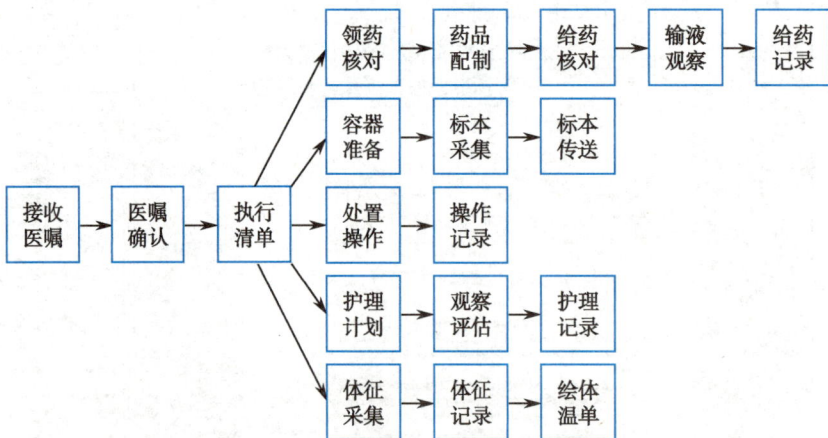

```
          <Name>主诉</Name>
          <InnerValue>发现肝恶性肿瘤8个月，末次介入术后5个月</InnerValue>
          <BackgroundText>主诉</BackgroundText>
          <EnableHighlight>Disabled</EnableHighlight>
          <FieldSettings />
       </Element>
       <Element xsi:type="XParagraphFlag" StyleIndex="7" />
     - <Element xsi:type="XString" StyleIndex="8">
          <XElements xsi:nil="true" />
          <Text>现病史：</Text>
       </Element>
     - <Element xsi:type="XInputField" StyleIndex="7">
          <Attributes />
          <ID>PK_17</ID>
          <EnableValueValidate>true</EnableValueValidate>
        - <ValidateStyle>
          <Level>Warring</Level>
          <Required>true</Required>
          <DateTimeMaxValue>1980-01-01T00:00:00</DateTimeMaxValue>
          <DateTimeMinValue>1980-01-01T00:00:00</DateTimeMinValue>
       </ValidateStyle>
       <Expressions />
       <ScriptItems />
     - <XElements>
       - <Element xsi:type="XString" StyleIndex="7">
          <XElements xsi:nil="true" />
          <Text>患者2个月余前体检时B超发现肝占位性病变，无腹痛、消瘦、乏力、黄疸等症状，至江苏省肿瘤医院行MR检查示肝内多发占位性病变，未予特殊治疗。分别于2016-
          09-07、2016-10-12、2016-11-18在局麻下行肝肿瘤介入栓塞化疗术。术后给予保肝等对症治疗，患者病情平稳后出院。现为复查及进一步诊疗来我院肝胆介入科。患
          者自上次出院后一般情况可，饮食睡眠可，二便可，体重未见明显减轻。</Text>
       </Element>
       </XElements>
       <BorderElementColor />
```

图 9-7　采用 XML 记录的描述性病历记录文件

件也需要有相应的处理功能。图 9-8 给出了护理医嘱执行处理系统的流程，图 9-9 是护士在执行药品给药时核对患者、药品和医嘱的场景，图 9-10 是护理采集体征时记录数据的场景。

图 9-8　护理医嘱执行处理系统流程

四、治疗记录

　　电子病历体系中包含多种专科的治疗信息，因此需要有专门的治疗信息系统进行处理。医院实际的治疗包括两种类型：一类是临床专科自己进行的专科治疗，如眼科、耳鼻喉科、口腔科、妇产科等针对专科患者进行的治疗，这类治疗主要由专科的医师在门诊、病房直接完成；另一类是医院平台治疗科室完成的治疗，这些治疗针对各个专科的患者，如透析治疗、放射治疗、针灸、康复体疗、高压氧治疗等等。通用的治疗信息处理流程如图 9-11 所示。专科自己完成治疗时，通用流程中一些过程可以省略，如治疗申请、分配治疗师等。不管哪类治疗，每一种专科治疗都有一些特殊需要记录的内容。一些治疗系统还需要有专门的接口连接治疗设备或相关的检查设备，以获得特定治疗方案或进行治疗评估的数据。

笔记

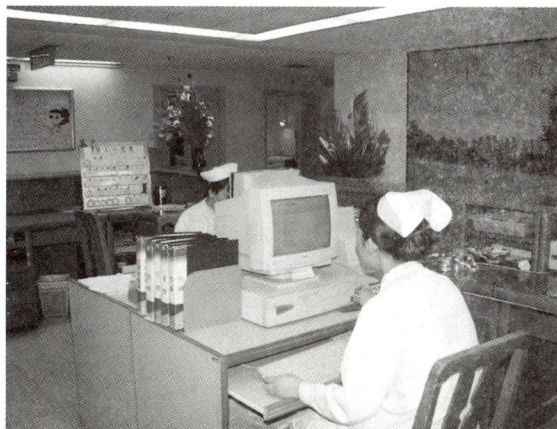

图 9-9　护士在计算机上核对医嘱

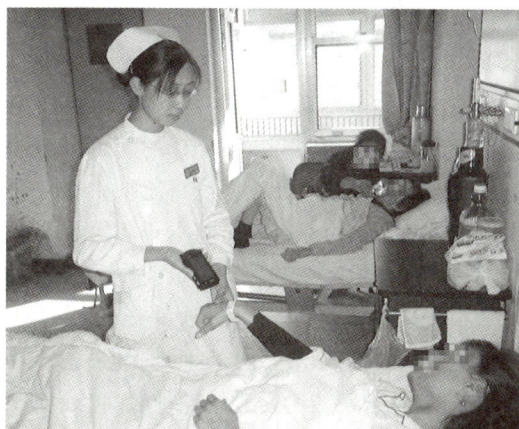

图 9-10　操作前识别患者

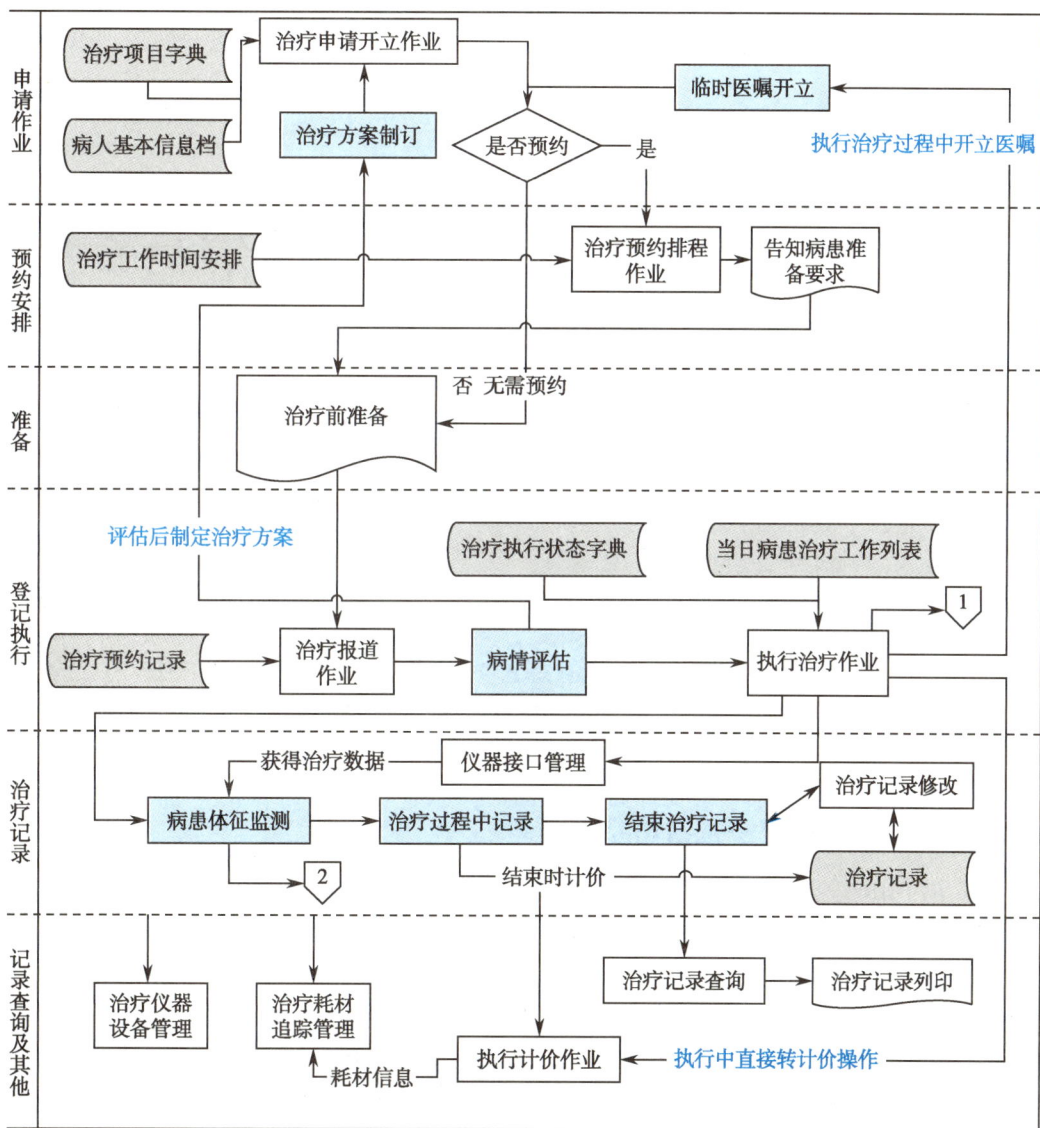

图 9-11　治疗系统通用流程

五、通用的病历浏览

在电子病历体系中提供一个全面、通用的病历浏览阅读系统是一个重要的功能。类似纸张病历装订成册后提供给医务人员阅读的病历本,通用的整合病历浏览系统会为医务人员提供阅读病历的方便工具。电子病历阅读系统将比纸质病历更加方便、及时,并可以让多人同时使用。

通用病历浏览系统就是将电子病历体系中各个专业系统产生的数据进行整合管理,用一种整体化的方式展现给需要的医务人员使用。这个病历浏览系统包括病案首页、病历记录、医嘱记录、各种检查报告以及相关的图形图像、各类检验结果、护理记录、各种体征记录、手术记录、治疗记录等内容。一些电子病历浏览系统还以时间轴方式显示各类检查、检验、手术、治疗、用药等数据和可视化数据的图形,以让阅读者更容易理解各种诊断与治疗信息。

要能够在电子病历体系中整合各种医疗记录,首先需要对医院中各个专业系统的信息进行规范化与标准化的处理。通过统一的患者识别号、就诊序号、诊疗项目、药品代码等标识数据将患者相关的检查与治疗信息整合在一起。不仅如此,在电子病历体系中各个系统还需要将各自的信息整合到一个统一的数据框架内,使其能够被一个统一的浏览系统获取并按照预定的方式重现。图9-12 给出了电子病历浏览系统通常整合的信息内容。

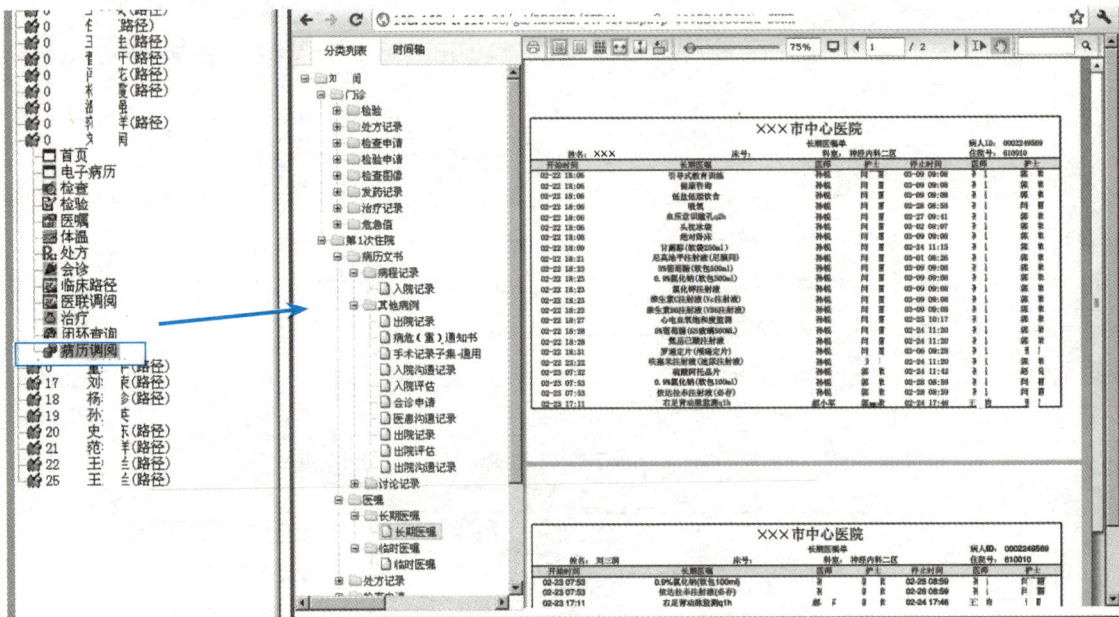

图9-12　电子病历浏览系统整合的专业医疗系统信息

六、电子病历中的电子签名功能

电子病历作为医疗过程的记录关系到患者的健康与生命,因此记录的准确与完整,内容符合医疗过程实际情况是非常重要的属性。按照法规要求,病历记录必须由书写的医务人员签字确认。签字的作用主要有两个,一是确认病历书写的责任人,二是防止记录被篡改。在电子病历的环境下,签名就需要依据《电子签名法》的要求对病历使用"可靠电子签名"方式进行签名。

许多人对于电子签名的概念现有误解,例如一些人将手写签名的扫描图片粘贴到文件中认为是电子签名。实际上这种粘贴的签名图片与文件内容本身没有任何关联,任何人都可以在任何文件上粘贴这种图片,在法律上是无法确认文件由签名人所写,签名人也可以否认所书写的内容。这种方法不是可靠电子签名,因而无法作法律上的证据使用。

在《电子签名法》中列出了可靠电子签名的四项基本条件:①电子签名制作数据用于电子签名

时,属于电子签名人专有;②签署时电子签名制作数据仅由电子签名人控制;③签署后对电子签名的任何改动能够被发现;④签署后对数据电文内容和形式的任何改动能够被发现。符合这四项条件产生的可靠电子签名,可以保证所签署的电子文件无法被他人伪造(即出现文件被伪造或修改时能够被发现),同时签署者也不能否认所签署的内容。

数字签名是一种可靠电子签名,其基本原理是利用非对称加密技术对电子文件进行加密运算产生签名的方法。验证时用签名数据还原的文件(或摘要)与原文(或摘要)进行比对来确认原文是否被修改。非对称加密技术对文件的加密和解密使用不同的密钥,签名时使用的加密密钥是私钥,仅由签名人掌握,验证文件时使用的解密密钥是公钥,可以在公开场合传输。在电子病历中应用数字签名时,就是对要签名的病历文件内容进行签名处理产生关联的签名数据。数学上已证明现有条件下这种签名数据一般条件下无法破解或伪造,同时又可以被特定的机构进行验证,因而它能够满足《电子签名法》所要求的"可靠电子签名"的四项基本条件。按照目前的电子技术水平、管理条件,应用数字签名技术作为实现电子病历中可靠电子签名的方法在经济上、技术上和管理上都具备可行性。

在实际应用中,签名人需要使用一个存储介质(如 U-KEY、IC 卡或手机等)来进行数字签名的操作。在这个存储介质中存放有数字证书,其作用是用于证明签名人的身份。数字证书是由权威的认证机构产生与管理,其中包含了公开密钥、拥有者、签发者、有效期以及一些扩展信息。在需要时利用数字证书中存储的信息到认证机构进行查证即可确认签名人的身份信息以及签名的有效性。

通常用于签名的加密私钥也存储在签名人掌握的存储介质中,因而其他人无法掌握和使用签名的私钥。为防止存有私钥的介质丢失后被他人利用,在使用私钥进行签名时还需要签名人输入 PIN 码(个人识别码)来保证确实是签名人在使用私钥进行签名操作。图 9-13 给出了数字签名过程与验证过程。

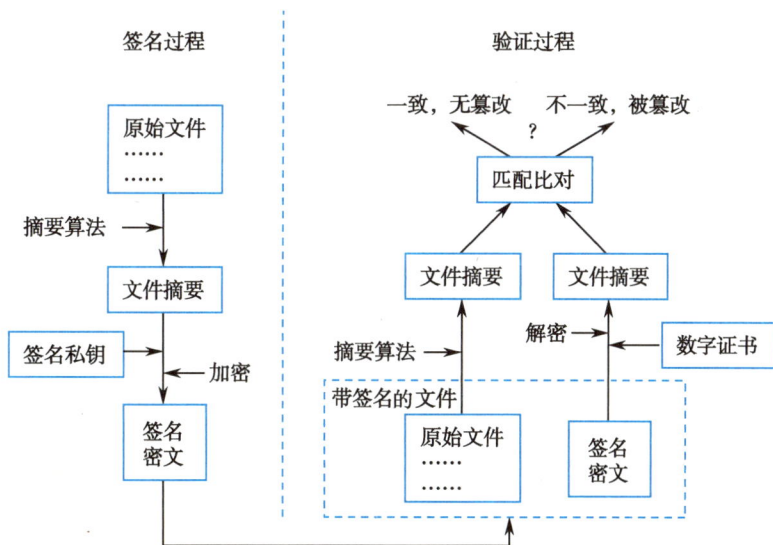

图 9-13　电子签名与验证过程示意图

第四节　电子病历系统的评估

一、信息系统的评估方法

计算机系统用于进行各种事务处理后提供了高效、准确、及时的信息处理手段,使得效率、效益得到了提升,但信息化建设也需要投入大量的人力、物力与资金。对于信息系统的评价是了解信息化建设投入产出的重要手段。我们可以从多个角度评价一个信息系统。数十年来,人们在不断寻找着评价信息系统建设水平、信息应用质量的各种方法,目前已有多种研究成果。

早在 1973 年,R. L. Nolan 在研究计算机系统建设投资与应用情况后,提出了以信息建设投资为基础的分级方法,即信息发展的 Nolan 模型。如图 9-14 所示,这个模型是一种通过投资间接评价系统发展阶段的方法。有趣的是,这种模型的建立是受到马克思的资本论中有关人类社会各个发展阶段是按照生产力发展水平划分的启发,提出了按照信息化的投资进行划分的设想。但由于影响信息系统应用质量有很多因素,在实际应用中许多信息系统的投资与系统应用质量并不完全成正比。尽管如此,Nolan 的模型让人们对信息系统的建设水平有了一个依据客观要素进行评价的方法,也对信息系统的发展有一个被人接受的分类。

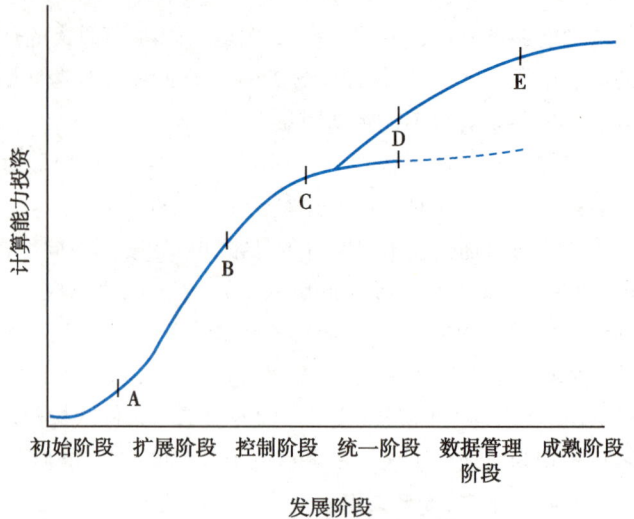

图 9-14　Nolan 的信息发展模型

在 1992 年,W. H. DeLone 和 D. R. McLean 提出了一种信息系统成功模型,这个模型将信息系统的应用质量归纳为通过 6 个尽可能相互独立的变量进行评价。这 6 个变量分别是:信息质量、系统质量、应用情况、用户满意度、对使用者影响、对使用机构的影响。到 2003 年又提出了改进的信息系统成功模型,简称 D&M 模型,同样采用 6 个变量进行评价,但变量调整为相互关联更小的信息质量、系统质量、服务质量、使用意愿与使用情况、用户满意度、纯效益(图 9-15)。这种方法能够比较全面地评价信息系统的应用质量,因此这些文献被广泛引用。

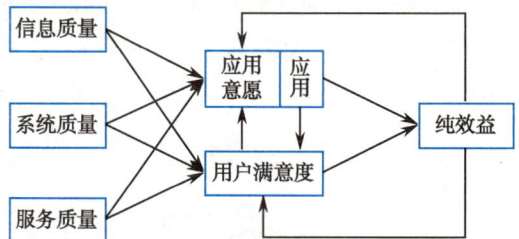

图 9-15　改进的 D&M 信息系统成功模型

在实际应用中,这种方法在对信息系统进行评价时需通过问卷调查来获得一些维度数据,例如用户满意度、服务质量等,因此评估结果受到调查对象的主观影响比较大,如果增大问卷调查量,又给评估的实施造成困难。随着信息的普遍应用,人们越来越重视信息系统的效用,因此信息系统成功模型的全面应用或部分应用都能够对客观评价信息系统的水平与效益有所帮助。

二、对电子病历系统的评估

电子病历系统是一种特定处理医疗信息的信息系统。针对电子病历系统这样特定的信息系统也有许多评估的研究工作和实际的评价体系。美国的 Gartner 公司对于电子病历的发展阶段给出了一种 5 个等级的划分方法,并且不断对这种方法的具体评价内容进行修正。具体分级的内容请参见图 9-16。这是一种从医生的角度评价的方法,它将电子病历对医生的影响划分为:数据收集、文档管理、助手、工作伙伴、业务指导等 5 个逐步提高的阶段。这种模型主要是针对系统的功能进行评价的(图 9-16)。

美国医疗信息与管理系统协会(HIMSS,Healthcare Information and Management Systems Society)的 EMR Adoption Model(EMRAM)评价模型是目前在美国比较有影响的针对电子病历系统的评价方法,每年在美国和加拿大都使用这个模型对医院进行评估。在 EMRAM 模型中,电子病历的应用水平被分为 0 到 7 共八个等级。通过医院回答调查问卷中的一系列问题,经过特定的模型归纳处理,可以将一所医疗机构电子病历的应用情况划分为相应的等级。这种方法能够从宏观上评价医院的整体情况,是一种根据系统功能对建设水平进行评估的方法。

美国 Centers for Medicare & Medicaid Services(CMS)是类似我国医保中心的机构,在他们所进行

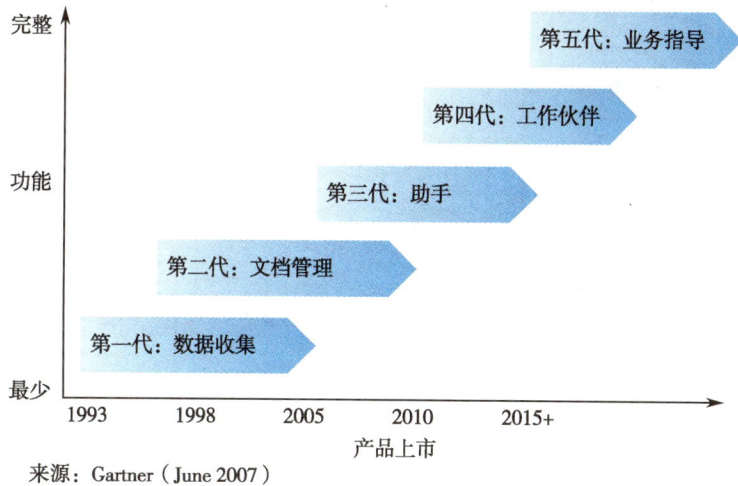

来源：Gartner（June 2007）

图 9-16 电子病历 5 代评估模型

图 9-17 EMR Adoption Model

的电子健康档案推进计划中"有效应用"（Meaningful Use）评价方法对医院和诊所的电子病历系统使用给出了一种面向应用质量评价的方法。在这种评价方法中，根据医疗安全、效率、质量等方面的要求归纳出电子病历系统的 25 个应用考察项目，并确定其中必须应用的内容和一些可以由医疗机构选择应用的内容。通过考察这些内容的应用情况（如对患者使用电子处方的比例、出院小结电子化应用的比例等）来确定医院或诊所是否实现了电子病历的有效应用。这种方法能够比较好地判断应用的范围。但这种方法中没有对功能进行全面的考察，也缺乏对应用层次和水平的分级。

美国德州大学生物医学信息学院、德州大学健康科学中心（休斯敦）建立的一套电子病历易用性评价（Toward a Unified Framework of EHR Usability，TURF 框架）方法是从电子病历可操作性、可靠性等方面进行评估的方法。这种方法通过比较实际的业务复杂性、难度与电子病历系统功能满足业务需求的比例、系统展现方式对于完成业务工作支持程度、用户使用这些功能的满意度等几个方面定量地评估电子病历的易用性。在实际应用这种方法评估一个电子病历系统时，需要仔细分析业务内容、操作需求以及电子病历系统的具体功能与界面，工作量是比较大的（图 9-18）。

我国针对医院信息化与电子病历系统的评价也有许多研究工作。如：一些学者通过专家问卷调

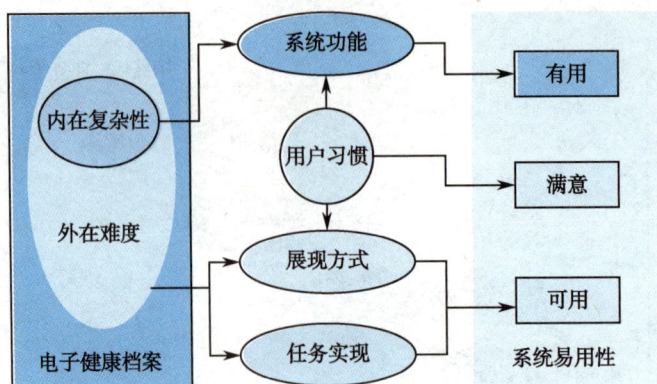

图 9-18 TURF 评价电子病历易用性框架

查制定的医院信息系统评价指标;军队卫生部门制定了《军队数字化医院建设与评价细则》;国家卫生管理部门也制定了一系列的评价标准,其中原国家卫生部医政司制定的《电子病历系统功能应用水平分级评价方法及标准(试行)》和原国家卫生计生委统计信息中心制定的《医院信息系统互联互通标准》是应用最广泛的两个标准。

在 2011 年制定的《电子病历系统功能应用水平分级评价方法及标准(试行)》针对电子病历的系统功能和应用范围两个维度进行对电子病历的建设与应用水平进行评估,通过功能评分、应用比例调查等方法将电子病历应用水平定量化地用 0~7 级进行评价,详细内容参见下面电子病历评估案例介绍。

医院信息互联互通标准化成熟度测评是在 2015 年由原国家卫生计生委统计信息中心制定的评价医院信息系统相互之间信息共享与互操作水平的标准。这个标准中将医院信息互联互通标准化成熟度评价分为七个等级,由低到高依次为一级、二级、三级、四级乙等、四级甲等、五级乙等、五级甲等,每个等级的要求由低到高逐级覆盖累加。具体的分级要求参见表 9-1 中的详细说明。

表 9-1 医院信息互联互通标准化成熟度分级方案

等级	分级要求
一级	部署医院信息管理系统,住院部分电子病历数据符合国家标准。
二级	部署医院信息管理系统,门(急)诊部分电子病历数据符合国家标准。
三级	初步建成医院信息集成系统或平台,实现电子病历数据整合; 建成独立的电子病历共享文档库,住院部分电子病历共享文档符合国家标准; 实现符合标准要求的电子病历档案服务; 集成系统或平台上的应用功能(公众服务应用、医疗服务应用、卫生管理应用)数量不少于 6 个; 联通的业务系统(临床服务系统、医疗管理系统、运营管理系统)数量不少于 6 个; 联通的外部机构数量不少于 2 个。
四级乙等	初步建成基于电子病历的医院信息平台; 建成基于平台的电子病历共享文档库,门(急)诊部分电子病历共享文档符合国家标准; 平台实现符合标准要求的注册服务以及与上级平台的基础交互服务; 平台上的应用功能(公众服务应用、医疗服务应用、卫生管理应用)数量不少于 13 个; 联通的业务系统(临床服务系统、医疗管理系统、运营管理系统)数量不少于 15 个; 联通的外部机构数量不少于 3 个。
四级甲等	建成较完善的基于电子病历的医院信息平台; 建成基于平台的独立临床信息数据库; 平台实现符合标准要求的电子病历整合服务、就诊信息查询及接收服务,基本支持医疗机构内部标准化的要求; 联通的业务系统(临床服务系统、医疗管理系统、运营管理系统)数量不少于 24 个; 联通的外部机构数量不少于 4 个。

笔记

续表

等级	分级要求
五级乙等	法定医学报告及健康体检部分共享文档符合国家标准； 平台实现符合标准要求的术语和字典注册、与上级平台交互的共享文档检索及获取服务； 平台实现院内术语和字典的统一,实现与上级平台共享文档形式的交互； 平台上的应用功能(公众服务应用、医疗服务应用、卫生管理应用)数量不少于 15 个； 平台初步实现与上级信息平台的互联互通； 联通的外部机构数量不少于 5 个。
五级甲等	平台实现符合标准要求的与上级交互的术语和字典调用及映射服务、预约安排及预约服务；通过医院信息平台能够与上级平台进行丰富的交互,实现医院与上级术语和字典的统一； 平台实现丰富的跨机构的业务协同和互联互通应用； 联通的外部机构数量不少于 6 个。

三、电子病历评估案例介绍

我国《电子病历系统功能应用水平分级评价方法及标准(试行)》采用对系统功能与应用范围两个维度进行客观评价的方法。按照改进的信息系统成功模型(D&M 模型),这两个维度属于"系统质量"和"应用"两个维度的内容。系统功能评估主要是针对电子病历各系统中的功能,按照数据采集、信息共享、智能化处理三个层级评价从低级到高级的水平;应用范围则是按照每个系统在医院中应用的比例来进行评价从低到高的水平。

(一)电子病历系统功能分级的原则

电子病历体系由整个医疗流程各个环节组成,每个环节所使用的专业信息处理系统都需要评估其系统功能和应用范围的水平。评价标准将整个医疗流程划分为 9 个角色,每个角色下有 1~7 个不等的评价项目,整个评价标准共有 37 个评价项目。无论医疗机构使用的电子病历系统如何划分子系统,相关的功能设置在哪个子系统中,只要按照这些标准对每个环节下的项目进行应用水平评估,就能够在不同的系统、不同的医疗机构中得到可比的评价结果。

各个项目的设定原则主要是根据在诊断、治疗等各类操作中医生、护士、技师等具体操作的工作细节设置的。这些环节是一个相对完整,可以比较明确划分,能够产生比较独立医疗记录的工作。具体的角色和考察项目在下图中列出(图 9-19):

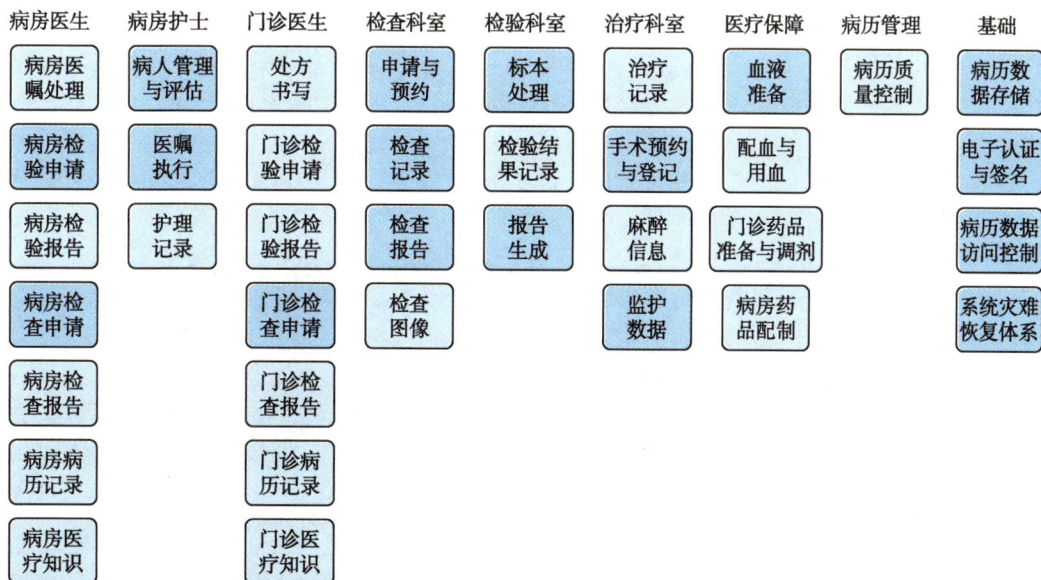

病房医生	病房护士	门诊医生	检查科室	检验科室	治疗科室	医疗保障	病历管理	基础
病房医嘱处理	病人管理与评估	处方书写	申请与预约	标本处理	治疗记录	血液准备	病历质量控制	病历数据存储
病房检验申请	医嘱执行	门诊检验申请	检查记录	检验结果记录	手术预约与登记	配血与用血		电子认证与签名
病房检验报告	护理记录	门诊检验报告	检查报告	报告生成	麻醉信息	门诊药品准备与调剂		病历数据访问控制
病房检查申请		门诊检查申请	检查图像		监护数据	病房药品配制		系统灾难恢复体系
病房检查报告		门诊检查报告						
病房病历记录		门诊病历记录						
病房医疗知识		门诊医疗知识						

图 9-19　电子病历分级标准中的角色与考察项目

评价电子病历时需针对每个项目进行评估。系统功能的水平划分为 0~7 共八个等级,每提升一个等级代表电子病历系统的功能水平有了一个提高和跨越。这八个功能等级的划分原则在 9-2 表中给出:

表 9-2　中国电子病历应用水平分级评价的原则

功能等级	功能要点	评估内容
0 级	未形成电子病历系统	没有应用联网的计算机系统,医疗过程的信息处理由手工或独立计算机完成
1 级	初步数据采集	**局部要求:**使用计算机采集医疗业务数据,这些数据能够在两台以上计算机之间共享,数据共享过程需要手工参与处理(如传盘、手工复制文件等)。 **整体要求:**药品、检验、检查等有任何两个以上跨业务项目用计算机采集医疗业务数据,并能够通过传盘、复制文件等共享数据(如护士录入医嘱、医疗保险业务通过获取导出医嘱文件进行处理;放射科保存检查图像文件光盘,病房医生调用光盘看图像)
2 级	部门内数据交换	**局部要求:**在医疗机构内部的一些部门内部,应用了处理医疗信息的系统,这些系统的信息通过网络在部门内部自动处理共享。部门之间的信息无法进行共享。 **整体要求:**医疗业务部门(药房、检验科)内部两个以上业务项目能够通过联网的计算机进行医疗记录、费用数据自动采集处理,各部门内有统一的医疗数据字典,能产生费用明细清单。部门之间的没有系统的数据交换,或数据的交换需要经过人工的干预处理
3 级	流程数据共享,初级医疗决策支持	**局部要求:**可通过任何方式(界面集成、调用外系统、接口等)获得部门外数字化信息,本系统的医疗相关信息可供整个医疗机构共享。至少有 1 项自动检查规则 **整体要求:**临床科室能够用计算机处理医嘱(医生或护士)、处方(医生),系统自动传送这些数据给药局、收费部门,有多部门统一的医疗数据字典,可通过任何方式(界面集成、调用外系统、接口等)共享检查、检验、药品信息。医院内有至少 1 个知识库或规则检查机制
4 级	全院信息连通,中级医疗决策支持	**局部要求:**通过数据接口方式实现与所有相关系统的数据交换,在一个医疗角色范围内提供至少 1 项具有知识库的决策支持或流程控制服务 **整体要求:**全部数据在发生地采集,实现医生处理医嘱、处方,病历记录计算机化。全院各部门检查、检验、治疗、药品处理共享信息通过数据接口方式实现。各个医疗流程实现全流程计算机化信息处理。实现药品配伍、相互作用、药物与诊断自动检查,提供统一的临床规范、检查与检验作用知识库。
5 级	统一数据管理,病历书写智能化	**局部要求:**本系统产生医疗数据可提供全院统一数据管理系统,所需要数据来自统一数据管理系统,具有利用包括系统外数据的知识库。所有业务过程可能够依据计算机系统提供信息执行 **整体要求:**全院形成统一的临床数据管理机制。各个部门系统数据能够在数据层面集成。临床医生书写病历具有智能化工具,有智能化模版,结构化方式存储记录,能够获取检查、检验、治疗记录的数据,门诊、住院信息可一体化共享。检查报告产生工具能够引用临床信息与其他部门数据

续表

功能等级	功能要点	评估内容
6级	全流程医疗数据闭环管理,高级医疗决策支持	**局部要求**:各个医疗业务项目尽可能使用机器识别与数据采集手段(如条形码、磁卡、IC卡、RFID等),计算机系统提供在线数据核查与管理。能够在业务处理中依据知识库进行信息检查,为医护人员提供全面、及时的提醒,减少医疗差错的发生概率 **整体要求**:护理过程全面计算机记录,药物治疗实现闭环信息记录与管理,检查与检验实现全面(包括过程、标本等)数据跟踪。具备全院跨部门信息构成的知识库(如业务规则检查、药物知识、诊断+体征+药物检查等)。实现临床路径与医嘱下达、医嘱执行的紧密结合
7级	完整电子病历系统,区域医疗信息共享	医院的计算机信息系统不仅在整个医院内部能够共享医疗信息,同时能够按照标准与其他医疗机构交换信息。可接收外部检查、治疗申请信息,可将医疗记录传送给外部医疗机构。能够将患者在各个机构产生的医疗记录、查体记录、个人健康记录数据抽取所需内容形成完整的电子病历。实现医疗与个人健康状况的连续记录

在上述每一级的评估要求中包括了局部要求和整体要求。局部要求侧重于对具体业务项目功能的要求,而整体要求则侧重于对医院达到这个等级关键业务功能的要求。在这些等级中,前一等级通常是后一等级的基础。在实际的评价中,任何一级的要求必须在前级功能实现的前提下才能够得到认可。

(二)局部应用水平评估的基本方式

局部应用水平的评估就是对医疗流程中的具体环节的局部信息系统功能与应用范围进行的评估。例如对药品管理、对病房医生的医嘱处理等。评估的主要目的是深入了解医院医疗流程中各个具体部门信息系统功能当下所处的水平,同时考察这些功能实际应用的范围。其主要步骤包括以下内容:

(1)按照每个项目所实现的功能,对照相应项目将功能8个等级(0~7)的详细要求进行评估。各个评价项目通常每个等级会有1~5项具体功能要求,这些要求都是这个考察项目中的重点内容。通过对比实际功能和标准要求功能后可以确定该项目达到的功能等级。

(2)考察每个项目中各个功能等级的实际应用比例。具体在进行评估时,应用情况主要看信息系统在医院中应用的覆盖范围,即考察一个系统应该应用在哪些科室或哪类医疗业务中,然后考察医院的这些系统实际应用的范围。通过这两者比较就能够得出某个系统功能(或考察项目)的应用比例。标准以这个比例作为评估指标来考察应用的质量。

(3)计算各项目的综合评分。这个评分就是通过前面列出的功能等级与应用范围比例的乘积得到的。这个综合评分是对电子病历系统该项功能的一个综合评价。如果医疗过程中某个环节的信息系统应用要具备比较高的水平,则需按照评价标准就必须同时具备较高的系统功能水平和较大范围的应用才行。水平较低的系统得到大范围应用或高性能系统的小范围应用都无法得到较高的综合评分。

(三)对医疗机构电子病历水平的整体评估

医疗机构电子病历应用的整体水平是一种全面、综合性评价指标。对整体水平的评价主要考察医院整个医疗流程中信息处理系统功能的全面性和系统应用的平衡性。评价指标的设计是引导医院电子病历系统的建设从总体上向着各个环节普遍应用、功能水平平衡提高的方向发展。

医疗机构的电子病历系统应用必须同时在应用范围、重点项目的实现、平均水平三个方面达到规定的要求,才表明从整体上达到了某个级别的水平。表9-3列出了整体评价的各个等级对应的要求。

表 9-3　整体评价各个等级对应的要求

等级	内容	考察总项目数	最低总评分	基本项目数	选择项目数
0 级	未形成电子病历系统	37	—	—	—
1 级	初步数据采集	35	27	6	18/29
2 级	部门内数据交换	35	60	11	13/23
3 级	流程数据共享,初级医疗决策支持	37	85	18	8/19
4 级	全院信息连通,中级医疗决策支持	37	120	19	8/18
5 级	统一数据管理,病历书写智能化	37	140	21	8/16
6 级	全流程医疗数据闭环管理,高级医疗决策支持	37	170	24	6/13
7 级	完整电子病历系统,区域医疗信息共享	36	210	24	6/12

整体评价三个方面的具体要求是:

(1)最低总分的要求。设置"最低总分"的目的在于保证医院整体信息化建设应用有一定的覆盖范围。在标准中设置的最低总分一般在该级别满分的73%~83%之间。

(2)在标准的每个级别中设置了"基本项目"和"选择项目"。基本项目通常是那些医疗流程应该产生记录的关键环节。作为电子病历记录,这些关键环节必须实现电子化处理。标准中对不同的级别有不同的基本项,原则上低等级的基本项目要求少,高等级的基本项目要求多。对于基本项目,要求其应用范围必须在80%以上,这实际上是要求基本项目的信息处理功能在医院的绝大部分患者中应用。

(3)"选择项目"条件设置的目的是为在不失整体水平的前提下适应医院信息化建设的多样性。不同的医院完全可以根据自己的特点和需求,优先建设一些医疗需要、条件成熟、效果明显、患者满意、对保障医疗安全和提高医疗质量有重要作用的项目。在标准中,要求医院整体达到某个级别时,一般要求有2/3以上的考察项目达到或超过这个级别,也就是绝大多数项目达到或超过所评定的等级才能反映出医院的整体水平。对于选择项目应用范围要求达到50%以上,即应用范围应该超过一半。

（四）电子病历应用水平评价的实施

电子病历应用水平的实际评估过程采用:网络报送数据(按规则审核)评估确认的流程。由医院按照标准的要求将电子病历系统的功能情况、应用情况数据传送到网上的电子病历应用水平评估平台。网络平台软件按照规则的处理逻辑,自动对所报送的医院进行分析与处理,核对各个数据之间的逻辑关系。经过数据核对后,评估平台能够自动计算出医院电子病历系统应用的整体水平等级,并为医院提供一个初步的分析报告。在这个报告中列出了各个考察项目的得分情况、基本项与选择项的详细实现情况。自动评估处理系统还能够预估出医院距离更高一个等级的差距,以便于医院进行电子病历系统建设或应用的改进。

对于应用水平为5~7级的医院还需进行复核。主要流程包括实证材料审核与现场确认两个过程。实证材料审核是要求医院提供能证实电子病历应用水平的截屏等相关材料,经专家审核后符合要求的,再进入现场审核环节。现场审核的主要目的是确认所报送的实证材料与医院实际应用的情况一致,同时核实医院系统中应用的数据符合分级标准的要求。

在2011年至2016年期间,应用电子病历系统功能与应用水平分级评价标准对全国的医院进行了评估。结果表明,我国医院总体应用水平处于中低级水平。医院内各个系统应用水平也有所不同,患者管理、医嘱、检验等有较高的建设与应用水平,而手术、监护、治疗、门诊病历等应用则水平不高。在电子病历系统功能中智能化系统与应用水平需提高,特别是临床决策支持功能、各类知识库等内容。图 9-20/文末彩图 9-20 列出了近年的整体评估情况,图 9-21 列出了 2014 和 2015 年各个项目的平均评分情况。

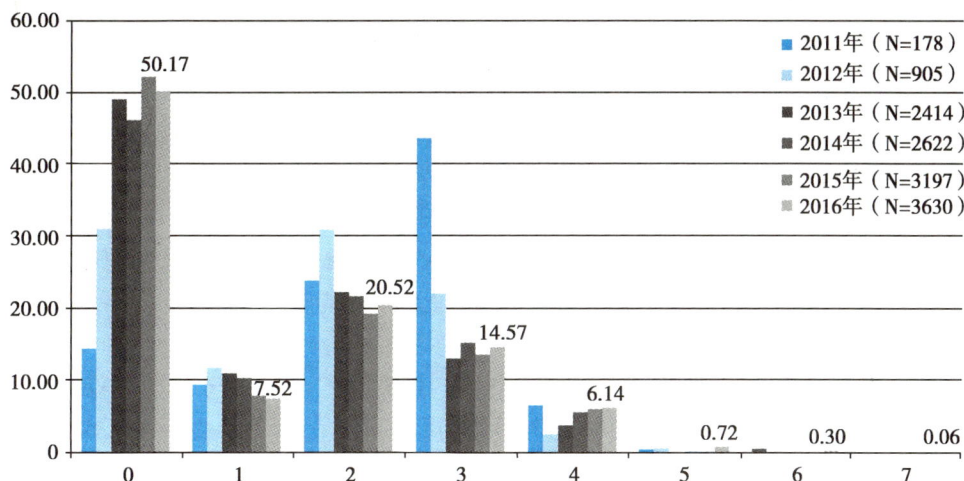

图 9-20　历年电子病历评估的情况

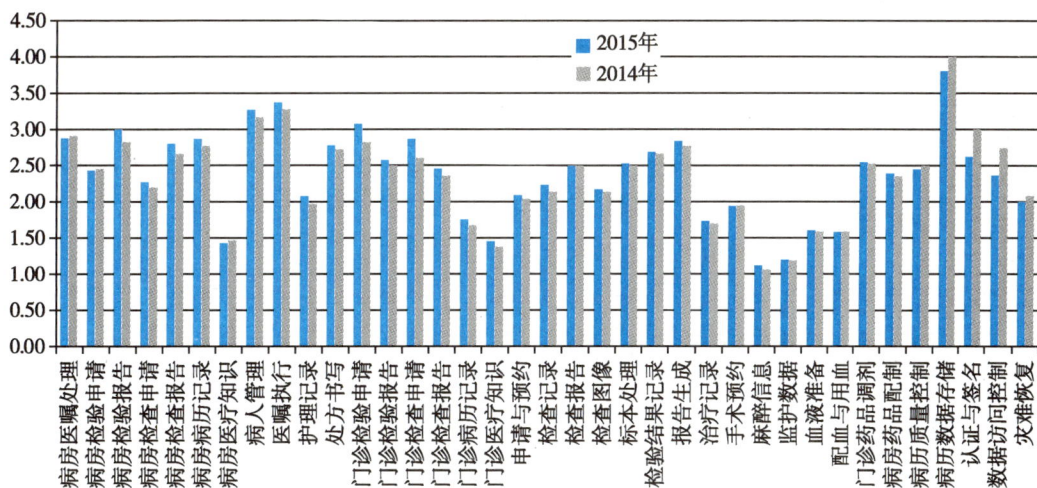

图 9-21　各个项目的平均评分情况

第五节　案 例 分 析

一、军字一号医院信息系统中的电子病历

军字一号医院信息系统是我国在 1995 年开始设计建设的第一代全院范围、整体性的医院信息系统。这套系统于 1997 年开始在军队和地方医院投入应用。整个系统包括了医疗信息、管理信息、患者服务信息等各个方面的内容。在系统设计时将医疗信息的处理作为系统设计的主要目标,医疗信息的处理占比较大的比重。医疗信息处理的部分将整个医疗过程的大部分功能纳入系统中,包括了住院医生、住院护士、检查、检验、血液管理、药品管理、手术管理等工作环节。支持临床医生应用部分包括:下达医嘱、书写病历、查看检查与检验结果、门诊医生站、医学图像管理等功能;护士应用部分包括:患者入出转、医嘱执行、体征采集与体温单生成等功能;医技科室支持部分包括:检查预约登记、检查报告书写、检验标本记录、检验设备连机采集数据、检验报告审核与发送;医疗支持部分包括:药品基础信息、门诊和住院药房处理、血液库存、供应、用血与不良反应记录;手术管理包括手术预约、手术记录等功能;病案管理包括病案浏览与病案质量控制等环节。所建设的系统目前在上千所军队、武警

以及地方医院投入应用。

　　军字一号医院信息系统也与大量的专业系统进行信息共享与系统整合处理,包括:医学图像管理、移动护理系统与医嘱执行记录系统、麻醉信息处理与记录报告生成系统等。通过持续的系统开发与功能完善,军字一号医院信息系统的医疗信息处理覆盖了医疗的各个环节。在持续的完善过程中,许多功能也得到升级,例如病历书写处理功能在初期是使用文字编辑器进行处理,所记录的描述性病历,如入院记录、病程记录、出院小结等,是采用了自由文本的方式。后续的升级过程中采用了结构化的病历编辑器支持临床医生进行病历书写处理,通过定义病历的模板、病例中的各个标记项目使书写的病历以结构化的方式存储,同时将表格、图形等内容也纳入病历记录中。病历书写时能够按照预先定义的项目输入病历内容,对于一些项目可以控制输入的范围(如输入血压、体温等只能在合理范围内输入),带入所需要的检查、检验结果等,以提升病历内容的质量。这些结构化记录的病历能够按照定义的项目进行检索与查询,能够提升病历数据利用的质量。

　　系统架构采用客户/服务器模式。医疗信息的数据集中存储于服务器的数据库中,使用了ORACLE关系型数据库系统;数据的处理主要由前端的客户机完成,使用了PowerBuilder工具开发,使用ORACLE的SQL＊NET通过网络连接到数据库的服务器端。这种结构的系统能够充分利用服务器与客户端计算机的数据处理能力,结构比较简单,可靠性高。在实际应用中能够用较低的设备资源支持大规模医院的信息处理要求。

　　军字一号信息系统的设计是一体化的信息共享与交换体系,整个系统通过统一的数据结构设计来实现信息充分共享。各个专业系统之间交换数据是通过共享的数据库表来实现的,在数据交换过程中需要通过应用程序来控制信息在数据库中的存取,基本未使用消息发送与同步处理机制。

　　一体化的数据共享处理机制获得了比较高的信息系统运行效率,系统稳定。但其缺点是牺牲了与其他系统共享信息的开放性结构(这种模式有些类似于现在IOS系统),许多需要与之连接的外部专业系统就需要开发专门数据交换接口。如果此类信息共享模式的系统要与其他系统通过开放性结构来交换数据,则需要另外增加一个开放接口,如HL7 V2.X的消息接口、标准的文档交换接口等。尽管当前已经有更多的系统架构(如浏览器/服务器,B/S架构)应用于电子病历系统,但应用这种简单的客户/服务器架构所构建的系统仍然在医院中大量应用。每种架构都有其优点与不足,影响医院的电子病历系统选择什么样的基础架构也有多种因素,如系统规模、功能需求、性能需求、开发人员熟悉的工具,等等。许多大规模的电子病历系统有时会使用多种技术架构与开发工具来满足多种多样的需求,因此架构本身并不是电子病历系统质量的决定因素。在军字一号系统中的电子病历浏览体系就混合采用了B/S架构的程序,一些后续开发的系统也混合使用各种工具与环境,这样使系统的功能不断完善。图9-22是军字一号医院信息系统的医嘱处理、护理体温单等界面。

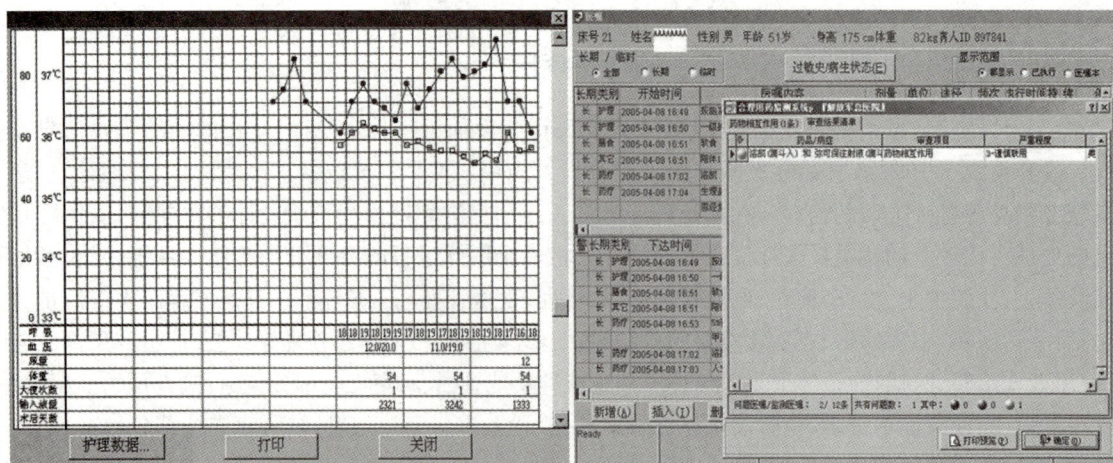

图9-22　军字一号医院信息系统中的界面

二、EPIC 系统中的电子病历

EPIC 系统的电子病历体系是由美国 EPIC 系统公司(Epic Systems Corporation)开发的专门用于医疗信息处理的系统。

EPIC 的电子病历随着美国推动电子病历的有效应用(EMR meaningful use)的发展所产生的需求增长与用户的增加,系统功能也持续扩大。目前的电子病历体系由多项专业处理系统构成,包括:患者管理、临床系统、各个专业系统、移动医疗、公共卫生、社区健康服务等内容组成。其中各个专业系统也已经涵盖了越来越多的专业,包括:行为健康、不孕不育、骨科、心血管、长期护理、放射、口腔、康复、消化、妇产、器官移植、基因、肿瘤、创伤、全科医生、眼科等专科信息处理。EPIC 电子病历系统的内容与结构参见图 9-23。

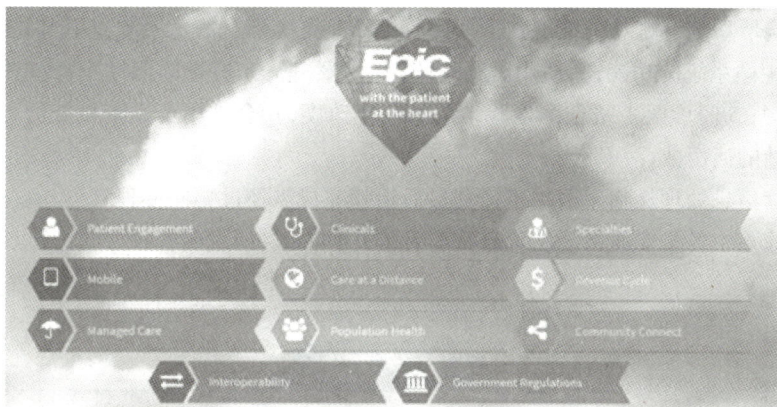

图 9-23　EPIC 电子病历系统构成

为了满足不同规模的诊所、医院医生的需要,EPIC 电子病历系统可以将不同功能组合应用。例如对于在诊所开业的医生,EPIC 电子病历系统可以提供急诊处理系统,基层医疗信息管理系统,用于出诊的医疗移动 APP(包括功能如:电子健康档案、移动信息访问门户等)。而对于医院的医生,EPIC 电子病历系统则可以提供住院电子病历系统(这个系统中包括了医院各个专科和专业的医疗信息处理功能),患者登记、入出转、记账收费、随诊与患者联系等针对患者服务的系统,集成了急诊护理、医联体签约医生医疗记录等电子健康档案信息的系统。这些功能可以使医院的医生能够获得患者医疗过程中各个机构、独立开业医生所产生的完整信息。由于这种可灵活配置功能的特性,EPIC 电子病历系统能够有比较宽的应用面,也能够降低医生、诊所、医院采购电子病历系统的费用。同时通过各个系统的互操作与信息共享,使医生能够最大限度地了解患者的医疗与健康情况,保证医疗安全与质量。

在 EPIC 电子病历体系中,还为患者提供了一个名为 MyChart 的患者软件门户。通过这个系统,患者能够自己进行就诊预约、获得检查和检验结果、生成相应的医疗文档图表等内容,这样对于患者也能够有更好的就医体验。

在美国应用的电子病历系统还有一项重要的功能就是满足 Meaningful Use 计划中要求的医疗质量数据报告,这个功能相当于我国的各类医疗质量控制指标报表。在 2018 年,CMS(美国最大的保险机构)要求从电子病历中产生的医疗质量指标报告项目 eCQM(electronic clinical quality measure)有 80 多项。EPIC 系统能够持续按照要求的内容产生相应的 eCQM 所要求的报告,满足对于医疗质量控制数据的生成要求。

笔记

本章总结

　　电子病历系统是用于记录医疗全过程各类信息的体系,它包含了在医疗过程中各个具体的专业系统。在医疗过程中应用各个专业系统能够提高医务人员的工作效率。电子病历系统通过共享各个医疗环节的信息,充分利用患者各类的诊疗数据、知识库等帮助医务人员提升医疗安全和质量。

思考题

1. 请列出 5 个以上医院中电子病历系统包括的专业信息处理系统。
2. 各个专业医疗信息处理的系统数据共享的方式有哪些,各有什么利弊?
3. 评估电子病历系统有哪几个维度?下列内容中哪些是属于对信息系统应用水平情况的评价?
   ①病房医生站系统的功能;②使用医嘱系统的病房数量;③检查的阳性率;④电子处方占全部处方的比例;⑤门诊医生站查询检验结果的响应速度;⑥合理用药系统核查的种类数;⑦配备护士工作站的病房数。
4. 请列出治疗信息处理从临床医生申请到最后治疗完成需经过哪些流程。
5. 电子病历体系中各个专业系统的信息共享有哪几种方式,请说明各种方式的特点。

参考文献

1. Rechard L. Nolan. Managing the computer resource:A stage hypothesis[J]. Communication of ACM,1973,6(7):399-405.
2. William H. DeLone,Ephraim R. McLean. The DeLone and McLean Model of Information System Success:A Ten-Year Update[J],Journal of Management Information System. Spring,2003,19(4):9-30.
3. Barry R. Hieb,Thomas J. Handler,2007 CPR Generation Criteria Update:Clinical Decision Support,Gartner industry research,2007,ID Number:G00146036
4. Thomas J. Handler,Barry R. Hieb,Gartner's 2007 Criteria for the Enterprise CPR,publication date 29 Jun. 2007,ID Number:G00149693
5. HIMSS Analytics,Essentials of the U. S. Hospital IT Market 5th Edition,HIMSS Analytics database 2010
6. Department of Health and Human Services,Centers for Medicare & Medicaid Services(CMS),42 CFR Parts 412,413,422 et al. ,Medicare and Medicaid Programs;Electronic Health Record Incentive Program;Final Rule,Federal Register Vol. 75(144) Wednesday,July 28,2010,Rules and Regulations,pp 44314-44588
7. 金新政,苗芳芳,李芳. 医院信息化评价指标体系研究[J]. 中华医院管理杂志,2008,24(8):560.
8. 杜方冬,孙振球,饶克勤. 我国医院信息化发展水平的评价[J]. 中国卫生统计,2010,27(1):p35.
9. 刘海一,马瑛. 一种评估医院信息系统应用水平的方法[J]. 中国数字医学,2010,5(3):16.
10. 中国医院协会信息管理专业委员会,《中国数字医学》杂志社编写组. 中国医院信息化30年[M]. 北京:电子工业出版社,2016.
11. 《医院信息互联互通标准化成熟度测评方案(试行)》,国家卫生计生委统计信息中心,2015
12. Jiajie Zhang,Muhammad F. Walji. TURF Unified Framework of EHR Usability[J]. Better EHR,2014,29.

（刘海一）

笔记

第十章

生物医学影像系统

生物医学影像是利用生物医学影像设备获取生物体的形态、生理、功能和代谢等信息的技术,由图像和信号的获取、处理、显示、记录、存储和传输等过程所组成。目前常用的生物医学影像技术包括 X 线成像、CT、MRI、超声成像、SPECT、PET、光学成像、脑电图、脑磁图等,其中每种技术的出现都对生命科学和医学的发展具有重要的推动作用。

生物医学影像是利用影像设备获取生物体的形态、生理、功能和代谢等信息,主要由图像和信号等原始数据的获取、数据分析与处理两部分组成,生物医学影像的发展取决于数据获取手段的发展和数据分析的发展,两者之间为相互促进的关系。生物医学影像技术的发展规律体现在以下几个方面:第一,从单纯提供生物体的形态信息向同时提供生物体的形态、生理、功能和代谢等信息转变;第二,从单一模态向多模态信息融合转变;第三,从宏观成像向宏观与微观融合得到多尺度成像转变。生物医学影像设备的发展一般是以物理学发现为基础,以数学为基本理论,以工程学为支撑,运用计算机技术加以实现。生物医学影像数据处理技术的发展,也经历了一个由简单到复杂,由定性到定量的发展过程,随着计算机技术的发展和数学理论的进步,出现了一些全新的数据分析方法,而且新的图像处理技术还在不断地涌现。

生物医学影像早期发展起来的成像技术,如 X 线成像、CT 主要用于显示生物体的形态结构,而逐渐发展起来的 MRI 成像技术,不仅可以提供生物体的形态信息,而且可以提供生物体的生理、功能和代谢等信息,生物医学影像的发展就是从单一模态成像向多模态信息融合转变,这种多模态信息融合体现在同一成像方式的不同成像模态信息的融合和不同成像方式信息的融合。

生物医学影像发展是从宏观向宏观与微观融合的多尺度成像转变,CT 和常规 MRI 等宏观水平的成像技术,可以清楚地观察到生物体形态和结构特点,而近年来的另一个发展趋势,向分子水平的微观尺度发展,比如 dMRI 技术,可以反映组织内水分子的扩散信息,间接反映脑白质纤维的方向性,分子影像学是应用影像学方法,对活体状态下的生物过程在细胞和分子水平上进行的定量、定性分析与研究,将体内特定分子作为成像对比度的基础,通过影像在细胞和分子水平反映体内的生理、病理过程。

生物医学影像近年的发展可谓日新月异,总结起来有如下特点,第一是多学科交叉,涉及生物学、物理学、计算机及工程学等诸学科;第二是多种成像手段的综合应用,比如 MRI、PET、SPECT 以及光学成像,以及光学成像等;第三是侧重于应用无创方法进行细胞及分子水平成像以及无创方式进行诊断、干预、治疗以及疗效评估;第四是需要与临床和科研进行紧密结合,以及将临床前动物影像学和基础生命科学研究结果向临床实践转化。

自从 X 线成像首次应用于医学中,医学影像已经在探测和诊断疾病、评估治疗效果方面发挥了极为重要的作用。常规医院里所使用的主要医学影像模式大约都是在最近五十年中发明的。医学影像技术在成像分辨率、成像速度、医学影像的处理、分析、可视化等方面取得了长足的进步,已经从简单的二维投影成像跨越到准实时的三维影像,从仅仅显示解剖结构到高灵敏度和特异性的生理功能、疾病状态和治疗效果的监测。时至今日,医学影像的应用领域已经遍布主要的人体器官和疾病类型,从神经疾病、代谢紊乱到心血管疾病、传染病,还有肿瘤。从更宽广的视角来看,生物医学影像学在技术上和应用方面获得了极大的发展,它为生物学和生物医学研究打下了坚实的基础,让人们从分子到细胞、再到器官和系统的尺度上理解基础的生物学理论、疾病发生、发展过程。

第一节　PACS 系统概述

图像存储与通信系统(picture archiving and communication systems,PACS)是医院用于管理医疗设备如 CT、MR 等产生的医学图像的信息系统。

PACS 是实现医学图像信息管理的重要条件,它对医学图像的采集、显示、储存、交换和输出进行数字化处理,最终实现图像的数字化储存和传送。PACS 的目标是实现医学图像在医院内外的迅速传递和分发,让医生或患者本人能随时随地获得需要的医学图像。此外,通过对医学图像和信息进行计算机智能化处理后,可使医生摒弃传统的肉眼观察和主观判断,借助计算机技术,对图像的像素点进行分析、计算、处理,得出相关的完整数据,为医学诊断提供更客观的信息。

(一)优势与意义

PACS 系统主要解决医学影像的采集和数字化、图像的存储和管理、数字化医学图像高速传输、图像的数字化处理和重现、图像信息与其他信息集成等五个方面的问题。其优势和主要意义有:

(1)降低了影像资料保存和管理的费用。

(2)节约胶片开支及管理的费用,进入无胶片时代。

(3)利于会诊教学与远程诊断,可以克服时间和地域上的限制,使医护人员能为各类患者提供及时的诊断。

(4)便于图像传递和交流,实现了信息共享,适合开展复合影像诊断、多学科会诊。

(5)促进医院管理水平的提高。

(6)提高工作效率,可以快速、方便地在临床、急诊科室随时调阅图像进行读片与诊断,避免了胶片在传递过程中丢失、损坏等现象的发生。

(7)提高了检查准确性,通过对医学影像和信息进行计算及智能化处理,可以对图像进行分析、计算与处理,为医学诊断提供更客观的信息。

(二)应用范围和功能

PACS 可以指任何一种放射医学图像管理系统。在实际应用中,可以把 PACS 应用划分为四类:

(1)在整个医院内实施的完整 PACS 系统。目标是支持在医院内部所有关于图像的活动,集成了医疗设备、图像存储和分发、数字图像在重要诊断和会诊时的显示、图像归档以及外部信息系统;

(2)在医院某个部门内实施的 PACS 系统。目标是提高部门内医疗设备的使用效率;

(3)在医院内部的图像分发系统。目标是帮助医院的其他部门,特别是急诊室(ER)和重症加强护理病房(ICU)获得放射医疗部门生成的图像;

(4)远程放射医疗。目标是支持远程图像传输和显示。

根据医院的实际要求,一个实际的 PACS 系统可能包含了上述四类应用中的一类或多类。完整的 PACS 系统应该包括图像获取、数据库管理、在线存储、离线归档、图像显示及处理、与外部信息系统的接口、胶片打印以及用于传输数据的高速局域网络和支持远程数据传送的广域网。PACS 系统一般具有以下几方面的功能:

(1)将医院中已有的医学图像设备产生的图像通过直接或间接的方式转换为系统能够存储和处理的数字化形式。随着 DICOM 标准的逐步应用,未来的医学影像设备将统一使用 DICOM 标准接口,图像获取会更加方便。

(2)存储和管理所产生的图像数据,这是 PACS 系统最重要的功能。由于 PACS 系统中存储的图像数据量特别巨大,医院每天生成的图像总量可以从几百 M 到几十个 G,需要有能够管理超大规模数据库的数据库管理系统,当前尚无很成熟的产品。受存储器容量的限制,PACS 系统的数据通常要分级存储,常用数据存放在在线设备、过期数据存放在离线设备中,为减少存储容量,还要对数据进行压缩。

(3)图像显示和处理,这是医生接触和使用最多的功能。在显示工作站上的软件应能满足医生最常用的功能,包括查询数据库中的图像记录,显示图像并且对图像进行一些简单的处理,如放缩、旋转等,有些工作站还有生成和操纵三维图像的能力。在某些情况下,医生还要在工作站上写出诊断报告、注释等文本信息。

(4)与 HIS/RIS 的接口。为了与其他系统互连,PACS 系统应当遵循一个信息交换的标准。目前国际上的 HL7(health level 7)标准已为多数厂商认可。

第二节 医学数字影像通信标准 DICOM

一、DICOM 标准的发展历史

医学数字成像和通信标准(Digital Imaging and Communication in Medicine,DICOM)由美国放射学会(American College of Radiology,ACR)和美国电气制造商协会(the Association of Electrical Equipment and Medical Imaging Manufacturers,NEMA)共同制定。

DICOM 标准致力于更有效地在医疗信息系统间(如 PACS、HIS/RIS)和医学影像设备间(如 CT、MR、CR)传输、共享数字影像。

DICOM 标准的建立极大地推动了不同厂商的医疗数字影像信息的传输与交换,促进了影像存储与传输系统 PACS 的发展与各种医院信息系统(HIS)的结合,实现了异地、异构诊断资料库的共享。

在 1970 年代,随着以 CT 为代表的数字成像诊断设备在临床得到广泛应用,美国放射学院(ACR)和国家电气制造协会(NEMA)在 1983 年成立了一个联合委员会,以制定相应规范达成以下目的:

(1)推动不同制造商的设备间数字图像信息通信标准的建立;

(2)促进和扩展图像归档及通讯系统(PACS),使它可以与其他医院信息系统进行交互;

(3)允许广泛分布于不同地理位置的诊断设备创建统一的诊断信息数据库。

迄今为止,DICOM 共颁布了三个主要版本:CR/NEMA PS No. 300-1985,Version 1.0,发表于 1985 年,1986 年 10 月正式成为标准;CR/NEMAPS No. 300-1988,Version 2.0,1988 年 1 月颁布为标准;DICOM Version 3.0,源自 ACR-NEMA 两次发表的标准,1993 年发布。每年,ACR-NEMA 都推出 DICOM 3.0 的修订草案,目前最新的版本是 DICOM 3.0 2000 年最终草案标准(FDS)。相对于以前的版本,DICOM 3.0 2000 明确地划分了设备应遵从的标准范围,更加明确了信息实体,强调了基于多元文档的结构、基于 TCP/IP 的协议和适用于网络的环境。

随着 DICOM 标准的不断完善,世界医学影像设备的主要供应商都宣布支持 DICOM 标准。DICOM 标准已成为北美、欧洲及日本各国在医疗信息影像系统中的标准。我国的医疗信息综合系统和 PACS 的建设虽然刚刚起步,但发展很快。在系统的建设和实施中为了确保它们能够实现开放互联并具备与国际接轨的能力,DICOM 成为必须遵循的国际标准,因此对 DICOM 标准的分析和研究必不可少。

二、DICOM 3.0 语法

(一)内容概要

DICOM 3.0 标准随着技术的发展,不断地进行更新,目前由十八个部分组成。

(1)引言与概述,简要介绍了 DICOM 的概念及其组成。

(2)兼容性,精确地定义了声明 DICOM 要求制造商精确地描述其产品的 DICOM 兼容性,即构造一个该产品的 DICOM 兼容性声明,它包括选择什么样的信息对象、服务类、数据编码方法等,每一个用户都可以从制造商处得到这样一份声明。

(3) 利用面向对象的方法,定义了两类信息对象类:普通型、复合型。

(4) 服务类,说明了许多服务类,服务类详细论述了作用与信息对象上的命令及其产生的结果。

(5) 数据结构及语意,描述了怎样对信息对象类和服务类进行构造和编码。

(6) 数据字典,描述了所有信息对象是由数据元素组成的,数据元素是对属性值的编码。

(7) 消息交换,定义了进行消息交换通讯的医学图像应用实体所用到的服务和协议。

(8) 消息交换的网络通讯支持,说明了在网络环境下的通讯服务和支持 DICOM 应用进行消息交换的必要的上层协议。

(9) 消息交换的点对点通讯支持,说明了与 ACR—NEMA2.0 兼容的点对点通讯的服务和协议。

(10) 便于数据互换的介质存储方式和文件格式。

(11) 介质存储应用框架。

(12) 便于数据互换的介质格式和物理介质。

(13) 打印管理的点对点通讯支持。

(14) 亮度[灰度]色标显示功能标准。

(15) 安全性概述。

(16) 绘制资源目录。

(17) 信息解释(explanatory information)。

(18) Web 获取 DICOM 永久对象[Web access to DICOM persistent objects(WADO)]。

(二)传输语法

数据存储与传输时,DICOM 传输语法(transfer syntax)指明了数据如何编码得到字节流的编码方式。传输语法可以是默认的,或者是通信双方传输前协商好,或者与数据一起存储在介质上。

传输语法定义了三个方面的内容:值表示法如何指定,是明确给出(显式 VR)还是采用预先规定的方式(隐式 VR);多字节数在存储或传输时的字节顺序,是低位字节先存储或发送(little endian),还是高位字节先存储或发送(big endian);封装情况下的压缩格式,是采用 JPEG 还是 RLE 的压缩算法,是有损方式还是无损方式等。

双方都采用一致的传输语法是非常重要的。不同的传输语法会导致信息的错误理解。例如,对于一个 32 位无符号整数 12345678H,在 Little Endian 方式下的字节顺序为 78、56、34、12,而在 Big Endian 方式下的字节顺序则为 12、34、56、78。

传输语法是由一个 UID 标识的,各种 DICOM 传输语法见表 10-1。DICOM 默认的传输语法是隐式 Little Endian 传输语法,并采用无损方式的 JPEG 压缩算法,UID 为"1.2.840.10008.1.2"。

表 10-1　DICOM 传输语法

UID	传输语法
1.2.840.10008.1.2	隐式 VR Little Endian 传输语法
1.2.840.10008.1.2.1	LittleEndian 传输语法(显式 VR)
1.2.840.10008.1.2.2	BigEndian 传输语法(显式 VR)
1.2.840.10008.1.2.4.*	各种数据压缩的传输语法
1.2.840.10008.1.2.5	RLE 编码像素数据传输语法

(三)数据结构和文件格式

DICOM 标准的第五部分介绍它的数据结构,它定义了数据集(data set)来保存前面所介绍的信息对象定义(IOD),数据集又由多个数据元素(data element)组成。每个数据元素描述一条信息(所有的标准数据元素及其对应信息在标准的第六部分列出），它由对应的标记（8 位 16 进制数，如（0008,0016），前 4 位是组号（group number），后十位是元素号（element number）确定 DICOM 数据元素分为两种，包括：

（1）标准（standard）数据元素，组号为偶数，含义在标准中已定义。

（2）私有（private）数据元素，组号为奇数，其描述信息的内容由用户定义。

DICOM 数据组织的基本单元是数据元素（data element），数据集（data set）是 DICOM 信息保存与传递的主要形式，由一系列数据元素组成。

数据元素是通过数据元素标记（tag）唯一标识的。一个数据元素包含了数据元素标记、值表示法（可选）、值长度和数据元素值。数据元素的值表示法是否存在决定于协商的传输语法。

DICOM 文件主要由文件头和文件结构像素数据两大部分组成。文件头分为文件引言和数据集两部分。

如何解读 DICOM 文件？

第一步：跳过 128 个字节（00H）导言部分，读取"DICM"4 个字节，确认是 DICOM 格式文件。

第二步：读取重要的数据元素，如传输语法等。其中 0002 组描述设备通讯，0008 组描述特征参数，0010 组描述患者信息，0028 组描述图像信息参数。

DICOM 中的传输语法（确定字节排序、VR 是隐式还是显式）。

第三步：读取普通的 TAG，直到搜寻到（7EF0,0010）。存储图像数据，像素数据的存储顺序，从左到右，从上到下。

DICOM 对象内部所有数据元素必须按照（组，元素）标签编号来排序：帮助校验数据完整性，在 DICOM 对象中一个接一个地读取元素时，如果发现读取的下一个数据源标签编号比前一个还小，那么就说明 DICOM 对象损坏了。

DICOM 文件包含的 4 级属性，patient（患者），study（检查），series（序列），SOP（影像）。每一级别需要具有能够唯一标识这个等级属性的键值，类似关系数据库中的主键。

三、DICOM 应用

DICOM 作为设备之间的接口：因为 DICOM 的良好互操作性，不同厂商生产的符合 DICOM 的医疗设备可以方便地进行互连。所以很多情况下，DICOM 被用于两台医疗设备之间的图像通信，DICOM 也作为图像产生设备（如 CT，MRI 等）和图像处理工作站之间的通信接口。

DICOM 作为远程放射信息系统的图像通信标准：因为远程医疗一般是在不同单位之间进行，设备也分布在不同地区，所以一般情况下，进行远程医疗的设备多是不同厂家生产。这样，这些设备必须遵守同一标准才能通信。目前，国际上的远程医疗系统基本上采用 DICOM 标准作为其图像通信的标准。

DICOM 作为小型 PACS 或部分 PACS 的通信标准：最简单的部分 PACS 的例子就是 CT 和 MRI 设备的共享打印系统。由于 DICOM 提供了完整的打印标准，而且已经成为工业界通用标准，利用这一标准可以使多台设备共享一个打印系统。DICOM 作为 PACS 的通信标准，建立 DICOM 标准的目标之一就是为了方便 PACS 中各种设备之间的互连，在 DICOM 标准中，医学图像包含了诸如图像产生设备、图像的分析、医师的诊断报告、患者情况等许多信息，这些信息与图像的结合为在 PACS 中的医学图像的自动路由、图像分析和医师的诊断带来了方便。

DICOM 作为综合的医学信息系统中的图像通信标准：由于 DICOM 标准的制定参考了其他医学信息系统中的相关标准，其中重要的一个就是 HIS/RIS 中的 HL7 标准，这样就保证了 PACS 的通信标准与 HIS/RIS 通信标准的相互兼容，也就可以将它们方便地集成在综合的医学信息系统中。DICOM 标准目前被越来越多的医学图像设备厂商所重视，纷纷在各自的产品中增加 DICOM 选件。

第三节 生物医学图像处理

一、医学成像模式的多样性及影像分辨率要求

（一）常见医学成像技术

医学影像发展至今，除了 X 线以外，还有其他的成像技术，并发展出多种的影像技术应用，常用的医学影像技术包括：

血管造影（angiography）：或称动脉造影，是用 X 线照射人体内部，观察血管分布的情形，包括动脉、静脉或心房室。

心血管造影（cardiac angiography）：将造影剂通过心导管快速注入心腔或血管，使心脏和血管腔在 X 线照射下显影，同时有快速摄片，电视摄影或磁带录像等方法，将心脏和血管腔的显影过程拍摄下来，从显影的结果可以看到含有造影剂的血液流动顺序，以及心脏血管充盈情况，从而了解心脏和血管的生理和解剖的变化。是一种很有价值的诊断心脏血管病方法。

计算机断层扫描（computerized tomography，CT），或称电子计算机断层扫描，根据所采用的射线不同可分为：X 线 CT（X-CT）、超声 CT（UCT）以及 γ 射线 CT（γ-CT）等。

乳房摄影术（mammography）：是利用低剂量（约为 0.7 毫西弗）的 X 线检查人类（主要是女性）的乳房，它能侦测各种乳房肿瘤、囊肿等病灶，有助于早期发现乳癌。

正电子发射断层扫描（positron emission tomography，PET）：是一种核医学成像技术，它为全身提供三维结构和功能的图像，是目前唯一的用解剖形态方式进行功能、代谢和受体显像的技术，具有无创伤性的特点，是目前临床上用以诊断和指导治疗肿瘤最佳手段之一。

磁共振成像（nuclear magnetic resonance imaging，NMRI）：通过外加梯度磁场检测所发射出的电磁波，据此可以绘制人体内部结构。

医学超声检查（medical ultrasound）：运用超声波的物理特性，通过电子工程技术对超声波发射、接收、转换及计算机分析、处理和显象，从而对人体软组织的物理特性、形态结构与功能状态作出判断的一种非创伤性检查方式，使肌肉和内脏器官——包括其大小、结构和病理学病灶可视化。

（二）特性比较

各成像方式原理不同，反映信息各有侧重，具有各自的优缺点，在应用上也具有互补性。例如 X-CT 成像方式对于人体骨组织成像清晰，但对于脂肪、肌肉及其他软组织的成像效果并不好；PET 能够很好的获取功能和代谢信息，并具有很高的灵敏度和特异性，但是其空间分辨率较低，无法对 PET 信号进行精确定位等。表 10-2 对上述几种成像方法的特点进行了简单的比较。

表 10-2 几种成像方法特性比较

成像方法	图像信息	成像速度	图像分辨率	有无放射性	造价
X-CT	解剖	很快	高	有	较高
PET/SPECT	功能	慢	很低	有	很高/高
MRI	解剖/功能	慢	高	无	很高
超声	解剖	快	较低	无	较低
OPT	功能	快	低	无	低

对于某些病例，单一的成像方式无法提供足够的信息来帮助临床医师进行诊断，这就对不同成像方式的融合提出了要求。早期由于受到计算机技术、电子技术以及其他相关技术发展水平的限制，无法实现不同成像方式间直接、系统的融合，只能对其进行软件融合。

之后随着硬件技术水平的提高，多模式系统兼容和也逐渐发展。第一台 PET/CT 于 1995 年开始

笔记

发展。2002 年,随着第一台商业 PET/CT 面试,PET/CT 开始了迅速的发展,逐渐取代了单独 PET 进行临床应用。

随着 MRI 技术的日益成熟,其性能越来越优越,应用范围越来越广。目前应用于人脑的 PET/MRI 系统已经研究成功,应用于全身的系统也正在研究中。

二、医学图像的窗宽窗位调节

在显示器往往只有 8 位(0~255),而数据有 12~16 位的情况下,如果将数据的 min 和 max (dynamic range)之间转换到 8 位的 0~255,这个过程是有损转换,而且转换出来的图像往往突出了噪音。

窗宽和窗位

窗技术(window technique)是医生用以观察不同密度正常组织或病变的一种显示技术,其包括窗宽(window width)和窗位(window level)。由于各种不同组织结构或病变具有不同的像素值,因此显示某一组织结构细节时,应选择适合观察组织结构的窗宽窗位,以获得显示最佳效果。

窗宽是 CT/DR 图像上显示的 CT/DR 值,在此 CT/DR 值范围内组织和病变均以不同的模拟灰度显示,而 CT/DR 值高于此范围的组织和病变,无论是高于多少,都均为白影显示,不再有灰度差异,反之,低于此范围的组织,不论是低于多少,均为黑影显示,也无灰度差异。增大窗宽,则图像所示 CT/DR 值范围加大,显示具有不同密度的组织结构增多,但各结构之间的灰度别减少;减少窗宽,则显示组织结构减少,而各结构之间的灰度别增加。

窗位是窗的中心位置,同样的窗宽,由于窗位不同,其包括 CT/DR 范围的 CT/DR 值有差异。例如窗宽(w)同为 w=60,当窗位为 L=0 时,其 CT/DR 值范围为−30~+30;如窗位是 +10 时,则 CT/DR 值范围为−20~+40。通常欲观察某一组织的结构及发生的病变,应以该组织的 CT/DR 值为窗位。

另外值得注意的是,在做任何转换时要注意有效灰度域外的数值的处理;Window-level 时要注意 min 和 max 之外原始数据的处理。

三、医学图像压缩

图像压缩编码的核心是去除或减少图像中的冗余信息,图像数据中主要有三种不同的数据冗余:编码冗余、像素冗余以及心理视觉冗余。其中心理视觉冗余主要是由于人的视觉系统的不均匀性产生的,具有一定的主观性。移除编码冗余和像素冗余不会减少图片中的信息,因而是无损压缩。常用的无损压缩算法有行程编码(RLE)、哈夫曼编码(huffman code)、算术编码等。移除心理视觉冗余会损失图片中的信息,因而是有损压缩。当前用于医学图像数据的有损压缩方法主要有:预测编码、变换编码[如离散余弦变换(discrete cosine transform,DCT)、小波变换(wavelet transform,WT)]、子带编码、分形编码、神经网络编码、标量量化编码、矢量量化编码等编码方法。

医学图像的压缩主要有三个指标:一是压缩比要大,要有较高的压缩效率;二是计算速度快;三是要保证医学图像诊断的可靠性。这三个指标相互制约,要根据实际的临床应用进行取舍。

(一)小波编码

小波变换(wavelet transform,WT)具有很好的时频或空频局部特性,同时还具有多分辨率特性,特别适合按照人类视觉系统特性设计的图像编码方案。1989 年,Maliar 第一次把小波变换用于图像压缩,开创了小波变换用于图像压缩的先河。到目前为止已经有多种基于小波变换的图像压缩编码方案,小波变换编码是变换编码中的一种。基本思想是:利用小波变换对原始图像进行多分辨率分解,每一次小波分解都将图像分为三个高频带(HH,HL,LH)和一个低频带(LL),将图像在各种分辨率下的细节提取出来,根据人类心理视觉特性进行相应的量化编码。

由于经典小波变换(又称为第一代小波)在图像变换后会产生浮点数,因而必须对变换后的数据进行量化处理,这样就产生了不同程度的失真。整数小波变换(又称为第二代小波变换),采用提升算法通过整数变换能够实现图像的无损压缩,相较于经典小波变换来说更适合医学图像的压缩。

(二)感兴趣区域编码

用感兴趣区域编码方法编码医学图像时,将医学图像中的诊断区域称为感兴趣区域(region of interest,ROI),其他区域称为背景区域(back ground,BG)。为了确保诊断的正确性,在进行图像压缩时,对医学图像的 ROI 区域进行无损编码或高精度的有损压缩,对 BG 区域采取高压缩比的有损编码。在传输时,要求 ROI 优先于 BG 传输,以确保 ROI 区域的高质量传输。

(三)分形压缩算法

分形压缩方法基于一个称为迭代函数系统(integrated function systems,IFS)的数学理论。该方法基于图像的自相似性,将图像分解成若干子图像,利用图像的仿射变换(旋转、伸缩、位移等)寻找子图像间的自相关性。分形压缩过程长但是解压缩时间很快,压缩比极高,压缩特性与图像的分辨率无关,压缩后能够保持信号与图像特征基本不变,在传递过程中具有极高的抗干扰能力,且分形编码的图像能在任何大小上被解码。

(四)人工神经网络算法

人工神经网络(artifieial neural network,ANN)由于具有高度的并行性、良好的容错性和联想记忆功能、自组织性和自适应性,因此在图像的压缩过程中不必借助于某种预先确定的数据编码方法,而是根据图像本身的信息特点,自主的完成图像压缩编码。

四、PACS 医学图像一致性表示

DICOM 标准第二部分为一致性(comformance)。所谓一致性,是指符合 DICOM 标准的设备能够互相连接互相操作的能力。标准要求设备制造商必须给出本设备所支持的 DICOM 功能的说明,即一致性声明,包含三个主要部分:可以识别的信息对象集合、支持的服务类集合和支持的通信协议集合。

第四节　影像组学

近年来大数据技术与医学影像辅助诊断的有机融合产生了新的影像组学方法,其通过从影像中提取海量特征来量化肿瘤等重大疾病,可以有效解决肿瘤异质性难以定量评估的问题,具有重要的临床价值。影像组学技术来源于计算机辅助诊断(computer aided diagnosis,CAD),目前已经发展成为融合影像、基因、临床等信息的辅助诊断、分析和预测的方法。

影像组学作为医工交叉的产物,其应用先进的计算机方法解决临床具体问题,将有广阔的应用前景。本节对新兴的影像组学技术进行介绍,阐述影像组学的相关概念、具体处理流程及其面临的挑战、未来的发展方向。

更确切的说,影像组学是采用自动化算法从影像的感兴趣区域(ROI)内提取出大量的特征信息作为研究对象,并进一步采用多样化的统计分析和数据挖掘方法从大批量信息中提取和剥离出真正起作用的关键信息,最终用于疾病的辅助诊断、分类或分级。实际上,智能医疗就是基于大数据、影像组学和人工智能技术达到准确地辅助诊断、疗效评估和预后预测的效果。

(一)影像组学的处理流程

影像组学的概念最早由荷兰学者在 2012 年提出,是指从影像(CT、MRI、PET 等)中高通量地提取大量影像信息,实现肿瘤分割、特征提取与模型建立,凭借对海量影像数据信息进行更深层次的挖掘、预测和分析来辅助医师做出最准确的诊断。影像组学可直观地理解为将视觉影像信息转化为深层次的特征来进行量化研究。

影像组学将影像以高通量方式转换为可挖掘的数据,下图给出了一个简单的处理流程说明。影像组学的处理流程总结归纳为以下部分:①影像数据的收集;②感兴趣的肿瘤区域标定和分割;③特征的提取和量化;④影像数据库建立和统计分析;⑤分类和预测。

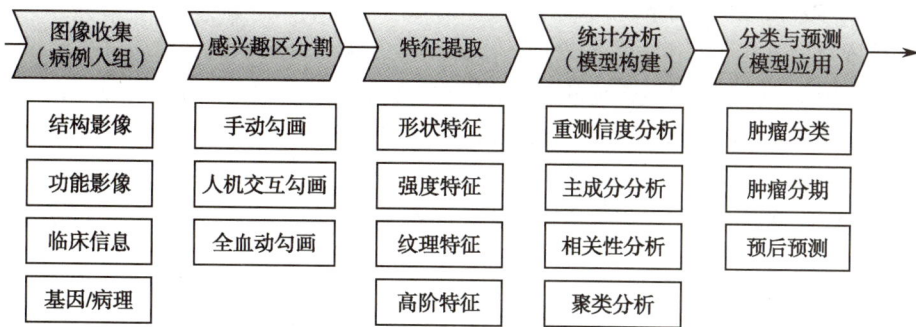

图 10-1　影像组学处理流程

1. **影像数据的收集**　现代医院影像设备包括 CT、MRI、PET 等在图像获取和重建协议上都有很大的差异,缺乏一个统一的标准规范这个流程。影像数据的收集以薄层数据最佳。影像组学的入组数据需要具有相同或相似的采集参数,保证数据不会受到机型、参数的影响。虽然国内肿瘤患者较多,但是具体到每家医院,肿瘤患者的数据就相对变少,而影像组学研究需要在众多的医院数据中查找严格符合入组条件的数据来保证一致性,这样做又会使数据量急剧减少。因此,影像组学的研究要从数据量和入组规范中寻找一个折中点,保障基本的数据量,为大样本、多特征、多序列和多方法的研究提供保障。

2. **分割算法的实现**　图像分割是影像组学方法的第一步,将肿瘤区域和其他组织分离,便于进行下一步肿瘤特征提取。由于肿瘤的异质性和不规则性,针对特定肿瘤的精准分割是一个巨大挑战。

近几年来,多种分割算法已应用到肿瘤区域标定中,其中效果较好的包括区域生长法(region-growing methods)、图割法(graph cut methods)、半自动分割算法(semiautomatic segmentations)、基于容量 CT 的分割法(volumetric CT-based segmentation)等,人工跟踪分割方法(manually traced segmentations)常被用来作为金标准。对于不同的分割算法,都有其适用范围和条件。目前来看尚无认可度较高的通用分割算法,因此高精度、全自动特定肿瘤分割算法将是未来的发展趋势。

3. **特征提取与量化**　分割算法将 ROI 分割完成后,就可以对其进行特征提取。常见的特征包括肿瘤直方图强度(tumor intensity histogram),如高或低对照;肿瘤形状特征(shape-based features),如圆形或毛刺状;纹理特征(texture-based features),如同质性或异质性;小波特征等(wavelet features)。可以采用机器学习或者统计学方法来实现;也可以通过最大相关最小冗余(maximum relevance and minimum redundancy,mRMR)或主成分分析法(principal component analysis,PCA)得到更具有代表性的特征。为了最大化收集各个层次和方面的信息,我们可以对患者临床特征和基因信息等进行提取,将影像组学特征和临床特征结合,为分类和预测提供更准确的信息。

4. **数据库的建立和统计分析**　影像不仅仅是图片,而是更重要的数据,数据库的建立是影像组学进一步发展的重要工作。一个高精度的预测模型必须要有庞大的数据库支持,所以多中心,标准化的数据库也是影像组学应用到临床的保证。此外,最佳的模型可以很好地包含临床和基因的变量,这样就需要依赖更大的数据样本。未来获取影像和其他数据资源时要把质量和标准化作为要求,可以避免数据的损失,有效提高影像组学流程的处理效率。

5. **分类和预测**　分类和预测是影像组学方法最终要实现的结果。大数据分类主要通过利用不同特征的相关性对已有数据进行分类。首先将数据分为训练集和验证集,使用训练集建立描述预先定义的数据类或概念集的分类器。这一步也可以看作是通过训练样本学习一个映射或者函数,建立起相应的分类模型后就可以应用该模型对新数据进行分类。对于一个特定的模型而言,衡量其性能的主要指标是准确率,在分类中所面临的挑战就是如何在没有出现过拟合的情况下尽可能提高准确率,一个好的分类模型不仅要能够很好地拟合训练数据,而且应该对未知样本能够准确分类。

（二）影像组学发展趋势与挑战

1. 影像获取及标准化　基于大数据挖掘的影像组学方法对影像学数据的质量提出了严格的要求。超声、CT 和 MRI 是目前肿瘤常规诊断手段,数据量庞大。但不同厂商的机器在图像获取、重建算法和参数设置方面有很大差异,缺乏统一标准;即使同一台设备,造影剂量、扫描层厚、脉冲序列、成像深度和增益等也会对图像产生影响。此外,多模态多参数技术使得同一种疾病可采用多种影像方式观察。医疗机构针对不同类型疾病的检查方式并无指南或共识。因此,要获取相同或相似参数的大影像数据库十分困难。

2. 高通量特征的稳定性　定量描述病灶属性的高通量特征是影像组学的核心,大数据分析和多中心验证均需稳定和可重复的特征。常用特征包括大小、形态、边界、直方图、纹理、分形维数、小波变换等。有研究证实,定量化特征可反映图像的细微差别和更深层次的信息,并避免由人为经验带来的诊断误差,在鉴别诊断、疗效监控和预后预测方面有重要作用。然而,由于医学影像设备缺乏统一的图像获取和成像算法标准,同一病灶通过不同设备采集而获得的图像差别很大,给基于灰度值的特征如直方图、纹理分析等带来影响。同时,特征提取的前提是病灶区域的准确分割。对于边界模糊不清的肿瘤,手动分割、计算机半自动分割和计算机全自动分割的结果存在明显差异,降低了基于大小、形态和边界等特征的稳定性。

3. 特征选择与建模　有限样本下用大量特征进行分类和预测,不仅计算时间长,效果也未必最优。数量庞大的高通量影像学特征提取后,需采用特征选择方法获得最佳性能表现的特征集,输入至准确可靠的机器学习算法或统计学途径建立分类或预测模型。

4. 多中心验证　现有的影像组学研究大多是单一机构的小样本探索,所得结论缺乏广泛验证。可预见,未来影像组学必须经过多中心、大样本、随机对照临床试验反复检验和提炼,才能准确、可靠、有效地指导临床医疗策略。不同地区的多中心研究能提供多样性样本资料,可更好地为影像组学训练集和验证集诠释肿瘤异质性,符合精准医学的发展需求。影像组学研究的核心是特征分析、提取和应用,但目前各项研究的特征之间缺乏足够的统一化和标准化,在一定程度上影响了研究结论的推广和使用,多中心联合研究通过协调与沟通,可很好地解决这一问题。根据循证医学要求,任何一种方式应用于临床都需经过完善检验,具备高质量证据。

第五节　案　例　分　析

案例一　区域 PACS 系统建设

（一）建设原则

针对区域各医疗机构情况,区域 PACS 系统的设计将采用成熟的、先进的、开放的及符合国际标准的系统结构、计算机技术和网络安全技术来建设,在区域 PACS 系统中,最重要的是 DICOM 和 HL7 标准和卫生部关于健康档案和电子病历的数据标准。区域 PACS 系统不但应满足这些标准,还应设计对非标准的 PACS 接入和转换。以保证系统具有先进水平。区域 PACS 系统应遵从领先性、高性能、实用性、经济性、一致性、可扩展性等原则进行建设。

充分利用各医院现有基础设施、设备和信息技术资源,保护各医院原有投资,体系架构考虑可伸缩性。遵循硬件、应用软件及用户界面的整体设计原则,实现各医疗机构现有 PACS 与区域 PACS 系统的无缝融合,以实现医学影像信息区域内共享,避免出现信息孤岛。

（二）建设目标

1. 为医疗机构之间的数字化医学图像信息的互通和共享提供一个有效的平台,其最终目的是为患者及时就近就医,降低医疗支出起到积极的作用。

2. 以大医院为影像中心构建集成化的影像会诊中心,实现区域内各医疗机构的影像设备及医疗资源整合。

3. 通过影像会诊中心建设,实现实时会诊功能,缓解医疗资源分布不均衡的矛盾、提升社区医院和乡镇低端医院的影像诊疗水平、缓解大医院的影像就诊压力。

4. 建立区域 PACS 架构,连接区域内所有医疗机构影像设备,实现影像数据采集和传输自动化、业务流数字化以及数字化阅片。

5. 建立图像及文字信息的长期、大容量存储体系,即数据存储中心。

6. 实现系统与 HIS/电子病历的无缝连接。

7. 创建面向居民的全程电子影像档案查询网站,通过注册查询的方式向居民提供服务,采用权限控制、认证、加密等信息安全手段,确保个人隐私安全,为居民提供整合多方信息的个性化服务。

8. 制定统一的影像技术、诊断操作规范和质量考核标准,从信息源头确保信息质量。

(三)系统总体框架

系统总体框架是以安全保障体系和管理标准体系为保障,以公卫网和影像数据中心为支撑,以影像数据为应用对象,实现全市影像数据的共享与交换。

1. **区域 PACS 数据中心**　建立一个影像数据中心,连接区域内所有医院,用于存储患者在就诊过程中所产生的所有文字信息和影像,各医院生产的数据存储在本地,同时,为影像数据中心提供一个备份数据。

2. **区域 PACS 信息共享与交换平台**　建立一个区域 PACS 信息共享与交换平台,采用 Web 方式发布到各个医院临床工作站,可以与医院 HIS 或电子病历系统进行嵌入式集成,方便医护人员使用。在该平台上,医生可以完成会诊和转诊业务。同时,也可以借助此平台实现患者在各医院之间的影像信息共享和调阅。

3. **应用系统及接口**　遵循 IHE 技术框架,采用国际标准的 HL7 接口和 DICOM 接口与各相关系统进行通讯。区域 PACS 信息交换平台可支持多个接口组的方式,每个接口组按照医院数据量的大小来确定连接一家或者多家医院,避免由于数据量过大而对接口吞吐量造成影响。

4. **服务对象**　区域 PACS 系统可以为多种机构和个人提供服务,如:政府职能部门、卫生监管部门、医院和患者等。

5. **安全保障体系**　从技术安全、运行安全和管理安全三方面构建安全防范体系,切实保护系统的可用行、机密性、完整性、抗抵赖性、可审计性、可控性。

6. **管理标准体系**　为了保证系统的有效运行及与后续建设系统有效的集成,在系统建设和运行中,必须遵循和制定相关的业务规范、技术标准和运行管理规范。

(四)技术体系

1. **工作流设计**　患者在各医院影像科室登记的患者信息和检查信息将通过 HL7 接口发送至影像会诊平台。患者信息将通过患者主索引系统在平台中进行身份确认和定位,确保患者无论在哪个医院就诊都可确认身份并共享检查信息。各医院的影像科室所产生的影像数据、诊断报告首先上传至本医院的 PACS 系统,然后区域影像中心进行存储。不同医院间互相调阅患者影像分为诊断级和非诊断级两种方式(调阅方式与账号绑定):

(1)非诊断级:该级别的临床医生可直接通过 web 方式调阅浏览,主要供临床医生参考所用。

(2)诊断级:该级别的调阅方式分为本地调阅和异地调阅两种方式。

本地调阅　如果需调阅的图像存储在医院本地,可直接向本地 PACS 存储调阅 PACS 图像、诊断报告和专家评审意见,在客户端中浏览。

异地调阅　如果调阅的数据存储在区域影像中心,该级别可以通过影像会诊中心调阅 PACS 图像、诊断报告和专家评审意见,可直接在会诊中心客户端里来调阅图像。

2. **影像存储**　在区域医疗中,当前医疗影像存储的方式包括两种:集中式存储和分布式存储。集中式存储就是把本区域内各医院的影像数据保存在一个影像中心,而分布式存储是指影像数据分散地保存在各医院本地。

3. **影像诊断** 对于需要高分辨率灰度竖屏,影像功能更加丰富(例如三维等)的专业影像诊断,运行于互联网上的诊断级阅读器,满足灰度竖屏诊断要求,并包括 PACS 工作站的各种二维、三维功能。对于有影像但无 PACS 的小型医院或社区卫生中心,它可以暂存影像,并可以把影像转发托管到影像中心。利用远程影像诊断,大医院的影像专家可以即时地远程诊断小医院或社区卫生中心所产生的影像检查。

(五)建设方案

1. **区域 PACS 数据中心建设** 区域 PACS 数据中心托管在医院数据中心,通过虚拟方式建立,网络拓扑如下图 10-2 所示。

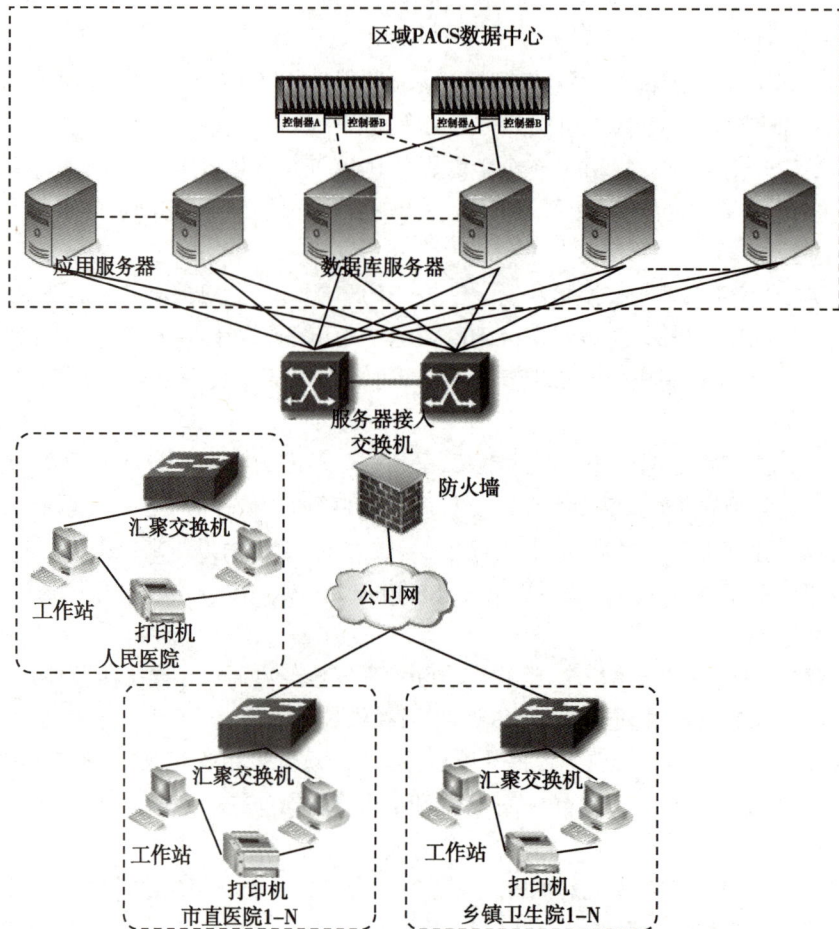

图 10-2 区域 PACS 系统网络拓扑示意图

(1)网络系统

1)局域网 区域 PACS 数据中心托管在市人民医院数据中心,存储设备和服务器通过交换机汇聚,在公卫网网络边界处部署防火墙,保障区域 PACS 数据中心安全。

2)骨干网 区域 PACS 数据中心与各个医院通过公卫专网进行互联互通。

3)部分乡镇医院或卫生院核心网络 考虑到 PACS 系统数据传输量较大,其他医院需要采购交换机。

(2)主机系统:考虑到多点接入区域 PACS 系统,同时,大医院及相关中小型医院都共享使用该区域 PACS 系统,因此,配置两台中高端 PC 级服务器,一台部署区域 PACS 应用系统,一台作为数据库服务器,两台互为热备。

(3)存储系统:区域影像中心作为区域 PACS 数据中心的核心,采用分布+集中式存储。各家医院保存生产的影像和诊断数据实现分布式存储;再上传到区域影像中心,进行集中存储。

区域影像中心的影像存储在技术上可以采用和大医院的影像存储类似的方法,用来接收来自医院、乡镇(街道)医院或卫生院上传来的影像和诊断报告。在建设时既要考虑影像的存取速度,也要考虑影像在不同生命期的使用率以及要求的精度,从而实现最大效率、最经济的存储方式,例如可以设置时限,对既往影像压缩保存到近线或离线状态等。

(4)工作站及其他

1)影像专用显示器 用于影像专业诊断;

2)普通工作站及打印机。用于普通查阅,打印诊断报告。

2. 区域 PACS 系统建设 区域影像中心下设 1 个诊断报告工作点,设在市人民医院。区域影像中心从影像数据中心调阅相关数据(影像和诊断报告)进行评审,并可以方便地获取检查诊断结果和状态。系统可实现中心和下属医院之间患者影像和其他检查数据的共享。各镇(街道)卫生院的区域客户端本身也具备 PACS 的基本功能,可以同时与本院的医院信息化系统连接获取患者基本信息,如果区域网络连接出了问题,也可以作为本院的 PACS 而独立工作。镇(街道)卫生院配置的区域客户端可以将检查影像通过区域网络连接转发到区域影像数据中心。

软件功能模块包括:①区域 PACS 共享与交换软件;②区域 PACS 存档管理软件;③影像诊断处理软件;④报告软件;⑤统计管理软件;⑥系统管理软件;⑦教学科研软件。

3. 服务机构建设 服务机构设置,采取"统一管理,分片运作,整体规划,分步实施"模式。放射诊断中心主体挂靠在大医院。中心建设管理由卫生局为主负责,医院和临床放射质控中心负责具体事宜。

4. 标准体系建设 区域 PACS 系统建设需严格遵循国家卫健委、省卫生厅、市卫生局关于区域 PACS 系统建设的行业信息化标准,同时,在执行过程中结合实际情况,对标准和规范进行细化和扩展,制定具体的建设标准、规程和细则,最大程度的体现信息化建设的共性。项目涉及的标准建设内容:

(1)行业标准:包含卫生名称缩写、信息编码、数据元、目录体系元数据以及部级管理与服务系统建设的技术要求和接口规范等标准。

(2)数据库标准:数据建库类标准确定各数据库数据内容、数据结构、数据组织形式、数据文件命名规则及相应元数据要求,主要指导数据资源的整合、数据资源的质量检查和数据资源汇交管理。

(3)应用标准:系统开发与应用所需的各类技术标准与规范主要有:

1)业务标准 包括业务划分、业务流程、业务应用等方面的标准与规范。

2)应用系统标准 包括应用系统支撑平台规划、应用系统架构、基本功能等方面的标准与规范。

3)应用开发标准 包括应用开发的体系结构、应用设计技术和方法、应用开发技术和方法、软件工程、开发文档要求等方面的标准与规范。

4)接口标准 包括数据接口、应用 API 接口和网络接口方面的标准和规范。

5)公共服务平台标准 包括业务系统前台服务技术、网站服务技术等方面的标准和规范。

6)服务注册标准 服务注册目录需要遵循 UDDI 3.0 标准。

(4)安全标准:根据系统安全监管的要求,提供所需的信息安全管理、信息安全技术和信息安全评估等层面的标准。

安全标准包括信息安全通用标准、密码算法标准、防信息泄漏标准、信息安全、系统与网络安全标准、信息安全评估标准、信息安全管理标准等。

(5)管理标准:为保证系统建设、开发、运行所需的各类管理标准规范,管理标准包括项目管理标准、验收与监理标准、系统测试与评估标准、系统运行与管理标准、信息资源评价标准等。

(6)数据更新审核机制:各个数据在更新生产数据之前,必须事先在临时数据库中进行操作,经审核确认无误后方可更新到数据库中,并进行数据的准确性核对。

案例二　医学影像云平台

（一）医学影像云平台

医学影像云平台是指基于网络平台,建立跨医院和医疗机构的医学影像平台,为区域内所有医疗机构提供医学影像数据和应用服务,实现医学影像数据的共享和诊疗过程的协同。在政策上,建设医学影像云平台是响应国家倡导的分级诊疗、优质医疗资源下沉基层等指导政策以及"互联网+"行动指导意见,优化医疗卫生业务流程、提高服务效率,推动医疗卫生服务模式和管理模式的深刻转变,支持大力发展以互联网为载体、线上线下互动的新兴消费,加快发展基于互联网的医疗。集中远程会诊平台,优化资源配置;降低医保农合费用支出,打造平等可及的医疗服务,破解"看病难看病贵"难题。

基于医联体机构之间的转诊关系,组建以医联体内核心医院为中心的医学影像云平台模式。其主要模式有两种,第一种,由基层医疗机构发起疑难病历的影像会诊,中心医院副主任医师及以上级别医师会诊阅片,提交会诊意见;第二种,将基层医疗机构的全部影像数据上传平台,每天由中心医院医师进行阅片审核,主要对影像报告进行审核,避免误诊、漏诊。当需要会诊或审核阅片时,前置端采集得到患者数据后,通过加密通道将数据上传至影像云平台。云端执行对数据的存储、预处理以及高级后处理任务,处理后的患者数据通过加密通道,被推送至医生的阅片终端。报告数据由医生在移动应用内阅片产生,并通过加密通道提交至影像云平台,云端对报告进行服务流程管理,形成最终报告后,经加密通道推送至影像中心前置端,再由前置端对接院内已有的 HIS/PACS 等报告系统。

（二）医学影像云平台的业务架构

从整体结构上,系统包括影像中心前置端、影像云端以及移动影像诊断终端三个部分,三个部分通过互联网连接成一个整体,数据在这三端进行无缝、高速、安全传输。由于影像云技术的应用以及阅片方式的移动化,使医生摆脱了时间和地域的束缚,更加便捷地为患者提供优质可控的服务。

1. 医学影像云平台系统架构　医学影像云平台框架主要由展示层、业务层、数据层、基础建设层组成。其中展示层包括医生入口、审核医生入口、管理入口;业务层由影像数据采集系统、数据服务管理、移动影像诊断软件、医学影像系统、医学图像存储组成;影像平台数据层主要是成员医疗机构影像数据仓库和中心医院影像数据仓库;基础建设层通过公有云或私有云进行数据交换及业务协同,详见图 10-3。

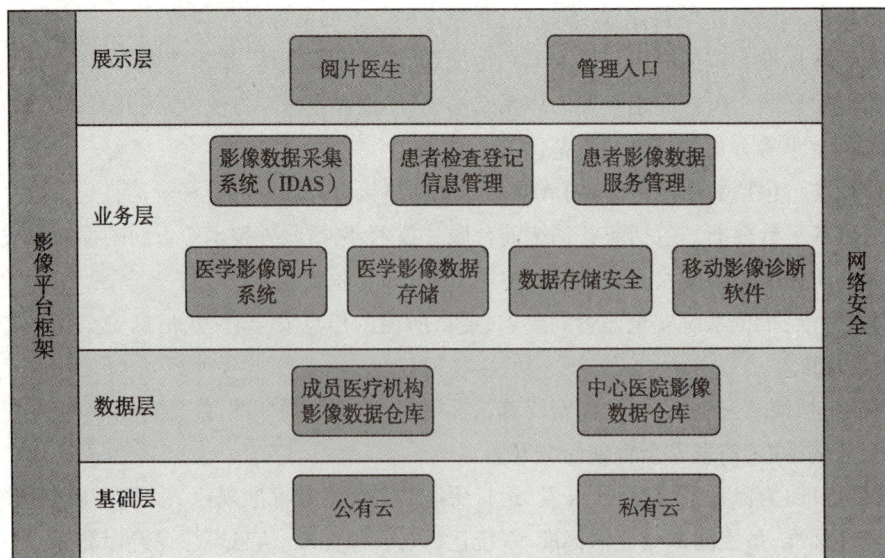

图 10-3　医学影像云平台系统架构

（1）业务逻辑架构：充分利用和发挥云计算优势和服务优势，解决影像大数据的存储和传输问题以及影像处理功能前置问题，云平台可使临床医生也可以看到患者全影像，并可在 PC、平板电脑、触摸大屏以及手机上应用影像云平台所提供的基础图像显示、影像高级处理、影像分割分析、智能分析决策等功能。

影像云平台的业务逻辑架构如下图 10-4 所示：

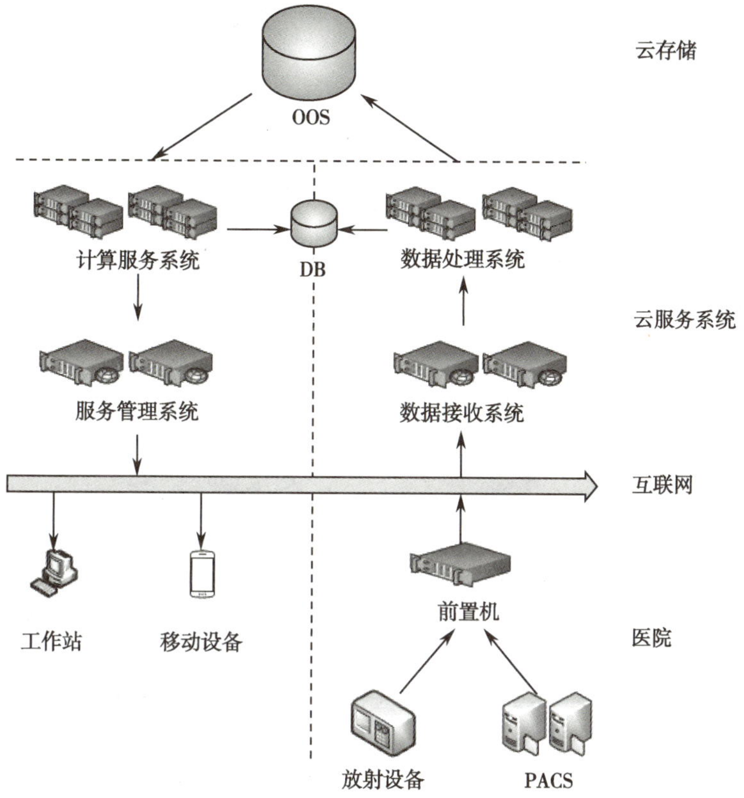

图 10-4　影像云平台的业务逻辑架构

在医院内设置前置机，通过前置机将数据上传到云端数据接收系统，数据处理系统将接收到的数据存储到 OOS 中，完成影像数据的归档存储；医生通过院内桌面终端或者移动终端等将请求发送到服务管理系统，服务管理系统将请求分发给对应的服务计算系统，服务计算系统读取 OOS 中存储的影像数据，经过计算后，将请求结果反馈给请求终端。

（2）网络拓扑图如下图 10-5 所示：

（3）软件架构：影像云平台由计算服务系统、数据管理系统组成及 OOS 云存储组成。计算服务系统与数据管理系统由服务集群组成，集群支持线性扩展，可以根据业务量大小从单台服务器线性扩展至多台服务器集群。计算服务器集群和数据管理集群与云存储采用万兆及以上网络连接，进行内部数据高速交互。

1）计算服务系统架构：计算服务系统集群架构由四部分组成：第一部分由两台服务器组成，完成任务接入，任务分发，灾备冗余功能；这两台服务器共用一个外网 IP 供用户接入使用。第二部分由两台及两台以上服务器组成，完成客户端与计算服务器之间的数据转发功能，每台服务器都需要一个独立的外网 IP 进行数据交换，对外的公网带宽需要根据数据量大小确定。第三部分由两台服务器组成，完成用户校验，灾备冗余功能，这两台计算机无需对外公网 IP。第四部分由多台服务器组成计算阵列，完成影像计算功能。这些计算集群无需对外公网 IP，只需要服务器能够通过万兆网络与第二部分服务器进行连接即可。随着用户量的扩展，对相应的服务器进行扩容即可提升整个平台的处理能力；在扩容过程中不影响在线运行业务。

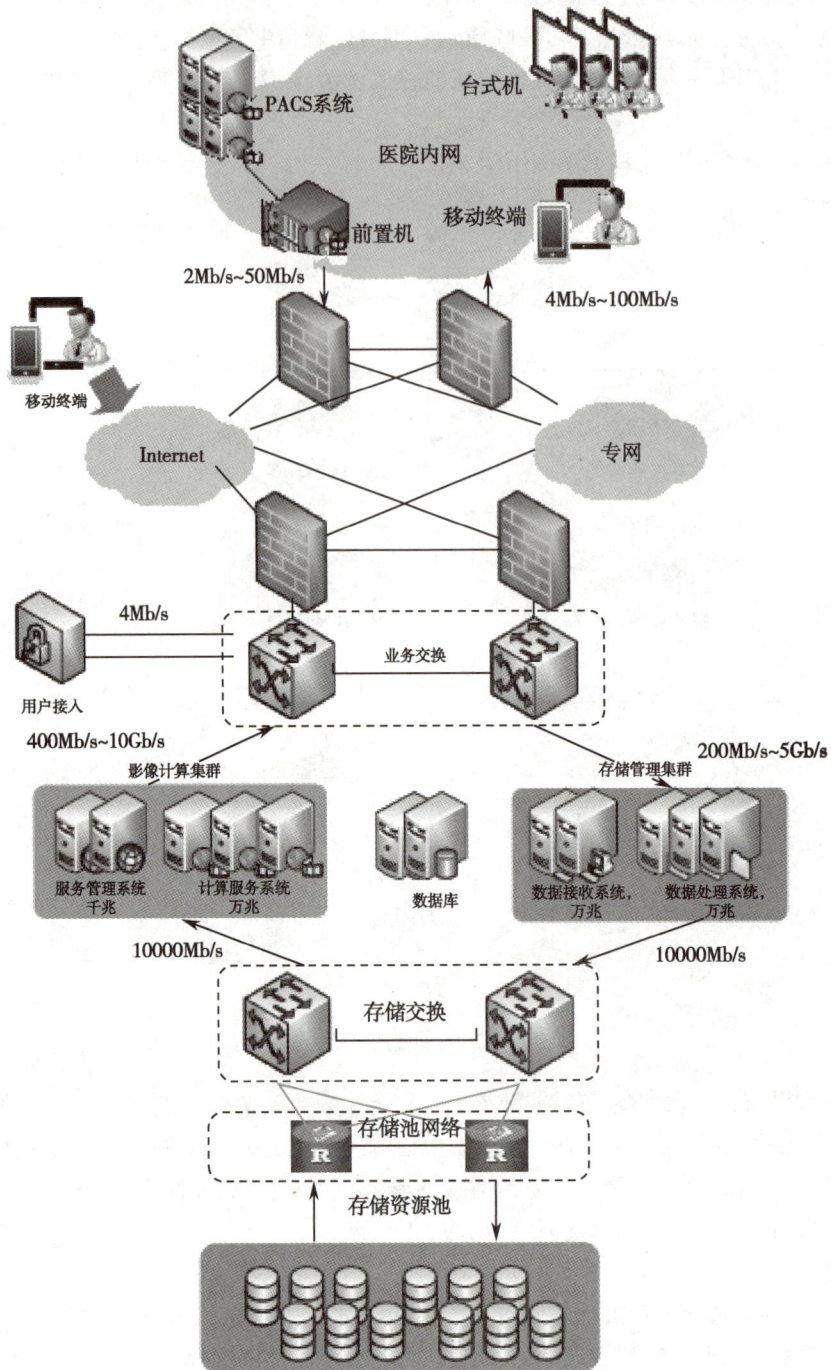

图 10-5　网络拓扑图

2）数据管理系统:数据管理系统架构由三部分组成:第一部分由两台服务器组成,完成任务接入,任务分发,灾备冗余功能,这两台服务器共用一个外网 IP 供用户接入使用。第二部分由多台服务器组成,完成影像数据接收,用户校验功能,每台服务器都需要一个独立的外网 IP 进行数据交换,对外的公网带宽需要根据数据量大小确定。第三部分由多台服务器组成数据处理系统,完成影像存储功能。这些存储计算机无需对外公网 IP。随着数据量的扩展,对相应的服务器进行扩容即可提升整个平台的处理能力;在扩容过程中不影响在线运行业务。

2. 与医院接口

（1）与 PACS 系统对接方式:主要是对接医院的 PACS 系统,采用国际 DICOM3.0 标准进行对接,具体接口功能实现由前置机完成。前置机主要承载的功能有：接收设备或者 PACS 发送的数据功能、主动抓取 PACS 数据的功能、数据上传云端功能、自动路由数据功能、数据回传功能、信息系统同步功能、对影像数据加密压缩上传功能等。

（2）前置机从 PACS 获取数据：前置机从 PACS 获取数据主要有以下两种方法：PACS 自动路由影像数据或者前置机将通过设置 PACS 参数，主动去抓取 PACS 中的数据，并将抓取到的数据上传到云端。

（3）数据回传方式：由医院 PACS 通过 DICOM Query 的方式向前置机请求所需要的数据，前置机接收到数据调取请求后，依照请求的数据，将 PACS 所需的数据从云端读取后发送给 PACS；这个调取数据方式与医生普通工作站查询抓取 PACS 数据方式一致。

3. 所需资源　主要有网络资源、存储资源等。

（1）网络资源：网络主要是为客户提供影像服务的公网及影像数据上传的公网。所需带宽依据实际用户量及数据量进行评估。

（2）存储资源：存储服务器有容量和数据传输速率要求，目前我们使用的是天翼云存储。在容量上可以依据实际使用量进行使用。

4. 安全方案　影像云平台采取了全方位的措施保障客户数据的安全。

（1）影像数据上传的安全保障：影像数据上传到云端是影像数据互联网化的开始，在这个过程中程序对上传的 DICOM 影像数据进行私有协议的加密传输，确保数据在传输过程的安全性。

（2）影像数据存储的安全保障：影像数据上传到云端后，云端服务对接收到的数据进行处理，将影像数据进行私有打包协议处理后存储到硬盘，存储的格式完全是私有协议加密后的格式，任何第三方在没有授权的情况下，是无法正常打开浏览这些影像数据的；如果想查看原始的影像数据，必须经过我们的解密后以 DICOM 协议接口提供。

（3）影像数据查阅：医院通过我方的客户端访问云端服务器来查阅相关患者的影像信息，这个过程中患者的原始影像数据是不需要下载到客户端的，客户端本地没有任何的数据存储，看到的是经过云端服务器处理后的结果。这样既能保证用户在任意时间，任意地点，只要通过互联网就能查看到对应授权的影像数据，而且终端电脑没有原始数据，不涉及数据隐私泄露的风险。通过这三个环节，确保影像在整个云环境中都是安全的，不会造成用户隐私信息的泄露，保障了数据安全。

（三）医学影像平台服务特点及优势

1. 基础业务及数据服务

（1）标准化业务流程及服务：从预约登记、排队叫号、影像检查、影像诊断、协作会诊，及报告审核、报告发布、胶片打印，每个流程环节均通过云平台的提供应用服务；

对于应用医生（登记医生、诊断医生、操作技师、终审医生、主任医生、科室管理人员等），都是在医真互联网影像平台认证备案的医疗机构，通过互联网平台强制实名认证的执业医护人员，从每个应用终端，都需要用管理授权的用户名和密码登录。

（2）"如影随形"互联网移动应用：大型及超大型 4K 触控协作屏应用、桌面专业（横屏、竖屏及多屏应用）、跨平台桌面（如苹果 OS X 终端应用、Linux 终端应用）、平板（安卓、iOS 及 Windows10 移动应用）及手机应用等。

（3）超级影像处理应用：基础图像显示类：在医学影像数据"零"下载的基础上，实现图像的快速显示，可以对图像进行 2D 查看，并进行测量、窗宽窗位调整、CT 值测量、放大缩小、对比等基本功能。

基本高级处理类：MPR（任意平面、任意角度重建）、MIP（最大密度投影）、MinIP（最小密度投影）、AIP（平均密度投影）、平面重建、曲面重建、VR（容积重建）等功能。

影像分割分析类：虚拟手术、心脏冠脉树提取、肺分割、DSA 剪影等功能。

（4）数据存储服务：包括 3 年影像数据中长期管理及 8 年无忧型的中长期数据管理服务。不用额外为数据存储、归档、应用额外承担费用。

（5）接口服务：HIS 接口、EMR 报告接口服务；

2. 增值服务功能

（1）多点执业：在医真平台中的实名注册放射科医生，完成基于医真系统下的日常性诊断、审核等医疗业务。医真系统中注册的放射科医生可以是本院的医生，也可以是由医疗机构邀请并审核同意的其他医疗机构的定向协作（挂靠或多点执业）的有资质的医生。每一位医真实名注册医生，都能获得免费的一点或单点放射执业的机会。

（2）专家级远程诊断服务平台：在医真平台提供了包括影像及全临床专科专家级的远程医疗服务，这是医真平台的互联网专家第二意见（professional second opinion，PSO）的医疗服务。医真平台为医疗机构的临床（非放射科）提供诊断报告、临床影像的接入服务，用于与临床的电子病历（支持院内院外的桌面及移动）的集成应用。

本 章 总 结

医学影像存档与通信系统（picture archiving and communication systems，PACS）是近年来随着数字成像技术、计算机技术和网络技术的进步而迅速发展起来的，旨在全面解决医学图像的获取、显示、存储、传输和管理的综合系统。

随着医学数字图像通信（digital imaging and communications in medicine，DICOM）协议的诞生和发展，以及众多医学影像设备厂商对 DICOM 协议的支持，使得 PACS 在医院影像科室中迅速普及开来，推动了图像存档与通信系统的产业化进程。如同计算机与互联网日益深入地影响人们的日常生活一样，PACS 也在改变着影像科室的运作方式，一种高效率、无胶片化的影响系统已经悄然兴起。

本章主要从对 PACS 系统的概述、DICOM 标准的内容与应用、生物医学图像处理的基本知识、影像组学以及区域 PACS 系统建设的案例分析等几方面进行了较为详细的讲解，通过学习本章知识可以对生物医学影像系统形成一个全面的认识。

思考题

1. 简述生物医学影像的发展特点。
2. 阐述 PACS 的主要功能。
3. 如何解读 DICOM 文件？
4. 比较 X-CT、MRI、PET\SPECT、超声和光学成像特点。
5. 简述影像组学的处理流程。

参考文献

1. 邱峰，田捷．PACS 系统综述［J］．中国医学影像技术，2000，16（1）：73-74.
2. 王世伟，周怡．医学信息系统教程［M］．2 版．北京：中国铁道出版社，2009：182-183.
3. 王鑫，刘飞，李明泽，等．多模式成像技术概述以及研究进展［J］．国际生物医学工程杂志，2010，33（2）：99-105.
4. 蒋田仔，刘勇，李永辉．脑网络：从脑结构到脑功能［J］．生命科学，2009，21（2）：181-188.
5. 孙俊峰，洪祥飞，童善保．复杂脑网络研究进展——结构、功能、计算与应用［J］．复杂系统与复杂性科学，2010，07（4）：74-90.

6. 任庆余,杨星,张延华. 医用 X-CT 成像和临床应用技术的进展[J]. 医疗卫生装备,2008,29(7):32-33.

7. 倪萍,陈自谦. MRI 临床应用新进展[J]. 中国医疗设备,2006,21(9):43-45.

8. 李延斌. 超声诊断技术的进展和临床应用[J]. 世界最新医学信息文摘,2004(3):1125-1129.

（刘奇）

　　临床检验系统(laboratory information system,LIS)是医院信息系统中一个重要组成部分,主要围绕临床实验室的工作流程或标本检测流程开发的信息系统。临床检验系统经过数十年的发展和不断完善,如患者信息及医嘱信息的信息共享,标本条形码的全流程使用,检测仪器结果的自动传输,中间件和人工智能的应用,彻底改变手工操作模式,使70%以上的标本能实现自动审核(autoverification)。临床检验系统整合了检验医学、计算机科学、管理学、生物信息学等多学科在检验方面的应用理论和实践经验,是实现临床实验室实现自动化、标准化、数字化、智能化的重要技术支撑。目前,实验室信息化产品多种多样,包括:从检验医嘱申请开始,经过标本采集、仪器检测、结果审核,到最后的自助查询和打印、病历展示结果,都有不同的软件支持进行信息管理;从自动化仪器的主控信息系统,发展到单机版LIS、局域性LIS、区域性LIS,功能不断扩展以满足医疗需要;从单一的LIS发展到多样化和专业化的相对独立的子系统,如微生物信息管理系统、输血信息管理系统、病理信息管理系统等;从数字化向智能化发展,采用神经网络、贝叶斯、粗糙集、遗传算法等人工智能技术,辅助医务人员进行结果的分析和解释。

第一节　LIS 系统概述

　　临床检验系统,通常称为临床实验室信息系统,是对患者样本识别、检验申请、结果报告、质量控制以及样本分析各方面相关的数据进行管理的信息系统。LIS的信息技术主要涉及数据库、软件开发工具等。数据库管理系统是为管理数据库而设计的软件系统,提供用于数据操作的标准数据查询语言,常用的是Oracle、SQL server等关系数据库。软件开发工具如PowerBuilder、Delphi、ASP. NET、VB、Java等,主要提供可视化的数据库集成开发工具,对各类实验室相关的数据进行处理,让检验人员更简单、方便、快捷地使用数据库。LIS按照临床实验室的管理规范,在管理方面对实验室组织和管理以及质量管理体系、服务活动要素等方面提出了要求,在技术方面对人员、设备、设施等要素以及检验程序和结果报告等要点做出了规定。LIS依据质量体系,明确人员的职责和分工,规范检验操作过程。

　　LIS通过网络平台将不同岗位人员的检验工作、不同部门的信息资源、不同地理位置的自动化仪器集成在一起,用户在系统客户端就能完成相应的工作。医生开具检验申请单,护士执行检验医嘱,打印样本条码,进行采样并确认采样时间。后勤人员运送标本至实验室,标本接收人员进行交接确认接收时间。检验人员完成标本检测、审核,发布检验结果,在服务台及护士站打印或浏览检验结果。

　　利用LIS可快速的统计分析实验室的工作量及类型变化,进行准确的成本核算;进行不同类型、不同阶段标本周转时间的监测;进行危急值的数量、报告有效性的监测;进行标本拒收率、不合格标本原因分析、结果错误率等质量监测指标的监控;对室内质量控制进行个性化的分析和统计;实现精准的员工绩效考核。LIS可完成患者、医生、护士等服务对象的满意度调查,员工的档案记录,实验室文件体系的管理及版本控制,实验室环境参数全天候地监测并自动报警。LIS积累了庞大的实验室数据资料,通过数据挖掘技术,可揭示隐藏在其中的相关规律,能更好地为临床实验室管理提供决策支持。

一、LIS 的发展史

国外的 LIS 系统起步较早,最早出现在 20 世纪 60 年代末,多为实验室自行开发或由仪器公司定制。这一时期的 LIS 主要强调对数据的管理,软件开发语言主要采用汇编语言。到了 80 年代以后,以微处理器为核心的智能检验设备大量出现并广泛应用于临床实验室,如自动生化分析仪、免疫分析仪等,极大提高了样本检测精度。为了将从这些自动化智能处理检验设备上获得的标本检测信息进行快速传送、存储、分析并和医院信息系统共享资源,LIS 系统进入了迅速发展时期,从简单的数据管理逐渐转向对整个实验室的运行进行全方位的管理。以全流程化质量控制为目标重新规划和设计 LIS 系统;以机器人技术及全流水线一体化检验设备为依托建立和仪器交流更加紧密的 LIS;采用现代统计技术加强 LIS 质控的分析能力。到 21 世纪,已经出现了采用 Internet/Intranet 和 Web 技术的 LIS,客户机使用统一的浏览器界面和以 Web 服务器为中心的分布式管理体系,具有业务逻辑共用性好、安全可靠、开放性好、信息共享性好等优势,且不受地区和时空限制,可远程进行登录、访问、信息交换。

国内开始应用 LIS 始于 20 世纪 90 年代,是随着临床实验室进口的全自动化仪器设备的引进,即设备自带的单机版 LIS 软件的使用开始。国外 LIS 产品在中文系统环境下存在不少技术问题,并没有很好的汉化,不适合国内实验室的模式,再加上高昂的实施及后续服务费用,国内多数医院难以负担。促使国内出现一批起源于当时英文操作系统的汉化 LIS。我国早期 LIS 多由实验室人员和编程人员互相合作开发,随着临床和检验技术的不断发展,检验科业务需求不断变化,LIS 系统的开发管理有了很大的变化。

第一阶段 LIS 为单机模式,针对独立仪器,主要进行数据处理和运算,出现在 20 世纪 90 年代。多为用户自行开发或由公司特别定制,主要解决手工抄写数据、报告登记和结果查询等问题,使实验室的数据采集和报告处理过程更加规范和顺畅,并提供了数据的自动记录功能和规范格式的报告,以便节省大量的时间和资源。采用 DOS 系统平台和 FoxPro 数据库,运行在 DOS 单机版或 NOVELL 网络系统上。

第二阶段属于多机联网模式的 LIS,出现在 20 世纪在 90 年代末。即 1 台计算机与多台检验仪器相连,多台计算机组成网络支持多项检验业务。开发环境为 Windows 系统,应用 Visual Basic 和 Power Builder 等可视化编程工具,多使用 SQL Server、Oracle 等关系数据库。逐渐出现了支持双向通讯的大型检验仪器,加上条形码技术,进一步提升自动化、信息化的程度。

第三阶段为全院联网模式的 LIS,出现在 21 世纪初期。这一阶段 LIS 的基本功能、仪器数据通讯、条形码技术、工作流程、医院信息系统接口等功能已经比较完善,多数能够实现仪器自动采集标本数据和使用条形码管理标本等功能。主要解决信息孤岛问题、完善信息管理功能以及实现实验室人财物的管理。将 LIS 与医院内部各信息系统无缝连接,提供数据级、应用级及流程级的集成,实现检验全过程中患者诊疗信息和数据在院内的高度共享。

第四阶段为基于人工智能的区域 LIS。这一阶段,出现输血实验室信息系统、微生物信息管理系统、临床检验知识管理系统、环境监控系统、中间件等专业性极强的信息软件。许多实验室已经在血液学、临床化学、免疫学、尿液分析等专业领域使用自动(机器)审核代替人工审核,既能提高检验质量,又能缩短周转时间。建立典型的区域 LIS,有两种模式:①以县区级医疗机构的检验为中心,覆盖所属区域内的基层医疗。②多院区数据集成模式,医疗集团内多家医院共享检验资源和信息系统。

二、LIS 的关键技术

LIS 实现了实验室数据的信息化、数字化和智能化,极大地提高了实验室的工作效率和管理水平,已成为实验室最重要的组成部分之一。目前,LIS 的基本功能、工作流程、医院信息系统接口等功能已

笔记

经比较完善。随着信息技术、检验医学的快速发展，LIS 发展的关键技术有：

（一）标准化

目前内 LIS 开发商众多，标准不统一，功能参差不齐，易形成信息孤岛，难以实现资源共享。卫生信息化是深化医药卫生体制改革的重要内容，也是其重要支撑与保障。要建立互联互通、信息共享的医药卫生信息系统，势必要加强卫生信息标准体系的建设。常见的标准有：①CLSI 的 AUTO8、AUTO10、AUTO11、GP19、LIS01 至 LIS09 等文件；②HL7 是医疗信息交换标准，包含了实验室信息化和医疗信息系统的内容；③IHE，基于 HL7 的技术，提供了若干临床实验室领域的集成技术框架；④LOINC是实验室检验项目和临床观测指标的编码标准，对于系统间进行信息识别互认非常重要；⑤ISO 15189-医学实验室质量和能力特殊要求以及 CAP Checklist-美国病理学家协会检查列表等标准，主要从管理的角度，包括 LIS 的流程、数据和界面的形式对 LIS 进行规定。

（二）检验仪器通信

LIS 需完成仪器原始数据采集，传输及解析，其中传输包括多种模式，如串口、网口、USB、读文件等。仪器与计算机的通信方式有单向模式及双向模式。单向模式是指 LIS 仅从仪器接收结果数据，而不向其传输检验申请数据，实施较为简单，但需要检验人员在仪器上人工选择测试项目。双向模式是指仪器不仅从仪器接收结果数据，还可向其传输检验申请数据，仅限于可支持条码读取的仪器。检验人员将标本放入仪器中，仪器通过读取试管上的条码自动获取条码信息对应的检验医嘱信息，向 LIS 查询检验申请，LIS 从数据库调出相关信息（标本和检验申请信息）发送给仪器，仪器根据检验申请自动测试检验项目，测试完成后将结果传输给 LIS 供检验人员审核。常见的检验仪器有上千种，每一台仪器都有一个相应的通讯接口程序，这是 LIS 的核心程序，也是软件安装中最重要、最复杂的部分。

（三）条形码技术

实验室自动化的实现需要硬件和软件的配套。硬件包括自动化仪器，软件包括 LIS、重组工作流程、条形码等。其中条形码技术是软硬件结合的关键工具，是迄今为止最经济、实用的一种自动识别技术。条形码技术在临床实验室的应用内容包括依据条形码信息对标本进行检验部门分送、患者基本信息及检验项目传输、与检验设备进行双向通讯、检验结果审核及查询、标本保存、检验报告获取等。条形码技术简化并规范了实验室的工作流程，避免了人为因素造成的标本检测差错，保障检验结果的可靠性；提高了实验室工作的自动化程度，显著地减轻了操作人员的工作量；同时让患者能更简便、快捷地获得准确的检验结果。

（四）自动审核

自动审核是使用计算机规则，将合格的检验结果直接从自动化仪器传输到患者的医疗记录中，将不合格的标本交给检验技师进行人工审核的方法。2006 年，CLSI 颁布了 AUTO 10-A 标准，它提供了一个大致框架，允许每个实验室设计、实施自动审核，并用一种简单的方式建立自动审核规则。自动审核是分析后的决策支持系统。全世界有许多实验室已经在血液学、临床化学、免疫学、尿液分析等专业领域使用自动审核。自动审核根据样本的检验结果情况，自动筛选出含有危急值的检验项，多做或少做检查项目的标本，存在比值、差值等问题的检验结果，以及其他检验结果超出限制范围的标本，供人工再次审核。自动审核通过的标本，患者或医生可直接查询并打印结果。

第二节　功能及用户交互

检验信息系统实现标本检验前、中、后全过程的信息管理，包括：①申请管理，检验项目的申请管理，将申请单发送给收费、采样等环节；②收费管理，对检验申请进行财务管理，如记帐、支付；③采样管理，提供标本采集帮助、标本标识管理、采集信息管理；④标本流转，管理标本运输和标本交接过程；⑤标本核收，实现对送达标本核对并收件的管理；⑥室内质量控制，进行质控数据管理，提供质控分析评价,用质控规则判断检验结果的可靠性;⑦分析前准备,完成标本分析前的准备工作,创建分析任务;⑧分析中管理,监控标本分析过程,接收、管理分析数据;⑨结果报告,提供审核规则及结果的分析数据,评价结果的临床符合性,报告结果;⑩标本保存,分析后的标本保存和销毁管理;⑪查询统计,信息系统数据的查询、统计、分析和决策。

检验信息系统还要实现人、财、物管理和系统安全管理,包括:①人员技术管理:管理实验室人员的技术档案、操作权限和绩效考核;②实验室资源管理:管理实验室设备的使用和维护、耗材的存贮和分配、实验室的环境监测等;③生物安全管理:按生物安全要求,管理实验室的标本、菌(毒)株、化学危险品等;④实验室办公管理:提供实验室管理活动的信息平台;⑤系统安全管理:提供信息系统正常运行和数据安全的管理功能;⑥实验室知识库支持:建立知识库,辅助人员操作和决策。

参与检验信息系统的角色有:①患者:接受医疗服务的人;②医生:具有行医资质的人,在诊疗过程中提出检验申请,分析检验结果;③收费员:进行费用结算的人员;④护士:从事护理工作的人员,执行检验医嘱并采集标本;⑤护工:辅助医生、护士、技师完成医疗活动的勤杂人员,如运送标本;⑥检验技(医)师:从事临床检验技术工作的人员,完成标本检测分析操作;负责审核和解释检验结果的人员,宜具有临床检验诊断资质;⑦供应商:向实验室提供外部服务的人员或机构;⑧系统管理员:具有一定信息技术知识,保障信息系统正常运行的人员;⑨实验室管理者:管理实验室活动的人员。

一、重要概念

为有助于理解书中内容,涉及信息和检验医学相关的一些基本术语和概念如下:

1. **检验医学**　是以诊断、预防、治疗人体疾病或评估人体健康提供信息为目的,运用生物化学、微生物学、免疫学、生物物理学、化学、细胞学、病理学等理论和技术对来自人体的标本进行检验,提供诊断服务的一门临床医学学科。

2. **临床实验室**　可简称实验室,一般是指检验科,也包括提供诊断服务的医院中心实验室。主要职能是承担检验诊断服务,包括基础检验、血液检验、生化检验、免疫检验、微生物检验、质谱检验、基因和遗传检验等。部分临床实验室还承担检验医学的教学科研工作,随着检验医学的不断发展,临床实验室的功能日益复杂,重要性和专业地位快速提升。

3. **实验室自动化系统**(laboratory automation system,LAS)　是指为实现临床实验室内某一个或几个检测系统的功能整合,将不同的分析仪器通过硬件和软件进行连接的相关设备整合体。LAS 按照规模大致可分三类:全实验室自动化、模块实验室自动化和工作站自动化,以满足不同实验室的需求。

4. **临床实验室信息学**　研究临床实验室信息的一门科学,融合了检验医学、临床医学、信息学、管理学等学科,以网络化、信息化、数字化、可视化和智能化为基本特征,是新理论、新技术、新方法、新模式的新兴聚合体。信息学是研究信息获取、处理、传递和利用的规律性的一门学科。临床实验室信息学的主要研究内容是信息学在临床实验室的具体应用,在临床实验室领域的交叉、渗透和结合。临床实验室发展的不同时期和阶段,临床实验室信息学会有不同的研究内容、技术特点和应用热点。

5. **中间件**　是介于传统的 LIS 和检验仪器(或轨道)之间的独立的系统软件或服务程序,能与 LIS 系统无缝连接,是集流水线管理和检验仪器智能管理为一体的信息系统。实验室中间件软件的诞生,能弥补仪器和 LIS 功能的不足,为实验室实现智能化进程提供了一个重要的工具。近年来,常见的中间件有:雅培 IM、贝克曼 DM2、罗氏 Cobas IT 3000、西门子 Centralink 等,实际的应用全面提高了实验室的自动化和智能化程度。

6. **自动审核**　LIS 建立结果审核的标准、规则和处理逻辑,自动对检验结果进行验证,符合条件的结果自动发布报告。

7. **工作流程**　是两个或两个以上的人,连续地以串行或并行的方式去完成某一任务的工作步骤,规定谁负责做什么以及做的前后顺序。临床检验的工作流程主要分为检验前、检验中、检验后三个大过程,可细分为申请、采样、流转、分析、审核、报告等关键流程。

8. 仪器主控信息系统　也称为操作管理系统或仪器信息管理系统,可完成仪器控制、检测数据管理和对外数据交换等基本功能。根据仪器用途,还带有图形处理、专家系统、远程控制、报告打印等特殊功能。仪器主控信息系统的专业功能强大、操作简单、用户界面友好,是仪器性能优良的重要标志。

9. 区域性实验室信息系统　可协助一个区域内临床实验室间相互协调并完成日常检验工作,并在区域内实现检验数据集中管理和共享,通过对质量控制的管理,最终实现区域内检验结果的互认,是为区域医疗提供临床实验室信息服务的计算机应用程序。

二、工作流程

LIS功能模块与实验室的工作流程密切相关,标准化、规范化的检验业务流程可以使各个环节紧密相连,有序的进行,有利于充分发挥LIS作用。虽然不同规模、不同医疗机构实验室的日常工作模式和管理方法可能有所差异,部分工作环节的处理时机和顺序不同,但多数工作环节和功能模块在较长的一段时间内是固定不变。

临床检验工作流程有检验前、检验中、检验后三个大过程,大致可分为检验申请、标本采集、标本流转、检测分析、结果审核、发放报告六个主要工作流程,除了检验前过程中门诊和住院是两个完全不同的支线,标本进入实验室后其处理流程是一致的。临床实验室检验流程的基本模式如下:检验项目申请→准备标本容器→采集标本→标本运送人员核对标本→运送人员交接标本给接收人员→接收人员验收标本并分发到检验科各部门→室内质控→标本分析前处理→标本检测→审核检验结果→发布检验报告→检验报告查询、打印→标本存储→标本丢弃。

(一)检验申请

检验申请流程涉及患者、医生、收费等人员,包括患者就诊、检验申请、收费等主要次级流程,实现检验申请及收费功能,形成检验申请单。医生评估患者病情,依据检验循证医学原则选择检验项目,备注标本采集部位、时机等特殊要求,开具电子检验申请单或填写纸质检验申请单。申请单的内容应包括唯一性标识、患者资料、临床信息、检验内容、申请医生。电子检验申请单通过标准话接口直接发送到LIS系统中,手工申请单需人工录入LIS中,在后继步骤中生成电子申请单。门诊患者需自行至收费处进行缴费,住院患者则从患者押金中扣取检验费用。缴费成功后,HIS将患者基本信息和检验信息传输到LIS,以供检验人员调用。

取消申请一般由临床部门提出,实验室不可直接取消检验申请。若检验申请未开始执行,开单医生可直接取消。住院患者,如果已经采集标本,则需由护士在信息系统中取消申请并作废标本记录和条形码标签后才能退回申请。若标本已经被实验室接收并进行分析的标本,原则上不允许进行取消操作,未开始分析的标本,允许在退费后进行取消检验申请的操作,同时作废相关标本记录,并妥当处理作废标本。

(二)标本采集

标本采集流程涉及患者、医生、护士、技师等人员,包括患者准备、标本采集、标本交接等主要次级流程,完成检验标本的采集,并收集标本进入流转环节。标本采集前,根据预设的计算规则检查检验申请项目,自动计算该检验申请所需的标本类型及数量,在操作界面提示采集和处理要求信息。采样人员(门诊采样人员及护士)通过刷卡或扫描患者条码信息调出并确认检验申请后,打印包含患者基本信息和相关检验信息的条形码标签,准备标本容器并粘贴条形码标签。在采集住院患者标本时,若医院配有掌上PDA,可通过扫描条形码腕带核对患者身份,查看需采集的标本信息。采集完成后,扫描标本条形码标签确认采集操作完成。门诊患者额外打印包含患者ID、检验项目、取单时间、取单地点等详细资料的检验回执单。全血、血清、血浆、动脉血等标本,由护士或检验人员进行采样。需患者自行留样的标本,由检验人员或护士指导患者正确地留取标本。需要医生亲自采集的标本,由医生自已执行检验申请、打印条形码标签,并在第一时间对标本进行采集和标识。

需重新采集的标本,信息系统自动生成新的标本 ID,打印条形码标签,作为新标本进入流转过程,但可以与原检验申请关联。

(三)标本流转

标本流转是一个物流过程,涉及护工、技师、护士等人员,包括标本运送、运送监控、标本核收、标本保存等主要次级流程。由于有不同部门人员参与,其操作便捷性非常重要,可采用条形码或 RFID 技术来提过软件系统的可用性和效率。在标本送出环节,首先确认操作者身份,然后以扫描条形码的方式逐个确认待送标本,或批量选择确认待送标本。确认完后,软件打印批次标签,或绑定一个 RFID 标识。打包完成的标本以人工运送或是自动化物流传送系统输送至到指定地点。在接收标本环节,接收人员逐一扫描条形码核查标本或扫描批次标签。对接收标本进行确认操作时,系统应记录标本的接收者及时间。

如果发现有不合格标本,接收人员在信息系统操作平台记录拒检原因后,人工通知或由操作平台自动提示标本采集部门。软件自动记录操作者、拒收时间等信息,自动生成标本重新采集任务。病区工作站应当能够自动提示标本拒收信息,便于护士及时处理。门诊标本可通过短信、自助取单机、服务台等直接或间接通知患者及时重新采集标本,以免影响患者的诊疗工作。

实验室接收标本后,可打印或查询检验任务清单。标本保存时,记录保存人、保存时间、保存位置。标本核收后,为保证检验质量,检验仪器应定时进行质控,来保证标本是在仪器在控的状态下检测的。质控部分由 LIS 专门设置(或仪器自带的)质控管理模块来完成,LIS 根据质控规则来判断质控状态,失控时,系统锁定部分功能。

(四)标本检测分析

检测分析流程涉及检验人员、实验室管理等人员,完成标本的预处理、检验分析,输出检验结果。血液标本的预处理步骤与检验申请有关,在应用自动化前处理机的情况下,LIS 可通过消息机制控制前处理机的处理步骤。全血分析的标本,试管可直接放入仪器标本架,由仪器自动混匀测试。对于血浆或血清标本,需要先进行离心,再提取血浆或血清进行分析。部分标本需要分样用于多个试验,LIS 系统应为分样产生的多个子标本进行编号,必要时打印标签。对于在分析前或分析过程中需要稀释的标本,LIS 应支持标本稀释的控制。微生物标本需进行涂片、接种、培养等操作,软件自动记录上述操作的时间,录入操作内容。

按其自动化程度可将检验分析分为手工分析、半自动化分析和自动化分析:①手工分析流程,检验人员对照工作清单进行标本的手工分析,分析完成后,由检验人员在 LIS 操作界面录入检验结果,或将结果临时抄录在纸上,等标本检测结束后再录入到 LIS 中。②半自动化流程,检验人员将标本放入仪器进样架后,对照工作清单在仪器上手工选择检验项目,测试结果由仪器自动传输到 LIS 服务器的数据库中。③自动化分析,检验人员将标本按类别放入相应的检验仪器,由设备自动完成进样和检测,测试完成后自动发送结果给 LIS。需要重测的标本,由仪器自动再次吸样重测或检验人员人工将标本放回进样架重新测试。

(五)结果审核

审核流程涉及检验人员,近几年随着自动审核在实验室的应用,该流程可包括自动审核、结果审核等主要次级流程。在得到结果数据后,检验人员通常不直接报告结果,而是根据经验判断数据的准确性,核对报告有关的信息项,并做确认标记。结果确定可靠并且数据完整时生成结果报告,进入发布前的综合审核阶段。启用自动审核的实验室,被自动审核系统判定为正常的报告可由系统自动发放,无需再经过检验人员审核。未通过标本,需人工复核。检验结果确认无误后,进入发放报告环节。

(六)发放报告

报告流程涉及患者、医生、护士、检验人员,包括检验报告、报告召回、结果解释、临床沟通等主要次级流程,目前多数医院尚未提供结果解释这一服务。患者凭回执单、就诊卡等,自助查询并打印报告单;也可通过短信、邮件、网站等方式获取电子检验报告。可查询标本状态,包括采集、接收、分析、审核、打印等状态。可记录报告查询情况,包括打印时间、查询时间以及次数等。

第三节　检验信息标准

国外已有一些应用较为普遍的检验信息标准和规范,可分为:

1. 功能要求标准　即对系统功能进行统一描述和表达,有利于对系统的共同使用和利用。如临床实验室标准协会(Clinical and Laboratory Standards Institute,CLSI)发布的 LIS01-09、AUTO8、AUTO10、AUTO11 等批准级别共识指南,其中 LIS03-09 不再作为共识指南。

2. 信息交换标准　是指为了实现不同系统之间的信息共享和沟通而建立的通用数据文件的格式规范,用以保证数据传输的完整、可靠及有效,并提高数据交换速度。如侧重于描述不同系统之间的接口的 HL7(health level seven)、美国材料与试验学会(American Society for Testing and Materials,ASTM)颁布的用于临床计算机系统和检验仪器通信的 E1381 和 E1394 规范等。

3. 实验室检验项目编码标准　是将信息按照一定的原则和方法进行分类,然后逐个赋予代码,使每一项具体信息与代码形成唯一的对应关系,为数据记录、存取、检索提供精简、便捷的符号结构,便于实现信息处理和信息交换,提高数据处理的效率和准确性,并增强信息保密性。如观测指标标识符逻辑命名与编码系统(Logical Observation Identifiers Names and Codes,LOINC)旨在促进临床观测指标结果的交换与共享,对于系统间进行信息识别互认非常重要。

4. 医学术语编码标准　通过对概念严格定义,明确其内涵和外延,反映出其基本特征,力求达到术语的精准性和单一性,避免信息交流过程中的歧义与误解。例如注重语义互操作的信息编码于参考术语系统——SNOMED CT,它提供了电子医学记录(电子病历)的底层框架支持。

现阶段,国内 LIS 行业标准基本处于空白阶段,仅有原卫生部 2002 年颁布《医院信息系统基本功能规范》,然而该标准已经低于当前的现实要求。在检验项目编码方面,《WS/T 102-1998 临床检验项目分类与代码》和卫医发(2007)180 号《医疗机构临床检验项目目录》都对检验项目进行规范,主要用于规范检验收费和项目准入,一般不能用于检验结果报告。而在信息交换、医学术语编码、检验报告共享等方面,尚未有国家层面认可的标准。

一、LOINC 国际标准编码

当前实验室在标识检验项目或观测指标时多采用实验室内部独有代码,导致不同系统之间交流起来,会出现严重的语义问题。软件开发商也很难编制出稳定、优质而又实用的检验结果判断规则,开发成本也会非常高。当存在多个数据来源时,难以经济高效地映射各医院的本地术语,需要花费大量财力、物力和人力将多个结果产生方的编码系统与接受方的内部编码系统进行对照。

美国印第安纳大学医学中心的 Regenstrief 研究院针对临床医疗保健与管理工作在电子数据库方面的需求,于 1994 年建立了观测指标标识符逻辑命名与编码系统 LOINC,其数据库提供了一套国际上较通用实验室及临床观测的标识符,满足了临床数据从产生数据的实验室以电子消息的形式传送至将数据用于临床医疗护理和管理目的的医院、医生办公室及支付方的实际需求。该标准被美国病理学家协会(College of American Pathologists,CAP)和美国健康保险法案(Health Insurance Portability and Accountability Act,HIPAA)认可,并收录于美国国家医学图书馆(National Library of Medicine,NLM)的统一医学语言系统(Unified Medical Language System,UMLS)。

在国际上,LOINC 已经推广到美国、德国、瑞士、澳大利亚、加拿大等多个国家地区,有许多医疗设备制造商、大型实验室和政府机构都在使用。例如,LabCorp、MDS Labs 等大型实验室,美国疾病控制与预防中心、美国国防部、美国退伍军人事务部等政府机构。国内对 LOINC 的研究工作着重于促进相关领域对 LOINC 标准的了解及认识,已经完成了《LOINC 用户指南》和《RELMA 用户手册》简体中文版的跟踪翻译,并于在 2015 年 11 月被 UMLS 所收录。在 LOINC 数据库的翻译及中文搜索、浏览与对照软件工具的方面也取得了一定的进展。下面简单介绍 LOINC 数据库的概况、内容、使用及意义。

（一）LOINC 数据库概况

Regenstrief 医疗研究所多年来一直承担着维护 LOINC 数据库及其支持文档的维护工作,并拥有它的版权。LONIC 数据库 2.22 版本共计收录术语 50 809 条,分为实验室 LONIC 和临床 LONIC 两大部分。其中实验室部分为 37 654 条,涉及了 23 个实验室专业,包括化学、血液学、血清学、微生物学（寄生虫学和病毒学）以及分子病理学等;还有与药物相关的检测指标,以及在全血计数或脑脊髓液细胞计数中的细胞计数指标等类别的术语。临床部分为 13 155 条,包括生命体征、血液动力学、心电图、产科超声、心脏回波、泌尿道成像、胃镜检查、呼吸管理、精选调查问卷及其他领域的多类临床观测指标。还有一些用于医疗费用等方面管理信息的代码,即信息附件。临床文档代码被 HL7 CDA 直接采用,而且其中的信息附件还得到了 HL7 X12N 委员会的正式认可。

（二）LOINC 数据库内容

LOINC 数据库内容属于一种控制性词汇,其内在的医学概念表达模型是实现临床实验室数据信息标准化的一个编码方案。LOINC 构建依据是一个六轴概念表达模型,由 1 个带有校验位的唯一性标识代码、6 个概念定义轴以及简称等组成,其包括的信息足够确切地定义一条实验室检验项目或临床观测指标术语。LOINC 六个概念定义轴:

1. **成分（component）** 或称分析物,是所测量、评价或观测的物质或实体。比如,钠、葡萄糖、微生物、巨细胞病毒抗体等。分析物名称必须指明任何的"子分析物",例如冠状病毒抗原。对可能具有某一子类,采用圆点隔开,如"钙．有游离型"。

2. **属性类型（property）** 即分析物的特性、品质、特征或属性。主要类别有质量(如毫克)、物质的量(如摩尔)、催化活性(酶活性)、任意类(人工类单位)、数量(计数)。

3. **时间特征（time aspect）** 即观测指标针对的是某一时刻或短时间的观测结果,还是更长一段时间内的观测结果。确切时间型属于时间特征轴的一个特殊取值,在赋予该值时,采集标本的确切时间将被单独作为 HL7 或 DICOM 等标准消息中的一个部分来发送,并不包括在其全称中。

4. **体系类型（system）** 也称为标本类型(sample)。比如,尿液、静脉血等。

5. **标尺精度（scale type）** 即观测指标属于定性型(quantitative;这种才是真正的测量指标)、等级型(ordinal;或称序数型;其结果的可能取值为一套有序的或具有秩次的选项)或名义型(nominal;如大肠埃希菌),还是叙述型(narrative;如骨髓细胞分析结果中的诊断建议)。

6. **方法类型（method type）** 获得检测结果或其他观测指标数据时所采用的方法。适当的时候才使用这一字段。

（三）LOINC 数据库的使用

LOINC 代码并不是要传送试验或观测指标的所有可能的信息,而是给种类繁多、不断衍生的检验检查项目贴上一种用于明确其定义的"标签",让人,尤其是机器,对相应术语的含义都能了然于心,从而实现语义层次上的交换与共享,便于数据的初次利用及日后的再利用。RELMA（regenstrief LOINC mapping assistant）是基于微软 Windows 的映射辅助程序,用于本地代码与 LOINC 代码的对照。依据所导入的本地字典数据(本地代码),借助于 RELMA 在 LOINC 数据库中进行搜索,找到与之匹配的 LOINC 代码加以记录。LOINC 数据库中大多数实验室检测项目各自都有一个无方法信息性代码和一个或多个方法特异性代码。若需按照其方法进一步确切匹配,则最好使用方法特异性代码。反过来,一种方法的不同变体则又可能造成几个均与同一 LOINC 代码相对应的本地代码。这种情况下,数据发送方就应将所有这些本地代码都恰当地对应到其相应的同一个 LOINC 代码上;在接下来的数据传输中,另外用单独的消息字段对该基本方法的不同变体加以区别。

（四）LOINC 数据库的意义

LOINC 编码标准的采用，将极大地提高本地代码与通用 LOINC 代码之间的对照效率和精确度，并有利于对照自动化的实现。在没有统一的通用编码标准的时候，参与通讯的系统之间只能是两两相互对照。假设有 N 个系统需相互连接，则总共要完成 N×（N-1）次对照。然而，如果参与临床数据信息交换的各个系统均采用 LOINC 代码的话，每个系统则仅需对照一次即可。这样，所需对照的总次数就会急剧减少，这将大大减少实现标准化接口所需的时间和费用。

二、LIS 与其他系统的接口

随着 LIS 产品在功能上的不断完善，LIS 开始延伸到了医院检验科外的其他多个部门，甚至是院外，因此需要充分满足高效共享检验信息的需求。LIS 与其他信息系统之间的数据流向如下：

1. **与 HIS**　实现 LIS 与 HIS 之间患者基本信息、检验项目信息、检验收费信息、检验结果信息的共享与交换。

2. **与检验仪器**　实现检验结果及特殊标记的传输。

3. **与 EMR**　电子病历可以从 LIS 获取住院患者的检验项目结果信息。

4. **与 WHONET**　LIS 与世界卫生组织通用软件的微生物检验数据交互。

5. **与质评网**　LIS 系统与临检中心质量评价系统进行数据对接。

6. **与互联网**　推进互联网+检验的各项新型服务（例如，网上申请检验、报告查询等）开展。

医院和医疗软件开发商都在积极实现 LIS 与院内外其他信息系统的数据交互，共享患者资料和结构数据，避免 LIS 使用过程中出现"信息孤岛"。系统集成需要依附于一定的集成模型，主要在系统的表示层、数据层、功能层三个层面实现，并由此决定如何将应用系统集成在一起。系统集成解决方案主要有直接数据共享和基于医疗信息交换标准集成这两个大的方向。

直接数据共享属于数据层集成模型的应用，主要用于 C/S 结构医疗信息系统间的互联，客户机需要连接互联双方数据库，直接访问对方服务器中的数据，一般无需遵循任何医疗信息交换标准，具有技术要求低、开发快捷的特点，是很多厂商和医院都会优先采用的集成方法。但比较适合医院内所有信息系统都由同一软件开发商提供的情况，如果是不同的软件开发商，则需要进行较多的协调工作。再加上客户端集中了几乎所有的业务处理，系统互联必然会导致客户端逻辑急剧复杂化，以致异构系统间数据有较强的耦合性，引起系统安全性、扩展性和可维护性下降。

基于医疗信息交换标准集成方案可通过独立适配器的互联或中间件互联方式来实现。独立适配器互联方式是指采用单独运行的连接器实现两个系统的互联，分离了系统接口处理逻辑，不受客户端的直接调用或控制，保持了客户端的相对稳定。由于需要使用轮询方式来定期处理信息交换，降低了服务器的利用率，其实时性也受到一定限制。该互联方式适合建立简单的标准接口，当参与集成的系统过多时，接口配置和管理工作将会变得复杂。中间件互联方式是通过调用基于医疗信息交换标准的中间件来实现信息系统间数据的实时交互，该方式依托于客户端包含大量接口的处理，虽然开发过程复杂，但其扩展性好，可通过更新和添加中间件来提升系统交互能力。

医疗信息交换标准虽然解决了信息交换接口的标准化问题，却没有明确系统的集成。由北美放射学会（Radiology Society of North America，RSNA）和医疗卫生信息与管理系统学会（Healthcare Information and Management Systems Society，HIMSS）在 1998 年联合发起的医疗健康信息系统集成规范（Integrating the Healthcare Enterprise，IHE），其最初目的是为了推动放射影像 IT 应用系统之间基于工业标准的互操作性。IHE 提供了各领域的技术框架，是医院环境中各种信息源之间集成的契机。IHE 本身并不是标准，它是对现有标准的应用、执行过程及实施方式等进行规范与合理定义。通过规定事务通讯所必须遵循的医疗标准细节，对如何选用标准来实现医院环境中的工作集成流进行了规范，并通过对象化实现策略，进一步简化了标准接口的设计工作。在解决这些问题的同时，IHE 也逐步将其领域从放射学扩展到了 IT 基础设施、临床检验、患者照管协调、医疗质量，改善了系统集成的状态和清除障碍实现医务人员对重要信息无缝传输的需求,优化了医疗质量。如今,IHE 集成规范已经成为包括从医院内部的系统集成架构到区域性甚至国家级数字医疗信息计划中的 EHR 蓝图在内的许多医疗 IT 开发项目中应用的关键方法。

第四节　案　例　分　析

本节以某公立综合性三级甲等医院的临床检验系统为例,进行案例分析。该医院集医疗、教学和科研为一体,核定床位数 2400 张,设有 32 个临床科室,87 个护理单元,9 个辅助科室。该医院的检验科是通过国际医院认证的综合性医院检验中心,是集临床检验教学、科研、临床工作于一体的高层次人才培养基地。该检验科分设临床检验(包含骨髓细胞学)、临床生化、临床免疫、临床微生物、临床输血科、质量控制、科研教学等多个亚专业实验室,开展检验项目 500 余项,年度标本量约 300 万人次。该医院的 LIS 系统以患者标本管理为中心,以检验质量为核心,贯彻实验室全面质量管理思想为指导,实现了实验室全面信息化。

(一)门诊检验医嘱申请

为门诊医生提供各种标准组合项目、自定义组合项目和单项目的选择开单。医生给患者开完电子申请单后,可打印检验指引单,患者完成收费后可至门诊采血处采集标本,标本完成检验后医生可以直接通过开单模块查看报告单的结果。对于一些新开展的项目,临床医生可通过系统查看测试项目的临床意义等信息。

(二)住院检验医嘱申请

为住院医生提供各种标准组合项目、自定义组合项目和单项目的选择开单,产科医生可区别产妇和婴儿开单。医生通过开单系统可新增、修改、作废申请单;医生给患者开完电子申请单后,医生可在系统中查看该患者电子申请单的执行情况和标本当前的状态(如收费情况、标本是否采集、标本是否送到检验科、标本是否开始测试、标本的结果是否完成等等),报告单结果和结果趋势图。

(三)门诊采血系统

标本采集人员执行门诊患者已经付费的检验医嘱并产生条码,打印条码标签和患者的回执单,回执单上的信息包含患者的基本信息、检验的项目信息、拿报告单的时间和地点等信息,其取单时间精确到分。

采血排队叫号系统能有效地减少患者就诊等候时间、优化服务流程、改善服务环境、提高工作效率和质量。患者在刷卡取号后系统自动提取患者信息及判断患者开单项目内容,根据项目属性进行排号(分急诊和常规),自动打印号票给患者。患者取得号票后,至相应就诊区等候就诊,同时注意就诊区内的信息提示,如显示屏提示或语音提示。采血处每个工作台都安装呼叫器,工作人员根据需要对呼叫器进行使用。采血人员点击"呼叫"按钮,呼叫下一位患者前来采血,各工作台的呼叫终端通过控制系统将信号传输到显示屏和语音播号系统,检查患者可根据所叫号码到相应的窗口检查。显示屏分为 LED 显示屏和液晶电视显示屏。

(四)住院检验医嘱执行模块

护士执行医生开具的检验医嘱产生条码、打印条码标签。护士根据标签上的信息提示(如:试管类型、患者姓名、床号、项目信息等)贴上相应的试管,并打印标本采集清单、标本运送清单,确定标本采集时间和标本采集人。对于检验科退回的标本系统会在界面上予以提示,护士可直接重新打印条码标签,重新采集标本。

(五)标本接收模块

完成由标本接收中心分发给各检验部门标本的编号;提供标本接收、计费、不合格标本退回管理;实现标本包裹单的核对签收;根据标本所属类别自动分类提醒和分发归类;对已送检未接收标本会自动提醒标本处理室;科室内标本交接管理及核对;提供其他特殊标本的手工登记及条码生成管理。

（六）实验室主业务模块

主要完成来自门诊、住院、体检、外单位的标本登记、结果的输入、结果审核、报告单打印、查询统计以及基础数据维护等操作。

1. **标本登记**　主要用于实现来自门诊或病房的化验申请单的手工登记工作。
2. **批量处理**　完成对患者资料和结果数据的成批修改、删除，以及对体检标本的成批登记。
3. **结果输入**　主要对手工结果的输入和修改，以及对一些阴阳性结果的成批输入。
4. **标本核收**　通过扫描条码接收病区中合格的标本并自动完成计费，并把不合格的标本退回病区。
5. **历史结果回顾**　根据患者在系统中的唯一编号查询本次检验项目对应的历史结果与现结果进行的比较。
6. **结果审核**　提供检验数据审核及检验报告审核。检验数据审核包括超出正常值、极限值、历史结果、严格约束、用户自定义约束条件等。报告审核包括自动审核和手工审核，将分析的检测数据信息与样本信息融合，按照人工审核报告的原则，设置项目及项目间的审核规则，形成智能化的审核模式。
7. **系统误差纠正**　对同一批标本的结果根据当天的质控情况，确定截距和斜率对标本的结果进行系统误差的纠正。
8. **报告单查询**　根据提供的标本信息综合查询符合条件的报告单，可选的条件包括检验类别、检验日前、标本编号、标本种类、患者姓名、患者性别以及患者年龄等，支持上述条件的单向查询及组合查询。
9. **统计功能**　包括工作量统计、科研统计、标本及报告单收发数量统计。工作量统计，统计检验科的工作量情况，并按检验部门、检查项目、申请医生、操作人员、患者的就诊类别综合和分开统计工作量。
10. **信息修改查询**　查询操作者修改过的患者的基本信息及结果。
11. **打印功能**　工作清单打印，用来打印当天检验科本部门所做的各患者的汇总情况，操作界面如同测定清单打印；测定清单打印，主要用于打印当天的测定清单，用于归档和纸质保存；异常结果打印，打印当天体检者中结果不正常的患者信息和结果信息，操作界面如同测定清单打印。

（七）质控管理模块

只有室内质控物合格，结果数据完成在控，才能证明仪器所检测的数据在受控之中，所得的测试项目的结果才会真实可靠。系统可自动运行质控或在仪器开始检测前，提醒相关人员来执行质控任务。

失控时，系统自动锁定部分功能，在确认试验结果在控后予以解锁。

1. **数据维护**　质控批号输入，设置仪器当前使用的质控批号、质控水平、质控代码以及使用的仪器。质控靶值输入，设置各台仪器对应的每个批号中每个质控项目的靶值和标准差。质控规划，设置质控的报表类型、批号及完成时间，及质控的失控规则等。
2. **质控数据输入**　系统自动记录质控品的批号、有效期、指定质控值、质控品检测结果记录，生成质量控制文件。用户可修改或删除当天的质控数据，以及输入一些手工的质控数据和打印当月的质控数据。
3. **失控处理**　根据生物变异导出的总的可接受误差和监管部门要求的可接受界限来制定质控方案和报警机制，可对失控的数据进行分析及处理，并实时记录失控后的纠正措施。对于部分试验批，系统能在质控失败的情况下自动地中断或者自动验证，并为工作人员提供适当的决策支持。
4. **质控比对**　将实验室内部不同仪器的质控结果进行比对，也可与外部实验室进行比对。比对数据应包括范围、平均值、中位数、标准差、变异系数等。

5. **质控报表**　质控日报表主要用于查询每天的质控日报,本科室各个项目的 VIS 值,系统将符合国家临检中心要求的质控数据直接从仪器读入质控月报表。质控月报表用来显示各批号的各种质控图(包括 Westgard 图、Monica 图、Youden 图、误差累积图、多规则 Sheward 图等等),并根据各个质控图的失控规则,来判断该项目是否失控。

(八)危急值预警管理模块

当检验室所做检验结果高于或临界于危机值时,应对该报告患者所在的病区医生进行报警提示,并记录下提示内容、提示时间、对方接收到报警提示时间。试验项目危急值范围可根据患者性别、年龄、科室等分类设置。系统判断为危急值的标本,在审核界面以红色字体标注,并提醒审核人员有待处理危急值。审核人员确认并核发该报告时,系统自动将标本结果危急情况发送到标本采集科室;门诊危急值除检验人员电话通知外,还会通过短信服务告知医生或患者。为住院患者提供危急值播报功能,除了常规的项目危急值,微生物也可以通过系统进行播报。LIS 系统将危急情况写入电话语音服务器接口,通过电话语音服务器系统,告知病区医生或者护士。

(九)试剂耗材管理模块

将实验室的试剂耗材管理与医院医用物资管理系统互联,包括物品计划,申请,采购,入库,出库,消耗统计,试剂成本核算,实现对全科订购数的宏观调控。在 LIS 框架下,结合仪器通信功能和实验记录数据对与试剂耗材相关的临床检验工作过程进行管理,可动态监测各种试剂耗材消耗、库存情况。

采用条码化管理模式,根据采购单自动生成入库单,可人工修正入库数量(可能入库的数量跟采购的数量不相同,或者采购的数量被多次入库),入库时生成试剂条码,条码规格包括有效期,开瓶效期,批号等。根据试剂之前的实际使用情况、库存的情况、试剂最低库存量,安排试剂采购计划,以满足实际使用。将试剂耗材管理与实际检测标本相关联,在仪器上添加试剂或者更换试剂时,对添加时间及数量进行记录,使试剂使用与标本结合起来。试剂使用完后自动进行闭瓶处理,统计从开瓶到闭瓶的标本实际测试数、理论测试数以及计算损耗的数量。可对不同批次的试剂进行数据结果分析,得到不同批次试剂检测标本存在的检测差异性。能在试剂成本核算窗口,根据时间范围,根据统计类型(包括部门统计、供应商统计、仪器名称统计、试剂种类、成本核算),按实际样本数及试剂消耗数量,统计项目的实际成本及理论成本。

(十)实验室日常管理模块

实现人员岗位化管理,通过签到/签退实现了岗位职责的确认,实现科室日常工作信息化管理。将实验室设备管理、仪器使用管理(包括使用、日常保养、仪器的校准等)、实验室环境卫生管理等纳入岗位职责范围。另外对实验室员工进行绩效考核分析,量化管理每个员工各项工作(采样、检测、审核等),建立完善的实验室信息管理体系。

主要功能有:岗位设置,按科室分组设置岗位,设置岗位字典,不同岗位定义不同职责;职责计划,针对实验室设备(如设备维护记录、保养记录)、房间(如温湿度登记、消毒记录)、标本等不同的职责任务设置计划,同时设定频次(每日、每周、每月、季度、半年、一年);任务管理,每天人员登录岗位后,系统自动产生岗位职责任务列表,并根据设定的时间提醒操作人员,主任可以随时查看当天各个任务的状态。

(十一)主任管理模块

用于对员工工作监察、员工档案管理、值班安排、考勤管理、工作量统计分析等,针对实验室日常工作进行监管和分析统计。功能包括:①工作量统计:统计检验科的工作量情况,可以按检验部门、检查项目、申请医生、操作人员、患者的就诊类别综合和分开统计工作量;②工作进度监管:分析当天的各类标本的工作进度情况,未及时完成报告监控;③信息修改查询:可查询操作者修改过的患者的基本信息及结果;④操作规程:主要用于增添各种仪器的操作规程及操作的注意事项;

⑤通知查询：用于医院发布各种通知及消息，便于医院工作人员查询；⑥科室制度：主要用于管理各科室的规章制度；⑦排班表：可查看科室日常排班，月排班表、周排班表；⑧主任工作日志：记录主任每天的工作日志信息；⑨用户管理：对具体的用户（操作员）的增加和删除的维护，以及为每一个用户分配操作权限和使用级别；⑩人事档案管理：主要有人员基本信息管理、培训管理、人员奖罚管理人员进修、实习管理；⑪考勤登记：主要是对员工考勤进行登记，便于主任管理科室人员的在岗情况及出勤率情况。

本 章 总 结

　　临床实验室的工作任务繁重，面临着标本量大、检验项目多，医生、患者等服务对象要求检验结果准确、报告速度快等压力。实验室的外部涉及患者、医生、护士、工人等不同的人员，涉及临床医疗、护理、医技、后勤、物流等诸多部门。实验室的内部涉及仪器设备、工作人员、试剂耗材等各类资源，涉及检验数据、质量控制数据、财务数据等纷繁复杂的数据信息。目前，信息化已渗透到临床实验室及医院的方方面面，日常工作离不开信息技术的支持，信息技术成为重要的生产因素。临床实验室核心的数据信息有病人资料、检验申请、标本信息、结果数据、质控资料、管理数据等，涉及医院信息系统、实验室信息系统、检验仪器、中间件、临床决策支持、电子病历、网站等重要系统。临床实验室资源的数字化和智能化，能够将不同人员、不同部门无缝衔接在一起，协同完成检验工作；能自动从各类仪器接收数据，发送试验请求和患者资料，进行双向通讯从而实现全自动化的检验流程，自动完成结果的审核和辅助解释工作，实现检验结果的智能分析和诊断应用。因此，临床实验室的信息系统正在成为整个实验室的中枢系统，将极大地提高工作效率和管理水平，是今后临床实验室生存和发展的核心内涵和技术引擎。

思考题

1. 结合当前信息技术现状，可应用到检验信息系统的技术有哪些？
2. 检验信息系统的标准化进展？
3. 临床检验工作的包括哪些核心流程？如何进行信息化、数字化和智能化的管理？
4. 如何对某一家医院的检验科实施信息化的改造和升级？
5. 自动审核的定义？如何将机器学习、智能数据等新技术应用检验科的实际工作？

参考文献

1. Demirci F，Akan P，Kume T，Sisman AR，et al. Artificial Neural Network Approach in Laboratory Test Reporting：Learning Algorithms. American journal of clinical pathology. 2016；146（2）：227-37.
2. Krasowski MD，Davis SR，Drees，Morris C，Kulhavy J，Crone C，et al. Autoverification in a core clinical chemistry laboratory at an academic medical center. Journal of pathology informatics. 2014；5（1）：13.
3. Riley PW，Gallea B，Valcour A. Development and Implementation of a Coagulation Factor Testing Method Utilizing Autoverification in a High-volume Clinical Reference Laboratory Environment. Journal of pathology informatics. 2017；8：25.
4. 杨大干，何剑虎，胡长爱，等. 临床实验室信息系统的标准研究进展[J]. 中国数字医学，2011，6（12）：79-82.
5. 杨大干，杨勤静，胡长爱，等. 临床实验室数字化信息生态圈[J]. 中国医疗设备，2015，30（6）：78-81.
6. 费阳，王薇，王治国. 临床实验室信息系统的基本要求[J]. 中国医院管理，2014，34（12）：36-38.
7. 邱骏，顾国浩，许斌，等. 临床实验室信息管理系统规范化建设[J]. 中华检验医学杂志，2013，36（10）：869-872.
8. Sepulveda JL，Young DS. The ideal laboratory information system. Archives of Pathology & Laboratory Medicine.

笔记

2013;137(8):1129-40.

9. Lukić V. Laboratory Information System - Where are We Today? Journal of Medical Biochemistry. 2017.

10. 浙江省地方标准 DB33_T 893.1-2013 临床实验室信息系统 第1部分:基本功能规范.浙江省质量技术监督局.2013

（夏琦）

随着医院临床信息化系统建设水平的不断提高,与日常医疗活动紧密相关的医院后勤资源管理也逐渐走向精细化。充分整合临床相关的收费、医嘱、医保信息和支持医疗业务的财务预算、成本核算、绩效管理、药事管理、耗材管理、固定资产管理等信息系统对于医院的运营管理一体化有着重要的意义。医疗资源管理的应用边界涵盖了传统的人财物管理三大范畴,以统一的集成系统代替传统的分散部门系统,实现人财物和经营的数据集中、标准统一、动态呈现、科学计划、合理使用、协调控制和评价激励。它可积极促进医院经济管理目标的分级落实、医院成本费用的指标管理分层细化、人财物信息等医院资源的全方位优化组合、全体员工的岗位责任感增强,提升医院的综合竞争力。

第一节　设备和物资管理系统

医疗设备和物资是医院发展现代化的重要支撑,医疗设备的正常运转和物资稳定供应是医院开展医疗业务的重要保证,同时也是医院日常管理的重要组成部分。医疗设备和物资管理工作执行的优劣,将直接决定医院工作的运行情况以及医院的长期发展、经济效益。

广义的医疗设备包括专业医疗器械和家用医疗设备,而专业的医疗设备则不包括家用医疗设备器械。国家对于医疗器械的定义、分类和目录有着严格的管理规定。所谓医疗器械是指单独或者组合使用于人体的仪器、设备、器具、材料或者其他物品,包括所需要的软件;其用于人体体表及体内的作用不是用药理学、免疫学或者代谢的手段获得,但是可能有这些手段参与并起一定的辅助作用。其使用旨在达到下列预期目的:对疾病的预防、诊断、治疗、监护、缓解;对损伤或者残疾的诊断、治疗、监护、缓解、补偿;对解剖或者生理过程的研究、替代、调节;妊娠控制等。国家对医疗器械按照风险程度实行分类管理,如Ⅰ类是风险程度低,通过常规管理足以保证其安全性、有效性的医疗器械;Ⅱ类是具有中度风险,对其安全性、有效性应当加以控制的医疗器械;Ⅲ类是具有较高风险,含植入人体、用于支持和维持生命、对人体具有潜在危险,需对其安全性、有效性进行严格控制的医疗器械。

医用耗材是指医院向患者提供医疗服务过程中耗费或者植入人体的各种医疗用材料。医用耗材按价格标准可分为普通医用耗材和高值医用耗材。普通医用耗材是指消耗很频繁,价值相对较低(如单价等于或低于 500 元)的消耗型医用材料,包括:一次性注射器、医用棉球、医用胶布、纱布块、手术刀片、采血针、缝合线、医用棉签等。高值医用耗材是指对安全性有严格要求、直接作用于人体、严格控制生产使用的消耗性医用材料和价值相对较高(如单价高于 500 元)的消耗型医用材料,包括:植入、介入类材料、内镜下一次性材料、骨科材料、人工器官等。医院对于医用耗材的使用和管理需严格执行国家有关政策和医疗保险制度规定。

无论是医疗设备还是医用物资,都需要建立完备的采购、验收等管理制度和可行的管理流程,对于医疗设备来说还需考虑安装、维修、巡检以及成本效益分析等管理需求。设备和物资管理信息化的目的就是通过信息化进一步完善制度和流程,提高管理质量和运行效率,更好地保障医院医疗活动的正常运行。

一、业务特点

医疗设备管理需要相应的资产管理和全生命周期管理体系。考虑到绝大部分医疗设备特别是大中型医疗设备如CT(计算机断层扫描)、MRI(磁共振成像)设备等都具有高价值和使用周期较长等特点,医院一般都会按照财务会计管理办法将其纳入固定资产进行管理,由设备科或者资产装备部门指定人员进行管理,制定操作规程,建立设备技术档案和使用情况报告制度,并以业务流程为主线,实现对医疗设备的生命周期全过程管理。通过信息化的手段收集设备的相关使用数据,实现资产的动态自动核对;通过成本效益分析和单机使用效率分析,为资产的管理、分配、购置提供数据支持;通过建立资源共享制度,提高现有设备的使用效率,提升设备管理水平。

以医用耗材为代表的物资管理更注重的是对库存及使用的管理。一般来说,医用需要对耗材实施分级管理,即设一级库、二级库实现动态管理。一级库为医用物资库、后勤物资库等,其功能主要是各种耗材的入、存、出管理,即购买的医用耗材必须办理验收、入库手续,统一存放于此,各科室(如药房、供应室、手术室、导管室等)从一级库房领取物资。而在日常工作中,科室领用物资并不完全是直接消耗,存在一些科室本期领用的物资并未使用或者领用的物资提供给其他科室的情况,因此就产生了位于科室的小库房,称为二级库。通过信息化的手段加强对二级库物资的动态跟踪和管理,实现物资的减少和实际的消耗相一致,是医用耗材精细化管理的重要功能。

高值医用耗材的管理是医疗物资管理系统中最具特色的功能之一。由于高值耗材价值高且贵重,而且采用一对一的模式使用到患者身上。在业务流程中,高值耗材一般根据临床手术医生的要求而产生,通知耗材供应商送货,一级库管理员在接到供应商配送的高值耗材,使用条码扫描,核实该高值耗材与院招标采购的高值耗材在标号、产地、品名等信息是否一致,核对无误后才使用到病人身上。使用过后,由医生或护士根据所用高值耗材的品名、数量、金额记录在病人的账上,同时在二级库的管理中做好高值耗材的出入库登记,确保每件高值耗材的流向都可全程追踪,以避免高值耗材的流失,做到高值耗材的"零库存"管理,降低对医院的资金周转需求。

虽然医疗设备和医用耗材的管理在功能上不尽相同,但一般都是下属于物资管理信息系统中的两个模块,其目的都是为了通过物资管理流程和制度体系的构建以及物资信息的动态管理,实现对医疗设备和物资的全生命周期管理和全过程跟踪,为医院资产的管理、分配、购置的管理决策提供有力的数据支持。

二、工作流程

医疗设备管理流程涉及医院管理层、物资设备部门、财务部门以及其他使用部门等,一般工作流程如图12-1所示,其中包含了几个关键节点。

1. **设备和固定资产管理制度的制定** 一般由医院财务部门协同物资设备部门进行制定,由总会计师或分管院领导对制度进行审核,报院长办公会通过后,下发交各部门执行。

2. **设备申购计划的制定** 各使用部门依据制度和实际情况制定设备申购计划与预算详细清单,交由财务/审计部门进行比价后,汇总交总会计师或分管院领导审核,报院长办公会通过后,由物资设备部门制定采购计划。

3. **设备采购和报销** 物资设备部门按申购计划执行设备和固定资产的采购、验收程序,由财务部门核对预算后按照财务制度进行发票报销。

4. **设备入账及建档** 由物资设备部门建立设备和固定资产卡片,注明设备的归属部门、名称、规格、价格、数量、购置时间、维保信息等详细资料,财务部门定期核对固定资产账目。

5. **设备报损、转移和报废** 各部门在设备投入使用后,随着时间的推移发生损坏或者在部门之

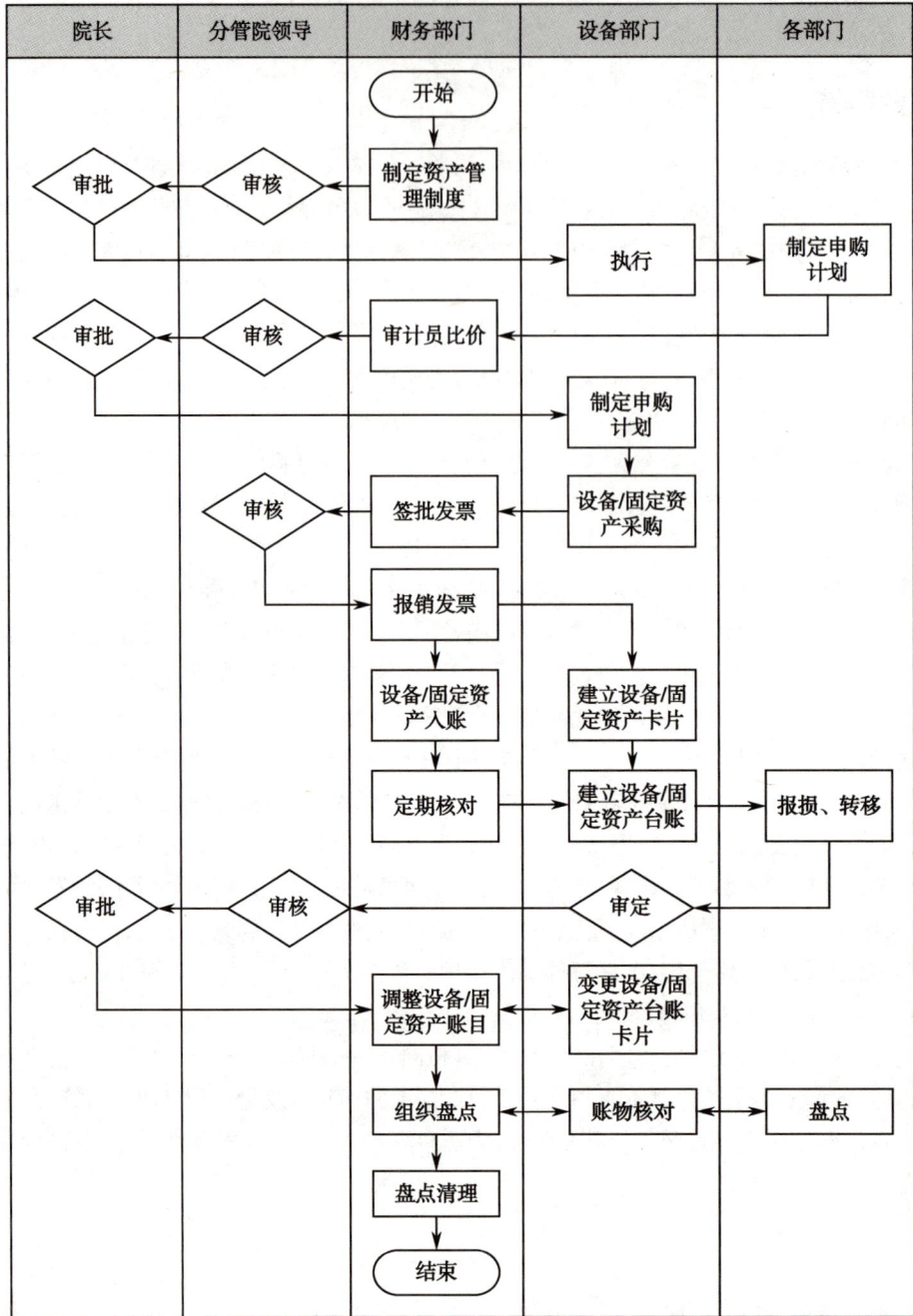

图 12-1　医院设备管理流程

间借用或调移,提取折旧以及报废等,向物资设备部门提交报损、转移、报废等,由财务部门相应地调整固定资产的账目。

6. 设备定期盘点与对账　由财务部门牵头,组织各部门对单位所有的设备和固定资产进行全面和详细的盘点,对账、物进行核对,编制设备和固定资产盘点结果报表,汇总交总会计师或分管院领导审定后上交院长审批。

医用耗材的管理流程与医疗设备的管理流程大体相似,同样需要经过采购、验收、入库存放、使用、盘点等流程,主要区别在于耗材本身无需进行档案管理,但高值耗材的管理需按照特定的流程来进行。

三、功能介绍

医院设备管理系统一般需实现以下基本功能:

1. **采购计划**　根据年度预算以及科室的需求编制采购计划,购置计划审核后发送采购部门进行采购。编制采购计划时需要考虑申请购置资产的科室,其资产在用情况。

2. **安装验收**　资产采购完成,送到医院后,在资产入库前要对资产进行安装验收管理,提供资产安装单、资产验收单的维护、修改,安装验收后要开具验收报告。

3. **计量入库**　根据资产安装验收情况,填制资产入库单据,对入库单进行审核、确认。提供入库单查询功能。

4. **资产转移**　固定资产在库房和库房之间、科室和科室之间转移时,进行资产转移单的维护和查询。

5. **卡片管理**　固定资产管理的核心就是卡片管理,几乎所有的固定资产操作都是围绕着资产卡片进行的。在卡片管理中,用户可以录入资产卡片,也可以从入库单中生成资产卡片;同时卡片管理中也提供卡片的拆分功能,提供按资金来源分配原值、预计残值和累计折旧功能。

6. **计提折旧**　会计期末,对资产进行折旧处理。计提折旧提供年限平均法和工作量法,按照资产在科室的使用比例计提折旧。

7. **资产盘点**　固定资产盘点时,通过账面数量与实物数量的清点对比,明确资产的差额。对于账实不相符的资产经过审批通过后,生成盘盈单、盘亏单,达到账实相符。此项功能提供对资产盘点单据、盈亏单据的新增、修改、删除等,既可以满足库房的盘点也可以满足科室的盘点。

8. **资产处置**　资产处置包括将不适用或不需用的固定资产出售或转让,固定资产报废或提前报废,固定资产损毁。提供对资产处置单的新增、修改、删除等功能。提供资产处置查询功能。

9. **资产维护**　有些固定资产在使用过程中,需要进行维修、保养、计量等保养工作,以便使这些固定资产可以正常使用。本项功能主要记录固定资产的维修、保养、计量的日常管理工作。

10. **应付款管理**　根据合同和入库的信息,记录发票信息,同时根据发票信息记录固定资产的付款信息。发票管理到入库单,付款管理到付款单编辑时,自动与入库单核对,并且提供货到票未到明细表。同时在月底由财务人员根据付款情况生成应付款凭证。

11. **资产设备效益评估**　维护资产设备效益评估指标信息,设置指标计算公式。进行资产的工作量、收入数据、支出数据的维护,进行资产设备效益评估计算。生成资产设备效益评估表。

12. **账簿管理**　可进行固定资产总账、一级明细账、二级明细账、固定资产处置情况年度汇总表、固定资产账销案存记录表、固定资产清查盘点表、固定资产对账表、折旧分析表、资产变动报表、固定资产月报表等报表的查询。可进行全院查询,也可以分科室进行查询。

医用耗材物资管理系统一般需实现以下基本功能:

(1) 计划管理:各科室根据工作需要、实际需求提出采购申请;请购人员根据库存量基准、用料预算及库存情况填写采购申请单,需要说明请购物资的名称、数量、需求日期、质量要求以及预算金额等内容。采购申请由相关负责人进行审批。

(2) 采购管理:采购专员根据批复的采购申请单,选择供应商,提交采购部负责人审核,采购部负责人在主管院长授权下,与供应商签订采购合同或订单。

(3) 入库管理:根据采购到货签收的实际数量,填制入库单据,对入库单进行审核、确认。提供入库单查询功能。

(4) 领用管理:科室申领:科室在使用卫生材料前,需要首先向库房提出材料出库的申请填写科室申请单,科室申请单需要进行审核。材料出库:库房根据审核过的科室申请单将科室需要的材料出库,填写出库单,并进行出库确认。提供出库单查询功能。

(5) 盘点管理:对库房中的卫生材料进行盘点。根据库存的账面数量和实际数量对比,进行盘盈入库,盘亏出库操作,生成盘点单。

（6）废损管理:对库房中毁损、变质、霉烂卫生耗材,根据其数量和金额,填制废损报告单,审核通过后,进行废损确认,并报财务部门。

（7）高值耗材管理:高值耗材管理涉及招标管理、采购管理、资质证件管理、领用管理,是一个全程动态管理。高值耗材的全程动态管理,可以通过条形码管理实现全程跟踪查询。

（8）二级库管理:二级库需求计划,二级库管人员根据临床科室计划、业务量以及库存实际情况,编制二级库需求计划,并向一级仓库提交。二级库入库:医用耗材送达二级库,库管根据发票或随货同行点货验收并入库。一级库同时办理耗材入库、耗材移库业务。二级库出库,二级库管人员根据临床科室提交的卫生耗材科室申请单,发放医用耗材,办理出库。应付款管理,提供发票、付款单、退款单的增加、修改、删除等管理功能发票管理中发票可以和入库单关联;付款管理中,进行付款单编辑时,可自动与入库单核对;同时提供货到票未到明细表。在月底由财务人员根据付款情况生成应付款凭证。

（9）物资耗材预算管理:采购预算管理,实行对各科室的卫生耗材采购预算管理,通过输入本年卫生耗材耗用量、预计期末卫生耗材库存量和期初物资库存量,计算预计卫生耗材采购量。消耗预算管理,可以维护各科室、各计划指标的卫生耗材单位消耗量,或提供根据历史数据测算卫生耗材单位消耗量。根据科室支出预算和科目与物资类别的对应关系等信息,计算得出科室卫生耗材预算。

（10）统计报表:按不同会计期间、卫生耗材种类,进行采购明细账、采购汇总统计、采购分析库存统计汇总、出库分类统计、出库明细汇总、材料明细账、材料收发结存等报表的查询。可实现全院查询、科室查询等。

第二节 财务成本核算管理系统

医院财务信息系统涵盖了整个医院经济运行的全过程,包含预算管理、收入管理、支出管理、物价管理、成本管理、绩效管理、报告分析等多个方面的内容,而成本管理系统是与临床医生护士日常业务流程紧密相关、与科室和医院的经济运行效率紧密相连的重要系统。

医院财务成本管理是指医院通过成本核算和分析,提出成本控制措施,降低医疗成本的活动。成本管理对于医院的战略发展有着重要的意义,其目的是规范成本行为,增加经济结余,维持医院的生存和发展,同时也有助于优化服务流程、改善医患关系和为有效的绩效激励约束机制的建立提供基础。建立以科室为单位的全面成本管控体系是新医改新制度新政策的宏观方向,也是加强医院管理科学化、专业化、精细化的重要手段之一。

由于医院财务成本核算管理涉及了医院的临床、医技和后勤管理等几乎所有部门,需要大量的财务、运营、考评数据作为支撑,传统的手工手段不仅无法满足日常大数据量处理的需求,而且无法适应成本核算方案的变化,因此以职工和科室为主要服务对象的成本核算系统历来就是医院资源管理系统建设的重点与难点之一。

一、业务特点

医院成本管理包括全过程成本控制管理和全员成本控制管理。具体包括三个层次:第一,加强成本的事前控制,即成本预算、成本决策、成本计划。第二,强化成本的过程控制,加强过程管理。第三,完善成本的时候控制,进行成本分析、成本考核。同时,强化医院成本管理,把全成本控制作为医院管理的重要手段。医院要统一领导,健全组织机构,明确工作职责,合理划分成本核算单元,确定及规范业务流程,整合医院信息系统,确保以医院成本控制为基础的经济与运营管理,建立一个自下而上、相互配合的多层次全成本管理体系。

医院成本管理的核心思想在于按照医院的战略目标,对成本形成过程中的一切消耗进行严格的计算、调节和监督,采取有效的措施以纠正不利的差异,将成本控制在预定的目标范围之内。医院成

本管理体系框架如图 12-2 所示,需要注重以下几个方面的基础建设:

(1)明确成本核算岗位与职责:设立成本核算工作小组、设置成本核算员和科室成本联络员。

(2)制定成本核算管理制度:制定科室成本管理制度、项目成本管理制度、病种成本管理制度、诊次和床日成本管理制度等。

(3)规范成本核算业务流程:规范科室成本核算流程、项目与病种成本核算流程、诊次和床日成本核算流程以及成本核算总体流程。

(4)设计合理的成本管理方案:设计医院科室成本管理方案、医疗项目成本管理方案。

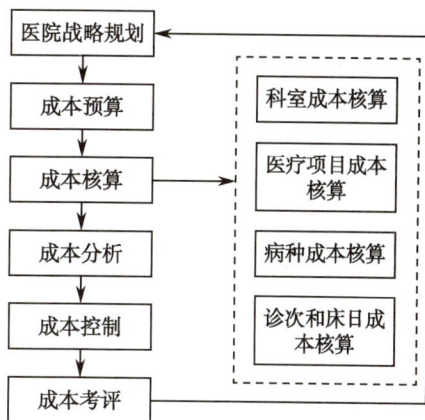

图 12-2 医院成本管理体系框架

(5)使用科学的成本管理工具:设计并验证科室成本核算方法、项目成本核算方法、病种成本核算方法、诊次和床日成本核算方法、作业成本法和成本分析方法等。

(6)完善成本核算业务表单:设计医院各科室直接成本表、医院各科室全成本表、医院临床服务类科室全成本表、医院临床服务类科室全成本构成分析表、医疗服务项目成本报表、病种成本表等。

二、工作流程

医院成本管理基本上都是以科室为单位来进行的,工作流程中还涉及财务部门、成本核算小组、总会计师/分管院领导以及院长,其一般流程如图 12-3 所示。

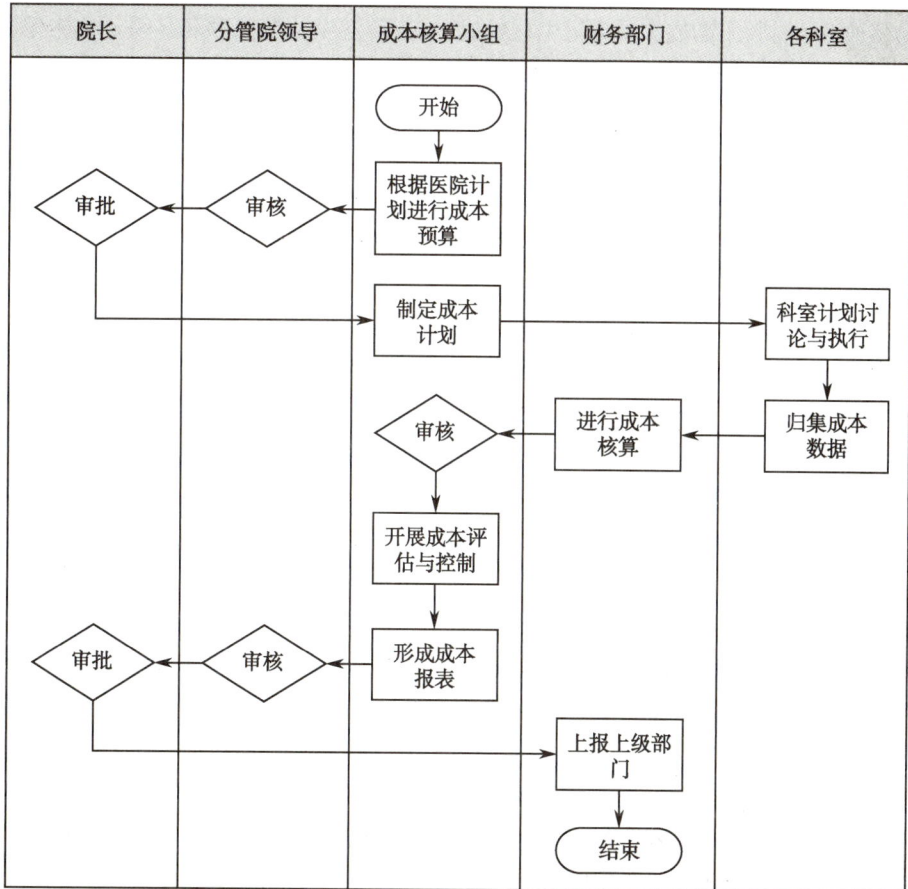

图 12-3 医院科室成本核算流程

在医院科室成本核算的工作流程中存在几个关键节点。

（1）科室成本预算与协调：依据医院的经营计划目标和往年的工作基础，制定合理的科室成本预算，并就各科室的成本控制责任和控制目标召开协调会议，明确成本核算实施过程中出现问题时的解决办法。

（2）科室内部讨论：科室内部需要对成本控制的计划目标进行讨论、理解，然后执行核算方案。

（3）成本核算过程：采用合理的分摊方法，按照具体科室进行核算，归集临床服务、医疗技术、医疗辅助类各科室发生的，能够直接计入各科室或者采用一定方法计算后计入各科室的直接成本。

（4）成本核算控制：通过数据分析，由成本核算小组采用合理的方法对各科室进行总体成本控制调整，应对突发事件带来的成本波动。

（5）成本分析报告：由成本核算小组按月制定成本分析报告，作趋势分析、结构分析、量本利分析等，把握科室和医院层面的成本变动规律，报告经总会计师或分管副院长审核后提交院长审批。

三、功能介绍

医院成本管理信息系统的一般包括三个方面：科室成本核算、医疗项目成本核算、病种成本核算，具体的功能列举如下：

1. 科室成本核算功能

（1）收入数据：按门诊与住院、临床医生、护理与医技执行单元、医疗保险病人与非医疗保险病人和医疗服务项目，采集医疗服务收入数据；按门诊与住院、临床医生、护理与医技执行单元、医保病人与非医保病人，采集计价收费的卫生材料收入；按门诊与住院、核算单元、临床医生、医保病人与非医保病人采集药品收入数据。

（2）成本数据：按支出明细项目如工资津贴、绩效工资、养老、医疗保险等采集人员经费成本；按科室以及单品种卫生材料采购成本采集卫生材料成本；按科室以及单品种药品采购成本采集药品成本；采集固定资产折旧成本；采集无形资产摊销成本；采集提取医疗风险基金成本；采集其他费用成本。

（3）内部服务：采集门诊人次、住院占用床日、出院人次、手术工作量等对外服务量；对用水、用电、用气、用氧、洗涤、保洁、维修等外部服务，按服务时间、服务对象（科室）、服务项目进行明细统计。

（4）分摊设置：维护分摊参数信息，按科室类别设置分摊参数。

（5）三级分摊：按照"三级分摊法"进行分摊。一级分摊：行政后勤类科室的费用分摊；二级分摊：医辅科室成本分摊；三级分摊：医技科室成本分摊；对医院成本数据的分摊，完成全成本核算工作，提供分摊前的数据校验，确保分摊结果的准确性。可以根据需求灵活设置各种分摊方法。

（6）成本分析：使用比较分析法、趋势分析法、比率分析法、因素分析法、收支平衡分析法等多种分析方法，对成本数据进行全面分析、局部分析、专题分析、全面分析与专题分析相结合的分析。可进行本量利分析，确定保本工作量和保本收入。

（7）成本报表：可进行医院各科室直接成本表、医院临床服务类科室全成本表、医院临床服务类科室全成本构成分析表等报表的编制和查询。

2. 医疗项目成本核算功能

（1）数据采集：完成协作工作量、人员工资、物资、折旧等基础数据的采集功能。

（2）科室作业归集：设置作业和资源动因，依据资源动因，将除去直接收费材料后的科室成本分配至各项作业，形成科室作业成本。

（3）项目成本计算：设置作业动因，将科室作业成本分配至各项目，项目成本中同样体现直接成本、计算计入成本、公用成本、管理成本、医辅成本。按科室或者按全院计算项目平均成本，并可发布至相应系统模块，完成项目成本的计算功能。

（4）项目成本分析：提供医疗项目的按照科室、院级的单位成本、成本构成、单位收益等，对医疗项目成本的比较分析、趋势分析、构成分析;医疗收费项目的收益分析、收益比重分析、工作量比重分析、收益排名分析。

3. 病种成本核算功能

(1)基础数据采集:收集基础数据,包括所有诊疗项目的基础编码信息,病种与 ICD9、ICD10 对照关系,项目成本数据、药品及单收费材料费用数据,药品及单收费材料的加成率等。

(2)病历筛查:包括病历导入功能,从 HIS 或电子病历系统中导入单病种的一年的病历首页信息;病历筛查功能,按一定条件对病历首页信息进行筛查;医嘱导入功能,导入已选定病历首页对应的详细医嘱。

(3)数据整理:统计、合并医中的诊疗项目,形成各诊疗项目累计数量,确认单病种诊疗过程已选取的诊疗项目。

(4)生成病种模型:包括生成病种与 ICD9 和 ICD10 的对照关系表、生成病种的平均实际成本及费用分析表。

(5)病种成本分析:提供病种成本比较分析、趋势分析;病种收入、成本、收益分析;分析结果通过报表、图形的方式显示;病种成本构成分析等。

第三节　药品管理系统

药品是医院为开展医疗服务活动,用于诊断、治疗疾病而存储使用的特殊商品,是医院开展医疗服务活动的物资保障和重要手段。药品作为医院中的特殊物资,对于病人的康复有着重要的作用,同时药品也是医院运营的重要组成部分,药品过多或药品不足都不利于医院的运营。药品的科学合理使用有助于提高医疗的质量、降低病人的医疗费用负担、控制医疗费用的过快增长,因此医院加强对药品的管理、科学合理适宜地使用药品对于促进医院的可持续发展具有重要的作用。

医院药品管理系统是一项系统的综合性工程,它既要有严格的管理制度,又要体现出较强的专业性和技术性。药品管理信息系统不仅需要注重管理和流程的全程性,还需注重合理用药的科学性。考虑到药品作为一种医院物资的特殊性,只有通过对医院药品采购、验收、入库、发出的全程监控和精细化管理,建立完整、规范的药品管理体系,使药品管理科学化、标准化、程序化,才能保障医院医疗活动的顺利进行。

一、业务特点

医院药品需实行分级管理,药事管理与药物治疗学委员会是药品管理的最高决策与监督机构,药剂科是药品的实际管理部门,主要负责药品采购计划、药品验收入库、药品的合理使用及药品的日常管理等,确保医院药品实物流转的安全。药剂科下设药库、门诊药房、急诊药房、病区药房、中药房等,分别管理所属管辖的药品。

医院药品管理要注重全程性,从药品的采购计划、招标采购到验收入库、发出至最终的结款,要求采购目标精确、药品信息准确、流转和核算细化、监控严格,所有环节都顺畅、精准。医院药品精细化管理体系的建立,要考虑岗位职责、管理制度、业务流程、管理方案等方面的特色需求。

(1)明确岗位职责:包括药事管理与药物治疗学委员会岗位、药品管理员岗位、药品会计岗位的职责等。

(2)建立管理制度:建立药事管理与药物治疗学委员会制度、药品管理制度、药品核算工作规范等。

(3)规范工作流程:规范药品采购请购流程、药品采购管理流程、外购药品验收流程、药品存放管理流程等。

(4)制定管理方案:制定药品采购管理方案、药品分类管理方案、基本药物合理使用方案、药品实时管理与动态追踪方案等。

二、工作流程

医院药品管理的总体流程涉及多个部门，除了药剂部门和临床科室之外，还涉及了采购部门、财务部门、分管院领导以及药品供应商。其一般工作流程如图 12-4 所示。

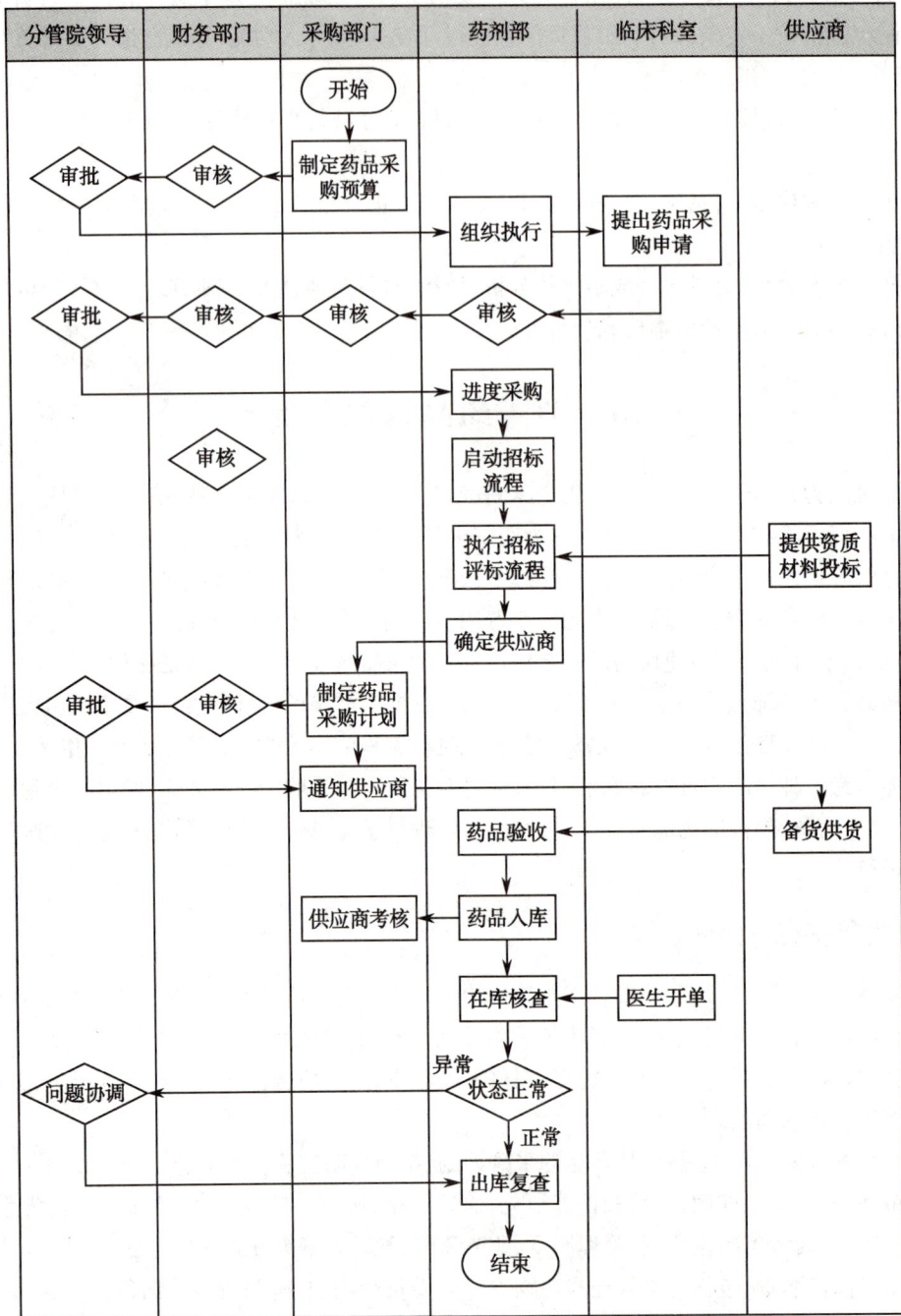

图 12-4　医院药品管理工作流程

在医院药品管理的流程中存在几个关键节点：

（1）药品请购预算：由科室提出药品采购申请，采购部门根据医院的运营目标制定合理的采购计划和预算，合理确定西药、中药、中成药以及特殊药品如抗生素等的比例。

（2）药品采购招标：根据政策要求和医院的基本用药目录，由药剂部门牵头或参与执行招标程序,按照规定确定药品供应商以及药品采购信息。

(3)药品备货供货:供应商根据药品采购部门的采购通知进行备货,并及时供货。

(4)药品验收入库:药品保管部门对供应商提供的随货单据进行验收,对合格品及时登记入账,不合格的由采购部门负责联系退货或换货。

(5)药品核查出库:药品库管员定期或不定期做好在库检查工作,了解库存状况,如发现问题则由药剂部门主管解决异常问题,在临床科室开单之后系统自动进行在库核查,如无问题则复查出库,如有问题也由药剂部门主管解决,如有必要请分管院领导协调,解决后进入正常流程。

三、功能介绍

医院药品管理信息系统包括的功能如下:

1. **采购计划**　根据当前库存状况、最低库存、各科室药品需求计划生成药品采购计划。计划要说明请购药品的名称、数量、需求日期、质量要求以及预算金额等。计划员制订完毕,由负责人对采购计划进行审批。

2. **采购管理**　采购专员根据批复的药品采购申请单,选择供应商,提交采购部负责人审核,采购部负责人在分管院长授权下,与供应商签订采购合同或订单。

3. **入库管理**　根据采购到货签收的实际药品数量、品种、单价等信息,填制入库单据,对入库单进行审核、确认。实现入库单查询功能。

4. **仓库调拨**

(1)调拨申请:分仓库根据商品库存量及市场销售形势,填写调拨申请单,由相关部门审核。

(2)调拨入库:调拨申请通过后,根据调入药品,填制入库单据。

5. **药品领用**

(1)药品申领:科室在使用药品前,需要填写药品领用申请单,并由相关部门进行审批。

(2)药品出库:库房根据审批过的药品领用中清单将科室需要的药品出库,填写出库单,并进行出库确认。

6. **药品盘点**　对库房中的药品进行盘点。根据库存的账面数量和实际数量对比,按西药、中药、中成药生成药品盘点汇总表。

7. **药品废损**　对库房中毁损、变质、霉烂的药品,根据其数量和金额,填制废损报告单,审核通过后,进行废损确认,并报财务部门。

8. **应付款管理**　实现发票、付款单、退款单的增加、修改、删除等管理功能,发票管理可自动与入库单关联;付款管理中进行付款单编辑时,可以自动与入库单核对,并且提供货到票未到明细表。同时在月底由财务人员根据付款情况生成应付款凭证。

9. **报表统计**　可按会计期进行质量检查表、药品质量问题处理表、采购汇总表、消耗汇总表 ABC分析、收发存汇总表等报表的查询。可进行全院查询,也可以分科室进行查询。

第四节　未来发展方向

医疗资源管理系统是医院后勤精细化管理的主要信息支撑,它以财务信息为基础实现了医院人财物三大方面的流程化管理,从预算到绩效,从设备到药品,为医院管理的科学决策提供了坚实的数据基础,随着我国新医改政策的进一步深化,扎实推进"药品零加成"、"互联网+医疗健康"、分级诊疗等落地计划,为医院内部运营管理的升级提出了新的需求,未来的发展将会集中体现在以下几个方面:

1. **基于医联体的医院管理大数据分析**　传统的医院资源管理系统已经拥有了基本的商务分析功能,可以按照医院管理的需求来进行设计不同的报表内容和图形化展示界面,为院领导、科主任等不同层级的用户提供工作量统计、收入支出统计、医疗服务项目价格与补偿分析、病源分析、设备效益分析、医保控费分析等经济信息分析。随着医药分开等国家政策的落地,分级诊疗和区域医疗健康大数据必将得到快速的发展,未来的患者临床数据、基本医保信息、商保信息都将形成区域互联乃至全国互联,而第三方医疗技术服务中心如影像中心、病理中心、检验中心的逐渐出现,将会对传统医院的运营管理模式发生巨大的冲击,打破现有的以单个医院的药品、设备、收入、支出、成本、绩效等各方面的管理活动的边界。如何将院内后勤管理数据中心与区域化的临床信息和医保、健康大数据等进行有效互联,结合院外公开公用或者用户授权的运营数据,进行各种与运营相关关联性分析,将会对医院运营的计划和方向产生重要的指导意义。

2. **移动物联网融合应用**　随着 5G 和物联网技术的逐渐成熟和设备连接成本的逐步降低,医院对于设备和物资以及人员的管理将会变得更加高速便捷。如基于蓝牙和 RFID 无线射频识别技术的物联网系统,将使医院的大中型设备和高值耗材的精准管理变得便捷和普适,提升全生命周期的设备和器械数据收集的完备性,为科学决策提供更准确的数据基础;以室内定位网络为基础的“电子围栏”可以对佩戴智能手环的重点患者(如脑损伤、冠心病手术患者等)进行监护,在其越过医院建筑边界时自动报警,通过手段智能化提升在院患者的安全程度,降低医疗管理事故发生概率;基于物联网技术的医院感染控制管理将提升自动检测和规范医生护士感控行为,提升医院管理的医院管理质量。

3. **人工智能技术管理应用**　随着人工智能技术的深入发展和普及应用,传统的医院管理模式也将受惠于技术的升级,使得人机的交互变得更加自然。以知识图谱技术为代表的人工智能基础技术和自然语言处理等技术,将带给未来的医院管理数据操作更好的用户体验,如用户可以使用人机对话、语音命令、手势控制、3D 显示等多种模式展示医院的运营管理数据并掌控数据的应用融合。而机器学习的技术深化,将有助于挖掘出目前普通人力和思维模式无法预见的临床数据和管理数据之间的关联线索,为医院管理的科学决策提供更为智能化的支持。

本 章 总 结

医疗资源管理是医院运营的重要信息化支撑平台,覆盖了医院后勤管理的所有部门、业务和数据。除了以设备和耗材管理为代表的物资管理、以成本核算为代表的财务管理、以药品管理为代表的药事管理之外,还涵盖了财务的其他功能、人力资源管理、科研管理、后勤供应链管理、智能建筑管理等等,其核心思想是整合医院多部门和多环节的数据资源,促进流程的规范化和信息共享,以医院人财物和经营数据的统一融合和集中呈现为途径,为科学决策、控制协调和人员激励等医院管理方案和计划的实施提供有效的数据支持,是医院实现可持续发展、提升竞争力的重要手段。

思考题

1. 实现医疗设备的全生命周期管理需考虑哪些重要的因素？请举例说明。
2. 医院成本管理中所用到的科室成本“三级分摊”方法有何合理性和局限性？
3. 医院的药品管理和药剂部门在国家大力推动实施“药品零加成”计划之后是否还有存在的意义？为什么？

参考文献

1. 曹青,李文,廖晓曼,等. 国内外医疗器械分类管理现状和思路简介[J]. 医疗装备,2016,29(1):56-58.
2. 麻良,黄军斌,王菲,等. CFDA2017 新《医疗器械分类目录》浅析[J]. 中国医学装备,2017,14(10):130-133.
3. 盛红彬,马延斌. 医用耗材管理现状与对策[J]. 解放军医院管理杂志,2015(7):688-690.

4. 程薇. 医院成本管理[M]. 北京:经济科学出版社,2012.

5. 郝晓菁,赵喜荣. 信息化系统在医院药品管理中的应用[J]. 中国实用医药,2013,8(12):253-254.

6. Schaeffer C,Booton L,Halleck J,et al. Big Data Management in US Hospitals:Benefits and Barriers[J]. Health Care Manag,2017,36(1):87-95.

7. Pir A,Akram M U,Khan M A. Internet of things based context awareness architectural framework for HMIS[C]. International Conference on E-Health Networking,Application & Services. IEEE,2016:55-60.

8. Jiang F,Jiang Y,Zhi H,et al. Artificial intelligence in healthcare:past,present and future[J]. Stroke & Vascular Neurology,2017,2(4):230.

（黄伟红）

远程医疗是基于我国医疗资源分布不均的现实提出来的,是伴随互联网信息技术发展的产物,为目前我国医疗行业所面临的困境提供了有效的解决途径。随着信息技术的飞速发展,远程医疗相关技术得到不断补充,加速了我国远程医疗技术的形成、成熟和创新,推动了我国远程医疗事业的发展。

第一节 远 程 医 疗

一、远程医疗概述

(一)远程医疗

远程医疗是利用现代通信技术、现代电子技术和计算机及网络技术手段,完成各种医学信息的远程采集、传输、处理、存储和查询,从而实现对远地对象的检测、监护、诊断、教育、信息传递和管理等。旨在为医疗资源相对匮乏的边远地区和基层提供医疗服务。目前,远程医疗技术已经从最初的电视监控、电话远程诊断发展到利用高速网络进行数字、图像、语音的综合传输,并且实现了实时的语音和高清晰图像的交流,为现代医学的应用提供了更广阔的发展空间。

(二)远程医疗系统

即从广义上讲,远程医疗应包括现代信息技术,特别是双向视听通信技术、计算机及遥感技术,向远方病人传送医学服务或医生之间的信息交流。同时,美国学者还对远程医疗系统的概念做了如下定义:远程医疗系统是指一个整体,它通过通信和计算机技术给特定人群提供医疗服务。这一系统的组成包括医疗中心、远端医疗站点和医疗信息中心。

远程医疗系统从功能上基本可分为远程医疗监护、远程诊断和会诊、远程手术及治疗。远程医疗监护,可对远端患者的主要生理参数,如心电、电压、体温、呼吸、血氧饱和度等进行监测及提供医学咨询和指导。这类系统可用于对慢性病患者、老年病患者、残疾病人的居家监护,还可用于对野外工作队、探险队、宇航人员的医疗监护。系统可以传输静态医学图像、诊断单、化验单、生理参数监测值(ECG、血压、体温、血氧饱和度)等,以便于医生根据这些信息进行远程诊断和指导。

远程诊断和会诊是目前广泛发展的远程医疗方式,需借助于 PACS 和 HIS 实现。医疗中心的专家通过观察远端患者的医学图像和检测报告进行诊断和会诊。它可以传输静态医学图像、诊断单、化验单、生理检测报告等,有的还具有传输动态图像的能力,可以从远程监护患者状态。医生根据这些信息进行远程诊断,医疗指导,实现远程诊断和会诊。为医疗水平较低的远端医疗场所的医生提供咨询建议,共同做出正确诊断。

远程手术及治疗是一种可控交互式远程医疗系统,使用虚拟现实和医用机器人(智能机械手),对远端患者施行必要的手术治疗和处理。这是目前国外努力的方向,也是国外生物医学工程研究热点之一。为了实现远程手术,对医学显示、遥控、精密机械、传感技术、高速数据传输、数据压缩等方面都提出了新的挑战。

笔记

（三）远程医疗意义

远程医疗在调整医疗资源分布失衡,加快基层医疗卫生服务体系建设,提高基层医疗卫生服务质量和水平,推进城乡医疗卫生服务均衡化方面发挥着越来越重要的作用。

1. **远程医疗解决看病难、看病贵**　就我国医疗事业的整体发展状况而言,随着人民群众生活水平的不断提高,对医疗卫生服务的要求也越来越高。而经验丰富、技术水平高的医学专家是有限的,并且大多集中在大城市、大型医院,不可能经常离开工作岗位到各地就诊以满足县级、农村人民对医疗服务的更高要求,这就形成了基层农村群众日益提高的医疗服务需求与较低的医疗服务水平之间的矛盾。远程医疗服务的开展可以让老百姓获得实惠,在本地就能享受三甲医院医生的治疗,避免时间和财力的浪费,提高了治疗效率,缓解本地群众看病贵、看病难的矛盾。

2. **远程医疗有助于实现优质资源辐射**　我国医疗卫生行业,在自部属医院、省级医院、市县医院到城乡基层卫生机构由上而下的等级划分中,各种软硬件资源在不同层次医疗机构之间的配置和流动非常不合理。城市的中心大医院(如三级医院)与中小医院(二级或一级医院)所拥有的医疗卫生资源大致遵循 4∶1 的比例,尤其是卫生人才资源在基层机构远远不能满足基层群众的健康需求。近年来,基层医疗机构虽然在快速发展,但是基层医疗技术人员的技能水平与大城市医疗技术人才的技能水平之间的差距并没有缩小,反而呈现出日渐拉大的局面,严重影响着医疗的整体发展。高技术卫生人才可以通过远程医疗系统帮助基层医生确诊某些疑难病症,使少数高水平医学专家的技术更多地为社会服务,充分利用了卫生资源,又为患者节省了费用开支。同时可以达到医疗资源、人力资源的共享,使医生突破地理范围的限制,将优质资源辐射到基层卫生机构。

3. **远程医疗能提高医疗卫生服务效率**　面向基层群众需求的远程医疗服务系统可使参加会议的专家和异地医师就异地病人的医学图像和各种检查资料做出初步诊断,并进行交互式讨论,其目的是给异地医生提供诊断意见与医疗指导,帮助异地医生做出正确的诊断。对于我国医疗卫生事业而言,这种现代远程医疗模式实现了中大小型医疗机构之间的医疗资源共享共用,提高了闲置资源的利用率;对于患者而言,减少了疑难、危重患者不必要的检查及治疗,避免了患者的往返奔波,并为及时准确地抢救与治疗赢得了时间,尤其是对于那些身处偏远地区及农村的患者而言,远程医疗服务系统的实施将使他们的病患得到及时、低价的治疗。

4. **远程医疗能提高公共卫生事件应急处理效率**　远程医疗服务系统对突发公共卫生事件、特殊环境下的伤员救治工作可提供有效地支持。在突发公共卫生事件中,可以通过网络发布紧急公告,传递政府主要指示和精神,了解突发公共卫生事件的发展情况,向公共卫生事件突发地医院提供医疗救助和技术支持,凸显"快捷、便利、节省、高效"的作用。借助于远程医疗服务系统在突发公共卫生事件环境中建立起的应急机动网络医疗服务平台完全可以做到不受地面通信条件的影响,与后方医疗机构及卫生管理部门迅速建立联系,将事件发生地区以外的各类医疗卫生资源集中到事发现场,对提高事发地疾病预防、治疗和应急救治水平,控制传染病和切断传播途径,以及加强医务人员的安全防护,最大限度地挽救人民群众、医护人员的生命具有积极意义。

二、远程医疗的历史及现状

20 世纪 50 年代末,美国学者 Wittson 首先将双向电视系统用于医疗,同年 Jutra 等人创立了远程放射医学。此后,美国相继有人利用通信和电子技术进行医学活动,并出现了 telemedicine 这一词汇,现在国内专家统一将其译为远程医疗。为远航船舶上的海员及乘客提供应急医疗咨询的无线电台服务属于早期远程医疗,该服务通过无线电台方式为漂泊海上的远航人员提供了数十年的医疗咨询服务,并仍在继续发挥作用。远程医疗的发展已有 40 年的历史。按照各个发展阶段的特征,分别称之为初始阶段、交流阶段、革新阶段和热潮阶段。

（一）初始阶段（20 世纪 50 年代末～60 年代末）

在早期的远程医学活动中,NASA 充当了重要角色。60 年代初,人类开始了太空飞行。为调查失重状态下宇航员的健康及生理状况,监测在航天飞行器中执行任务的宇航员的生命指标,建立了一套远程监测系统。提供了技术及资金,在亚利桑那州建立了远程医学试验台,为太空中的宇航员以及亚利桑那州 Papago 印第安人居住区提供远程医疗服务,其通信手段是卫星和微波技术,传递包括心电图和 X 线片在内的医学信息。

在临床应用方面的第一阶段工作是由美国国家心理健康研究所资助的项目。为了解决精神病患者的医疗困难问题,1964 年该项目在相距 112 英里的 Nebraska 精神病院 Nor-folk 州立医院之间通过建立闭路电视网实现了远程医疗。该项目旨在研究双向临床诊断信息通过视频设备和微波链路传播的可行性。这一系统仅限于在精神病咨询和入院管路在麻省总医院和波士顿的 Logan 国际机场建成。它是第一个将远程医疗用于临床诊断和治疗的实例。

(二)交流阶段(20世纪60年代末~70年代中期)

美国阿拉斯加州是美国偏远地区,地广人稀,许多地区没有医生,为提高州内医疗服务水平,1972—1975 年该州利用空中 AST-1 卫星,使州内其他地区通过卫星地面接收装置直接获得州立医院的医疗服务。1974 年 NASA 与休斯顿 SCI 系统进行远程医疗会诊试验,这一阶段的特点是医务工作者采用远程通信的方式交换信息。此期间有七个项目由美国卫生、教育、福利部资助,有两个项目由美国国家基金会资助。其研究重点在于远程医疗的组织形式、实施环境、人力需求以及非医护人员在其中的作用等方面,还做了远程医疗可行性的评估,包括其对于整个社会的作用等。研究结果并没有得出结论性的认识,在当时情况下采用电话进行通信比闭路电视更实际。

(三)革新阶段(20世纪70年代中后期~80年代末)

一些发达国家开始立项研究其运作模式及可行性,此阶段称为革新阶段。革新阶段经历了近 20 年时间。这一阶段的工作基本是在政府资助下进行的,其主要目的是将远程医疗作为医疗革新的途径,通过试点评估其可行性和经济政策。此期间美国和欧洲建立了多个远程医疗试点网,并通过这些点的运作探索经验,其应用包括急救、教育、边远地区医疗咨询等。

(四)热潮阶段(20世纪90年代至今)

自 20 世纪 80 年代后期,随着现代通信技术水平的不断提高,一大批有价值的项目相继启动。20世纪 90 年代初,随着世界范围信息联网的升温,远程医疗也被列入了各国信息基础设施建设的计划,步入了热潮阶段。在远程医学系统的实施过程中,美国和西欧国家发展速度最快,通信方式多是通过 ISDN,在远程咨询、远程会诊、医学图像的远距离传输、远程会议和军事医学方面取得了较大进展。CSAMS(乔治亚州教育医学系统)是目前世界上规模最大、覆盖面最广的远程教育和医学网络,可进行有线、无线和卫星通信活动,远程医学网是其中的一部分。

欧洲各国远程医疗发展状况比较集中地代表了当今世界发达国家开展远程医疗活动的水平,德国、英国、意大利、法国、西班牙、挪威等国在远程医疗、远程医学教育、远程医学研究等方面已经取得了重要进展。据不完全统计,欧洲已有超过 50 个国家建立了远程医疗系统,其应用领域几乎涵盖了所有的临床学科。

在过去的 10 年中,中国的远程医疗建设应用快速发展。2010 年和 2011 年,国家规划和组织实施了两期区域性远程医疗试点项目建设,范围覆盖了 12 家部属(管)综合医院、22 个中西部省(区、市)和新疆建设兵团的 500 个县级综合医院和 62 个省级三甲综合医院,并依托省级大型医院建立远程医学中心。北京协和医院、中日友好医院等 11 所医院的高端远程医疗系统已正式投入使用。目前,我国的远程医疗已经覆盖了临床医学的多个学科,包括内、外、妇、儿、康复、护理、监护、影像、口腔、五官、精神病、皮肤、心理以及医学教育等。从 2010 年开始,远程医疗逐步开始走进社区,走向家庭,面向个人提供定向、个性的服务发展特点。随着物联网技术的发展与智能手机的普及,远程医疗开始与云计算和云服务技术相结合,充分结合移动通信技术,逐步发展适合家居应用,可穿戴式的健康监测产品。目前,众多的智能健康医疗产品逐渐面世,远程血压仪、远程心电仪,甚至远程胎心仪的出现,给广大的普通用户提供了更方便、更贴心的日常医疗预防和监控服务。远程医疗也从疾病救治发展到疾病预防的阶段。

三、远程医疗的组成和功能

国家卫计委公布了《远程医疗信息系统建设技术指南（2014年版）》，对远程医疗系统的建设起到很好的指导作用。

（一）远程医疗系统的组成

远程医疗系统包括医疗中心和医疗站点、医疗信息中心。医疗中心和医疗救助中心、地区中心站、远程站即远端医疗站点，配备有现代化的医疗设备，还有专家、医疗人员和医疗对象（家庭和个人、战士、野外工作人员、宇航员、水下及特殊环境工作人员）。医疗信息中心是远程医疗的基础，医疗信息通常是以数字化格式存储的，如X光片，MRI，CT及其他图像、化验分析单、检验报告、处方、账单等，可供各站点共享使用。

（二）远程医疗系统的功能

远程医疗系统从功能上基本可分为远程医疗监护、远程诊断和会诊、远程手术及治疗。

远程医疗监护主要是对远端患者的主要生理参数，如心电、血压、体温、呼吸、血氧饱和度等进行监测，或者提供医学咨询和指导。这类系统可用于对慢性病患者、老年病患者、残疾病人的居家监护，还用于对野外工作队、探险队、宇航人员的医疗监护，如远程心电监测、心电BB机等。较高级的系统可以传输静态医学图像、诊断单、化验单、生理参数监测等。通过这里可以方便医生根据这些信息进行远程诊断，医疗指导。

远程诊断和会诊借助于PACS和医疗信息系统，医疗中心的专家通过观察远端患者的医学图像和检测报告进行诊断和会诊。它可以传输静态医学图像、诊断单、化验单、生理检测报告等，有的还具有传输动态图像的能力，可以从远程监护患者状态。医生根据这些信息进行远程诊断，医疗指导，实现远程诊断和会诊，为医疗水平较低的远端医疗场所的医生提供咨询建议，共同做出正确诊断。

远程手术及治疗是一种可控交互式远程医疗系统，使用虚拟现实和医用机器人（智能机械手），对远端患者施行必要的手术治疗和处理。这种模式是目前国外努力的方向，也是国外生物医学工程研究热点之一。要实现远程手术，对很多领域技术提出了新的要求，如医学电视、遥控、精密机械、传感技术、高速数据传输、数据压缩等。

远程医疗系统的功能和水平主要取决于医疗信息的含量和容量、传输能力以及实施远程医疗救助的能力，这些直接影响了远程医疗的效果。

第二节 远程医疗相关技术

一、远程医疗通讯技术

远程医疗是建立在现代通信技术基础之上的新兴学科，离开现代通信技术，远程医疗根本无法实现。通信技术、计算机技术和医疗保健技术构成了远程医疗的三大支撑技术。远程医疗的路线传输可以依靠地面和卫星两种方式。地面方式包括普通电话线、ISDN、帧中继和光纤线路等。卫星传输大都又和地面传输方式相结合，形成天地合一的远程医疗网络。

（一）互联网

互联网在一般情况下有四种应用：电子邮件、新闻、远程登录和文件传输。1989—1991年诞生的WWW（word wide web）是互联网革命性的变化，它使得互联网不仅仅是学术界的工具，而是真正进入千百万普通家庭和商业用户。

互联网对远程医学的推动作用是巨大的。在远程医学的早期阶段，人们对其相关知识了解和活动参与都是非常有限的。但是随着互联网在世界范围内爆炸性的发展，使国际组织、国家机构、研究机构、民间组织甚至与个人都积极参与其中，尤其是在数据共享方面发挥了非常巨大的作用。

（二）无线网络技术

无线通信是人们梦寐以求的技术,有了它进行数据交换时就不必受时间和空间的限制。目前的无线通信技术有:GPRS、CDMA、蓝牙、RFID 无线射频、WIFI 等技术;其中覆盖面积和通用性比较好的是 GPRS,可以根据当地客户的不同通信技术的要求进行定制开发。

1. 移动通信技术　第三代移动通信技术(3G)和第四代移动通信技术(4G)的网络信号覆盖率高、设备使用简单,通过移动终端可连接地面网和卫星网,不受地理条件限制,适合用于缺少有线网络的场景,如山区、灾害、事故及战场救援等。4G 技术更是具有非对称的超过 2Mb/s 的数据传输能力,能够对多种通信业务进行融合,使得数据、语音、视频等大量信息通过高带宽的信道进行传送。4G 系统实现全球统一的标准,在各类媒体、移动终端及网络之间能进行"无缝连接",支持不同模式的无线通信,为跨国远程会诊提供了通信基础。此外,4G 系统还具备接口开放、多网络和多协议共存以及能从 2G、3G 平稳过渡等特点,低速与高速的用户以及各种各样的终端设备能够共存与互通。3G/4G 移动通信技术的应用为远程医疗带来了质的飞跃,能够高速传送医学影像、开展多声道/多话音的电话或视频会议等移动多媒体业务和宽带数据业务。随着 4G 移动通信网络的广泛覆盖,移动健康监护系统也逐步走入社区和家庭。

2. Wi-Fi　Wi-Fi(wireless fidelity)全称无线宽带。802.11b 有时也被错误地标为 Wi-Fi,实际上 Wi-Fi 是无线局域网联盟(WLANA)的一个商标,该商标仅保障使用该商标的商品互相之间可以合作,与标准本身实际上没有关系。但是后来人们逐渐习惯用 WIFI 来称呼 802.11b 协议。IEEE([美国]电子和电气工程师协会)802.11b 无线网络规范是 IEEE 802.11 网络规范的变种,最高带宽为 11 Mbps,在信号较弱或有干扰的情况下,带宽可调整为 5.5Mbps、2Mbps 和 1Mbps,带宽的自动调整,有效地保障了网络的稳定性和可靠性。其主要特性为:速度快,可靠性高,在开放性区域,通讯距离可达 305 米,在封闭性区域,通讯距离为 76 米到 122 米,方便与现有的有线以太网络整合,组网的成本更低。

3. 蓝牙　蓝牙(bluetooth)技术是一种短距离无线电技术,蓝牙技术能够有效地简化掌上电脑、笔记本电脑和移动电话手机等移动通信终端设备之间的通信,也能够成功地简化以上这些设备与因特网之间的通信,从而使这些现代通信设备与因特网之间的数据传输变得更加迅速高效,为无线通信拓宽道路。蓝牙采用分散式网络结构以及快跳频和短包技术,支持点对点及点对多点通信,工作在全球通用的 2.4GHz ISM(即工业、科学、医学)频段。其数据速率为 1Mbps。采用时分双工传输方案实现全双工传输。

远程通信技术为远程医疗的应用提供了强有力的技术支持。远程医疗中传输的医学信息主要有数据、文本、视频、音频和图像等形式。其中数据和文本的信息量小,对通信要求不高。视频和音频信号的数据量大,而且在远程会诊、远程手术等场合需同时传输,对传输通信系统要求较高。医学影像信息根据实际应用要求的不同分为静止图像和运动图像,它们的传输对通信系统要求也较高。

二、远程医疗音视频技术

音视频传输技术多媒体信息主要包括图像、声音和文本 3 大类,远程医疗过程中产生的图像、视频、音频等信号的信息量之大是传统的面向文字的应用所不能承受的。因此必须采用合理的数据压缩算法,以实现在有限的带宽中及时准确地传输大量的数据。在远程医疗系统中,主要应用了 PEG 压缩算法和 H264 压缩算法。

H.264 是国际标准化组织(International Organization for Standardirtie ISO)和国际电信联盟(International Telecommunication Union,TTU)共同提出的继 MPEG4 之后的新一代数字视频压缩格式。H.264 是 TUT 以 H.26x 系列为名称命名的视频编解码技术标准之一。H.264 是 ITU-T 的 VCEG(视频编码专家组)和 ISOIEC 的 MPEG(活动图像编码专家组)的联合视频组(joint video tean T)开发的一

个数字视频编码标准。该标准最早来自于 mUT 的称之为 H.26L 的项目的开发。H.26L 这个名称虽然不太常见,但是一直被使用着。H.264 是 ITU-T 以 H26x 系列为名称命名的标准之一,AVC 是 ISOTEC MPEG 一方的称呼 H.264 是在 MPEG-4 技术的基础之上建立起来的,其编解码流程主要包括 5 个部分:帧间和帧内预测(estimation)、变换(transform)和反变换、量化(quan)和反量化、环路滤波(oop Filter)、编码(entropy coding)。H.264 标准的主要目标是:与其他现有的视频编码标准相比,在相同的带宽下提供更加优秀的图像质量。通过该标准,在同等图像质量下的压缩效率比以前的标准(MPEG2)提高了 2 倍左右。

在医院建设远程视频系统时,不仅可提高医疗质量,降低医院的运行成本,而且还可提高医疗诊断的及时性、准确性,即使在远隔千里的情况下,在几秒钟内医生与病人可实现面对面看病,方便重症及行走不便的病人得到及时诊断。除此之外,还为病人节省大量费用,减轻病人经济负担。远程视频医疗系统还可以用来开展医疗行业会议和对外交流会,实施异地医疗诊断、现场手术观摩教学、远程培训等一系列医疗行为。

远程医学活动中对视频图像的要求,基于一般视频会议系统又高于一般视频会议系统,它不仅要完成语音和图像交互,更重要的是它对数据交互的能力要求较高。一般的视频会议系统只要能够出色的完成视频和音频的交互和少量数据的传输就能满足大多数电视会议的需要。但在远程医学应用中,视频会议系统的数据交互的能力就显得格外重要。

远程医学活动中的数据应用能否实现,不但取决于视频会议终端设备(CODEC)的能力,而且取决于多点控制单元(MCU)的能力。由于 T.120 协议不支持多点控制设备(MCU)多级级联时的数据传输,因此在进行数据交互时,只能采取一级 MCU 的组网方式。目前大多数视频会议设备都支持 T.120 数据传输协议,可以完成白板交互应用程序共享的数据应用。现在,有的视频会议设备还支持新的快速 T.120 协议,这将使数据信号的传输速度大大提高。

三、临场感技术

临场感是对一个不真实环境产生一种在场的错觉。临场感技术是指通过操作者操控(或穿戴)的多传感器系统将操作者的运动和位置信息实时检测并作为控制指令送到远地机器人控制器中,另一方面通过在远地机器人上安装的多传感器系统将机器人和环境以及两者的交互信息(包括视觉、听觉、力觉、触觉等的信息)实时地检测并反馈到本地,生成关于远地环境映射的虚拟现环境。从而以自然和真实的方式直接反馈给操作者的感觉器官,使操作者产生身临其境的感受,从而有效地感知环境及控制机器人完成复杂的任务。

临场感主要可分为力觉临场感、触觉临场感、视觉临场感、听觉临场感、嗅觉临场感与味觉临场感等多种形式。

在远程医疗服务过程中,临场感遥操作机器人手术成为近年来的研究和应用的热点。世界上第一个远程手术是 2001 年在美国和法国之间完成的,一套名为 ZEUS 的系统由美国的医生操作,为远在法国的一个病人实施了腹腔镜胆囊切除手术。时延问题是临场感遥操作机器人控制所面临的最主要问题,时延造成了临场感遥操作机器人的不稳定和难以操作。虚拟现实技术是解决大时延遥操作问题的重要手段。虚拟现实是利用电脑模拟产生一个三维空间的虚拟世界,提供使用者关于视觉、听觉、触觉等感官的模拟,让使用者如同身临其境一般,可以及时、没有限制地观察三维空间内的事物。利用虚拟现实技术建立临场感机器人及其环境的准确的虚拟预测仿真图形,将可以使操作者在良好的人机界面条件下进行遥操作,有效解决大时延对临场感机器人的稳定性和可操作性的影响。

临场感技术作为最具实用价值的科技技术,虽然已成为当前远程医疗研究的前沿和热点。但有时也让人不安,因为一旦模糊了真实与虚幻的界限,就会存在巨大的伦理问题。

四、远程医疗系统架构

（一）系统总体架构

远程医疗信息系统总体架构是从远程医疗信息系统管理和服务角度对远程医疗业务覆盖范围内的过程、环节进行抽象和建模。强调以业务驱动为前提，以统一应用为目的，以集中管理为目标，设计满足各级医疗管理机构、省级医院、市县级医院和基层社区机构的统一应用要求及业务发展需求相融合的医疗信息系统，以达到适应远程医疗业务与管理的高效运转，推动远程医疗信息系统管理创新和业务流程优化的目标。远程医疗信息系统总体框架主要包括远程医疗信息系统的应用、远程医疗信息系统的服务、信息资源中心基础措施标准规范体系、安全保障体系等。

（二）系统业务架构

远程医疗信息系统从业务架构上可分为应用层、服务层、资源层、交换层和接入层。

1. **应用层由远程医疗服务应用、个人健康服务应用和远程医疗监管组成**　通过统一的远程医疗服务门户和个人健康服务门户，用于宣传远程医疗资源、案例分享外网远程申请，方便查看最新远程医疗咨询和动态，可实现远程会诊、远程影像诊断、远程心电诊断、远程病理诊断、远程监护、远程手术示教、远程医学教育等远程医疗服务。远程医疗监管可实现对各级远程医疗系统的运行情况、服务质量、财务状况等分析、统计、决策等多种监管功能。

2. **服务层包括患者、专家及服务站点的注册服务、远程服务和统一通讯服务**　远程服务包括远程申请、消息服务、调阅服务、文件传输服务等；统一通讯服务包括即时通讯服务、呼叫中心、音视频控制、信道管理等。服务层用于通过远程医疗数据传输对象与远程医疗业务逻辑层直接进行交互，集中了系统的业务逻辑的处理。服务间的消息交换和消息传输贯穿各个服务层，服务间的消息交换基于通用的交换标准和行业的交换标准。

3. **资源层包括结构化数据、非结构化数据、应用服务资源等**　通过存储服务和电子病历档案服务提供资源，存储服务包括对个人信息、电子病历信息、心电数据、影像数据、病理数据、教学资源、配置信息、安全数据、隐私数据、业务文档、服务库、数据仓库等相关内容的存储。电子病历档案服务主要包括索引服务、数据服务、事务处理等。资源层用于支撑跨区域远程医疗工作开展的管理协调和效能建设、辅助决策开展数据统计分析服务、并为各级远程医管与资源服务中心提供互联互通的信息服务。

4. **交换层通过数据接口或消息传递与其他信息系统进行数据交换**　主要包括企业服务总线（ESB）、服务集成（SMP）、通用文件传输（GCTP）、数据集成（ETL）、统一媒体控制单元（MU）。交换层主要用于满足跨医院和跨区域的临床信息、音频视频信息、医疗服务资源信息的共享交换和协同应用；并用于满足远程医疗数据仓库建设过程中的数据采集、加工、转换处理的数据集成要求。

5. **接入层包括应急指挥系统、医疗卫生信息系统及医疗信息采集设备**　应急指挥系统包括视频会议系统、应急预案系统和指挥调度系统。应急指挥系统利用视频站点连接医院网络，提供现场和救治过程中的音视频动态信息，实现突发事件应对中的信息共享与处置联动。医疗卫生信息系统主要包括电子病历系统、医院信系统、检验信息系统、临床信息系统、心电诊断系统、影像诊断系统、病理诊断系统和其他医疗信息系统。通过远程医疗信息系统与当地医疗信息系统的对接，可以实现跨医院之间的信息共享和协同工作。医疗信息采集设备主要包括生命体征监护仪、数字化影像设备、数字心电图机、呼吸机和其他医疗信息采集设备，用于采集患者的生命体征、血糖、血压等数据。

（三）远程医疗硬件系统

远程医疗硬件系统由统一视讯平台、远程医疗呼叫中心、服务器与虚拟化、存储与备份及安全设施等部分组成，为远程医疗信息系统的各项业务开展提供基础服务。

1. 统一视讯平台为远程医疗系统提供音视频交互功能，实现远程医疗各项业务开展，是实现远程医疗服务的硬件载体。视讯平台要求具备良好的标准符合性和兼容性,能满足不同网络、不同厂家设备之间的互联互通;同时提供统一的设备管理调度业务系统,对系统内视讯设备进行集中管理;提供第三方接口实现与远程医疗服务层的对接,从而实现远程医疗各项业务开展。

2. 远程医疗呼叫中心为远程医疗提供整体客服平台,融合电话、邮件、短信、微信、网上客服等多种渠道,提供预约、业务咨询和投诉、建议等多种服务。呼叫中心支持自动、人工两种服务方式,并支持两种服务流程方便快捷地互转。主要包括的设备软硬件有:媒体网关、CT 中间件、IVR、质检系统、监控管理系统、录音录屏系统、传真系统、在线客服系统及报表系统。

3. 远程医疗服务器和虚拟化通过对硬件服务器的虚拟化,为远程医疗信息系统提供可扩展、高可靠的计算服务。应用于远程医疗建设的服务器主要分为数据类服务器和应用类服务器。

4. 存储与备份为远程医疗信息系统提供基础的数据存储、数据检索、数据安全、数据备份、数据恢复等各项功能。对于远程医疗数据中心来说,首要的是要保障数据的使用性能要求和安全要求,其次是考虑高性价比,因此首先需要分析数据中心存储系统需要支持的业务类型,看对存储的要求是需要大量顺序文件(如医疗影像文件、医疗教学视频文件)读写的存储性能要求还是大量随机读写(如电子病历数据库)的高随机并发 I/O 要求,然后再根据业务发展规划考虑存储设备的扩容能力。最后要考虑的是虚拟化带来的随机 I/O 数量大量增加的需求,需要适当提高存储系统的性能。

第三节　远程医学应用

远程医疗应用范围广泛,有不同分类方法,一般包括远程诊治、远程重症监护、远程学术交流、远程医学教育等方面。

一、远程诊治

远程诊治是借助计算机网络和远程通信技术,实现跨地区间提供医学信息和服务,达到远距离诊治疾病目的的一系列医疗活动。通过将病人放射线片、MRI 片、化验报告单、影像等辅助检查和病历资料的电子数据从一个地方传输到另外一个地方,实现对远地对象的诊断和治疗的过程。远程诊治是网络科技与医疗技术结合的产物,是计算机、网络和多媒体通信技术在医学上的具体应用,也是远程医疗的重要组成部分。

我国各级医院临床申请外院进行远程医疗会诊的通行做法分为申请、批准、准备、实施等步骤。

(一)病人资料准备

1. 病人在提出申请会诊前须先由主管医师准备好会诊所需各项资料,并根据病种的分类和专科情况有所侧重。

2. 会诊资料内容按病史文字、临床检查和医学影像等次序编排。

3. 申请会诊医生要明确提出会诊目的和要求。

(二)申请远程会诊

远程医疗会诊属院外异地会诊,通常应由主治医师根据临床需要向患者或患者家属建议,说明申请远程医疗会诊目的,征得患者或患者家属同意后,经科主任审签或经医务处(科)批准,由本单位远程医疗会诊站负责执行。本单位未设立远程医疗会诊站的,可通过当地其他医院有资质的远程医疗会诊站实施。远程医疗会诊中,医师向远程医疗会诊站递交会诊申请时,除了递交病历摘要外,还必须递交有关的影像、图像等资料,再由远程医疗会诊站工作人员负责完成包括联系专家在内的远程会诊申请及远程病历的数字化制作工作。目前远程医疗会诊普遍采取的做法是,将会诊病历摘要与相关的影像图像数字文件,预先传送至网络服务器存贮;然后由会诊方从服务器中下载,在本地计算机显示,供会诊专家复习;最后举行交互式视频会议,进行由医师、患者或患者家属出席的远程医疗会诊。这种远程医疗会诊模式实为交互式视频会议技术与存贮转发技术的结合,能得到较好的影像图像,能给会诊专家提供充分的病历复习时间,可以有效地缩短会诊在线时间,降低会诊费用(图13-1)。

(三)会诊前准备

1. **对申请会诊病历的预审**　对于常规远程医疗会诊,为避免因会诊病例准备不充分,在有限的30分钟时间内不能获得预期会诊效果,会诊接受方工作人员对接到的申请会诊病历应进行初步预审,以保证所提供会诊资料的信息完整,质量可靠。急诊会诊往往因时间紧迫,远程电子病历常不能按规范要求进行准备,但重要的资料必须具备。

如发现会诊申请不规范或远程病历不规范的问题,应及时与申请方联系,提出补充或完善建议。申请方接到会诊建议后,应立即会同申请会诊医师完成远程病历的补充或完善。

2. **确定会诊专家和会诊时间**　接受会诊申请的医院会诊中心在收到会诊申请及所需资料后一般在48小时内做出会诊安排,三个正常工作日内完成会诊,如因申请医院或病人坚持指定专家会诊而专家因故暂不能安排时间会诊时,申请医院或病人应考虑另选会诊医师或在病情许可时,预约等待。远程医疗会诊申请一旦被接受,会诊方人员应尽快与相关的会诊专家联系,以确定会诊时间。会诊时间一经确定,远程会诊时间与人员不得随意更改。

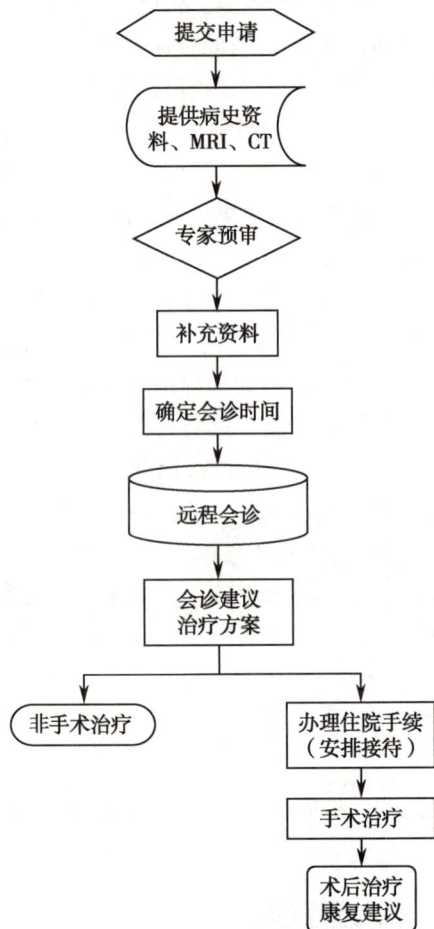

图13-1　远程会诊流程图

3. **做好资料的准备和设备的调试**　会诊专家和会诊时间一经确定,会诊方应将该例会诊列入远程医疗会诊执行计划表,并做好远程病历本地计算机存贮。为方便会诊专家复习,应建立文件夹存贮病历摘要MicroSoft Word文件,影像、图像JPEG文件,并打印产生包括病历摘要在内的制式化远程医疗会诊申请单,送交会诊专家。

申请方人员接到会诊通知后,应做好会诊前各项准备,包括通知申请会诊医师、患者与患者家属;检查系统设备,包括录像设备的准备等。如系统较长时间未用,应在会诊正式开始前进行通信连通试验。尤其是使用卫星通信作为远程会诊通信介质的工作站,必须预先完成卫星通信信道的使用权申请。

(四)执行远程会诊

远程医学工作人员有责任指导临床医师使用系统,并协助临床医师共同完成远程医疗会诊。

1. 接受会诊方工作人员应在正式会诊前15分钟将会诊病历摘要、影像、图像显示在各自的桌面计算机上,供会诊专家或参加会诊的其他医师阅读。同时,应安放会诊专家席牌,调节好会诊室照明度,准备好录像设备,并保证会诊室有一个良好的工作环境。会诊专家应在预定会诊时间前15分钟到达会诊中心,复习病史、影像图像。其他参加会诊的医师和患者(或患者家属)应在预定会诊时间前5分钟进入会诊室。

2. 会议视频系统在远程会诊中是最重要的应用设备,工作人员在开启和关闭设备时必须按照正确的操作步骤执行。双方工作人员应该按预定会诊时间提前连通建立视频通话,做好通信连接的准备工作。

3. 会诊主持人开始后,病人的主治医师汇报介绍简要病史、临床检查结果、及当前会诊所需解决的主要几个问题。会诊专家直接询问病人主诉及症状,会诊专家将与病人的主治医师及上级主任医师讨论分析病情。最后由会诊专家做出初步诊断、治疗方案。

4. 会诊结束后,会诊方工作人员应提供正式远程医疗会诊意见单,由会诊专家书写会诊意见。远程医疗会诊意见单经数字化扫描成 JPEG 文件,粘贴于专用会诊软件"会诊意见"栏,上传服务器。申请方工作人员于会诊结束后下载,并打印产生"远程治疗会诊意见单",送交申请会诊的经治医师存放于病历中,必要时可送交患者本人或患者家属。

二、远程监护

在远程监护系统中,患者端主要是采集被监护对象的生理信息,包括心电图、心率、血压、脉搏、呼吸、血氧饱和度、体温、血糖等多种信息。通信网络可以是有线也可以是无线的,可以是常见的电话网络也可以是有线电视等其他通讯网络。监护中心需配备再现患者信息的设备、有临床经验的医护人员,也可以配置专家系统。监护中心可以设在大医院内专门成立的监护室,也可以设在中心城市,也可以在社区设置。

(一)远程监护的定义

远程监护(telemonitoring)是远程医疗的一个重要应用,是指利用现代通信技术、计算机技术、电子技术、网络技术等来对患者进行长时间、远距离的监测,患者的活动范围可以不受医院的限制。远程医疗监护是随着计算机技术、现代通信技术的发展而发展起来的一种新的远程医疗模式。计算机技术与现代通讯的发展为远程医疗服务带来新的机遇,使得人们可通过应用计算机技术和现代通信,实现个人与医院间,医院和医院间的医学信息的远程传输和监控、远程会诊、医疗急救、远程医疗教育与交流等。

(二)远程监护的意义

远程监护的目的和意义在于:缩短了医生和患者之间的距离,为患者提供及时救助,减少患者或医务人员的旅途奔波。对自理能力较差的老年人和残疾人的日常生活实施远程心电监护,不仅能对受试者的心电信息进行准确、及时的监测,提高诊断的科学性和全面性,还可以充分评估监护对象的独立生活能力和健康状况,提高患者的生活质量。

人们很早就开始采用远程监护技术进行远程医疗尝试。随着电子技术、计算机技术和通信技术的发展,远程监护技术的监护指标和监护内容在不断地发展。远程监护技术的监护对象几乎覆盖了所有人群,从灾难中受伤人员、孕产妇、新生儿、老年人、残疾人、慢性病患者、急症患者等病人到健康人,都有可能成为监护对象。远程监护技术的监护参数既可以是患者的重要生理参数,也可能是日常生活状态。其应用领域从基线状态下人体生理状态研究、急救发展到提高边远地区的医疗水平和面向千家万户的家庭健康保健。

这种新的远程医疗模式是一项非常重要的技术,且具有很多的优点。首先它极大地方便了广大的病患者,尤其是一些特殊的人群,行动不便的残疾病人和患慢性病的老人,需要定期检查的孕妇和儿童,需要长期到医院复查病情的慢性病患者(如糖尿病、心脏病患者),远离医院交通不便的病人等。其次像远程心电监护可以在患者熟悉的环境中进行,减轻了患者的心理压力,提高了诊断的准确性;对健康人群的远程心电监护,可以发现疾病的早期症状并予以预警和提示,从而达到保健和预防疾病的目的。同时,这种新的远程医疗模式也有效地降低医院门诊医生的工作量,使得医生可集中精力于危急重症和疑难杂症,有效地配置和使用有限的医疗资源,为生活节奏紧张、时间紧迫的城市人提供了一个随时随地的家庭医疗保健。人们携带无线传感设备可以自由地移动,可以在熟悉的环境中时刻监护他们的生理参数而无需去医院。它不仅可以辅助治疗,还能在患者病情突然恶化时报警。医护人员可以在远端的监护中心观察病人的健康状况并提供实时的诊断和建议,也可以长期对病人进行监护。因此,远程监护对于人们的生活质量和健康水平的提高将发挥着越来越重要的作用。

（三）远程监护实例

远程心电监护系统由远端单元和中心单元组成,远端单元由一个全导联心电检测仪和一台智能心电实时监护仪器构成;而中央单元通常是安装了相应软件的工作站。模拟型心电仪通常以无线方式将采集到的心电图信息发送给智能心电监护仪,数字心电检测仪通常以现场总线方式直接与监护仪相连。智能心电实时监护仪对接收到的心电图进行实时处理。当接收到的心电图出现异常,超过报警阈值时会通过设置好的通信方式,将当时的心电图通过调制解调器实时送往医院,以便医师对其做出诊断,指导服药,加以治疗。这类系统一般要有2到12导联ECG监测仪,具有在患者感到不适时进行手动按键报警的功能和24小时心电图记录发送功能。位于医院的中央单元,能实现同时对多个家中患者的心电图进行实时监护管理功能。

下面介绍一种心电/血压监护系统,该系统的家庭端单元由一个便携式心电检测仪和一台智能心电实时监护仪器构成。检测仪以无线电方式发送的心电图由智能心电监护仪接收并对接收的心电图进行实时处理。当异常心电图超过报警阈值时自动拨号将当时的心电图通过调制解调器实时送往医院。该系统在病人不适时具有手动按键报警功能和类似Holter的心电图长时间记录发送功能。该家庭心电/血压监护网系统除了具有心电图远程监护功能外,还可以配备血压计实现血压的远程监护。位于医院的中心端是一台基于UNIX操作系统的工作站,能实现同时对多个家中患者的心电图进行实时监护、归档、信号处理和病案管理等功能。心电监护软件数据流程和心电监护软件控制流程图分别如图13-2和图13-3所示。

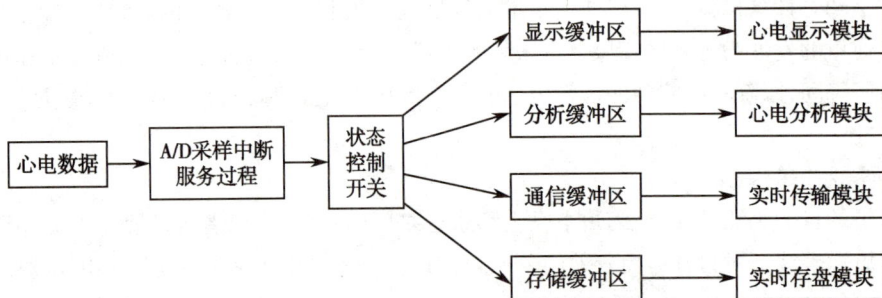

图 13-2　心电监护软件数据流程图

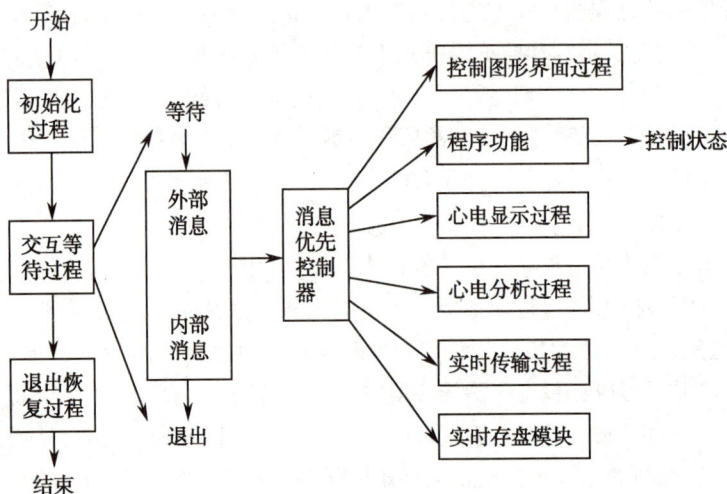

图 13-3　心电监护软件控制流图

三、远程医学学术交流

远程医学学术交流系统是一项融网络技术、视频交互技术、数据共享技术为一体的系统工程。远程医学学术交流的目的是通过网络以最低的费用、最少的时间和最高的效率进行异地学术交流,提高医护工作者的医疗业务水平。远程医学学术交流的基本形式有三种:以学术研讨为主的远程医学学术会议、用于医学教学和手术示范的远程手术直播和观摩远程放射影像读片会。目前,多采取将这几种形式相结合,使学术交流显得更加生动活泼。

目前国内外医学学术交流活动越来越多,采用现代化的远程医学手段,与国际上先进的学术交流技术接轨,可实现人们渴求的无阻隔的“零距离”信息共享,有利于提高我国医学学术的整体水平。长期以来,医学学术会议被普遍视为提高医护人员医学学术水平和医疗诊疗技术水平的有效手段之一。传统的医学学术会议是在某一会场内医护人员间面对面的直接交流,这种形式是最有效和最人性化的医学学术交流。无论是过去,还是将来这种形式都是医学学术交流的主要形式之一。但是,这种学术交流的形式也有其局限性的一面,例如:参加会议交流者必须亲临会议现场。而许多医师护士由于时间和费用等原因往往不能参加会议,因而丧失学习交流的机会。而远程医学学术会议则是传统医学学术会议的一种补充。它的诞生为医护工作者创造了许多学习的机会。身处异地照样可以及时参加会议,聆听精彩的学术报告,进行学术研讨。远程医学学术会议使学术交流降低了成本,节约了时间,提高了效率,最重要的是扩大了受益面。

远程医学学术会议一般设有一个主会场和若干个分会场。通过通信网络把两个或多小会场的多媒体终端连接起来,在其间传送各种图像、话音和数据信号,使各方与会人员能有身临其境一起开会,并进行“面对面”对话的感觉。远程多媒体会议系统具有真实、高效、实时的特点,实时传输视频与音频信息,使与会者可以远距离进行直观、真实的视音频交流,是一种简便而有效的医学学术交流的技术手段,在国内医学学术会议中得到广泛采用。系统可以把不同地点的任何一个会场的场景和语音互联起来,同时向与会者提供分享视觉和听觉的空间,使各方代表有“面对面”交谈的感觉。随着社会的发展,远程会议应用越来越广泛,同时对其视频音频质量、数据共享、灵活性以及易用性、可靠性和易管理性的要求越来越严格。

四、远程医学教育

远程医学教育是指通过远程医疗教育平台,采用视频录像或远程会议等方式将医学领域的最新进展、医药动态、课题研究成果、教学查房、手术演示等先进的医疗信息知识传播到各基层医院,将专家的经验传授给基层医疗工作者,帮助基层医院医生拓宽诊疗思路,规范诊疗程序,获取最新医疗信息和诊疗技巧。远程医学教育可以分为以下几种类型:

(一)实时交互式远程医学培训

实时交互式远程医学培训包括远程专题讲座、远程学术研讨等基于课件的交互式远程培训,还有远程教学查房、远程病案讨论、远程手术示教、远程护理示教等基于临床实际案例的实时交互式远程培训,并且可以将虚拟现实技术运用在解剖、生理和病理学等教学中以及对急救医护人员的培训中,使得医护人员不用离开工作岗位就能接收到优质的培训,及时解决临床中出现的新问题和新情况,从而提高了基层医护人员获得优质继续教育的可能性,实现低成本、大规模、高效能地提升基层医务人员的服务能力和水平。

(二)医学普及教育

随着生活水平的不断提高,人们对医疗卫生知识和健康咨询的需求不断增长。对没有受过医学系统教育的大众来说,如果通过查阅专业书籍寻求答案将耗费大量的时间和精力。在繁忙的医院里请教医师不一定能得到详尽满意的答复。越来越多的人们转向广播电视和 Internet,主动寻求远程医学普及教育。作为医学工作者,如果能通过便捷的途径在全社会进行大规模的医学普及教育,从而减轻社会的医疗负担,有着非同寻常的意义。远程医学普及教育为大众提供丰富多彩的健康教育知识、系列专题讲座、专家在线等服务,激发人们接受并利用健康信息,采用和坚持符合健康要求的生活方式。Internet 是实施远程医学普及教育的最好载体。网上受众人数多,可以加快医学信息的传播;网上交流自由,可以充分发挥受众者的主观能动性;网上手术直播和专家在线咨询能拉近群众与医务工作者的距离,直接了解诊疗服务过程;网上医学教育可以满足个性化的要求又具有隐匿性,因此更及时而具有针对性。

(三)继续医学教育

继续医学教育一向在医学高等教育中占有很大比重,有了计算机网络技术的支持,远程继续医学教育有着非常显著的优势。人数不受限,方法灵活,远程继续医学教育克服了学生人数的限制,不受时间、国籍、地理区域的限制。它实施的是分布式教学,学习手段灵活多样,满足不同学历层次的学习需求。医学信息来源丰富,知识更新迅速,由于远程继续医学教育以互联网为支撑,信息来源十分丰富,知识更新速度快捷。网上各种医学知识内容非常丰富,有系统的讲授也有专科讨论,观点新颖,为医务人员学习和更新知识创造了良好的机遇。远程继续医学教育所需投资小,覆盖面广,解决了师资力量不足的问题,对于经济发展落后,医疗水平较低的边远地区更是意义非凡。远程继续医学教育将高等教育的课堂设在家里,为边远地区的医务工作者提供接受正规教育、更新医学知识的宝贵机遇,在节约经费的前提下培养了医学人才,改善地区医疗水平悬殊的历史状况。

第四节　移 动 医 疗

移动医疗(mHealth)是指医疗实践中使用智能手机、平板电脑等移动终端设备,通过移动网络在医患之间传递信息,提供方便可及和多样化的医疗保健服务。移动医疗可以有效地降低医疗成本,通过提供健康决策支持信息、加强应急反应能力、改变公众健康行为习惯等方式达到预防及治疗疾病的目的。移动医疗尚处于起步阶段,其具体运营模式尚未成熟,但移动医疗应用目前正在被人们所熟知。

一、可穿戴医疗设备

近年,可穿戴设备开始逐步受到医疗领域日益广泛的关注。随着移动互联网基础条件的不断成熟,特别是进入 4G 时代,可穿戴医疗设备的应用将更加广阔。

(一)可穿戴医疗设备的定义

目前,可穿戴医疗设备(wearable devices)在国际上尚无较准确和完备的定义,国际公认的可穿戴设备认为具有如下特征:"具有可移动性、可穿戴性、可持续性、简单操作性、可交互性"。可穿戴医疗设备是指把传感器、无线通信、多媒体等技术嵌入人们眼镜、手表、手环、服饰及鞋袜等日常穿戴中,可以用紧体的佩戴方式测量各项体征。可穿戴医疗设备不但可以随时随地监测血糖、血压、心率、血氧含量、体温、呼吸频率等人体健康指标,还可用于各种疾病的治疗。如电离子透入贴片可以治疗头痛,智能眼镜可以帮助老年痴呆症患者唤起容易忘记的人和事,Google Glass 可以全程直播外科手术等。

(二)可穿戴医疗设备的作用

1. **实现动态监测,提供医疗诊断数据**　可穿戴医疗设备可以实现医疗动态监测,如在早期心脏病监测中,仅一次心电图检查难以捕捉到有效的医疗诊断依据,而动态心电图(DCG)可连续 24 小时记录心电活动的全过程,包括休息、活动、进餐、工作、学习和睡眠等不同情况下的心电图,能够发现常规一次心电图(ECG)检查不易发现的心律失常和心肌缺血等病理现象,给医疗诊断分析提供安全可靠的数据依据。

2. **有利于寻找病因,实现疾病早期治疗**　可穿戴医疗设备在早期的病理诊断过程中,可以实现疾病的早期治疗。移动医疗基于更丰富和全面的监测数据及后台的云技术分析,可以帮助患者在疾病初期寻找病因,及时治疗,实现疾病的早期治疗。如心血管疾病,在发病前都伴随高脂血症、肥胖、高血压、糖尿病等症状,如及时检测到高血糖、高血脂、高血压并改变不良生活习惯,就可以达到很好的控制心血管疾病的目的。

3. 可以提升医疗水平,改进医疗技术 通过互联网技术,医生不但可以提高医疗诊断水平,还可以与患者进行更好的沟通,改进医疗技术。经济学人智库 2016 年的一份调查显示,有接近 50% 的医生认为未来需要远程数据处理和诊断决策服务。他们最希望未来能有远程病情监控这项服务,因此医生需要可穿戴智能医疗设备的支持。通过可穿戴智能医疗设备可以持续跟踪患者后续情况,医生可以根据远程反馈数据,改进新的医疗诊断技术。例如在 24 小时心电图诊断中,DCG 能够评价心率失常药物的疗效。

(三)可穿戴医疗设备存在的问题

1. 续航能力 可穿戴医疗设备需要用户长期佩戴,对于现有的产品来说,电池的续航能力还不够。如果要连续使用很可能几个小时就要充一次电,非常不方便,严重影响了用户体验。而且芯片不够小。可穿戴设备的一个重要特点是易用性,也就是便携性和小型体积以及与其他相关设备互联使用时的便捷性。因此对于外形、体积、重量方面的要求更加严格。因此设备的低功耗设计和续航能力的提升是一个亟待解决的问题,这样才能被消费大众接受。

2. 设备灵敏度 可穿戴医疗设备采用无线传感器感知人体身体健康数据,其产品的一个突出特点就是操作灵敏度。传感器特异性不足或灵敏度不高,可能会造成人体病理生理信息的丢失、失真或夸大,这种不精确可能直接影响可穿戴医疗设备的性能和应用。尤其是在一些特殊情况下,如高温低温、汗水都会影响到传感器的采集敏感度或者导致重新校验传感,反应速度较慢,这也是未来可穿戴医疗设备需要进一步改进的技术点。

3. 安全性 设备的电子属性,人体皮肤需要长时间接触可穿戴医疗设备,暴露在电子产品的辐射下,这难免会让人对设备的物理安全性提出质疑。目前市面上的可穿戴产品缺乏统一的医疗监管,行业标准体制未健全,导致产品质量参差不齐,这也不由让人产生担忧和疑虑。因此,行业产品规范和统一标准的制定亟待解决,另外,可穿戴产品公司需要严控设备安全关,进一步提高产品硬件质量。我国在 2015 年召开了《中国可穿戴联盟标准》闭门工作会,研究讨论了可穿戴设备的标准体系,旨在形成统一的、规范的行业标准,为可穿戴设备的发展提供有价值的参考建议。

(四)可穿戴医疗设备未来发展趋势

随着可穿戴医疗设备的创新,医疗行业的各个领域都将全面开启智能化,结合商业医疗保险机构,全新的医院、患者、保险多方共赢商业模式也在探索中。

1. 可穿戴医疗设备可用于各种慢性病监测 可穿戴医疗设备可以通过传感器采集人体的生理数据(如血糖、血压、心率、血氧含量、体温、呼吸频率等),并将数据无线传输至中央处理器(如小型手持式无线装置等,可在发生异常时发出警告信号),中央处理器再将数据发送至医疗中心,以便医生进行全面、专业、及时的分析和治疗。例如,血糖无创连续监测技术、血压无创连续监测技术、血氧无创连续监测技术。可穿戴医疗设备对血糖、血压、血氧等的监测数据不仅可以与智能手机相连,还可借助云存储技术将监测数据通过云端进行存储和分析,并和医院的病历系统和监控中心相连,有异常及时提供预警以及相应诊治意见。

2. 可穿戴医疗设备可用于各种疾病治疗 可穿戴医疗设备除用于生命体征的检测外,还可用于疾病治疗。例如无创治疗技术,包括电疗、磁疗、超声疗法、透皮给药,都是近年来的研究热点,也是穿戴式治疗系统的重点发展方向。

3. 可穿戴医疗设备将带动新的产业模式 目前,可穿戴移动医疗已发展出不同的商业模式,通过向医院/医生/药企/保险公司收费实现盈利。可穿戴医疗设备正处于发展的初级阶段,前景广阔,很可能是一项在根本上改变人类医疗健康的新技术。一方面,我国人口老龄化造成医疗需求的急剧增长;另一方面,我国医疗资源供给严重短缺,尤其在偏远地区。供需缺口为移动医疗带来机遇,而移动互联和大数据的高速发展又为移动医疗的发展提供了必要条件。未来,冠心病、高血压、糖尿病等慢性疾病的患者将不仅接受药物治疗,还接受包括远程监测、远程治疗方案调整、生活方式管理、可穿戴式给药在内的整体疾病管理方案。

二、大数据医疗平台

大数据(big data)不用随机抽样分析这样的捷径,而采用所有数据分析的方法。它处理超过传统数据库系统处理能力的数据,对数据规模和转输速度要求很高。大数据具有大量、多样、高速和可信等特点,呈现为结构化、半结构化和非结构化的多样性以及数据流传输的高速性。大数据时代,可以收集全面而且完整的海量数据,同时具备了强大的数据处理和存储能力,这时的数据分析是全数据模式,即样本=总体。医疗大数据关乎国计民生,受到联合国、世界银行等全球组织以及各国政府的高度重视,人们对医疗大数据的关注度仅次于金融大数据,名列第二位。移动医疗大数据是医疗大数据的重要组成部分,其数据来源包括:医学传感器、移动网络、GPS 定位系统、移动医疗仪器、智能数据终端(手机等)、移动医疗 APP,以及移动医疗服务过程(记录、处置、处方、费用等)等。

(一)大数据医疗平台发展趋势

在"互联网+医疗"的大环境下,医疗卫生信息平台的建设是日新月异,传统的医疗信息处理方式经历了 PC、PC 集群、小型架构和大型主机四个阶段。这些传统的方式已经不能满足超额医疗数据的处理。随着互联网和云技术的发展,人们不断开发可以存储和得到所有实时和未来信息的医疗大数据平台,目前大多数医院主要以新一代集成化电子病历系统和医院商业智能系统应用作为需求建设大数据医疗平台。目前国际上普遍使用且反响较好的两种解决方案是商业解决方案和基于MapReduce 开源实现的 Hadoop 生态系统解决方案。其中前者的性能和集成度都很高且使用方便,而后者更加多样灵活,更适用于中小型用户。Hadoop-生态系统的成员针对性的解决了大数据半结构化和非结构化的存储问题且操作更简便,适用于专业程度较低人群。综合运用 cloud P2P 网络、Hadoop、Storm 和 MOM 等大数据技术集成无线传感网、智能医疗设备无线网和云平台技术必将在今后大数据医疗平台建设中起到越来越突出的作用。

(二)大数据医疗平台的挑战

1. **数据整合难**　医疗活动中每天产生的大量数据被记录下来,数据来源广、内容多样,既涵盖结构化数据,又具有图形、图像、视频等非结构化数据。不同医院或不同科室的数据属性以及数据标准各异,将可穿戴设备、智能健康电子产品、健康医疗移动应用等产生的数据接入平台面临挑战。统一的数据存储格式、存储内容是系统之间通信的基础,由于患者不可能在固定的医院就医,而电子病历在转诊过程中容易遇到信息系统之间信息互不识别和不兼容的问题。如何对数据进行压缩和去除冗余、不失真高效的利用,也将是大数据平台建设需要解决的问题。

2. **大数据的分析利用**　大数据利用要求数据量越大越好,多元的数据可以让各个行业和组织都从大数据中挖掘出解决问题的办法。在大数据的实际应用中用以分析的数据量越大,从中能够获得的东西就越多,其中价值还需进一步要求行业内的专业数据分析。将不同领域之间的相关医疗、健康的数据通过专业化的处理分析并建立相互关系,这就体现出健康大数据的广泛应用性。从专业技术层讲大数据虽然需要获取全部的信息数据,但是在实际操作时允许部分数据丢失或者不精确。目前的处理技术难度仍然较大。

3. **数据安全和隐私保障**　数据安全问题中包含个人信息权和隐私权的保护。医疗数据中包含大量的患者的隐私信息,该数据的扩散性使用非常容易导致隐私信息的泄露,一旦发生数据隐私泄露,将给患者的健康或者生活带来不良的影响。国内外针对医疗数据的隐私保护研究主要从法律和基于访问控制、匿名化和数据加密的技术方面展开寻求解决方法。

国内移动医疗大数据应用还处于起步阶段,数据的全面感知、收集、分析、共享都是需要解决的关键问题。大数据可能带来的巨大价值正渐渐被人们认可,它通过技术的创新与发展,为人们提供了一种全新看待世界的方法。

三、移动医疗建设

如今移动医疗逐步被引入各个医院,给临床科室的工作流程带来了极大改变,而这些改变也推进了医院科室的工作且提高了工作质量,创新出更优质的服务理念。医疗是关乎健康,建设移动医疗的安全问题不容忽视。移动医疗建设应该遵循以下几个原则:

(一)顶层设计,资源共享

以构建全国移动医疗服务与监管体系为目标,从全局出发,统一规划,分层次、分阶段建设,政府主导,促进政策制定与落实,有效推动各级医疗机构间合作和医疗资源共享。

(二)统一标准,互联互通

依据已有或待发布的移动医疗标准规范建设或改造现有系统,摒除人为设置的技术限制与壁垒,建设开放体系,实现各级移动医疗系统之间信息、资源和业务的互联互通,为医疗资源全国范围内共享提供可靠条件。信息及系统安全是移动医疗系统的重要保障,必须方便实用、安全可靠。

(三)规范服务,强化监管

规范并优化现有移动医疗服务流程,不断扩大服务范围,并努力探索新的服务形式,逐渐形成"服务可及、管理规范、群众满意"的新的服务局面;建立并完善各级移动医疗系统建设及运营情况的政府监管机制,通过政策指引、行政监管等手段,确保各级移动医疗系统健康有序的发展。

(四)政府主导,多方参与

将移动医疗建设与管理任务纳入到政府工作计划和考核指标中,设立专门的部门及人员负责相关工作,充分调动各方积极性,鼓励各种社会力量积极参与,引入市场运营机制携手共同推进移动医疗的建设和应用。

(五)突出重点,建立示范

选择业务和基础较好的省份及医院重点建设移动医疗系统,有效缩短建设周期、减少重复投入和浪费。充分发挥其示范带头作用,为全国其他地区建设积累宝贵的经验,分步实施,逐步推进。

(六)稳步推进,鼓励创新

鼓励管理、机制、模式创新,积极探索建设经验,努力打造供全国参考的示范点、样板间,并将成功的建设模式向全国各省份及地区推广。各地区结合自身基础和定位,建设和完善现有系统,开展有重点有特色的移动医疗业务,最终形成全国统一的移动医疗服务与管理的新格局。

移动医疗可适用于智能医护、智能急救、社区病房、妇产保健、家庭保健、特种救援、养老院等各个医疗应用领域。其应用有助于提升医疗卫生管理与服务水平,引领医疗卫生领域相应技术革新,促进管理模式的创新,有利于医疗资源的合理有效配置。与传统医疗模式相比,移动医疗在空间与时间上均具备突出优势。通过移动医疗的应用,能实现用户和医院、医院和医院之间的信息远程传送与监控、医学救援、远程会诊、远程教育及交流等。随着我国移动互联网的迅速发展及普及,我国移动医疗市场必将具有十分广阔的前景。

本 章 总 结

远程医疗应用远程通讯技术来交互式传递信息,以开展远距离医疗服务,是一种现代医学、计算机技术和通讯技术紧密结合的新型医疗服务模式。本章介绍了远程医疗和移动医疗的发展历史和现状,远程医疗和移动医疗系统主要涉及的技术原理及应用、特点以及发展趋势。

思考题

1. 请简述远程医疗的目的和研究意义。
2. 请简述远程医疗系统的组成部分及优点。
3. 谈谈你对开展远程医学的必要性及其发展趋势的看法。
4. 可穿戴医疗设备主要有哪些作用?

参考文献

1. 赵杰. 基于平台化技术的远程医疗服务系统研究, 2 版[M]. 北京::科学出版社, 2017: 7-43.
2. Donna Malvey. 移动医疗-智能化医疗时代的来临[M]. 北京:机械工业出版社, 2016: 3-40.
3. 翟运开. 互联网+时代的远程医疗服务运营关键问题研究[M]. 2 版. 北京:科学出版社, 2017: 1-31.
4. 李小华. 移动医疗技术与应用[M], 北京:人民卫生出版社, 2015.
5. Adler-milstein J, Kvedar J, Bates D. W. Telehealth among US hospitals: Several factors, including state reimbursement and licensure policies [J]. influence adoption Health Aff, 2014, 33(2): 207-215.

（蔡永铭）

笔记

第十四章 临床决策支持系统

在医疗领域中应用临床决策支持系统(clinical decision support systems,CDSS),不但可以帮助医疗工作者在数据采集、临床决策和医疗行为管理等方面减少医疗错误,提高医疗质量,提升工作效率,并且可以降低医疗成本。CDSS 的使用场景涵盖诊前决策、诊中支持和诊后评价全过程,临床医生可以通过 CDSS 的帮助来做出最为恰当的诊疗决策。

第一节 临床决策支持系统的理论

一、什么是临床决策支持系统

临床决策支持系统是对一类计算机系统的统称。这类系统可以辅助医务工作者、患者以及其他潜在用户智能化地获取或筛选临床病症数据和知识,进行专向问题的辅助判断,达到改善医疗服务和提高医疗质量目的的系统。CDSS 是电子健康档案(electronic health records,EHR)的有效应用,并将随着各种医学信息学模型的发展而发挥越发重要的作用。

Osheroff 等人提出的"五个正确"(five rights)是一个被广泛应用的 CDSS 理论框架。"五个正确"具体是指在工作流中正确的时间(right time),通过正确的渠道(right channel),以正确的形式(right intervention format),对正确的人员(right person),提供正确的信息(right information)。本文将结合一个具体案例来帮助读者理解"五个正确"理论框架。

案例:一位 75 岁的男性退役警察在坐立时感到不适,来医院就诊后被医生告知需要做结肠镜检查。他非常气愤,并对医生大吼道:"我不是第一次来了,为什么今天突然告诉我需要做这个检查?"医生平静地回答:"之前你的纸质医疗病历里没有记录你的家族有结肠癌病史,但是在我们更新成 CDSS 后,基于你的 EHR 数据分析,系统提示你需要做结肠镜检查。"患者听到后,情绪立即缓和了并接受了检查。结果医生在他的结肠中发现一块核桃大小的恶性肿瘤。患者接受了医生的化疗建议,并取得了良好的效果。

上述案例很好地解释了"五个正确"理论框架,我们按照 Osheroff 定义的顺序依次进行讨论。

1. **正确的信息** 传递给接收者的临床决策支持(clinical decision support,CDS)必须是基于历史案例验证的,并且有明确触发规则的。在上述案例中,系统发出结肠镜检查的警告是因为病人 EHR 中的信息触发了美国国家质量评估委员会(National Committee for Quality Assurance)制定的相关临床决策规则中的 NQF-0034。该规则是美国癌症协会(American Cancer Society)基于对结肠癌病例的筛查得出的。需要注意的是,CDSS 不但要传递正确的信息,还要确保该信息包含合适的信息量。信息量过大会造成信息超出接收者的认知,导致信息被忽略。在本案例中,医生收到的具体警告是由于病人有家族结肠癌史,且年龄在 50~75 岁之间,故而需要做结肠镜检查来排查结肠癌。整条信息有理有据,简洁明了。

2. **正确的人员** 医疗体系中涉及众多角色,即便是在一个医疗团队中,各个人员的分工也有所不同。所以 CDS 需要准确地传递给最适合的人员,这个人可能是医生、护士、理疗师,甚至更多其他角色的人员。在上述案例中,医生了解病人的基本情况,并且刚刚对病人进行过检查,又有权限下达医嘱,所以他无疑是最适合收到信息警告的人。

3. 正确的形式　CDS 可以以多种形式传递,如警告、指令、协议、病人监护系统等。一个合适的形式可以帮助执行者更有效率地识别出需要解决的问题并付诸实践。所以在构建 CDSS 时,设计者需要综合考量并决定有可能发出哪些形式的 CDS,并搭建相关的软硬件平台。在上文的案例中,系统通过对病人 EHR 的采集和分析,判断病人有潜在的疾病风险且需要进行某些特定的检查。最简单的形式就是向医生发出警告,提示病人的结肠癌风险并建议做结肠镜检查。

4. 正确的渠道　CDS 可以通过很多途径来传递,如 EHR、计算机医嘱录入系统(computerized physician order entry,CPOE)、智能手机应用、纸质表格等。在上文案例中,医生是合适的决策支持接受者,而 EHR 则是医生工作的信息平台,那么通过 EHR 无疑是最佳的传递决策支持的渠道。

5. 正确的时间　医学信息管理中很多常见的问题都是在新旧系统交替的时候发生的,其后果是信息会在错误的时间发送给医务工作者,或者当发送到时已经不再适用了。某病人一直在服用阿司匹林(aspirin),但由于系统更新,该记录并没有传递给医生,于是医生给病人开了可迈丁(coumadin)。可当开药信息发送给药房时,系统才发出警告说病人已经在服用阿司匹林了,同时服用可迈丁会有不良反应。很显然在这个例子中,有效信息在错误的时间传递给了医生。医生应该开药时就得到系统的警告。再来看上文的例子,医生在病人入院检查结束时收到了系统基于对病人 EHR 数据的分析发出的结肠镜检查警告。这是一条被动警告(passive alert),并没有要求医生在检查过程中去响应,所以没有影响医生对病人的检查。该警告是在检查结束时及时发出的,几乎是最佳警告时机。

二、为什么需要临床决策支持系统

伴随近代医学的飞速发展,医学理论不断扩充,医生诊断的准确性愈发地受其知识的局限性影响,其个体知识的不完整会使诊断结果产生偏差,对 CDS 的需求也由此产生。CDSS 的研究始于 20 世纪 50 年代末,最早的研究方向是医学专家通过推理引擎,将专业知识和临床经验经过整理后存储于知识库(knowledge base)中,利用逻辑推理和模式匹配的方式,帮助用户进行诊断推断。CDSS 的雏形,临床诊断决策系统(clinical diagnostic decision support systems,CDDSS)出现于 60 年代。1969 年,de Dombal 的团队开发出第一个应用贝叶斯模型建立的临床诊断决策系统,并成功应用于临床。1974 年由斯坦福大学 Shortliffe 开发完成的 MYCIN 专家系统是 CDSS 的代表,许多类似系统都是在其基础上研制而成的。MYCIN 系统不但具有较高的性能,而且具有解释功能和知识获取功能,可以用英语与用户对话,回答用户提出的问题,还可以在专家指导下学习医疗知识。该系统基于规则化推理机制,使用了知识库的概念和模糊推理技术,并具备人工智能的特征,主要用于识别会导致严重感染的菌群,如脑膜炎等。尽管由于时代和技术的原因,临床数据的整合在当时非常困难,同时核心知识库的规则条目得不到扩充维护,但是,MYCIN 对计算机医学决策支持的理论和实践,都具有跨时代的意义。

21 世纪末本世纪初,计算机技术飞速发展。计算机在数据存储以及逻辑计算处理方面与人脑相比具有显著的速度和容量扩展的优势,面对海量且快速增长的医学知识,医生难以及时掌握所有与疾病相关的信息。计算机专家系统的出现满足了大量相关临床数据智能化整合关联的需求,帮助医务工作者系统化地组织、分析疾病数据,使其从重复性较高且耗费精力的日常决策中逐渐解放出来,并把更多的时间投入接触患者和积极思索中。大量的科学研究证明了计算机化的临床决策支持系统不仅可以提高治疗方案的优化与资源的充分利用,而且显著减少了医疗差错。

患者病症的诊治决策来源于医务工作者丰富的医学知识和对多年临床工作经验的积累,前者可以通过各种文献、图书获取,后者则需要亲身经历并不断总结归纳。与人的学习过程相仿,计算机决策支持程序也很难从一开始就实现医学领域内的自主学习,同样需要训练调整从而遵循某类医疗的工作逻辑。以疾病种类和症状之间的关联举例,通过科学实验对疾病进行观察,得到尽可能全面的临床表现内容,进而再通过编程方法使计算机程序实现从疾病类别到症状表现之间的一对多关系;另一方面,在根据症状表现判断疾病种类的情况下,医生在实践活动中体现出的综合能力,包括逻辑推理,理论知识、临床经验甚至感觉,并做出一系列的疾病诊断评判,需要计算机系统尽可能精确地分析模仿医生的决策过程,构建决策模型,保证专家系统能在某些方面提供可与高年资医生相媲美的决策支持能力以辅助医生的诊疗过程,减少可避免的医疗差错。但需要强调的是,CDSS 在医疗体系中的角色是辅助与支持,并不能替代医生的作用。

如果按照使用场景来划分,CDS 拥有诊前决策、诊中决策和诊后决策三大场景:①诊前决策,是 CDSS 根据临床医生针对患者的症状的描述,在诊断、用药和手术之前,按照标准诊疗指南提示医生诊断要求、鉴别要点以及相关诊疗方案,包括手术诊断时提示手术操作要点及术前检查等。②诊中支持,是 CDSS 为医生提示药品适应证、药理、药效等,包括手术并发症常见症状,以及术后综合治疗及评估方案等。③诊后评价,是 CDSS 挖掘患者与其既往医疗信息、临床研究之间联系的资料,以便预测患者将来的健康问题,为医疗质量评估提供依据,提升医院管理水平,规范医疗行为,同时也为循证医学提供科学的证据。

三、临床决策支持系统的分类

可以提供 CDS 的系统有很多,甚至像 PubMed 这种医学文献资料库都能够提供临床决策方面的信息。把决策支持功能加入到医学信息系统中已经不是个新鲜事了,但一直以来很多系统只能提供基于回顾分析(retrospective analyses)的财务和管理方面的决策支持。近年来涌现了很多经过优化的回顾分析方法,优化后的方法应用于开发和制定标准化 CDS 规则,使得在医疗过程中实时地提供 CDS 成为可能。然而,基于这些方法建立起来的系统并不属于 CDSS 的范畴,因为这类系统无法在医疗进行中提供 CDS。虽然 CDSS 已经发展了半个世纪,但很多系统其实是独立于医疗环境工作的,他们无法在医疗环境中提供实时服务。

由基础知识数据构成的数据仓库是决策支持系统的最核心部分,被称之为知识库。知识库可以系统化地组织收集医学知识并能由计算机存取和解释,拥有医学术语词典用以详细说明术语之间的关联,并且包含了所有推理程序相关的知识和经验数据,帮助程序提供决策建议。事实上,在知识库中医学知识内容的质量很大程度上决定了决策建议的水平高低。CDSS 可以按照其是否是基于知识库构建的进行分类,即基于知识库的(knowledge-based)CDSS 和非基于知识库的(nonknowledge-based)CDSS。

(一)基于知识库的临床决策支持系统

关于 CDSS,最初的设想是可以模拟医生的思维给出跟医生一样,甚至比医生更准确的决策。但在现阶段 CDSS 的定位是给医务工作者必要的信息提示,而不是所谓的"答案"。医务工作者并不是被动地接受所有提示,而是需要主动地判断并剔除错误和无用信息,只接受对当前病案有帮助的信息提示。基于该定位,CDSS 有三个重要组成部分:知识库、推理机(inference or reasoning engine)、人机交互机制(human-computer interaction)。知识库一般由编译过的信息组成,比如最典型的 IF-THEN 规则(if-then rules)。举例来说,IF 系统发现医生发出一项对时间敏感度很低的血液指标检测的指令,同时 IF 该病人在 48 小时之内做过该项检测,THEN 一条关于重复检测的警告将被触发。其他类型的知识库包括症状与诊断结果间的关联概率,药物与药物、药物与过敏反应、药物与食物间的相互作用等。推理机的作用是联系知识库中的规则与病人的数据。人机交互机制的作用是解决如何有效地将病人的数据导入系统,以及将决策及时传递给正确的接收者。目前大多的 CDSS 已经与 EHR 整合,这就意味着病人电子病历中的任何变化都将实时地传递给决策支持系统。系统可以第一时间将被触发的信息提示以各种方式传递给相关的负责人。

基于知识库的 CDSS 有很多种类型,比如常见的基于 IF-THEN 规则的系统主要是用来提供与实验室检测相关的决策支持。除此之外,有的 CDSS 还可以提供诊断建议。这类系统可以从 EHR 中获取病人的体征和症状;知识库中管理着各种疾病与体征症状间的关联信息;推理机可以将从输入端获得的病人体征和症状信息与知识库中的疾病匹配并输出。通常情况下,该系统可能会提示多种可能的诊断结果,而不是只提示一种。因为医生可能了解更多系统所不知道的关于病人的信息,他们可以凭借临床经验在多个结果中进行筛选。由于与药物相关的医疗事故非常常见,有一类 CDSS 是专门针对开药设计的,这类系统可以从病人血检结果中采集相关药物的含量信息。知识库中管理着各种药物达到治疗效果和产生毒性时相关化合物的浓度信息,以及达到毒性浓度时所应采取的措施。如果浓度过高,系统会及时给开药医生发出警告。还有的 CDSS 是整合在 CPOE 中的。这类系统可以跟踪病人的用药信息,通过查询信息库中药物数据库以及药物相互作用列表,对可能出现的药物间的相互作用发出警告。此外,还有帮助制定治疗方案的 CDSS。这类系统的输入数据是医生当前的治疗方案;知识库中管理着国家或地方认可的标准治疗规则;输出的信息是对当前治疗方案的修改意见。很多应用该系统的医院允许医生忽略系统提示的意见,但医生必须注明理由。

总而言之,CDSS 的知识库会随着数据源和系统用途的差异而有所不同。在设计和应用系统时还要考虑可用性(usability)等其他因素。

(二)非基于知识库的临床决策支持系统

与基于知识库的 CDSS 不同,非基于知识库的 CDSS 是借助机器学习(machine learning)的方法从过去的经验中寻找规律。人工神经网络(artificial neural networks)和遗传算法(genetic algorithms)是非基于知识库的 CDSS 经常使用的方法。这类 CDSS 目前还没有成熟的应用案例,但随着大数据时代的到来,它们将在医疗领域发挥更重要的作用。虽然有研究称在帮助诊断某些疾病时,使用机器学习的预测模型比基于知识库的预测模型效果更好,但很多医生仍对该类系统表示怀疑。这其中最主要的原因就是机器学习预测模型的推理过程隐藏在"黑匣子"中,医务工作者往往更偏爱有着明确遵循标准和推理过程的知识库模型。所以到目前为止,几乎所有真正在临床中被广泛应用的 CDSS 都是基于知识库的。

第二节　临床决策支持系统的方法

一、概率推理

(一)为什么需要概率推理

临床治疗和临床数据充斥着大量的不确定性和不完整性。举例来说,在一个大型血站,献血者在采血之前需要进行人类免疫缺陷病毒(human immunodeficiency virus,HIV)检测,如果使用聚合酶链式反应(polymerase chain reaction,PCR)方法,统计结果表明 98% 的 PCR 检测结果成阳性的受试者带有艾滋病毒,而 99% 的 PCR 检测结果成阴性的受试者没有艾滋病毒。但另外的 2% 和 1% 意味着,对于某一个受试者而言,无论结果是阴性还是阳性都无法确定带有艾滋病毒与否。通过直觉医生或许可以确定最终结果,但直觉既不充分更不可靠。它所带来的负面风险和结果也许对于血库来说是可以承受的,但连带导致大量的人因此感染艾滋病毒却会给个人和社会带来极大震撼的负面影响。

由此可见,作为医生最为基础的专业能力之一,正确的临床决策是相当复杂和困难的。在决策过程中,有时可以单纯凭借演绎推理的方法得到结果,但更多情况都要借助由医学文献资料以及在实际工作经验中长期积累形成的知识,判断症状与疾病间的关联得出诊断结果并决定治疗方案。然而事实是这种关联无论是经过医学文献中的论述还是临床工作经验的长时间积累,始终是不确定的,于是概率方法被提出并经过验证得到了普遍的应用。另外,用以描述不确定性的词汇由于人与人认知感受的不同,导致不同的医生对同一词汇的理解存在或大或小的差异,比如"非常严重"等等。在这种情况下,概率方法的出现可以帮助限定不确定性和量化程度的高低,帮助群体在交流和进行医疗决策的过程中有一个较为客观的参考基准。

（二）临床观察与检验

临床的诊断过程通常可以分为以下三个阶段：

（1）通过初步观察判断确认患者是否生病；

（2）依据医学文献知识和旧有经验简单判断所患疾病的类型和可能性；

（3）尽可能消除怀疑缩小判断误差得到较为精确的疾病概率。

至此为止，在没有进一步的检验实施之前确定的疾病概率，被称之为先验概率（pretest probability）。通常在得到疾病的先验概率之后，会使用检验方法获得更充分客观的数据，降低诊断过程的不确定性，在得到一系列的检验结果之后对疾病诊断重新进行判断所得到的概率，我们称之为后验概率（posttest probability）。

对于患者和健康人群来说，理想化的检验结果分布应是分界清晰没有重叠的，正常结果对应健康人群而异常结果对应患病人群，但实际上，呈正态分布的检验结果通常会出现交叠的部分。如图 14-1 所示，两类人群检验结果区间的交叠以及正常异常分界的阈值确定的结果是，某些健康人群检验得到的是超出阈值（criterion value）的"异常"结果，而某些患者的检验结果却恰恰相反。图中受测人员的结果分为如下四种情况：真阳性（TP）、真阴性（TN）、假阳性（FP）、假阴性（FN）。借助这四个指标可以

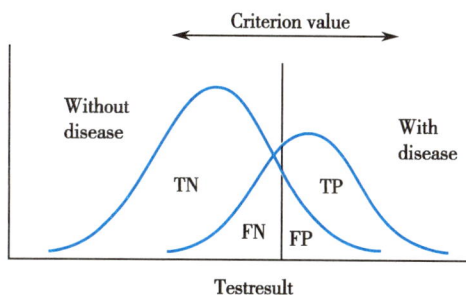

图 14-1 检验结果正态分布

进一步衡量某种决策的有效性，如：敏感度（sensitivity，TP rate）、特异度（specificity，TN rate）、患病率（prevalence）、阳性预测率（positive predictive value）、阴性预测率（negative predictive value）等。这四个指标还可以用来制作接受者操作特性曲线，也成 ROC 曲线（receiver operating characteristic curve）。

（三）贝叶斯定理

在概率计算的患病率中不需考虑多种事件和条件之间关联的情况，能够通过单一背景得出计算结果且不受其他因素的影响，但是在医疗卫生领域中，医生通过患病率以及各种事件发生的先验概率进行决策一般具有较大的风险，减少这种风险的办法是通过科学实验、调查、统计分析等方法获得较为准确的情报信息，利用贝叶斯定理修正先验概率，求得后验概率，进而决策的方法，称为贝叶斯决策（Bayes decision making）方法。例如某疾病 A 的先验概率 $Pr(A)$，在某疾病 B 已出现的条件下，计算疾病 A 出现的概率为后验概率 $Pr(A/B)$。

贝叶斯法则：

$$Pr(A|B)=\frac{Pr(A)x Pr(B|A)}{Pr(B)}=\frac{Pr(A)x Pr(B|A)}{Pr(A)x Pr(B|A)+Pr(-A)x Pr(B|-A)} \tag{14-1}$$

$$Pr(-A)=1-Pr(A)$$

根据患者检验的真阳性（+）和假真性（-）结果，可以转化 $Pr(A|B)$ 公式为：

$$Pr(A|+)=\frac{Pr(A)x TPR}{Pr(A)x TPR+[1-Pr(A)]x FPR} \tag{14-2}$$

$$Pr(A|-)=\frac{Pr(A)x FNR}{Pr(A)x FNR+[1-Pr(A)]x TNR} \tag{14-3}$$

贝叶斯决策的优点在于：

（1）决策方法多是根据不完整信息和主观概率进行判断，而贝叶斯决策可以对信息价值和是否进一步采集信息做出科学的判断；

（2）对调查结果的可能性进行量化评价，并非如某些决策方法对调查结果或者是完全相信，或者是完全不相信；

（3）贝叶斯法则巧妙地将调查结果，先验和主观概率这些准确性难以确定的信息有机地结合起来了；

（4）在决策过程中根据具体情况下反复使用，可以帮助逐步完善决策的科学性。

贝叶斯决策的局限性在于：

（1）所需数据多，分析计算比较复杂，在解决复杂问题时的困难就更为突出；

（2）有些数据必须依赖主观概率，否则会妨碍贝叶斯决策方法的推广使用。

朴素贝叶斯（naïve Bayesian）方法是使用贝叶斯定理进行分类等问题时常采用的一种简化方法。朴素贝叶斯法对条件概率分布做了条件独立性的假设，由于这是一个较强的假设，朴素贝叶斯也由此得名。这一假设使得朴素贝叶斯法操作起来更简单，但有时会牺牲一定的分类准确率。

（四）决策树

决策树（decision tree）是一种按照逻辑和时间先后顺序展示临床决策分析的基本决策工具。疾病的发展情况具有不确定性，难以准确预测，当医生需要做出某种临床决策、选择某种治疗方案或者分析医疗风险时，决策树提供了一种形象化的、基于概率分析论证的科学方法，这种方法通过严密地逻辑推导和逐级逼近地数据计算，从决策点开始，按照所分析问题的各种发展的可能性不断产生分支，并确定每个分支发生的几率大小以及事发后果，同时计算出各分支的决策期望值，然后根据期望值中最大者（如最长生存期）作为选择的依据，从而为选择治疗方案做出理性而科学的决策。决策树包含了决策点，用方格表示，它表示一个时间点，从此点出发决策者需主观选择一种行动方案。而机遇点代表不受决策者控制的可能性产生点（如术后感染与否），在决策树中用一个小圆圈表示。从圆圈发出的每条直线都代表一种可能的治疗结果。

具体的决策分析通常分为以下四个步骤：

（1）创建决策树。此步骤最为复杂，它需要对所决策的问题公式化，分配相应的概率数据并计算最终结果；

（2）对每一个决策选项进行评分；

（3）选取期望价值最高的决策选项；

（4）使用敏感度分析法检查分析得出的结论。所谓敏感度分析就是在一个较大范围的概率和取值条件下检验分析结论的有效性。

二、规则推理

（一）规则与逻辑

基于规则（rule-based）的医学推理使用了形如"IF…THEN A；ELSE B"的简单推理模式，根据此推理机制进行对匹配数据模式的搜索。"IF"蕴含的内容是"当条件为真"，"THEN"为"采取 A 方案"，"ELSE"引出的内容为"如果条件不为真就执行 B 方案"。

举例说明：如果患者患有哮喘，每到秋天都需要接种流感疫苗。在此规则之下，如何进行判断呢？按照充分条件假言推理，规则有两条：①肯定前件就要肯定后件，否定后件就要否定前件；②否定前件不能否定后件，肯定后件不能肯定前件。因此推理得到，如果没有为患者注射流感疫苗，那么患者就没有哮喘病；如果为患者注射了流感疫苗，也不能确认患者患有哮喘，因为可能由其他因素导致。在这个规则之下，当医生提出关于何种情况下需要注射流感疫苗问题的时候，系统可以根据相应规则对医生进行提示逻辑帮助。

再如下例所示：如果患者性别为男，且患有心血管疾病，且三酸甘油脂检测值 $\geqslant 150$，且高密度蛋白值 $\leqslant 40$，那么可以采取 Fibrate 治疗。此类规则可以帮助临床医生在遇到相同情况且数据收集准确的前提下进行决策并避免医疗差错。

（二）正向推理

正向推理（forward reasoning）和反向推理（backward reasoning）是推理机（reasoning engine）的两个

主要推理方法。正向推理通常是从已知数据出发,利用推理规则获取更多的数据,直到得到最终的结果。以 IF-THEN 的推理规则为例,使用正向推理的推理机不断遍历所有的推理规则,寻找前提(antecedent,IF)为真(true)的规则语句,其对应的结论(consequent,THEN)会被作为新信息添加到已知数据中。推理机会不断重复这个过程直到得到最终的结论。例如,有如下四条推理规则:

1. 对象 O,IF A＝true,且 B＝true,THEN O is X;

2. 对象 O,IF C＝true,且 D＝true,THEN O is Y;

3. 对象 O,IF O is X,THEN O is W;

4. 对象 O,IF O is Y,THEN O is Z。

假设关于对象 O,已知的信息是 A＝true,B＝true。遵循正向推理规则,推理机可以通过不断遍历推理规则和更新已知信息,得出 O is W 的最终结论。具体来讲,在第一次遍历规则时,规则 1)被激活,其结论 O is X 被添加到已知信息中;在第二次遍历时,规则 3)被激活,则结论 O is W 被添加到已知信息中;第三次遍历时没有新规则被激活,则最近一次激活的规则对应的结论被作为推理机的最终结论输出。在这个过程中,不断产生新的事实数据维持运行过程的继续,也正是因为这个原因,前向链推理也被称为数据驱动推理。

(三)反向推理

对应正向推理的搜索策略,反向推理(backward reasoning)依照蕴含逻辑的逆向推导顺序,从结论的否命题出发推出前提条件的命题为否。需要强调一点,此推理方法不能根据结论命题为真而推出事实条件为真。

反向推理的基本思想是先从诊断等目标内容出发,在知识库中匹配有相同结论的规则内容,假定推理目标存在并推出规则中左侧事实条件的逻辑状态,进而寻找事实数据对条件的真假性进行证明。当用户提供的数据与系统所需要的事实证据完全匹配成功时,则推理成功,所作的假设也就得到了证实。这种推理方式又称为目标驱动方式,与正向推理相比,反向推理具有很强的目的性。

仍以正向推理中的四条推理规则举例。假设关于对象 O,已知的信息是 A＝true,B＝true。推理目标是确定 O is W 是否成立。根据反向推理的规则,推理机首先假设 O is W 是正确的结论,然后遍历推理规则,寻找与当前假设结论相同的规则,即规则 3)。于是当前假设更新为规则 3)的前提条件,即 O is X,再进行新一轮遍历以寻找与更新的假设结论相同的规则。在第二次遍历时,规则 1)被激活,于是 A＝true 和 B＝true 被更新为新的假设等待验证。由于新的假设已经跟已知信息吻合,则最初的假设得到验证,即 O is W 是正确的结论。

(四)正反向推理的比较与联合

正向推理和反向推理有很大的不同。目标驱动的反向推理适用于最终的可能解答较少的情况,例如简单诊断或识别系统。这样的系统通过从用户那里获得有用的信息,从而有效的证明或者推翻一系列的可能的解答。最终给出正确的答案。而有些系统由于组合爆炸的原因,最终的可能解答数量大得惊人,以至于无法对其一一进行测试,这个时候就需要使用数据驱动的正向推理了。例如配置一台机器,假设某台机器由 10 个部件组成,而每个部件又有 10 种可选的方案,那么一共就有 10 的 10 次方种的最终配置方法,显然对每种方法进行测试是不可能的。于是,一些推理机制联合了正向和反向两种推理方法。当数据对象较少时,倾向于以数据驱动的正向方法,因为这些数据可以有选择性的对知识库中的对应规则进行触发。当数据事实过多时会使用目标驱动的反向推理方法来提高效率。

在医疗系统中检验结果解释程序,预前预后程序,医疗计划,检测程序以及设备管理程序通常使用正向推理的方法;而诊断程序,系统调试修复通常使用反向推理的方法;正反向混合的方法通常用在临床说明系统中。

(五)规则推理的优点与局限

规则推理的优点在于:

(1)与临床专家进行推理的过程相似;

（2）规则推理可以用于临床指导；

（3）将知识和工作流程分离。

规则推理的局限包括：

（1）在一个较大的知识库中，难以避免规则之间的冲突；

（2）系统难以进行更新和维护，向大型的规则库中加入新规则会导致许多无法预见的结果，从而直接导致系统难以进行调试；

（3）许多类型的知识都难以通过规则的形式表达出来，如存在非确定性的知识以及随时间信息不断变化的知识内容；

（4）操作呆板，对于专业领域外的信息束手无策。

三、案例推理

（一）案例推理的特性和要求

案例推理（case-based reasoning）与其他方法相比它更接近人们进行实际决策的过程，即依据先例和对比结果进行推理。案例推理的基本假设是用于解决先前案例的方法可能解决以后相似的案例问题。无论是车间中的技师还是临床医生，他们都会借助旧有案例的知识解决新问题。案例推理的方法是把先例和现例进行匹配，找出相同或相似部分，评估先前对应的解决方案是否可以直接使用或调整借鉴，然后应用到现有问题中。案例推理需满足以下要求：

（1）案例的知识库要由一个以上的案例内容描述和解决方案组成；

（2）查询读取相似案例的能力；

（3）经调整或直接运用先例的解决方案到所匹配的现有问题中；

（4）为知识库中添加新案例和其有效解决方案的能力。

案例推理的工作流如图 14-2 所示。

（二）案例推理的示例

案例：一个 15 岁的男孩腹痛、发烧、恶心且伴有腿痛。目标：诊断症状原因并选择适当的治疗方法。在医学案例的知识库中，案例应该包括与其所有相关特点相关的描述，产生原因以及成功的诊断和治疗策略。根据本例提供的信息，需要在知识库中寻找描述内容相近的案例以便评估先例的致因和治疗方案是否能够应对现有问题。知识库中可能会包含类似以下案例：

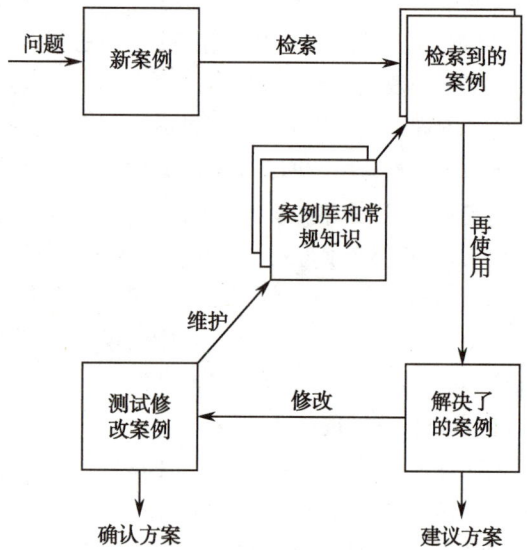

图 14-2 案例推理循环流程图

表 14-1 患者病例陈述表一

病例情况		解决方案	
年龄	15	诊断	待定
性别	男	治疗方案	待定
发烧	有		
恶心	有		
髂腰肌综合征	无		

续表

病例情况		解决方案
腹痛	有	
触痛	全身性	
肠蠕动	正常	

表 14-1 列出的属性-值对照关系,很容易引导读者按照 IF-THEN 的规则思考,即 IF 存在如上症状组合,THEN 得到相应的诊断,并采取相应治疗方案。但事实并非如此。任意一个案例只是对某种情况单一的描述,无法泛化作为所有情况的通用规则。这时在案例推理中就可以借用产生式规则(production rule)来表达两个案例之间的详细程度,再进行最终决定。

另一患者病例情况陈述表:

表 14-2 患者病例陈述表二

病例情况		解决方案	
年龄	35	诊断	阑尾炎
性别	男	治疗方案	阑尾切除手术
发烧	无		
恶心	偶尔		
髂腰肌综合征	有		
腹痛	有		
触痛	局部		

可以看到,两个案例有很多相似之处,只不过属性值稍有不同,且第一个案例比后一个多出一项属性内容。案例推理的优点之一就是相似案例并非一定需要相同的关键属性或关键值,属性数量的不同也不阻碍知识库中案例间的匹配结果,但是这增加了计算案例相似性的难度。如果所有案例的属性都是相同的,我们只需要对比属性值的大小就好了,但即使如此,仍需要考虑每个属性的重要程度。比如在上例中,当诊断内容为阑尾炎时,性别男还是女都无关紧要。但当诊断内容为卵巢囊肿破裂时,性别的值就是一个关键指标了。

因此对于知识库中的每一个案例来说,相关专家都会根据具体情况为属性分配一个代表重要程度的权值以帮助得出答案。这个值可能是一个从 0(无关)到 10(有关)的数。同时,通过对新案例和先例对比,得到对应属性的相似度用一个从 0 到 1 的数表示,0 代表两者完全不同,1 代表完全相同。第二个先例与问题的属性内容比对得到相应的数据如表 14-3 所示:

表 14-3 患者病例属性,权值以及与先例对应属性的相似度

属性	值	属性权值	值相似度
年龄	35	1	0.6
性别	男	1	1.0
发烧	无	4	0
恶心	偶尔	6	0.8
髂腰肌综合征	有	9	1.0
腹痛	有	10	1.0
触痛	局限性	9	1.0

根据以上两个数值,通过以下相似度计算公式:

$$\text{Similarity}(\text{NewCase},\text{OldCase}) = \frac{\sum_{n=0}^{attr}\left[importance_n \times \Pr(match_n)\right]}{\sum_{n=0}^{attr}importance_n}$$

由此得到此 15 岁男患者与上表先例 之间安全相似度为:

$$= \frac{\left[(1\times0.6)+(1\times1.0)+(4\times0)+(6\times0.8)+(9\times1.0)+(10\times1.0)+(9\times1.0)\right]}{1+1+4+6+9+10+9}$$

$$= \frac{0.6+1+0+4.8+9+10+9}{40}$$

$$= \frac{34.4}{40}$$

$$= 0.86$$

与此数值相比,第一个先例与问题示例之间计算出的相似度得分较低。但需要注意的是,通常在进行决策的过程中并非仅仅参考与问题案例匹配分数最高的一个案例,而是多个。

(三)案例推理的优点和局限

案例推理的最大优点是以大量真实案例的信息为基础的。另外,因为疾病案例和其解决方案的数据相对容易获取,所以用以支持案例推理的知识库比较易于构建,而且通过案例推理的方法能够较快地得出问题解决方案。

案例推理的局限性包括:

(1)难以获取足够多的先例匹配所有案例,所以会遇到稀有案例难以匹配的情况;

(2)在无法正确审定新例时,可能导致盲目参考先例内容;

(3)如果先例的解决方案有问题,会直接影响推理结果的准确性。

四、人机交互与警报疲劳

(一)为什么会出现警报疲劳

可用性(usability)直接影响着 CDSS 的有效性。设想医生在给病人开药时不断受到 CDSS 的提示干扰。起初医生仔细阅读了提示,但当他发现前几条提示都是无关紧要的信息后,便直接选择忽略后面的其他提示以加快工作效率。但他并不知道,后面忽略的提示中有一条关于药物相互作用(drug-drug interaction)的重要提示。结果导致有药物相互作用的处方开给了病人。所以,针对可用性的设计和验证是 CDSS 成功应用的关键一环。

可用性不佳最直接的后果就是警报疲劳(alert fatigue)。警报疲劳是指医务工作者因为收到来自 CDSS 的过多低价值的提示或警报而选择忽略的一种现象。警报疲劳目前已被公认为造成医疗事故的主要因素,严重影响了 CDSS 的有效性。警报疲劳在重症监护室(intensive care unit,ICU)尤为严重,有研究指出美国 ICU 的监控系统每天针对每个病人会发出平均 64 条警报,其中 49%~96% 的警报会被医务工作者忽略掉。另一项研究指出,医务工作者在高强度的工作下对 CDSS 发出重复警报的敏感度会显著下降,进而造成认知过载(cognitive overload)。随着警报的增多,被接受的警报反而会越少,这种现象在有大量重复警报出现的情况下会愈发严重。被警报疲劳忽略的重要信息中,药物相互作用和错误药物剂量占了很大比重。

(二)如何减轻警报疲劳

美国医疗保健研究与质量局(Agency for Healthcare Research and Quality,AHRQ)在病人安全网(patient safety network)上对减少 CDSS 的警报疲劳提出了几点建议如下。

(1)提高警报的特异性(specificity):具体方法包括对药物种类和风险进行分类等。

(2)按警报的严重性分级:将不同严重程度的警报通过不同形式呈现,如不同的颜色或标识。这样可以让使用者根据实际情况快速锁定重要警报,降低关键信息被忽略的可能。这个方法的难点在于目前缺少对警报严重性分级的标准。

（3）在设计警报时考虑人为因素原则（human factors principles）：比如把严重警报设计成需要主动响应解除；把并不严重的警报通过不产生中断的方式（non-interruptive way）呈现，比如在开药页面上提供超链接。

（4）结合病人信息生成警报。将病人的基本特征和实验室化验结果融入警报生成系统中，使警报更有针对性。比如，只对孕妇提示跟怀孕有关的警报；只对有相关过敏记录的病人提示过敏警报。

（5）根据医生的专业知识提供个性化警报。医生在某个领域的专业知识可以保证其出现跟该领域相关的错误的概率很低，比如肾病学家可能不需要收到与肾毒性药物有关的警报。但这个方法也有对应的风险，因为即使是专家也无法保证在时间和工作强度的压力下不犯低等级错误。

应用这些针对警报疲劳的解决方案可能会显著提高病人安全并改善医疗质量。除以上建议之外，致力于提高病人安全的研究人员也应借鉴来自于其他领域的经验。比如在航空工业中，只有最重要的警报才会直接传递给驾驶员。

由此可见，CDSS 的有效性依赖于它与工作流的整合程度以及在医疗环境中的可用性。虽然大多数 CDSS 是为医务工作者设计的，但并没有照顾到医务工作者的专业知识程度和工作环境的多样性。比如，医生在使用 CDSS 时会更关注于快速准确地作出决策；而护士则会关注于更好的照顾病人。

（三）以使用者为中心的设计原则

即使在设计 CDSS 时合理使用了各种算法和推理方法，系统的可用性仍无法保证。这是因为没有考虑不同数据类型带来的知识多样性，以及潜在使用者的不同角色和使用目的。例如，一项基于多家医疗单位的调查显示，如果护士认为 CDSS 给出的警报或建议并不在当前环境适用，就会选择直接忽略，这便大大增加了出现错误的可能性。所以，人机交互（human-computer interaction，HCI）的研究对提高 CDSS 的可用性意义重大。人机交互的研究目标是：探索人与机器的沟通方式，以及设计能够简单、准确和快速与人沟通的计算机系统。以使用者为中心的设计原则（user-centered design，UCD）是增强 HCI 的重要方法。UCD 的概念是在 1986 年被 Norman 提出并沿用至今的。一同被提出的还有 UCD 的七个基本原则：

（1）提供设计和使用手册：设计者应该在设计开始时就制作简单易懂的手册，既可以作为参考资料帮助使用者理解系统的工作模式和操作方法，又可指导系统本身的开发。

（2）将任务结构简单化：为避免造成使用者短期记忆或长期记忆过载，任务需要设计得有连续性且简单易懂，以便用户可以顺利从记忆中获取信息。另外，要增强用户对任务进度的可控性。

（3）重视信息的可见性（visibility）：好的可见性可以帮助用户快速获取需要的信息和作出必要的响应。比如，在正确的位置放置容易识别的响应按键。

（4）有效地使用图片代替文字：好的系统设计可以帮助用户理解系统的工作流程与提交任务间的联系。加强用户理解的有效方式之一是多使用图片。

（5）引导用户正确使用系统：尽可能在设计层面上就杜绝用户以错误方式操作系统的可能。操作界面要本着引导用户正确使用系统的原则进行设计。

（6）要有应错机制：假设用户永远都有犯错的可能，在设计系统时要加入帮助用户纠错的功能模块。

（7）加强标准化建设：标准的制定固然挑战很大，但是一旦被建立并且应用，可以大大提高系统的可用性。

第三节　临床决策支持系统的实践

一、MYCIN

MYCIN 是斯坦福大学在 20 世纪 70 年代中期，由 Shortliffe 的团队开发的，第一个基于规则推理的

CDSS。该系统的设计目标是为菌血症的治疗提供决策支持。MYCIN 由两个数据库(患者信息库和知识库)和四个程序模块(咨询程序、解释程序、答题程序和知识获取程序)组成。咨询程序(consultation program)负责接收医生提供的病人信息。解释程序(explanation program)负责解释和评价系统做出的响应。专家可以通过知识获取程序(knowledge acquisition program)更新知识库。

MYCIN 使用的是反向推理模式,由 INTERLISP 语言编写的。所有的推理规则都以可供人阅读和可供机器阅读两种格式存储。该系统是第一个利用分类学方法(taxonomy)组织知识库的 CDSS,这种组织方式可以在搜索时快速跳过无关信息,锁定相关信息。MYCIN 的另一个创新点是使用-1(完全不确定)到 1(完全确定)之间的数字表示结论的确定性。

然而,尽管 MYCIN 在斯坦福大学内部的测试中被证实表现不比人类专家差,但它从未被真正地被应用到临床实践中。

二、DXplain

DXplain 是美国医学协会(American Medical Association,AMA)在 1984 年为帮助疾病诊断开发的。它的知识库管理着临床症状与疾病之间的关联信息。在随后的 20 多年里,DXplain 被陆续加入了很多新的功能,并且得到广泛的应用。在临床使用过程中,开发者不断采纳医生的评论和建议对该系统的知识库进行升级。该系统借助于美国医学协会资助的马萨诸萨州综合医学继续教育网(Massachusetts General Hospital Continuing Education Network)为医疗系统服务。直到 1996 年,基于万维网版本的 DXplain 正式取代了其他版本。

DXplain 的界面非常友好,不需要使用者有很强的计算机知识,也不需要进行操作培训。该系统既可以应用在全科医学中,也可以应用在一些专科医学中(如儿科)。DXplain 囊括了 5000 多种临床症状和 2000 多种疾病之间的关系,且对其提供的每一条决策都附带了简短的解释说明,非常适合作为临床教学工具,所以被广泛地应用在医疗系统的培训工作中。

三、AAPHELP

AAPHELP 是由英国的 Tim de Dombal 于 1971 年开发的,基于案例推理的,世界上第一个 CDSS。该系统使用朴素贝叶斯方法(naïve Bayesian),通过获取患者的症状信息预测急性腹痛(acute abdominal pain)。AAPHELP 的诊断结果被证实要比初级医生更准确,甚至不输给经验丰富的专家。然而,AAPHELP 在临床应用时备受质疑,医生们认为自己通过多年的学习和经验积累才获得的医学成就不应被一个计算机取代,于是发起联合抵制。所以至今该系统仍无法被广泛应用,只能在某些环境中被作为辅助工具使用。

四、Internist / Quick Medical Reference

Internist 诞生于 20 世纪 70 年代初期的美国匹兹堡大学,该系统最初的设计目标是帮助内科医生开药。Internist 的知识库包含 4000 多种病人体征和与其相关连的 572 个决策。可是该系统的缺陷十分明显,首先 Internist 不允许用户访问知识库;其次是该系统的 HCI 设计的很差,用户操作一次平均耗时 30 到 75 分钟;最后该系统只支持使用事先定义好的术语,用户需要花费大量时间明确自己需要查询内容对应的术语。针对这些问题,De la Rosa Algarin 在 Internist 的基础上开发了 Quick Medical Reference(QMR)。QMR 可以方便用户访问知识库,且不需要使用事先定义的术语进行查询。该工具还极大简化了 HCI 的设计,大大缩减了用户的操作时间。

五、VisualDx

VisualDx 是 1999 年由美国罗彻斯特大学的皮肤病学和医学信息学副教授 Art Papier 开发的。该系统可以进行与皮肤病、心脏病、消化道疾病和传染性疾病相关的决策支持。

VisualDx 的命名是因为该系统可以显示诊断结果的图片,用来跟患者病变区域的图片作对比,通过可视化给医生提供直观的信息。VisualDx 支持多平台登录,包括在线版、客户端软件和应用,以及可以整合在 EHR 中的插件。在交互界面上,医生可以查看跟诊断、症状、药物反应相关的信息。如果某项搜索是关于诊断的,系统会罗列出该疾病的关键特征、确诊需要的检查、治疗方案列表,以及跟该疾病相关的各种医学影像学资料等。如果搜索对象是症状(如起疹),系统会调出各种与该症状有关的图片帮助进行比对,医生可以输入更多患者信息以帮助确诊。如果搜索对象是药物,系统会提示与该药物相关的各种可能的不良反应,如果不良反应是体现在皮肤上,系统还会显示相关的图片。VisualDx 目前在美国被广泛应用。至少 1500 家医院和诊所正在使用 VisualDx;85 家医学院校把该系统用于课堂教学。

六、ISABEL

ISABEL 是一款免费的 CDSS。该软件的诞生与一个名字叫 Isabel 的英国小女孩有关。Isabel 在 1999 年由于新手医生的误诊饱受病痛折磨。小女孩最后幸运地康复了,她的父母觉得非常有必要建立一款为儿科服务的 CDSS 来避免类似的事情再次发生,于是为该开发项目注入了第一笔资金。随后在各慈善组织的帮助下,更多的资金被投入到该项目来。这款以小女孩名字命名的 CDSS 于 2002 年在英国投入使用,并于 2005 年在世界范围内开放使用。ISABEL 可以支持几千种儿科疾病的诊断,除了可以进行临床决策支持,还可以作为一款游戏的教学工具使用。此外,该系统使用基于自然语言处理(natural language processing)的搜索引擎,可以准确高效地在医学教材和文献中搜索需要的资料。使用 ISABEL 并不需要经受特殊的培训。

ISABEL 最主要的贡献是可以减少由认知错误(cognitive errors)带来的医疗事故。医生出现认知错误的原因包括医疗知识欠缺、数据收集有误、临床推理错误、验证方法有误等。美国的几所医学院校在临床试验对比中证实,使用 ISABEL 可以为个人医生和医疗团队提高 33% 的诊断准确度。

七、GermWatcher

在美国每年有 10 万人死于院内感染(hospital-acquired infections)。于是美国圣路易斯华盛顿大学(Washington University in St. Louis)于 1993 年开发了第一代自动检测院内感染的 CDSS,GermWatcher。该系统在华盛顿大学附属医院一直沿用至今。GermWatcher 由预处理器、专家系统、用户界面三部分组成。预处理器负责从院内结构化数据中获取必要信息;专家系统使用美国国家院内感染监控系统(National Nosocomial Infections Surveillance System,NNIS)的标准,基于正向推理方法筛选潜在感染风险;最后的结果通过用户界面传递给相关医务工作者,他们可以选择认可、忽略或重新评估。

SENIC 是一款在 GermWatcher 被开发之前用于探测院内感染的 CDSS,但是它使用的是医院内部的标准。而 GermWatcher 的创新之处是使用正向推理方法,基于 NNIS 的标准去识别院内感染,且其效果得到了充分的验证。但 GermWatcher 也有自身的局限性,即缺少跟患者信息之间的直接联系。

第四节　临床决策支持系统的展望

CDSS 的发展重点将主要集中在增强现有系统的有效性、开发新功能,知识数据和方法学的交流共享方面。首先,在改善现有系统的过程中,需要解决以下五方面的内容:

1. 系统整合和界面优化。使 CDSS 能够平滑嵌入日常医务工作流程之中,为医务工作者提供关键信息的提示以及决策支持校准的帮助。平衡在决策提示过程中出现的重要信息遗漏和过度提示造成警报疲劳的问题,并在系统中实现灵活调整此种平衡机制的功能,协助用户按需选择决策支持的辅助强度。

有效整合患者长期且复杂的医疗信息。医务工作者在对某一病例进行医疗决策的过程中,需要参考尽可能全面和关键的病人相关信息。一个自动化和智能化程度很高的 CDSS 可以通过高效高质的病人数据汇总和摘要内容提示,最大程度上帮助医务工作者对医疗决策进行优化。

2. 构建 CDSS 评估模型,根据复杂参数组合(例如疾病死亡率,患者存活率,医疗花费,医疗保险等)对决策支持结果进行筛选和优先权判定,从数量方面减少对 CDSS 使用者的负面影响。在此问题中,如何合理权衡各种因素正负双方面的影响,以及如何确定决策优先级都是需要长期深入研究的内容。

3. 在患者存在合并症的情况下,实现多病种决策支持整合。在目前的 CDSS 中,由于临床治疗指南在很大程度上忽略了年老和身体基础比较差的患者可能存在合并病症的问题,导致决策支持重复或冲突的结果。这大大阻碍了临床治疗指南在医疗机构的充分应用。

首先,使用自然语言处理(natural language processing,NLP)技术对 EHR 中的自由文本内容进行数据挖掘,提取和格式化病人关键数据,以此优化 CDSS 的结果。

其次,随着理论基础和实践经验不断地发展,我们需要不断引入并解决新的临床决策支持问题。CDSS 实施见效耗时长、代价高。因此,开发 CDSS 时综合权衡系统性价比、数据有效性、实施复杂度、医患接受程度等多方面因素,这些因素对医疗花费、病人安全以及医疗质量具有着长远的重大意义。

另一方面,随着数据处理算法和技术的不断发展、海量医学数据库质量与数量都不断提高,数据挖掘将会持续推动 CDSS 的创新。随之展开更多与 CDSS 相关的研究会,如拓展临床知识并优化临床决策支持的研究、针对复杂问题如敏感信息安全问题的研究、科学文献信息挖掘等。

最后,CDSS 是一门非常复杂的学科,需要大量的资源以及多方合作。因此,基于 CDSS 的标准化以及知识、经验、方法的共享工作也格外重要:

(1)为了各机构共享在 CDSS 的设计和实施过程中的沟通以及管理等经验,有必要构建一套识别、描述、评价、综合、分类以及共享实施经验的方法。使得成功案例中的经验更容易被多方参考借鉴。

(2)建立一套 CDSS 模块即插即用功能的体系标准,提供 CDSS 挂载或远程调用的标准接口,实现不同 EHR 可以通过标准接口使用 CDSS。这种标准化可以推动 CDSS 和 EHR 在全国范围内的推广,并加快决策支持的研究成果的转化工作。

(3)实现知识管理流程和业务流程的规范化。这有助于在 CDSS 中提供基于互联网的临床决策知识库的共享、更新、和个性化。

本 章 总 结

临床决策支持系统有助于提升医生的诊疗水平,提高医疗服务质量,减少医疗差错,最终使患者收益。本章首先概述了临床决策支持系统的定义,然后介绍了 CDSS 的意义和基本类型。其次,阐述了临床决策支持系统的方法与实践,最后提出了 CDSS 在可用性方面存在的挑战和提高可用性的策略。

思考题

1. 非医务工作者(如病人)可以使用 CDSS 吗?
2. PubMed 是临床决策支持系统吗?

参考文献

1. Blumenthal D,Tavenner M. The"meaningful use"regulation for electronic health records. N Engl J Med. 2010;363 (6):501-4.

2. Bitton A,Flier LA,Jha AK. Health information technology in the era of care delivery reform：to what end？ JAMA. 2012;307(24):2593-4.

3. Osheroff J,Teich J,Levick D,Saldana L,Ferdinand T,Sitting D. Improving outcomes with clinical decision support,an implementer's guide. HIMSS；Chicago2012.

4. Quality ID #113(NQF 0034)：Colorectal Cancer Screening – National Quality Strategy Domain：Effective Clinical Care American Medical Association；[Available from：https://www. acr. org/-/media/ACR/NOINDEX/Measures/2018_Measure_113_Claims. pdf.

5. deDombal F,Hartley J,Sleeman D. A computer-assisted system for learning clinical diagnosis. Lancet. 1969;1:145-8.

6. Jenders RA. Advances in Clinical Decision Support：Highlights of Practice and the Literature 2015-2016. Yearb Med Inform. 2017;26(1):125-32.

7. Murdoch TB,Detsky AS. The inevitable application of big data to health care. JAMA. 2013;309(13):1351-2.

8. Koppel R,Wetterneck T,Telles JL,Karsh BT. Workarounds to barcode medication administration systems：their occurrences,causes,and threats to patient safety. J Am Med Inform Assoc. 2008;15(4):408-23.

9. Blumenthal D. Stimulating the adoption of health information technology. N Engl J Med. 2009;360(15):1477-9.

10. Shortliffe EH. Computer-based medical consultations：MYCIN. New York,NY：American Elsevier；1976.

11. Barnett GO,Cimino JJ,Hupp JA,Hoffer EP. DXplain. An evolving diagnostic decision-support system. JAMA. 1987;258(1):67-74.

12. AlgarńADlR,editor Clinical Decision Support Systems in Biomedical Informatics and their Limitations2011.

13. Kahn MG,Bailey TC,Steib SA,Fraser VJ,Dunagan WC. Statistical process control methods for expert system performance monitoring. J Am Med Inform Assoc. 1996;3(4):258-69.

（朱卫国　巩洋）

生物医学信息技术发展方向　　第十五章

生物医学信息学是生命科学、医学以及计算机科学等领域的交叉学科。大数据时代与人工智能时代的到来，预示着生物医学信息学以及医疗服务业即将面临新一轮的机遇与挑战。全球知名咨询公司麦肯锡称："数据，已经渗透到当今每一个行业和业务职能领域，成为重要的生产因素。"大数据以及人工智能领域的飞速发展也带动了生物医学信息学的进步，为医学信息化进程提出了新的要求。本章从上述角度，探讨了在大数据及人工智能时代生物医学信息技术今后的发展方向。

本章第一节探讨了生物医学整合研究信息系统，从生物医学整合研究信息系统的概念、理论新突破两个方面进行了介绍。第二节研究了大数据时代的精准医学与转化医学，从精准医学与转化医学概念与应用的角度，详细阐述了二者的关系与未来的发展方向。第三节研究了生物医学大数据，首先阐述了生物医学大数据基础理论，接着探讨了当今热门的云计算与分布式计算技术，并拓展了大数据背景下生物医学信息学的创新。第四节研究了人工智能技术在生物医学工程中的应用，分别探讨了人工智能在智能诊断、智能治疗方面的应用。第五节探讨了虚拟现实（VR）技术以及增强现实（AR）技术的生物医学应用，详细阐述了VR/AR技术的概念以及VR/AR技术在生物医学领域的前沿应用。

第一节　生物医学整合研究信息系统

一、生物医学整合研究信息系统概述

随着信息技术的快速发展和人们对医疗期望的普遍提高，健康行业发展迅速，个性化的精准医学受到了越来越大的关注。精准医疗作为国家战略，正在大步向前发展。以美国为首，中国、欧洲为代表的精准医疗产业集群正在形成。实现精准医学的过程中面临着重大挑战，正是需要多个中心协同分析、多个尺度同时研究。这也就要求研究人员将生物医学基础研究与临床电子病历联合分析，将不同医疗中心的数据进行汇总分析，才能为患者制定个性化的治疗方案。对于医疗研究，尤其是罕见病方面的研究，汇集来自不同医院的电子病历、医疗影像数据等临床数据，建成一个强大的信息中心具有重要的意义。另一方面，对于新药研究、药物上市后监管、医疗研究方案的制定与评估等方面，多中心协同生物医学整合研究都发挥着无可替代的作用。

二、生物医学整合研究理论新突破

（一）生物医学多中心、多尺度协同分析系统

多中心、多尺度协同生物医学分析系统可以让研究人员在严格的隐私和安全保护下利用收集的海量临床数据和组学数据，通过协作的方式高效地整合各类型机构的大量数据，减少医疗研究的费用并提高医疗研究的效率，从而改善医疗研究的发展，这将会对医疗健康行业产生重大影响。未来的多中心、多尺度协同分析系统将构建一个集生物、医学、信息学于一体，集临床数据、基因组学数据于一体的多中心协同生物医学信息联合体，从而推动生物医学信息学研究，使患者在用药、治疗、群体健康

管理等提供更准确、更有效的治疗方案,提升医疗价值。治疗成本的控制、治疗效果的改进是多中心、多尺度生物医学信息学研究和临床转化应用的主要推动力。

生物医学多中心、多尺度协同分析将汇集来自不同医院的电子病历等医疗数据,提供强大的海量医学数据库,有效结合临床数据与基因组学数据。生物医学多中心、多尺度协同分析将有效地加快生物医学基础研究向临床应用的转化,可以减轻医院对于数据安全的顾虑,将医学数据保存在各个医院内,通过网络协议的形式将各参与单位联系在一起,疾病种类和医学术语标准化可以得到有效的推进,基础医学和电子病历的数据分析和联合分析可以得到极大的促进。可以从分子水平去分析患者的致病因素,有针对性地寻找有效的治疗方案。可以将数据联合起来进行肿瘤的分析,找出导致肿瘤的主要原因,提高肿瘤预防和早期治疗的比例。

(二)生物医学整合研究数据隐私保护

通过多中心、多尺度生物医学整合分析系统,医学信息资源得以整合,医学数据挖掘技术也得以发展。但与此同时,医学信息所包含的隐私数据的不适当使用有可能对个人隐私和信息安全构成威胁。如何在保证隐私的情况下得到真正有利用价值的信息和知识是近年来研究的又一热点。目前,基于区块链和同态加密的隐私保护与生物医学数据挖掘技术成为研究的热门方向。

1. 基于区块链的数据安全与隐私保障技术　从数据存储方式看,区块链是分布式的、非中心化存储,就像一个分布式的账本,所有的记录由多个节点共同完成,每个节点都有完整账目。所有节点参与监督这些交易是否合法。没有任何节点可单独记账,避免记录被篡改。总之,区块链是一个网络和权限对等、去中心化的结构。在区块链中,任何参与者都是一个节点,每个节点有对等权限。

将区块链技术用于身份验证和健康数据安全的远程医疗活动中,这是因为区块链身份验证系统的安全系数更高,只有得到允许的人才能访问数据,减少数据滥用的情况发生;同时可以简化验证流程,个人对个人信息有更好的控制权。利用了统一的高安全度数和两个关键架构的优势,即提供基础设施简化验证流程,同时可以让个人更好的管理个人数据。就访问和使用个人数据而言,数字化的云平台可以让个人更好的管理个人信息和健康数据。

区块链技术可以帮助用户记录自己的病历。传统的病历由各家医院掌握,患者无法获得所有病历,区块链则可以建立数据记录和身份管理的标准。如果能建立全球化的电子病历区块链,则可以把所有病人包含本地医院和医生记录的信息统一到个人病历中。通用的个人病历能够减少患者诊断过程中的医疗错误,同时有效保护个人隐私,真正实现了私人化的电子病历。另外,采用了区块链技术还可防止隐私泄露。

2. 基于同态加密的数据安全与隐私保障技术　一般的加密方案关注的都是数据存储安全,也即对数据进行加密后再发送或者存储。没有密钥的用户,不可能从加密结果中得到有关原始数据的任何信息。只有拥有密钥的用户才能够正确解密,得到原始的内容。在这个过程中用户是不能对加密结果做任何操作的,只能进行存储、传输。对加密结果做任何操作,都将会导致错误的解密,甚至解密失败。同态加密方案创新点在于,其关注的是数据处理安全,同态加密提供了一种对加密数据进行处理的功能。也即他人可以对加密数据进行处理,但是处理过程不会泄露任何原始内容。同时,拥有密钥的用户对处理过的数据进行解密后,得到的正好是处理后的结果。

近年来,云计算技术迅速发展,而同态加密几乎就是为云计算技术量身打造的。用户可以使用同态加密,接着让云来对加密数据进行直接处理,并将处理结果返回给该用户。同态加密是级别非常高的一项加密手段,通过同态加密可以在加密数据上做加密运算,得到的结果也是加密的,只有授权的用户才能把加密的结果拿到。这样就能既能让用户放心使用公有云服务资源,又能保护个人隐私等数据安全。

目前基于环上错误学习问题(ring learning with errors,RLWE)的同态加密安全等级非常高,基于目前已知的研究成果,即使是量子计算实现后都不能破解。通过同态加密技术来保护患者隐私、防止数据篡改,具有去中心化、开放性和自治性等特点,属于目前数据安全性方面研究热点。

三、总结与展望

生物医学数据整合分析系统旨在应对多尺度、多中心碎片化生物医学信息网络,同时涵盖了多领域、多粒度知识体系融合与共享、生物医学数据安全与隐私保护、多学科协同临床转化研究与应用等方面的知识。未来的生物医学数据整合分析系统将具有整合临床、组学等多尺度数据能力,同时满足多尺度数据标准化体系应用与评估的需求。

第二节　精准医学与转化医学

一、精准医学与转化医学概述

(一)精准医学

精准医学(precision medicine)是以个体化医疗为基础、随着基因组测序技术的快速发展,以及生物信息与大数据科学的交叉应用而发展起来的新型医学概念与医疗模式。其本质是通过基因组、蛋白质组等组学技术和医学前沿技术,对于大样本人群与特定疾病类型进行生物标记物的分析与鉴定、验证与应用,从而精确寻找到疾病的原因和治疗的靶点,并对一种疾病不同状态和过程进行精确分类,最终实现对于疾病和特定患者进行个体化精准治疗的目的,提高疾病诊治与预防的效益。

2011年,美国医学界首次提出了"精准医学"的概念。2015年1月底,美国前总统奥巴马在国情咨文演讲中提出了"精准医学计划"(precision medicine initiative,PMI)。在这份国情咨文中,精准医学计划具有四个要素——精确、准时、共享以及个体化。由于现在市场上的绝大多数的药物都是对于疾病的"一刀切式"的治疗,造成的结果就是对于不同特征的患者的疗效也不同。而精准医学则能够根据患者的不同病因、不同的体质特点找出最有效的治疗措施和用药措施。简而言之,精准医学就是要根据不同患者的不同特征,为每位患者定制个性化的精准治疗方案。

(二)转化医学

转化医学(translational medicine)是进入21世纪以来生物医学领域出现的新概念和新方向,并成为生物医学研究的一大热点。转化医学以患者为中心,从临床工作中发现和提出问题,由基础研究人员进行深入研究,然后再将基础科研成果快速转向临床应用,实现与临床科技工作者密切合作,以提高医疗总体水平。

转化医学研究主张打破以往研究课题组单一学科或有限合作的模式,强调多学科组成课题攻关小组,发挥各自优势,通力合作。转化医学所提出的"从实验台到病床旁(from bed side to bench,BtoB)"的理念为研究者打开了一种新的思路、拓展了一种新的视角,帮助其以更大的创造力和良好的社会影响来应对所出现的医学难题。在世界上很多国家尤其是发达国家,转化医学已被不同程度地应用到为患者服务的工作中去。

二、应用案例介绍

人类基因组计划大大推进了基因检测走入临床的进程,在接下来的医学研究以及临床实践中,如何利用这些技术实现疾病的精准治疗成为了下一个值得关注的课题。

恶性肿瘤是严重危害人类健康的重大疾病,随着肿瘤的发病率和死亡率日趋增高,防治肿瘤已成为医学领域亟待解决的重要课题,针对肿瘤的精准医疗方案也成为精准医学领域的一大热点。基因组、蛋白质组测序技术的发展,为我们分析和识别特定的肿瘤相关的生物标志物从而治疗目标疾病打开了一扇大门。下面以肝癌为例,对精准医疗在肿瘤治疗方面的应用进行详细阐述。

在肝癌的临床精准医疗诊治方案中,医生采集患者的身高、体重、生育史、月经史以及空腹血清胆固醇、甘油三酯、高密度脂蛋白和葡萄糖检测结果等数据,并利于高通量二代测序技术获取全基因测序数据,通过分析肝癌驱动基因、活化基因、耐药基因与肝癌临床病理特征和患者预后的关系,研究驱动基因、活化基因、耐药基因作为肝癌预后、靶向用药及联合化疗标志物的应用,形成肝癌临床精准医疗诊治方案。

三、总结与展望

2018 年 2 月正值中国新年来临之际,*Science* 推出了最新一期名为 *Precision medicine and cancer immunology in China* 的增刊,由 10 余位国内专家牵头撰写,详细描述了中国精准医学与转化医学的发展的过去、现在和未来(图 15-1)。

精准医学将推动未来的医疗模式产生革命性变化。首先,疾病的诊断和分类将突破根据疾病表型分类的框架而进入分子分型阶段,不但实现了精准诊断,而且为实现疾病精准治疗奠定了基础;其次,精准医学为疾病治疗的药物选择与副作用控制提供了制定个体化策略的依据,使基因遗传相关疾病成为可控可治的疾病;再次,精准医学将疾病的预防提高到一个新的水平,除了家族高危人群预防以外,精准医学还能在散发性的高危群体中精准预测疾病进程,使疾病预测的窗口期提前,从而大幅提高疾病的预防效率。最后,精准医学还使人类的保健水平从疾病精准治疗为主向疾病精准预防为主过渡(比如筛选出吸烟引发肺癌、过度饮酒导致肝硬化和肝癌、HPV 病毒感染导致宫颈癌的高风险人群),不断提高人们对健康期望的极限。

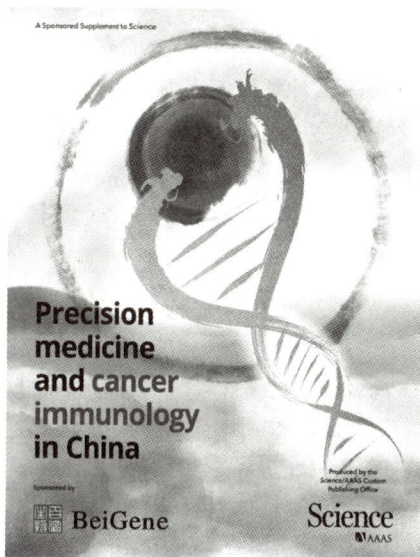

图 15-1　*Science* 增刊的封面

在精准医学深度发展的未来,可以预期诸如遗传缺陷将成为可以治愈的疾病,肿瘤也将成为可有效控制的疾病。而且,精准医学的发展还促进医学研究前沿技术的突破。未来,精准医学的发展不但将会使个体化医疗进入了一个全新的实践阶段,还将催生并重塑新的健康管理产业格局。

第三节　生物医学大数据

一、生物医学大数据基础理论

大数据(big data)指巨量数据的集合,无法在一定时间范围内用常规软件工具进行捕捉、管理和处理的数据集合,是需要新处理模式才能具有更强的决策力、洞察发现力和流程优化能力的海量、高增长率和多样化的信息资产。较早提出大数据概念的麦肯锡全球研究所给出的定义是:"一种规模大到在获取、存储、管理、分析方面大大超出了传统数据库软件工具能力范围的数据集合。"在第二章中已概述了大数据的"5V"特征:数据容量大(volume)、数据结构多样(variety)、增长速度快(velocity)、数据价值大(value)、真实性(veracity)。

对于生物医学信息学而言,大数据至少包含 3 层含义(3V):数据量大(volume of data),处理数据的速度快(velocity of processing the data),数据源多变(variability of data sources)。具体的 3V 特点体现如下:

第一,生物医学研究数据量大。例如,一般而言对于一个人体基因组和转录组的测序数据量会分别超过 100 GB 和 30GB(基于 3 GB 人类基因组和 10~30 倍测序深度)。而一次试验通常会对数百个甚至上万个人体样本进行测序,可想而知相关的数据量产出的量级十分巨大。

第二,生物医学研究对于处理结果的准确性和处理速度均有较高要求。如个性化医疗或精准医疗,就具有较高的准确性和实效性的要求。

第三,生物医学数据来源多变且具有较大的异质性。数据来源的异质性,造成了数据缺失、数据矛盾等问题,成为生物医学大数据分析的一大难点。

正是因为生物医学研究具有典型的 3V 特点,所以需要依靠大数据分析的思路和分析的策略对生物医学大数据进行深入挖掘。

二、云计算与分布式计算

(一) 分布式计算

分布式计算(distributed computing)是一种计算方法,和集中式计算是相对的。随着计算技术的发展,有些应用需要非常巨大的计算能力才能完成,如果采用集中式计算,需要耗费相当长的时间来完成。分布式计算将该应用分解成许多小的部分,分配给多台计算机进行处理。这样可以节约整体计算时间,大大提高计算效率。根据中科院的定义,分布式计算就是在两个或多个软件互相共享信息,这些软件既可以在同一台计算机上运行,也可以在通过网络连接起来的多台计算机上运行。分布式计算比起其他算法具有以下几个优点:

1. 稀有资源可以共享。
2. 通过分布式计算可以在多台计算机上平衡计算负载。
3. 可以把程序放在最适合运行它的计算机上。

其中,共享稀有资源和平衡负载是计算机分布式计算的核心思想之一。

(二) 云计算

云计算(cloud computing)是基于互联网的相关服务的增加、使用和交付模式,通常涉及通过互联网来提供动态易扩展且经常是虚拟化的资源。关于云计算的定义,现阶段广为接受的是美国国家标准与技术研究院(NIST)定义:"云计算是一种按使用量付费的模式,这种模式提供可用的、便捷的、按需的网络访问,进入可配置的计算资源共享池(资源包括网络、服务器、存储、应用软件、服务),这些资源能够被快速提供,只需投入很少的管理工作,或与服务供应商进行很少的交互。"

传统医疗信息系统中的 IT 基础设施往往是分散的,不同机构或部门有单独的设施,在不同的地点分别进行使用及维护。因此,传统的医疗信息系统无法做到对基础设施的统筹管理和医疗信息的有效共享,这在无形中增加了患者的医疗成本。而将云计算技术和分布式计算技术应用于生物医学大数据的整合和管理之中,对于推进医疗信息化建设有着关键的作用。

三、应用案例介绍

生物医学大数据的一个典型应用就是个人基因组以及个性化医疗。斯坦福大学著名生物学家 Snyder 教授等研究人员使用个人的基因组图谱,同时结合多个高通量生物技术定期监测人体的生理状态,尝试个性化医疗的可行性。他们提出综合个人组学图谱(integrative personal omics profile,iPOP)的概念。iPOP 对一个人进行长达 14 个月的医疗跟踪,除了基因组测序之外,期间通过血液样本对转录组、蛋白质组、代谢组、微生物宏基因组,以及个体自身抗体的分布进行测量,对包括 II 型糖尿病在内的各种医疗风险进行分析。分析结果展现个人的健康和疾病状态的各种分子成分和生物通路的广泛动态的变化。这项研究表明,结合基因组图谱和各样动态的组学信息,可以解释一个人的健康和疾病状态。在整个实验的过程中间,iPOP 产生了大量的高通量组学的数据,在 20 个时间点监测了总共大约 30 亿个生物特征,对这些数据进行复杂的计算分析。可以预见,未来个性化医疗的广泛应用意味着需要对每一个人的基因组测序,同时定期地检测、计算分析各样的组学数据,科研人员对这些医疗信息大数据进行分析和整合,根据分析的结果为每一个人提供个性化的防治、诊断和治疗。

四、总结与展望

生物医学大数据将会颠覆未来的医疗产业,其应用场景包括:通过对疾病监测、人群管理来促进公众健康,改善医疗质量和评估来加强医疗管理,对药物和医疗器械的安全有效性进行监督管理,以及用于风险分层、提高诊断准确性和优化临床决策等临床实践中。但中国的数据系统需要进一步发展,医疗大数据收集、储存、整合、管理以及应用面临重重挑战,而且应用生物医学大数据的各种新技术也要发展。生物医学大数据产生和更新速度应迎合预防和疾病管理实时需要。生物医学大数据在我国已经起步,其中整合的数据集包括区域卫生数据,当地卫生部门行政数据,中国疾控中心疾病监测数据,出生和死亡登记,当地各级医院电子医疗记录等等。在不断促进的生物医学大数据的发展和应用下,医学研究、临床实践以及医疗行业在未来将会不断发展和变化。

第四节　人工智能的生物医学应用

一、智能诊断案例介绍

借助人工智能技术,辅助医生进行基于医学影像的智能诊断,是目前数字医学信息学领域中比较新的分支,同时也是数字医疗产业中的一个热门的发展方向。医学影像中包含了大量的数据,有时候即使有经验的医生也可能会发生误判、错判、漏判的情况。另一方面,医生想要进行医学影像的解读需要非常长时间的专业经验的积累。而人工智能技术在对于医学影像检测的效率(efficiency)和精度(precision)两个方面,都展现出令人满意的效果。同时机器的检测速度比专业的医生更快,而且还可以减少人为操作的误判率。

近年来,图像识别技术的性能在人工智能与深度学习的帮助下得以迅速提高。图像识别技术在医学诊断中能够发挥巨大的作用。例如,X线照片的分辨率为3000×2000 px,而其中的恶性肿瘤的尺寸仅仅是3×3 px左右。从非常大的图像上判断一个很小的阴影状物体是不是恶性肿瘤,对专业的医师而言也是非常难的任务。而人工智能技术首先会将一张医学影像进行预处理,然后分割成若干小块,在每小块中提取特征值,并和数据库中的训练集进行对比,最后经过匹配后作出判断。在整个诊断过程中,人工智能也会基于海量的训练集自己进行"学习",在病历库中寻找案例,做出自己判断的依据。

美国的Enlitic是世界上第一家在医疗领域应用深度学习技术的公司。作为一家知名的人工智能医学影像企业,Enlitic开发了从X线照片及CT扫描图像中找出恶性肿瘤的图像识别软件,利用深度学习的方法之一——卷积神经网络(convolutional neural network),他们从数十亿个既往临床案例中提取医学界专家的治疗方案,对放射技师检查过有无恶性肿瘤及肿瘤位置等大量医疗图像数据进行机器学习,自动总结出代表恶性肿瘤形状等的"特征"以及哪些特征能够判断有无恶性肿瘤等"模式",通过深度学习网络检查数百万幅医学图像,以达到自动识别疾病并作出诊断的效果。

二、智能治疗案例介绍

机器人手术系统是集多项现代高科技手段于一体的综合体,是智能治疗的一大典型应用。主要用于心脏外科手术、结直肠手术、胸椎手术等。外科医生可以远离手术台操纵控制台来完成整个手术,完全不同于传统的手术概念,在世界微创外科领域是当之无愧的革命性外科手术工具。

世界上最有代表性的做手术的机器人就是达·芬奇手术系统(Da Vinci surgical system)。达·芬奇手术系统分为两部分:手术室的手术台和医生可以在远程操控的终端。手术台是一个有三个机械手臂的机器人,它负责对病人进行手术,每一个机械手臂的灵活性都远远超过人,而且带有摄像机可以进入人体内手术,因此不仅手术的创口非常小,而且能够实施一些人类一生很难完成的手术。在控制终端上,计算机可以通过几台摄像机拍摄的二维图像还原出人体内的高清晰度的三维图像,以便监控整个手术过程。目前全世界共装配了3000多台达·芬奇机器人,完成了300万例手术。通过达芬奇手术系统,外科医生通过几个小切口进行手术。达芬奇系统具有放大的3D高清晰度视觉系统和微小精准的仪器,弯曲和旋转的程度和灵活度远远超过人类的手(图15-2)。

笔记

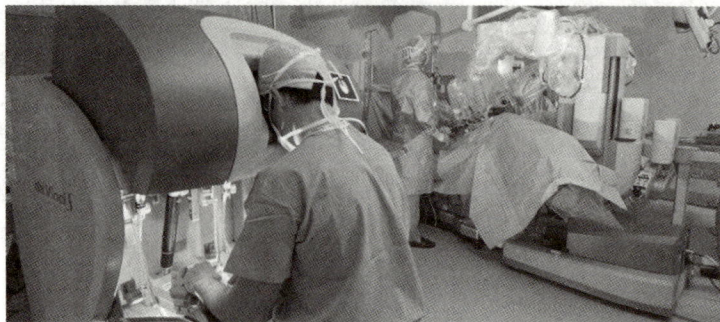

图 15-2　达·芬奇机器人

三、总结与展望

国际知名会计师事务所于 2017 年 10 月发布的全球 AI 报告分析了各个主要行业受人工智能技术发展的影响,认为影响最大的是医疗健康和生物制药产业。从 2011 年开始,医疗领域一直在 AI 行业应用中位于前列,许多国际数据公司在其报告中将医疗人工智能列为吸引最多投资的领域之一,这个趋势并没有减缓。

从最开始的导诊智能机器人"晓医"为患者回答问题、初步分诊,提供就诊流程、科室位置等信息,到"智医助理"机器人高分通过了临床执业医师考试,再到"火眼金睛"的肺部结节等图像识别系统的应用,AI 落地医疗目前正在为一线医生降低劳动强度,并帮助医疗资源覆盖到偏远地区。

尽管进步很大,但距离真正的"人工智能+医疗"还有一定的距离。数据积累是人工智能得以完成任务的前提,而目前一些基础的医学信息提取仍然存在困难。在医疗领域,人工智能的应用具有广阔的前景,如疾病诊断、病因推断、治疗方案遴选、精密手术等,未来的 AI 定会成为帮助医生解决患者健康问题的有力工具。

第五节　VR/AR 的生物医学应用

一、VR/AR 概述

(一) VR 技术

虚拟现实技术(virtual reality,VR)是一种可以创建和体验虚拟世界的计算机仿真系统,它利用计算机生成一种模拟环境,是一种多源信息融合的、交互式的三维动态视景和实体行为的系统仿真,能够使用户沉浸到该环境中(图 15-3)。

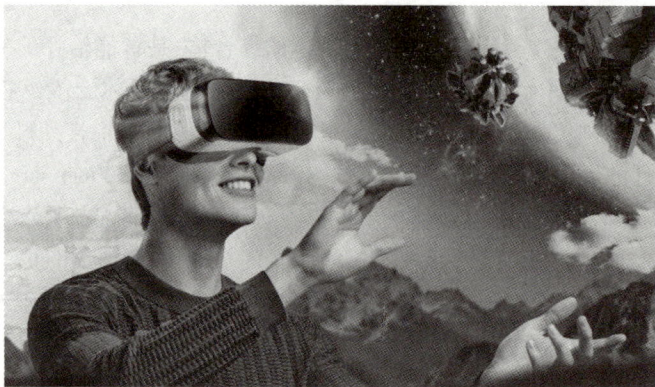

图 15-3　VR 技术效果图

虚拟现实技术是仿真技术的一个重要方向,是仿真技术与计算机图形学、人机接口技术、多媒体技术、传感技术、网络技术等多种技术的集合,是一门富有挑战性的交叉技术前沿学科和研究领域。

虚拟现实技术主要包括模拟环境、感知、自然技能和传感设备等方面。模拟环境是由计算机生成的、实时动态的三维立体逼真图像。感知是指理想的虚拟现实技术应该具有一切人所具有的感知。除计算机图形技术所生成的视觉感知外,还有听觉、触觉、力觉、运动等感知,甚至还包括嗅觉和味觉等,也称为多感知。自然技能是指人的头部转动、眼睛、手势或其他人体的行为动作,由计算机来处理与参与者的动作相适应的数据,并对用户输入的信息作出实时响应,并分别反馈到用户的五官。传感设备是指三维交互设备。

(二)AR 技术

增强现实技术(augmented reality,AR),是一种实时地计算摄影机影像的位置及角度,并加上相应图像、视频、3D 模型的技术,这种技术的目标是在屏幕上把虚拟世界套在现实世界并进行互动。这种技术在 1990 年由托马斯·考德尔(Thomas Caudell)首先提出。Thomas 发现在组装过程中,工人们必须不停地对照技术手册,为了方便工人操作,Thomas 和同事戴维·米泽尔(David Mizell)设计了一套辅助布线装置。戴上这套装置,工人就可以通过显示屏了解正确的组装方式,这就是 AR 技术的雏形(图 15-4)。

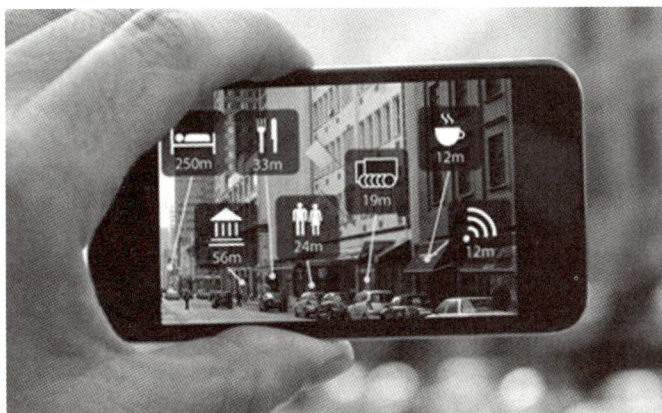

图 15-4　AR 技术效果图

AR 是一种将真实世界信息和虚拟世界信息"无缝"集成的新技术,是把原本在现实世界的一定时间空间范围内很难体验到的实体信息(视觉信息,声音,味道,触觉等),通过电脑等科学技术,模拟仿真后再叠加,将虚拟的信息应用到真实世界,被人类感官所感知,从而达到超越现实的感官体验。真实的环境和虚拟的物体实时地叠加到了同一个画面或空间同时存在。

增强现实技术,不仅展现了真实世界的信息,而且将虚拟的信息同时显示出来,两种信息相互补充、叠加。这也是 AR 技术与 VR 技术的最大区别。在视觉化的增强现实中,用户利用头盔显示器,把真实世界与电脑图形多重合成在一起,便可以看到真实的世界围绕着它。增强现实技术包含了多媒体、三维建模、实时视频显示及控制、多传感器融合、实时跟踪及注册、场景融合等新技术与新手段。增强现实提供了在一般情况下,不同于人类可以感知的信息。AR 系统具有三个突出的特点:真实世界和虚拟的信息集成、具有实时交互性以及可在三维尺度空间中增添定位虚拟物体。

二、VR/AR 生物医学应用介绍

(一)VR/AR 技术用于手术中

VR/AR 在手术中可以发挥巨大作用。谷歌眼镜(google project glass)是由谷歌公司发布的一款基于 AR 的眼镜,现已在多种医学场合下展开应用。例如,心脏病专家在进行疏通患者阻塞的右冠状动脉的手术中就可以使用谷歌眼镜进行医疗辅助,在手术过程中,患者的冠状动脉成像和三维数据呈现在谷歌眼镜的显示器上,根据这些图像,医生可以方便地将血液导流到动脉,谷歌眼镜的介入"提高了操作的效率和舒适度"(图 15-5)。

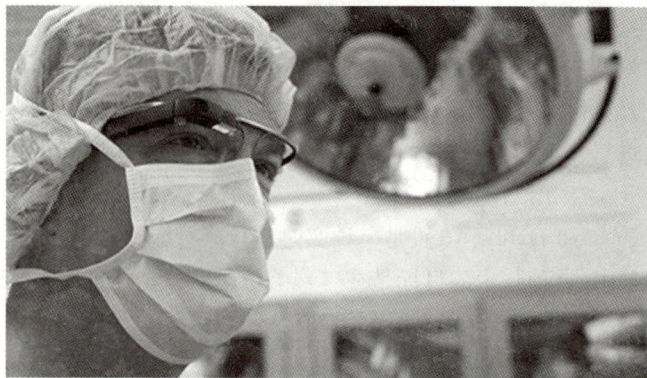

图 15-5　谷歌眼镜运用于手术

(二) VR/AR 技术让截肢患者摆脱幻肢症

截肢患者在生理、心理上饱受煎熬,最让他们难以忍受的是主要的并发症——幻肢痛。截肢病人通常要忍受这种幻肢痛的烦恼,因为他们仍能感受到被切断肢体的存在。这一病症尚无有效疗法,但已经有研究人员研发了一种新的基于 VR/AR 技术的疗法。患者只需要戴上头戴式耳机和传感器,即可进入虚拟现实世界,此时他们不仅可以感受到自己肢体的存在,还能控制虚拟肢体完成特定动作。研究者在实验中测试了 5 个患者,经过 7 到 10 个 30 分钟疗程后,4 位患者的幻肢症都已得到明显改善。

(三) 为医学生提供手术练习的机会

VR/AR 技术可以用于开发医疗训练模拟器,帮助医学生进行手术仿真的练习机会。VR/AR 让学生们能够有机会多次经历手术的过程,以便做到"熟能生巧",能够帮助医生在手术之前做到更完善的筹备和提高对异常情况的处理能力。虚拟现实技术还能够提供其他任何手术类型的模拟器,如分娩手术、脑外科手术以及整形手术(图 15-6)。

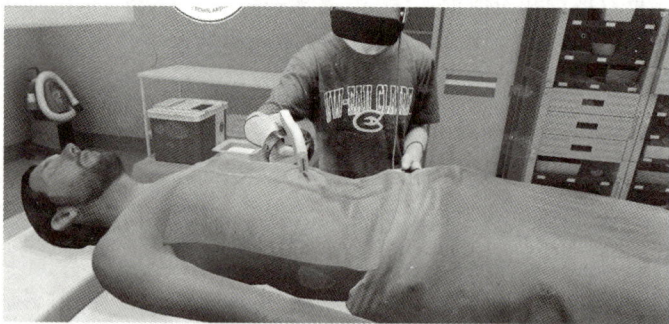

图 15-6　VR 用于医学仿真

(四) VR/AR 技术用于减轻儿童患者的焦虑

专家表示,很多孩子都把医院与他们认为有压力和恐惧的东西联系在一起,但是通过完全身临其境的、有趣和放松的感觉环境来分散这些儿童患者的注意力,可以对他们在手术、换药和其他医学治疗中所经历的焦虑和疼痛产生显著的缓解作用。相关研究通过比较使用 VR 的儿童患者和没有使用 VR 的儿童患者的临床数据,进一步量化了 VR 对于患者在抽血等过程中所经历的疼痛和焦虑水平的影响。研究者表示,孩子们使用虚拟现实技术时往往更加合作,动作少,恐惧少,有时甚至有着更低的疼痛分数(图 15-7)。

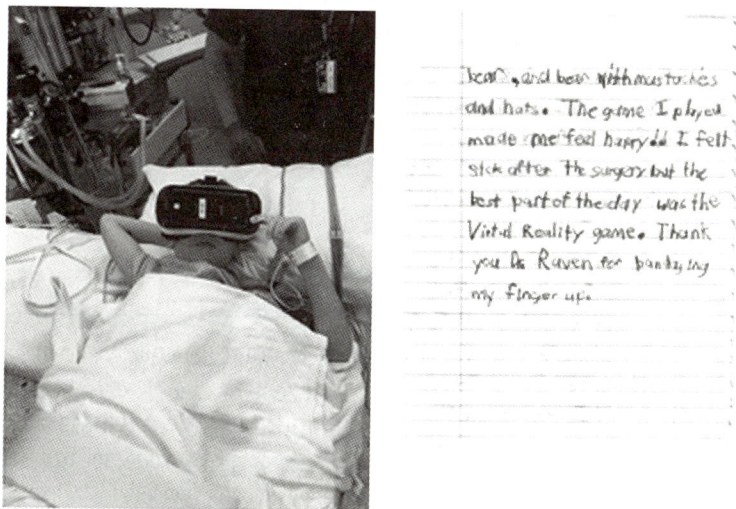

图 15-7 VR 用于缓解儿童术前焦虑

三、总结与展望

结合目前的 VR/AR 及医疗行业的现状来看,VR/AR 与医疗的结合基本上可以分成三类:第一类是手术辅助类;第二类是医师技能训练类;第三类是患者康复训练类。VR/AR 技术为传统医疗健康产业的优化升级带来机遇。传统医疗产业中,设备的简陋、资源的匮乏、医疗水平地域性差距、专业人才的欠缺等都对 VR/AR 技术的应用产生巨大的需求。VR/AR 这类新技术的切入点在于可以优化传统流程,提升医疗效果,解放医务人员的工作负担。未来的驱动力来源新技术的进步推动 VR/AR 医疗应用的创新。VR/AR 的强势崛起确实给医疗领域带来了革新式的体验,但它也仍然面临着许多问题。比如受限于预算、技术不够成熟、领域太新、市场以及相关政策法规等的问题。不过有一点是不可否认的,VR/AR 技术在医疗行业应用的潜力十分巨大。

本 章 总 结

大数据、AI 技术以及云计算、分布式计算等前沿的信息技术以及许多行业和学科领域的深入应用对生物医学研究的手段和方法都带来了改变。生物医学研究领域,常使用统计学方法来处理和分析临床研究或组学研究的数据。随着大数据时代的到来,我国全面推行电子病历的应用,导致临床数据量急速增加,医学实验分析的样本量也越来越大,而网络和云计算、分布式计算等信息技术与医学的结合,使生物研究获得大数据更加方便和迅捷,生物医学的研究开始基于云计算和大数据样本进行。随着医疗机构信息化建设的不断发展,以及信息化管理和物联网的应用,医疗护理工作流程从患者入院到出院的整个过程所产生的数据,越来越多地被医院信息系统收集和存储。当前我国医疗信息化建设取得了很大进展,国家在区域医疗卫生信息化、医院信息化管理系统和基层医疗卫生信息化等方面都加大了投入,并与多个学科领域的研究成果相结合,推动前沿的信息技术在我国临床医疗和科研中的应用。相信在政策推动和信息科学技术不断发展的前提下,大数据与人工智能等技术在医学信息化中的应用将会不断深入。

思考题

1. 除了本章列举的 VR/AR 技术在生物医学领域的应用,还有哪些方面可以应用,请举例说明。
2. 阐述精准医学与转化医学的区别与联系。
3. 除了智能诊疗、智能健康管理等应用,AI 技术还可用于生物医学工程领域的哪些方面?

参考文献

1. 李国栋. 大数据时代背景下的医学信息化发展前景[J]. 硅谷,2013(19):7-8.
2. 李国妮. tranSMART 转换医学平台的本地化及其深层次的开发[D]. 西安:长安大学,2016.
3. 江泽飞. 乳腺癌治疗决策:从个体化治疗到精准医学[J]. 中国实用外科杂志,2015,35(7):697-700.
4. 朱珉,王璐,吴丁安,等. 转化医学在肺癌诊治中的应用[J]. 医学与哲学,2009,30(16):58-59.
5. 宁康,陈挺. 生物医学大数据的现状与展望[J]. 科学通报,2015(z1):534-546.
6. 杨帅,胡宗情,伯晓晨,等. 云计算在生物医学中的应用[J]. 中国科学:生命科学,2013,43(7):569-578.
7. 吕婷,刘桂铃,杜海洲,等. 虚拟现实技术在生物医学领域中的应用[J]. 中国组织工程研究,2010,14(43):8099-8103.

（李劲松　翁春华）

笔记

中英文名词对照索引

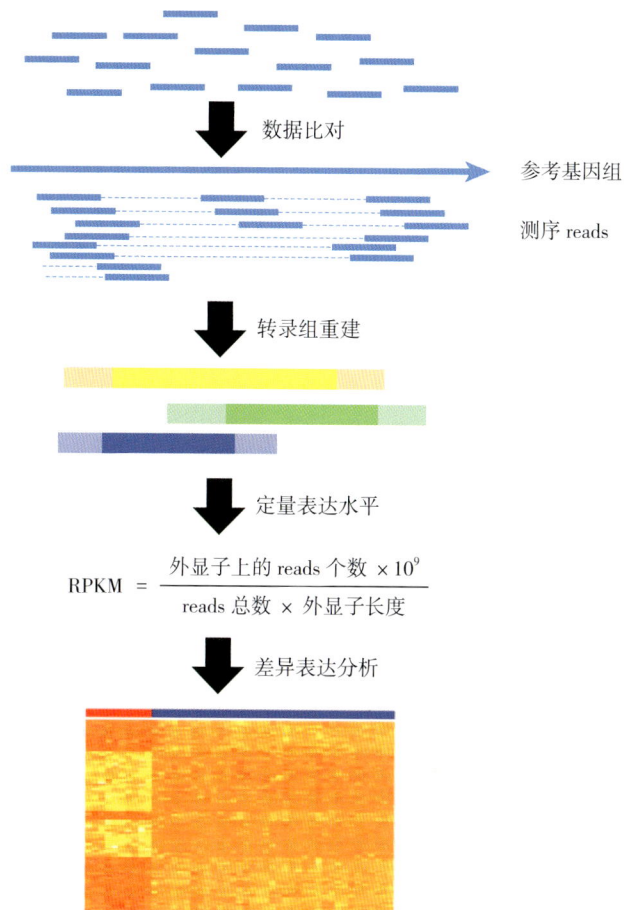

数据比对

参考基因组

测序 reads

转录组重建

定量表达水平

$$RPKM = \frac{\text{外显子上的 reads 个数} \times 10^9}{\text{reads 总数} \times \text{外显子长度}}$$

差异表达分析

彩图 8-2　RNA-seq 测序数据分析流程示意图

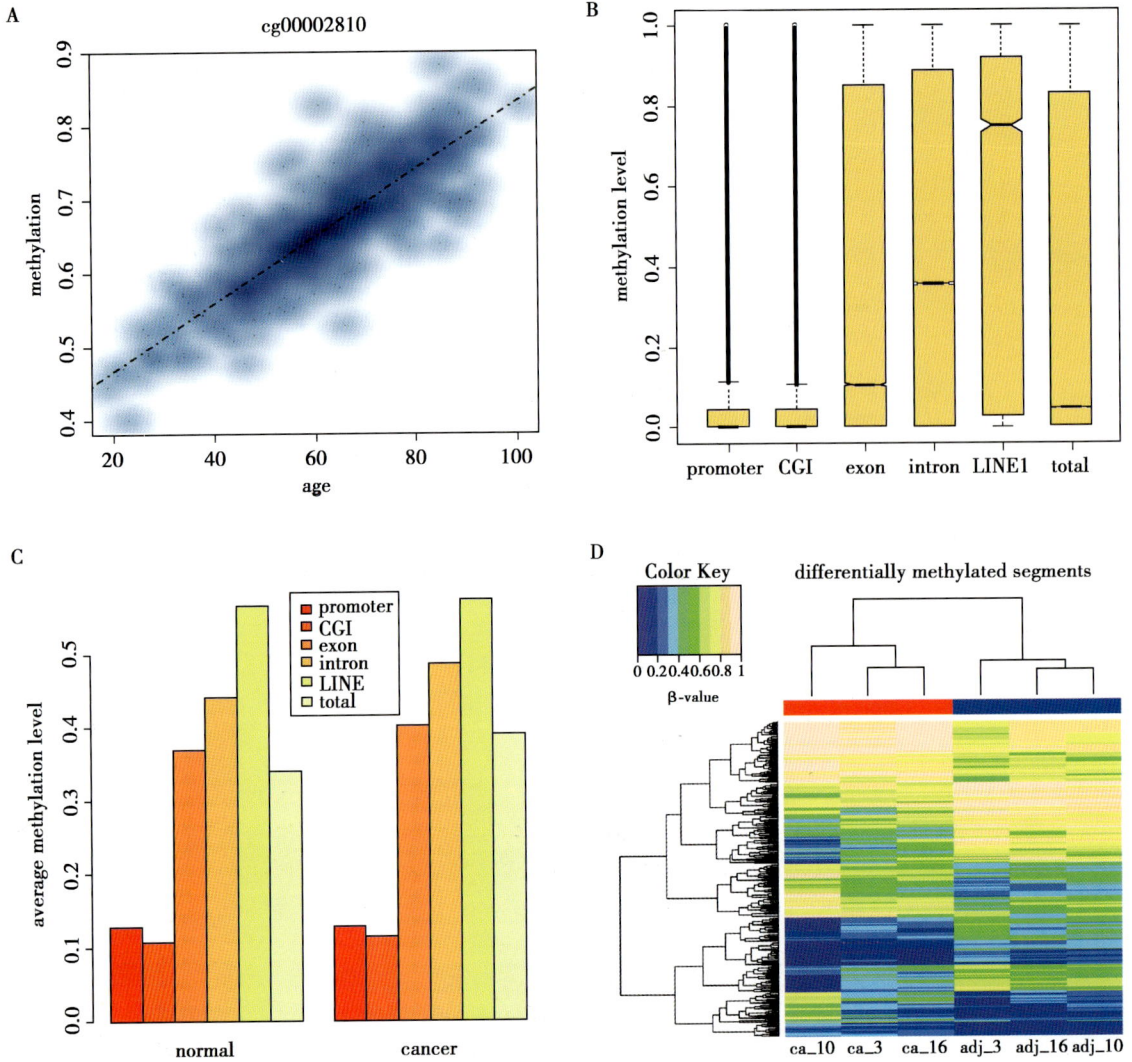

彩图 8-17　R 软件常见图表

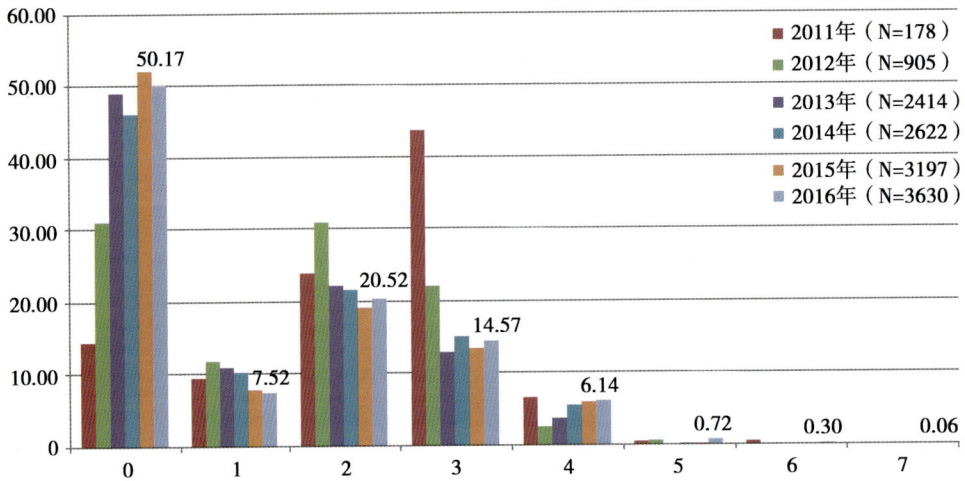

彩图 9-20　历年电子病历评估的情况